Medical Tourism Marketing & Practical Planning

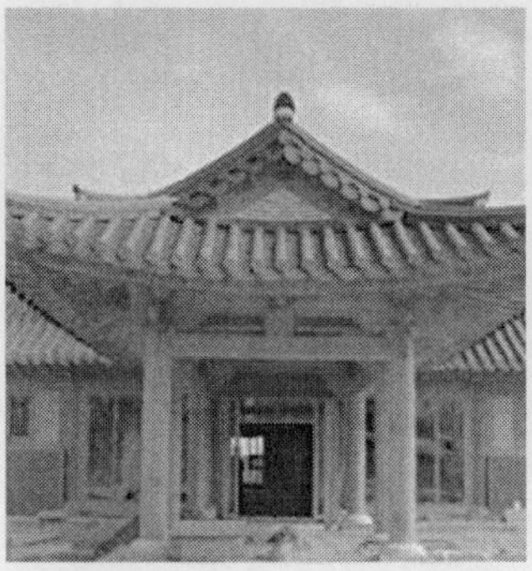

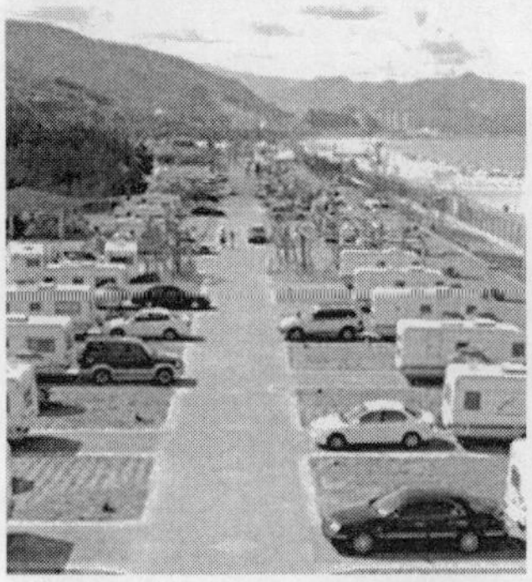

의료관광 마케팅 및 기획실무

공학박사 나 승 권 저

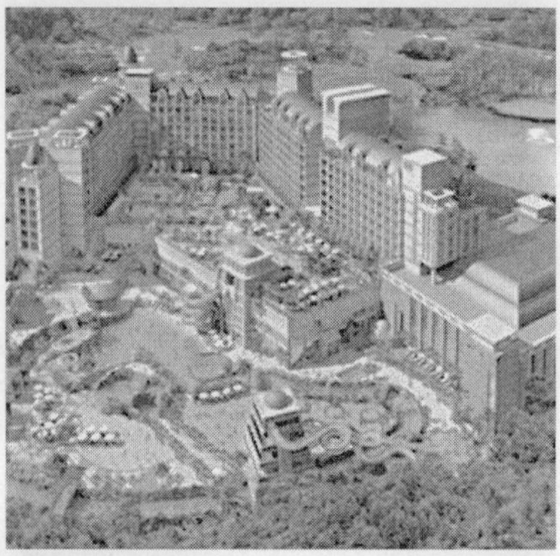

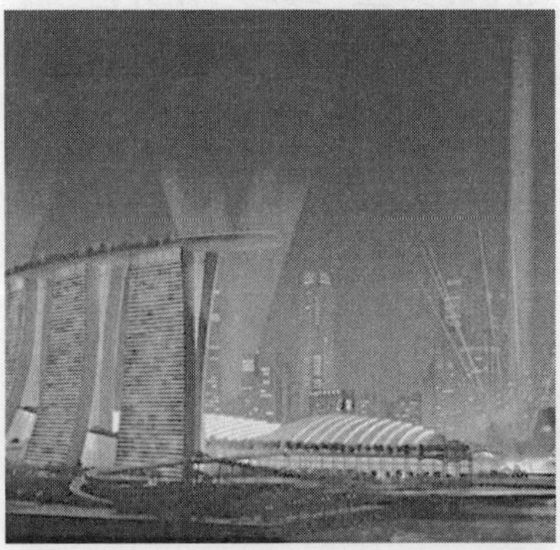

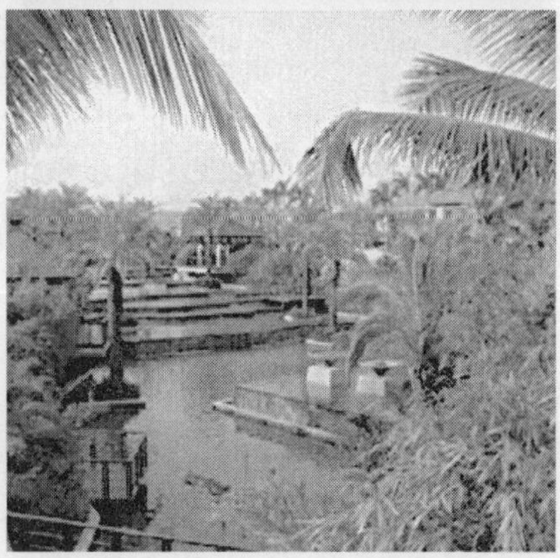

도서출판 상 학 당

欲爲大者 當爲人役

크고자 하거든 남을 섬기라

머리말

21세기에 들어와서 의료장비의 발전과 국민 평균소득 수준의 향상에 따라 의료관광(글로벌 헬스케어)이 각광받고 있는 사업으로 떠올랐다. 따라서 우리나라의 의료관광은 경쟁력 있는 산업으로 발달할 수 있는 계기가 되었다. 또한 전 세계적으로 고령화되어 가는 사회와 국내 의료법 개정 등, 의료관광 분야에서 활동하는 인력에 대한 수요가 크게 늘었을 뿐만 아니라 그 역할의 중요성 또한 높아지고 있다.

의료관광은 의료분야 뿐만 아니라 호텔 및 관광분야에 걸쳐 다양한 분야를 수행할 수 있는 능력이 필요하기에 고급인력으로 인정받는 직업이다. 그러므로 한국을 찾는 해외 환자들의 기대에 부응할 수 있는 수준 높은 서비스를 제공하여야 한다.

코디네이터의 직무 특성상 복잡하고 방대한 이론과 현장 중심의 전문성을 요구하기 때문에 이 분야들을 처음 접하는 입문자들에게는 진입장벽이 높아 중요 부분은 사례를 통해 자연스럽게 습득하도록 집필하였다.

이 책은 의료관광 마케팅 기획, 의료관광 상담, 의료관광 사전관리, 고객만족도 관리, 네트워크 구축으로 이루어져 있다. 따라서 이 책은 독자의 눈높이에 맞추기 위해 최대한 쉽게 읽을 수 있도록 각 장마다 이해를 도울 수 있도록 하였으며, 의료관광 더 나아가 활동 중인 실무자들에게도 도움이 되기를 바란다. 집필 중 많은 고심에도 불구하고 손길이 미치지 못한 곳은 앞으로 계속 보완할 것이다. 출판과정에 도움을 주신 도서출판 상학당의 남승우 사장님과 이 책에 관심과 애정을 주신 모든 분들께 감사의 말씀을 전한다.

공학박사 나 승 권 씀

차 례

제1장
의료관광 마케팅 기획하기

제2장 의료관광 상담하기

제3장 의료관광 사전 관리하기

제5장

네트워크 구축하기

부 록

제1장
의료관광 마케팅 기획하기

01 의료관광 상품기획 및 개발
02 가격 및 유통관리
03 통합적 커뮤니케이션

01 의료관광 상품기획 및 개발

의료관광은 의료서비스와 관광 상품을 연계한 적극적 마케팅을 바탕으로 추진되는 산업으로 일반 관광 산업보다 이용객의 체류기간이 길고 비용이 높기 때문에 고부가 가치 산업으로 부각하고 있다. 국제적인 수준에서 국내의 의료서비스는 합리적인 의료단가, 높은 수준의 의료기술, 다양한 인프라 등으로 국내의 의료서비스에 대한 국제적인 수요가 급증하고 있는 추세이며, 수요를 최대한 흡수하고, 양질의 의료서비스를 제공하기 위해서는 국내의 의료서비스에 대한 정보를 보다 체계적이고 전문적으로 제공할 수 있는 수준 높은 의료마케팅이 선행 되어져야 한다.

1. 의료서비스 마케팅의 이해

의료마케팅은 소비자의 목적 달성과 생산자의 생산목적을 가장 효율적으로 달성시키는 것과 의료서비스를 접목시켜 궁극적으로 모든 고객들에게 양질의 서비스를 제공하고, 윤리적인 병원경영 원칙을 준수하며, 치료의 방법과 원칙이 분명하고, 모든 고객에 대한 이해와 서비스가 매우 중요하다.

전 세계적으로 의료관광이 탄생하고 진화하는 과정에서의 기본적인 배경은 의료서비스의 접근성(Access to care), 질(Quality), 비용(Cost) 등 3가지 측면이 있다. 이는 각국의 보건의료 제도를 평가하는 주요 구성요소로서 철의 삼각형(The Iron Triangle)[1)]이라고 한다.

1) 의료산업의 경우

오늘날 의료관광은 새로운 산업으로 각광 받고 있으며, 기존의 포화된 시장을 탈피하기 위한 신성장 동력산업으로 성장하고 있다.

- 전반적인 소득수준의 향상 : 의료이용자들의 의료에 대한 높은 기대와 고급화 성향, 의학지식의 대중화와 권리 의식의 향상에 따른 의료이용자들의 능동적인 역할 변화는 의료서비스에 있어서도 고객의 욕구와 선택이 중요한 요소이다.
- 의료기관 : 의료서비스에 대한 고객의 니즈를 파악하여 고객이 원하는 의료서비스를 제공하고 고객 만족을 주어야 한다.

1) 철의 삼각형 : 트라이앵글과 같이 균형이 잡혀있다.

2) 고객의 니즈를 파악

의료산업 인력의 증가와 의료기관의 수적 증가, 대형 종합병원의 설립으로 인한 의료공급의 과잉현상은 환자들로 하여금 보다 양질의 의료서비스를 제공하는 의료기관을 알 수 있게 하였다.

- 의료기관의 경쟁력 : 고객 만족으로 형성되고, 고객이 원하는 서비스를 제공해야 고객 만족과 경쟁적 우위를 점할 수 있다.
- 고객 만족과 경쟁력 확보 : 고객 중심의 사고, 즉 마케팅 개념의 도입이 필연적으로 요구된다.
- 2009년 정부 : 新성장동력 산업을 선정하고 의료법을 개정하여 해외 환자 유치사업을 합법화 하였다.
- 의료관광 마케팅 : 의료서비스 판매활동이 아니라 고객이 원하는 의료관광 서비스를 제공하고, 의료기관과 유치기관의 사이에서 접목한 의료관광 상품을 개발하고 서로 상생 할 수 있는 마케팅 방안을 모색하며, 해외 환자 유치에 활동영역을 높여나가야 한다.
- 의료관광 마케터 : 고객의 욕구를 파악하여 충족시킬 수 있는 의료서비스 상품을 개발하여 고객에게 제공하고, 서비스의 질을 측정하여 의료관광상품에 접목 시켜야 하고, 세계 경제의 불황을 인식하고 고령화 시대에 맞는 의료관광상품을 개발하고, 정부 및 유치기관들과의 상호협력관계 속에 한국의 의료관광 산업을 발전시켜 나가야 한다.

3) 의료서비스 마케팅의 장점과 단점

기업은 소비자와 연계하고 의료기관도 환자가 없으면 선진 의료기술이나 의료진, 의료장비들이 필요하지 않다. 세계적인 고령화의 가속화는 미래 의료기관의 존립과 형태에 영향을 미칠 것이다.

〈표 1-1〉 의료관광의 장점과 단점

장 점	단 점
• 고객의 니즈 충족, 의료 활동 연계된 부가가치 창출 • 의료관광 마케팅 인력 및 시설 등의 확충으로 직업 창출의 기회가 증가 • 고객의 욕구 수준을 파악하여 4P[2)]에 입각한 정확하고 효과적인 조합을 통해 합리적 의사결정이 가능 • 관광과 마케팅의 조합으로 고객은 휴식과 치료를 제공받을 수 있고 다양한 서비스 선택의 폭이 넓음 • 소득수준에 따라 환자에게 적합한 의료서비스를 받을 수 있으며 선 순환 구조 갖출 수 있음	• 마케팅 비용 투자에 대한 부담 가중으로 비용을 낭비하고 불필요한 의료 조장 우려 • 서비스의 질보다 마케팅 비용에 더 투자 → 서비스의 질적 하락 • 의료기관의 과다 경쟁(가격인하, 덤핑 등)으로 인한 불필요한 수요 조장 • 환자를 소비자로 파악, 의료의 숭고한 목적 변질 우려

2) 마케팅 믹스의 4P : Product(상품), Price(가격), Place(유통), Promotion(판매촉진)이다.

4) 글로벌화 시대의 의료관광 시장

선진 국가의 과다한 의료비용 부담감 급증, 국가 간 접근의 용이성, 제3세계의 급속한 의료기술의 질적 향상 및 적당한 의료비용, 표준화된 세계적 의료시설 수준, 선진국 의료기술을 습득한 의료진 포진 등으로 의료관광객은 급증하고 있고, 의료관광은 급속한 확산과 더불어 세계 각국이 유치경쟁에 심화 되고 있다.

① 지역별로는 아시아에서는 태국, 인도, 한국, 대만 등이 의료관광 유치에 앞장서고 있으며 필리핀, 브라질, 멕시코 등이 성형수술과 치과 부문의 의료관광객 유치에 열을 올리고 있다.

- 국제 의료관광의 급속한 성장배경 : 아시아 국가들의 의료 인프라의 급속한 발전과 저렴한 의료비와 빠른 대기시간, 인터넷 시스템의 발달, 국제적인 병원 인증제도, 진료비를 감소시키기 위한 보험사와 병원 간 연계 휴양 및 스파를 중심으로 웰니스 투어리즘[3]에 대한 선호 증대가 주요 요인이다.
- 건강 및 웰빙, 관광 및 문화 체험에 대한 소비자들의 수요를 바탕으로 전 세계적인 의료관광 수요가 더욱 증대할 것이며, 의료서비스와 관광 산업의 연계 및 결합을 바탕으로 한 의료관광산업의 발전이 가속화될 것이다.

② 전 세계적으로 의료관광의 수요가 증가하는 배경에는 자국에서의 고가의 치료비용과 장시간의 대기에 따른 불만, 경제적인 국제 항공운임과 환율변동의 혜택, 풍요로운 베이비붐 세대의 등장을 들 수 있다.

- 기존의 폐쇄적인 의료시장 : 교통 및 통신 인프라의 발달은 세계를 점점 하나로 통합하고 있다.
- 의료관광 : 환자가 진료, 휴양과 관광 활동을 병행하는 것뿐 아니라 의료기술이 뛰어나고 가격경쟁력이 있는 국가에서 진료받기 위해 여행하는 것까지 포함한다.

③ 의료관광은 질병의 치료부터 건강과 휴양프로그램을 포함하는 폭 넓은 의미, 건강치료를 위해 다른 장소를 방문하고 여행하는 것으로, 포괄적으로 정의한다.

- 국제관광과 의료서비스의 결합 : 해외여행과 현지 국가의 의료서비스가 결합하는 형태로 자국에서 받기 어려운 양질의 의료서비스를 해외여행 과정에서 저렴한 가격에 신속하고 편리하게 받고 세계적으로 새로운 의료관광 이동을 창출하고 있다.
- 워싱턴 포스트 : 의료관광의 대상은 관광을 중심으로 일정 중에 의료 및 건강관리, 미용 등과 연계되거나 또는 경증 수술 후 관광 및 휴양과 연계되는 의료관광객과 중증 수술 및 처치를 주요 목적으로 국가 간 이동을 추구하는 해외 환자 중심의 치료여행객으로 구분하고 있다.

④ 외국인 환자의 증가로 의료관광 마케터의 능력은 더욱 중요시 된다. 현재 우리나라의

---

3) 웰니스 투어리즘 : 일반 고객의 '건강을 더욱 증진'시켜 주는 의료서비스가 주요 목적이다.

의료기술은 세계적으로 인정받고 있으며, 선진 의료기술 및 다양한 관광환경과 문화는 앞으로 해외 환자들을 유치하는데 있어서 좋은 밑거름이 될 것이다.

5) 의료관광 마케팅의 용어

의료관광 마케터는 의료관광에서 쓰이는 용어에 대해 파악하고 숙지해야 한다. 의료관광 시장에서 쓰이는 대표적인 용어들이다.

① 의료관광 소비자의 필요(Needs)와 욕구(Wants) : 의료관광 마케팅은 의료기관과 유치기관(에이전시, 보험사 등)이 소비자(고객, 환자)를 위해 의료관광 상품을 개발하여 제공하고 소비자는 필요에 따라 상품을 찾아 선택하고 상품에 대한 대가를 지불함으로써 욕구를 충족시킬 수 있는 과정이다.

- 소비자의 입장에서 필요(Needs) : '어떠한 기본적인 만족이 결핍된 상태'이며, 욕구(Wants)는 필요를 만족시켜 줄 수 있는 수단에 대한 구체적인 바람이다.
- 의료관광 마케팅 : 의료기관이 설정한 목표시장에 따라 해당 국가의 의료제도와 수준, 의료서비스 문화의 차이, 발병률, 경제수준, 접근성 등을 감안하여 타 국가 환자의 필요와 욕구를 파악해야 한다.

② 소비자의 수요(Demand) : 의료관광 마케팅 전략을 수립하고 활동을 하기 위해서는 필요로 하는 소비자의 수요를 파악해야 한다.

- 수요 : 환자가 필요로 하고, 구매 능력과 가지고 싶은 욕구가 있는 것이다.
- 소비자 : 의료관광 상품에 대한 욕구와 구매 능력을 가지고 있어도 소비자의 구매 의지(Willing to Buy)가 부족하여 구매 결정으로 연결되지 않는다면 수요라고 할 수 없다.
- 소비자로 하여금 상품에 대한 구매 욕구와 충동이 생겨 실제로 구매로 연결시킬 수 있어야 성공적인 마케팅이다.

③ 의료관광 시장(Market) : 두 가지 개념으로, 가상적인 개념의 의료관광 시장은 의료관광 상품에 대한 강력한 소비자의 욕구와 구매력, 구매 의지가 있어 의료관광 상품에 대한 수요를 가지고 있는 소비자가 모여 있는 것이다.

- 의료관광 시장 : 소비자로 구성되어 있으나 모든 소비자가 고객이 될 순 없다.
- 소비자로 구성된 고객, 구매자 또는 환자들이 의료관광 서비스를 필요로 하고 이용하는 실제 소비자 시장(Actual Consumer Market)과, 현재는 이용하고 있지 않으나 어느 정도의 관심을 가지고 있어 미래에 소비자가 될 수 있는 잠재 소비자 시장(Potential Consumer Market)으로 구분한다.
- 특정 의료관광 서비스를 구매하고 소비할 수 있는 구매력이 있는 소비자를 의료관광 시장이라고 한다.

④ 의료관광 상품(Product) : 제조업에서의 상품은 유형과 무형의 상품으로 구분하는데, 의료관광 상품은 특성상 무형의 서비스 상품이다.

- 마케팅 측면 : 상품은 제조업에서 생산하는 제품부터 의료서비스와 관광서비스 상품 모두를 포함한다.
- 제품을 상품으로만 인식했던 것과 달리 서비스 자체를 상품으로 인식하고 가치를 존중하기 때문이다.
- 치료와 관광의 목적뿐만 아니라 다양하게 파생될 수 있는 상품들을 개발하고 발전시켜야 한다.
- 소비자 입장 : 의료관광 상품은 소비자가 건강한 삶이라는 욕구 충족을 위해 구매하는 것이며, 의료관광 상품에 국한되기 보다는 상품을 구입함으로써 얻게 되는 좋은 점도 포함하여 구매하는 것이다.

6) 의료관광 산업 마케팅 개념의 변화

의료관광 산업에서 마케팅은 고령화 및 인구추이 변화, 의료제도 및 환경, 의료기관의 경쟁 과열과 산업화, 소비자 요구와 삶의 패턴 및 문화의 변화 등에 의료서비스가 영향을 받는 것과 마찬가지로 개념이 변화하고 발전해 왔다.

① 의료서비스의 생산적인 측면 : 의료서비스를 받고자 하는 수요가 공급을 초과하게 되면 고객의 입장에서 우선적으로 질을 따지기보다는 서비스를 제공 받고자 한다.

- 의료기관 : 최대한 생산성을 증대할 수 있도록 의료서비스 제공, 즉 진료 예약제, 의료 IT개발, 장비및 시설 확충, 의료인력 충원 등 경영 효율화를 위해 노력해야 한다.

② 의료서비스의 상품적인 측면 : 의료기관 수가 증가하고 서비스가 다양화 되면서 고객은 보다 우수한 서비스 품질을 선호하게 되었고, 의료기관에서는 질 높은 의료기술을 개발하고 제공하는데 집중하게 되었다.

- 의료서비스의 상품적인 측면 : 의료기관은 경쟁적으로 상품 판매에 집중함으로써 고객의 필요와 욕구를 파악하여 의료상품을 개발하기보다 단기적인 관점에서 '의료상품 개발' 자체에 국한하여 경쟁자를 제대로 파악하지 못하는 '마케팅 근시(Marketing Myopia)'의 오류[(Theodore Levitt : 레빗)의 주장]를 범하지 않도록 주의해야 한다.
- 국내 의료기관의 모든 시스템은 국민건강보험을 기반으로 구축하고, 모든 의료서비스 상품은 건강보험 수가체계에 맞춰 설계되어 있다.

〈표 1-2〉 의료관광 상품 기획시의 고려사항

구분	고려사항
관광 관련 서비스	전반적 인건비 / 안전성 / 서비스 인력 외국어 구사 / 부대 서비스 능력 / 날씨 / 공항 / 여행목적지 / 현지교통 / 선호도 / 인프라의 신뢰성 / 현지 이미지
정책과 사회문화적 요소	여행국의 정치적 안정성 / 법률, 제도, 문화적 분위기 / 노동시장의 안정성 / 개인의 자유 보장 환율변동 / 입국 · 출국 / 현금인출
의료시설과 관련 서비스	비용 / 약품 / 인력의 가용성 / 풍토병의 위험성 / 활용 인력의 인센티브 / 민간의료 · 요양시설 / 인력의 외국어 구사 능력 회복시설의 운영 / 의료시설 / 의료기록의 자국 전송의 용이성 인력에 대한 교육 훈련
숙박 및 식 · 음료 관련 서비스	숙박비용 / 외국어 능력 / 식음료 비용 / 인터넷 / 서비스 인력의 가용성 / 스파 서비스 교육훈련 / 의사가 처방한 식음료의 제공 여부 / 인센티브

③ 의료서비스의 판매적인 측면 : 의료서비스에서 마케팅은 의료의 공공적인 측면을 고려할 때 어려움이 있다. 즉 환자를 대상으로 질환을 치료하기 위한 상품을 판매하는 것이 고객에게 질병을 권유하는 오해를 할 수 있다.

- 판매적인 측면 : 의료기관이 소비자에게 경쟁 의료기관의 의료상품보다 더 많이 구매하도록 설득해야 하며, 효과적인 판매활동을 위한 촉진도구를 활용해야 하는 개념으로써 판매 자체를 목적으로 한다.
- 구매 후 고객 만족 등에 비교적 관심이 적어 잠재고객의 필요와 요구를 파악하기보다는 이미 가지고 있는 의료상품(기술)만 제공하려는 것을 의미한다.

④ 의료서비스의 고객지향적인 측면 : 고객지향적인 의료서비스는 의료기관이 환자(고객)의 입장에서 고객 만족과 가치를 위해 지속적으로 노력하여 의료기관의 이익을 창출하는 것이다.

- 시대가 변하면서 의료기관의 관점 변화 : 의료기관의 프로세스와 시스템이 의사중심에서 고객중심으로 바뀌는 것을 알 수 있다.
- 의료에 국한하기보다는 의료를 서비스의 관점에서 고객에게 제공하는 것이 마케팅전략의 성공 요인이다.

⑤ 의료서비스의 사회적 책임 측면 : 사회가 급속도로 발전하고 경쟁이 심화 됨에 따라 의료기관도 사회적 책임기업으로서 역할을 수행하고, 의료기관이 속해 있는 사회, 정치, 환경 등에 의해 책임을 요구받고 있다.

- 사회적 책임기업으로서 추구하는 사회적 마케팅 중에는 '희귀병 환자 치료 지원' 등이 있다.
- 의료관광 산업이 활성화되기 이전부터 의료기관은 능력에 따라 중앙아시아, 동남아시아, 아프리카 등의 지역에 심장병 및 무료 수술을 비롯한 여러 의료봉사 활동을 수행해 왔다.
- 고객 만족을 통한 이윤극대화 목표에 초점을 맞춘 것이 아니라 사회 기여와 책임을 통해 사회발전에 기여하는 것이다.

7) 의료관광의 역사

의료관광의 개념이 일반화되고 의료산업화 형태로 발전된 것은 최근이며, 의료관광의 역사를 보면 기원전 3세기경 고대 로마에 위치한 사이프러스(Cyprus)[4]와 알렉산드리아(Alexandria)[5]는 그리스인들이 가장 선호하는 의료관광지였으며, 이 지역들은 정치적 · 기후적으로 무척 안정적이며 좋은 의료시설로 알려져 있다.

---

4) 사이프러스(키프로스) : 지중 해상에 위치한 키프로스는 지중해에서 세 번째로 큰 섬으로 면적은 한반도의 1/24, 남한의 1/10 정도이다.
5) 알렉산드리아 : 이집트 북부 알렉산드리아 주의 주요 도시이다.

- 19세기 고대 영국 남부에 살던 켈트족인 브리튼인들은 독일의 깨끗한 물을 경험하기 위해 독일 스파(Spa)리조트로 여행을 했으며, 의료관광이 하나의 산업으로 인식되지 않았지만 특별한 목적이 있는 특정 상류층이나 특수 이익집단은 끊임없이 욕구를 충족시킬 수 있는 여행지를 선택하여 아름다운 자연경관을 감상하고 의료서비스를 받는 의료관광 형태의 여행을 즐겼다.

8) 의료관광의 유형

의료관광은 의료소비자들이 적절한 장소에서 최적의 의료서비스를 받기 위해 자국을 떠나 다른 나라를 방문하고 여행하는 것으로 헬스 투어리즘(Health Tourism)의 하나의 유형으로 구분한다. 소비자의 의료관광 목적에 따른 분류는 질병 치료, 선택적 진료, 질병 예방관리, 대체의학 체험이 있다.

- 질병 치료 : 순수질병 치료만을 목적으로 하는 유형으로 관광의 요소가 배제된 의료서비스만 제공 받기 원하는 형태이다. 암 또는 심장 수술 및 기타 수술을 목적으로 타국을 방문하는 환자의 경우이다.
- 선택적 진료 : 치료이지만 질병 치료 개념이 아닌 선택 진료를 목적으로 하고, 간단한 미용수술이나 개인의 심리적 만족을 위한 의료서비스를 받는 형태이다.
  - 성형수술 혹은 안과 및 치과 진료와 현지여행을 하며 타국을 방문하는 환자의 경우이며, 수술 및 시술 후 현지의 문화를 체험한다.
- 질병 예방관리 : 예방의학을 목적으로 하고, 현지의 문화체험을 우선적으로 선호하는 차원에서 건강검진 · 체질 감별 · 식이요법 등 예방의학 차원의 의료관광이다.
- 대체의학 체험 : 지역 고유의 대체의학 체험을 목적으로 순수한 문화관광 체험을 위주로 하면서 현지 고유의 대체의학 및 정신 수련 등의 서비스를 제공받기 원한다.

2. 관광마케팅의 이해

관광은 다른 지방이나 다른 나라의 경치, 유적, 풍속, 풍물 등을 구경하는 것이며, 관광산업과 이동 수단의 발전으로 단독여행이 제도화 되고 동시에 저렴하며 대중화된 관광이 실현되었다. 또한 관광의 행동과 대상이 세계화되고 다양화되어 관광 현상이 다면적으로 확대되고 있고, 관광의 대중화로 인한 경제적 효과가 커짐에 따라 관광개발은 산업으로서의 의미가 높아지고 관광에 대한 관심 또한 매우 높아졌다.

1) 관광마케팅의 의미

관광마케팅은 '예정된 이익을 목표로 하여 고객들의 욕구를 최대한 만족시키기 위해 공사의 관광정책 및 관광기업정책을 체계적으로 조정해서 지향하는 것'이다.

- 관광조직의 목표를 달성 : 제품 및 다양한 서비스 아이디어를 개발하여 가격결정, 유통 촉진을 계획 수립하는 전략적 조직활동이라고 정의한다.
- 관광마케팅 : 각 관광기업이 현재의 잠재 관광객의 필요와 욕구를 탐색하고 관광서비스 기획에 반영하여 개발한 상품을 홍보하여 고객의 구매력을 유도하는 활동으로, 관광객의 만족을 통한 관광기업의 이윤을 극대화하는 것이다.
- 관광서비스 : 서비스의 특징인 저장할 수 없는 무형적인 경험이 판매되고 여러 재화와 서비스가 결합된 혼합물이며, 관광업이나 관광목적지의 자원, 관광 기반시설 등이 가변적이지 못한 점, 중간업자가 많은 영향력을 행사할 가능성이 있는 점이 특징이다(표 1-3).

〈표 1-3〉 의료관광의 특성과 대안

특징	단 점	극복방안
무형성	• 상품 제시의 어려움 • 특허로부터 아이디어 보호 불가 • 체험 전 서비스품질의 사전 평가 불가	• 유형적 단서 강조 · 구전효과 촉진과 평판의 개발 • 상표명 브랜드화 및 사용 확대 • 차별화된 서비스의 명칭과 상품화 • 선의적인 이미지 구축(㉠사회적 책임) • 의사소통 수단의 효율적 활용
소멸성	저장 불가능	• 예약시스템의 선진화 • 외적 마케팅환경의 분석 및 서비스의 차별화 • 패키지 상품의 개발과 관련 사업의 운영 • 다양한 네트워크의 구축과 촉진활동의 강화
시한성	수요와 공급의 불일치	• 동시적 마케팅 전개 • 시장세분화 및 타깃고객의 설정 • 변동적인 수요에 대처하기 위한 마케팅전략 수립
이질성	상품(서비스)의 특성(변동성)에 따른 품질 균등화 및 표준화의 어려움	• 기관 및 정부 차원의 홍보 및 상품 관련 유관기관과 협력체계 구축 • 자원 가치를 높여 상품화 할 수 있는 리스트의 작성으로 품질의 균등화 및 표준화 확립

2) 관광마케팅과 관련된 개념

관광마케팅과 관련된 개념은 이용자들의 욕구, 시설 및 장비, 이용자들의 만족을 들 수 있다.

- 관광객 욕구 : 관광마케팅의 기본으로 모든 인간은 휴식을 취하길 원하고 방식 또한 다양하다.
  - 사람과 상황에 따라서 휴식을 만족시켜줄 특정 수단에 대한 욕망이다.
- 관광서비스 : 호텔, 여행지의 편의시설, 교통수단 등 고객들에게 제공되는 다양한 유형적인 서비스를 포함한다.
  - 사람에 의한 무형적인 서비스도 포함된다.
- 효용 · 가치 · 만족 : 관광객의 필요를 만족시켜줄 수 있는 서비스의 전반적인 능력에 대한 관광객의 평가이다.

3) 관광마케팅의 특성

일반마케팅과 관광마케팅의 특성과 차이점을 비교한 것이다. 〈표 1-4〉는 일반산업과 다른 의료관광산업의 특성에 맞는 마케팅전략을 수립해야 한다.

〈표 1-4〉 일반마케팅과 관광마케팅의 특성 비교

구 분	제품마케팅	관광마케팅
상 품	재료(유형물)	가치(무형물)
가 격	일정(기간내 동일)	변동성이 크다(기간별 차이가 남 : 주중/주말, 성수기/비성수기)
유 통	생산 → 유통 → 소비	판매 → 생산, 소비 동시 발생
촉 진	품질과 편의, 이익 강조, 이성적 접근	무형적 가치(이미지) → 유형화에 주력, 감성적 접근
패키징	불필요	여러 구성 상품의 취합 → 가격의 단일화
프로그래밍	불필요	프로그램(스케줄)에 따른 관광목적지에서의 활동

4) 관광마케팅의 믹스

마케팅의 전략을 수립하기 전 시장의 동향 및 추이를 파악하고, 시장의 현 상황에 맞게 마케팅전략을 수립하고, 의미를 이해하고 파악하는 것이 중요하다.

① 마케팅 믹스의 정의 : 시장에 대한 STP[6]에서 결과에 따라 판매 목표를 세운 후 이를 달성하기 위해 해당 기업에서 이용할 수 있는 모든 수단의 결합이다. 일반적으로 상품(Product), 가격(Price), 유통(Place), 촉진(Promotion)의 4P를 마케팅 믹스라 한다.

② 제조업의 마케팅 믹스 : 맥카시의 4P(상품, 가격, 유통경로, 촉진)가 제조업의 일반적인 마케팅 믹스의 요소이다.

③ 서비스 마케팅 믹스 : 서비스업의 마케팅 기능은 제조업과 차이를 가지고, 붐스(B.H. Booms)와 비트너(M.J. Bitner)는 맥카시의 4P를 수정하고 새로운 믹스 요소로써 참여자(Participants), 물리적 증거(Physical Evidence), 서비스의 조립과정(Process of Service Assembly)의 3P를 추가하였다.

④ 의료상품 서비스 믹스 : 표적시장의 욕구를 충족시키기 위한 상품과 서비스의 결합으로, 교통, 숙박, 음식서비스와 여흥·유람 활동 모두 상품과 서비스의 부분이다.

⑤ 관광 유통 믹스 : 유통기구, 판매경로 등이 있다.

---

6) STP전략 : 마케팅 전략과 계획수립시 소비자행동에 대한 이해를 근거하여 시장을 세분화(Segmentation), 표적시장(Targeting)의 선정, 표적시장에 적절하게 제품을 포지셔닝(Positioning) 하는 일련의 활동이다.

- 유통기구 : 일정 시점에 있어서 기업이 이용할 수 있는 유통경로 전체이다.
- 판매경로 : 기업이 자사의 상품을 최종소비자 혹은 수요자에게 유통하기 위하여 선택하는 판매업자이다.

⑥ 관광 판매 조건의 믹스 : 관광객이 구입 상품과 서비스에 대한 지불을 위해 이용 가능한 대안적 지불방법으로서 현금·수표·여신·후불 및 환율 등 가격 믹스를 신중히 고려하고, 4P를 고려한 마케팅의 수립은 안정적이고 발전적인 방향으로 이끌 수 있다. [그림 1-1]은 4P를 이용한 마케팅 수립 방법이다.

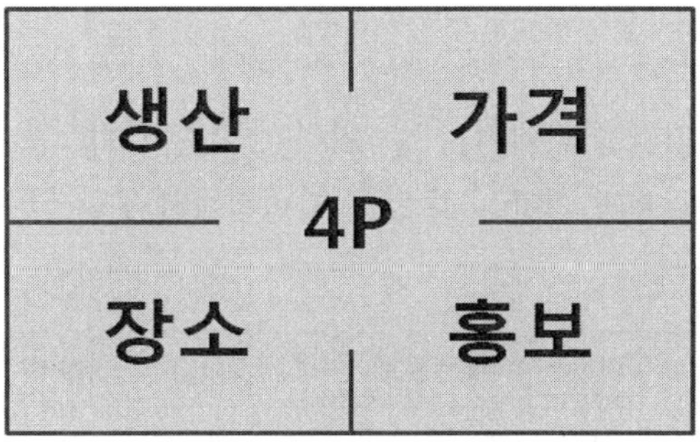

(a) 마케팅의 4P

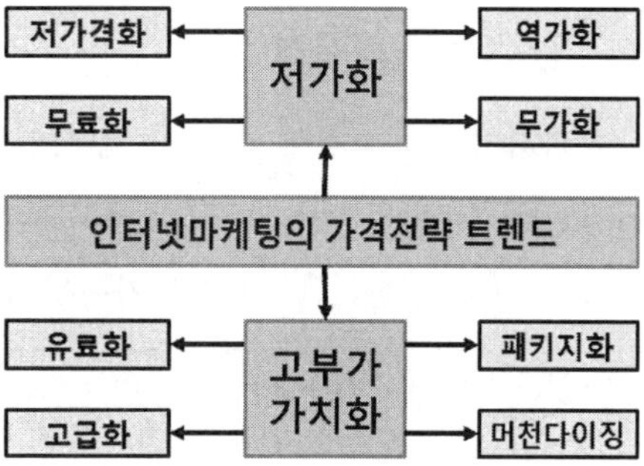

(b) 4P를 활용한 인터넷마케팅

[그림 1-1] 4P와 마케팅의 관계

5) 마케팅 믹스의 4P

마케팅 믹스에 쓰이는 전략으로 현재까지 쓰이는 4가지 방법이 있다.

- 가격전략 : 가격은 상품과 소비자의 교환을 실현시키는 매개체 역할을 한다.
- 상품전략 : 상품 기획부터 시작하여 생산, 판매, 구매, 사용 등에 이르는 모든 과정을 포함하고 있다.
  - 소비자의 상품 구매로부터 상품 사용 및 욕구 충족에 해당하는 정보와 판매까지를 포함하는 광범위한 의미의 상품개념이 일반화되고 있다.
- 유통전략 : 일반적으로 생산자, 도매상, 소매상 및 소비자까지 포함한 조직이나 활동이다.
  - 의료서비스의 유통경로는 의료기관으로부터 이용자에게까지 서비스가 효과적으로 전달되는 과정이다.
- 촉진 전략 : 판매활동을 원활하게 하며 매출액을 증가시키기 위한 모든 마케팅 활동이다.
  - 광고, 인적판매, 홍보 등 여러 가지 요인으로 나눠진다.

6) 관광 마케팅 관리의 과제

의료관광 시장의 수요와 과업을 고려하여 해결해야 한다(표 1-5).

〈표 1-5〉 의료관광 마케팅의 수요상황과 과업(수요가 적은 경우)

구 분	수요상황	마케팅의 과업	명 칭
부정적 수요	잠재적 시장의 대부분이 구매를 꺼리거나 회피하려는 성향	수요의 전환 : 부정적 수요를 긍정적 수요로 전환시켜 공급 수준과 동일한 수준까지 끌어올림	전환적 마케팅
무수요	잠재적 시장의 대부분이 지식이나 기호 또는 관심이 전혀 없는 상황	수요의 창조 : 정보를 충분히 알려 무 수요를 긍정적 수요로 전환 시키려 노력	자극적 마케팅
잠재적 수요	아직 존재하지 않는 제품이나 서비스에 대해 소비자들이 강한 욕구를 가지고 있는 상황	수요의 개발 : 잠재적 수요가 실제 수요가 될 수 있도록 수요를 개발	개발적 마케팅

7) 관광마케팅의 특성

관광서비스는 저장할 수 없는 무형적인 경험을 판매되는 것, 여러 재화와 서비스가 결합된 혼합물, 관광기업이나 관광목적지의 자원, 관광 기반 시설 등이 가변적이지 못한 점, 중간업자가 많은 영향력을 행사할 가능성이 있다.

- 관광수요는 가격 등의 객관적인 요인뿐 아니라 취향이나 유행 같은 주관적 요인에 의해서도 많은 영향을 받는다.

3. 의료관광의 신상품 아이디어 창출

의료관광 상품은 의료기관의 자원과 인프라, 의료기술, 내 · 외부고객, 경쟁사와의 비교분석, 유치 기관 및 주요 관계자의 다양한 아이디어를 수집 및 분석하는 과정을 통해 개발된다.

신상품 개발을 위해 해당 의료기관이 가지고 있는 의료기술, 인적자원, 다양한 서비스 상품 등을 파악하여 분석하고, 고객을 통해 주요한 정보를 수집한다.

고객의 불만과 만족도 조사뿐만 아니라 진료통역사나 코디네이터, 경쟁 의료기관의 사례 등 다양한 방법을 통해 조사된 내용을 상품개발에 적용하는 것이 바람직하다. 고객으로부터 얻은 정보의 활용 가치는 매우 크고, 경쟁 의료기관의 주요 상품분석을 통해 의료관광 상품, 가격경쟁력, 해당 기관의 강점 및 약점, 서비스 인프라 등을 비교 · 분석하고, 유치기관(에이전시) 및 주요 기관 관계자들을 통해 시장동향 파악 등의 정보를 수집하여 신상품을 개발한다.

1) 상품범위 설명

smith & puczko는 고객의 치료목적에 따라 다양한 형태의 건강관광 상품의 범위는 [그림 1-2]와 같다.

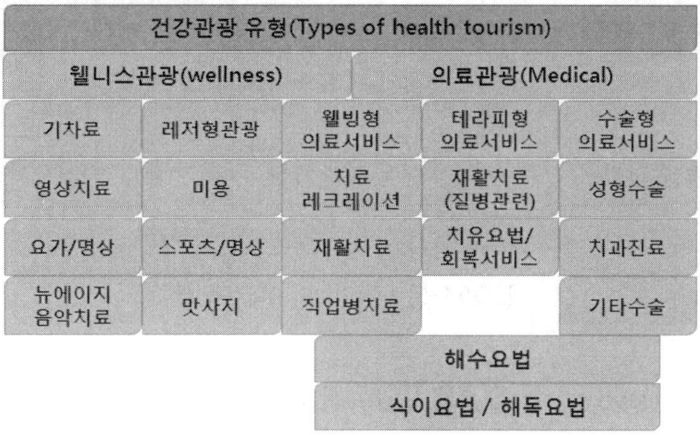

[그림 1-2] 건강관광 상품의 범위

2) 상품분류

상기 Smith & Puczko에 근거하여 〈표 1-6〉과 같이 의료관광 상품을 분류한다.

〈표 1-6〉 의료관광 상품의 분류

① 치료형(Medical Travel) (중증 질환 치료/입원 필요)	• 희귀 난치성 질환 • 일반 외과계 질환 • 만성질환 • 심장 및 순환기계 질환 • 정형 외과계 질환 • 재활 및 요양	• 암 질환 진단 및 치료 • 장기이식 수술 • 내분비계 질환 치료(내과적 치료) • 인공관절, 정형외과적 수술 • 척추 및 디스크 수술 및 치료 • 뇌혈관의 외과적 수술 • 재활센터 및 장기요양 서비스
② 건강증진형(Health/Wellness Tour) (건강관리를 위한 건강검진 등 진단 치료 → 치료형과 연관됨)	• 건강검진 센터 • 한방 클리닉 • 비만 클리닉 • 전통가옥	• 종합 건강검진 실시 • 헬스투어 • 체중감량 • 에코테라피
③ 미용형(Medocal Skin Care Tour) (스파, 마사지, 휘트니스)	• 안과 · 성형외과 • 치과 · 피부과 • 뷰티 클리닉	• 라식/라섹수술 · 성형수술 상품 • 치아미백 및 임플란트 상품 • 미용 및 헤어 스파상품 · 에스테틱

3) 상품기획(Planning) 3대 포인트

상품기획의 3대 포인트는 [그림 1-3]과 같다.

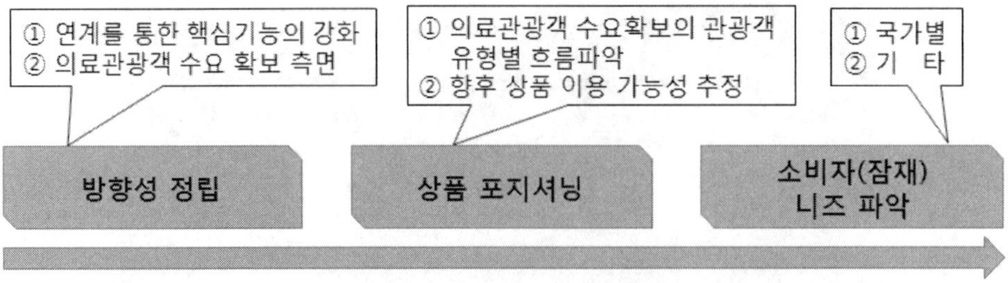

[그림 1-3] 상품기획의 3대 포인트

4) 상품개발(Development) 주요 포인트 및 과정

① 맞춤형 상품개발 포인트 : 맞춤형 의료관광 상품은 패키지화된 상품과 상대적 개념이다.

- 관광객들이 개인적으로 한국을 방문한 후 관심여부에 따라 개별적으로 이용 가능한 주문형 의료관광 상품이며, 맞춤형 의료관광 상품은 패키지 상품을 구성하는 요소가 되며, 독립적인 상품으로 가능 할 수 있다.
- 외국인들에게 체험서비스 제공이 가능한 병 · 의원은 맞춤형 의료관광 상품이 적당하다(외국인 전용 프로그램이 필요)
- 정부는 외국인을 대상으로 체험 가능한 의료관광 상품을 적극적으로 개발하고 다양한 체험형 프로그램을 준비하도록 지원체계를 갖추는 것이 향후 양질의 맞춤형 의료관광 상품개발에 중요하다
  - 의료맞춤 : 중증질환 및 치과, 척추, 관절 등 전문치료
  - 관광맞춤 : 호텔 비즈니스라운지 이용, 고급식사 메뉴, 벤이용 VIP 의전, 전담 매니저, 의료전문 통역

② 선택형 상품개발 포인트 : 일상적으로 제공되는 서비스 이외, 방문객들이 쉽게 구매할 수 있는 유형적인 상품 개발및 선택형 상품개받 전차가 필요하고, 선택형 상품개발 포인트는 [그림 1-4]와 같다.

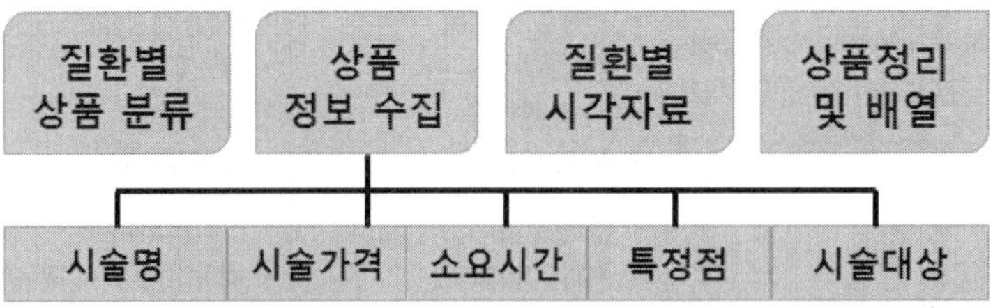

[그림 1-4] 선택형 상품개발 포인트

③ 패키지형 상품개발 포인트 : 패키지상품 구성은 일반 관광자원과 의료관광 자원을 결합하여 구성하고, 관광자원과 의료를 결합한 '웰니스 의료관광 프로그램'의 형태이다. 단계적으로 한 단계 발전한 형태인 한방치료 프로그램(의료여행)으로 전환하는 것이 우리나라 의료관광 상품 개발을 위해 시급하다(그림 1-5).

- 의료패키지 : VIP검진, 여성정밀검진, 남성정밀검진
  - 심리치료(라미네이터+사각턱수술+라식+미용관리 프로그램) 패키지
- 패키지형 상품개발 절차가 있다.
- 의료관광 패키지 종류
  - 검진+지역특화관광상품 프로그램
  - 미용특별상품+지역관광상품
  - 한방전문상품+관련쇼핑 패키지

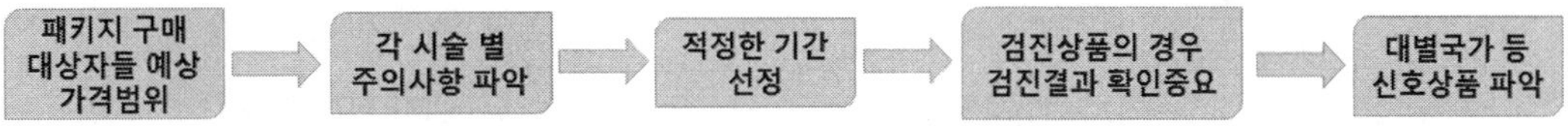
패키지 구매 대상자들 예상 가격범위
각 시술 별 주의사항 파악
적정한 기간 선정
검진상품의 경우 검진결과 확인중요
대별국가 등 신호상품 파악

[그림 1-5] 패키지형 상품개발 포인트

5) 국가별 잠재소비자 니즈 파악

① 일본 소비자 니즈 파악 기술서 : 소규모의 여성 방문객이 대부분을 차지하고 있는 일본은 안전을 중시하고 비시술 치료에 국한된다.

- 미백 피부개선, 테라피, 에스테틱, 동안피부 만들기, 한방성형 등의 상품과 기존 주요 선호 관광지(남이섬 등)를 연계하는 상품이 필요
- 체질 감별(사상체질) : 만성질환 치료 및 보약으로서 한약을 선호하고 20~30대의 경우 한방 에스테틱에 대한선호도가 증가(동안프로그램 및 미백)
- 미용성형침, 티테라피(Tea Therapy) : 비수술적 프로그램 선호하고, 전문 피부과 피부관리 프로그램과 한방을 이용한 에스테틱 선호하고, 한방을 접목한 메디컬 스파 프로그램 선호
- 일본 관광객 : 정치적으로 가장 민감하여 한-일 관계에 영향을 많이 받으며, 관광 위주로 한국을 방문 하지만 자유투어가 많고 의료적 상품 선택에 매우 신중
- 초기 : 비의료적 접근이 필요하고 의료상품에 대한 신뢰도를 높이고, 리스크 관리에 대한 가시적인 자료를 제공하면 의료상품 이용이 가능
- 가격조사 : 철저히 하고, 한-일 가격 대비 경쟁력 있는 상품을 개발 패키지화하는 것이 필요하고, 질적 보장에 대해 매우 민감하므로 일본에 의료법, 교통, 항공 관련법, 보장성을 높이는 지속적 노력이 필요

② 베트남 소비자 니즈 파악 기술서(Description) : 다빈도 질환 중 순환기 질환과 당뇨병, 관절염 등에 관한 비수술적 치료법으로 한방에 대한 관심이 증가하고 있다.

- 어린이의 경우 : 기형 및 장애 환자가 많으며 일반적으로 경제 수준이 낮아 의료관광 선택이 어려워서 적절한 시술 혜택을 못 받거나 근거리인 싱가폴로 의료관광을 선택
- 성인의 경우 : 시술 또는 수술이 필요한 환자가 많으나 한국 의료관광에 대한 인지도가 낮아 역시 싱가폴 또는 유럽으로 의료관광을 선택
- 여성의 경우 : 한방 에스테틱 및 한방 스파 프로그램에 높은 선호도, 미용 및 성형에 관심이 많으나 한국 비자 절차가 까다롭고 준비서류가 복잡하며, 최근에는 비자 발급이 안 되고 있으나 베트남 시장은 경제적 수준이 지속적으로

높아지고 한국 의료관광에 대한 인지도도 점차 높아지고 있기에 비자 문제가 완화되면 의료관광수요 창출이 매우 높을 것으로 기대

③ 러시아 소비자 니즈 파악 기술서 : 기후에 따른 음식으로 심혈관계, 관절계, 질환 치료를 선호하며, 양·한방을 활용한 종합검진 질환별 정밀검진 프로그램을 선호한다. 진단장비 및 의료기술 수준이 낮아 경제적 여유가 있는 환자들은 한방 의료관광 선택이 매우 높고, 질병 및 질환 선택의 상품이 다양하고 고급 건강검진 이용률이 높다.

- 최근에는 러시아 주변 독립 국가 : 한국의 의료관광이 알려지고 카자흐스탄, 몽골 등 중앙 러시아로 시장이 확대되고, 러시아 고객은 빠른 업무처리를 원하지만 일을 급하게 진행하는 것은 원치 않으며, 럭셔리 릴렉스 프로그램 등 여유 있는 관광프로그램과 자유 투어 패키지를 개발이 필요하다. 또한 의료기술에 대한 성공 사례 등 통계자료에 대해 알고 싶어 하고, 충분한 자료 확보로 환자에게 신뢰를 주면 러시아 의료관광객은 증가할 것이며, 지속적인 고객관리와 신뢰도 및 매력적인 상품개발이 병행되어야 한다.
- 태국 : 양·한방을 활용한 고도비만감소 몸 해독 프로그램 등에 대해 매우 높은 선호도를 나타내고 수 치료 개념인 한방 메디컬 스파 타라소테라피 등은 워터 테마파크에 등과 연계해서 한방의료 관광상품의 욕구력을 높일 수 있는 내용으로 파악된다.

6) 의료관광 브로슈어 기획 제작

① 한방 의료관광 상품 홍보물 제작계획서(표 1-7)

〈표 1-7〉 한방 의료관광 상품 홍보물 제작계획서

① 홍보물 형태 : 소책자 (Pocket Book)×분량 20page(겉표지 포함)

② 구성 목차 및 내용

쪽수	항목	세부구성 내용
1	겉표지(앞면)	상품명, 회사 로고 (이름)표기
2	목차 인사말	why 한국 의료 관광 -한방 의료 관광
3	대표상품 요약	성형/미용, 디톡스, 비만 감소, 사상체질감별, 메디컬, 척추
4	시술분야별 상품	성형/미용, 디톡스, 비만 감소, 사상체질감별, 메디컬, 척추
5	Special Therapy	Tea therapy, 한방 음악치료, 뜸
⋮	한방음식/섭생	약선음식 & 발효음식
	체험후기	대표상품 이용 체험 후기
	한방투어 일정표	기간별(당일, 1박 2일, 2박 3일), 대상별(Office Lady, 중장년층)
	회사소개	회사소개, 제공 Facilitating, Service, 사업영역, 파트너십
20	겉표지(뒷면)	협력 의료기관 표기, 회사연락처, 관광공사 로고

③ 시술 분야별 구성항목
- Why?
- 시술명, 시술 기간, 시술 전후 주의사항, 특장점, 가격(원화)
- 사진 자료

④ 진행 일정 : 2025년 02월 19일 인쇄완료 (예정)

기간	진행 내용
05월 01일~07월 30일	상품 브로슈어 전체 기획(내용, 항목), 제작 방향/형태/비용
⋮	• 구성 콘텐츠&관련 자료 수집 • 해당 병원 방문 및 담당자 미팅 및 초안 작성 • 제작 디자이너 미팅&브로 슈어 디자인협의
	• 디자인 의뢰 및 feed back • 외국어 번역 & 감사
	• 내용 교정 및 디자인 수정(최종수징)
	• 인쇄 및 납품

② 한방의료 관광상품 홍보물 제작시 의료기관 요청 내용

- 국문, 영문, 일문으로 작성
- 시술 체험담(testimonial)은 각각의 시술별 해당 체험사례

③ 시술(상품) 분야별 구성항목(표 1-8)

〈표 1-8〉 시술(상품) 분야별 구성항목

- 시술명
  ① 시술 기간 및 시술 전후 주의사항
  ② 시술 특장점(특징 및 장점) 및 가격(완화)
  ③ 관련 사진(이미지 사진 포함)
    * 최대한 해상도(화질)가 좋은 사진자료 부탁, 사진자료는 별첨 방식으로 첨부
- 시술 체험담(Testimonial)
  * 해당 시술 체험 수기

④ 〈한방의료 관광상품 홍보물〉 완성(그림 1-6)

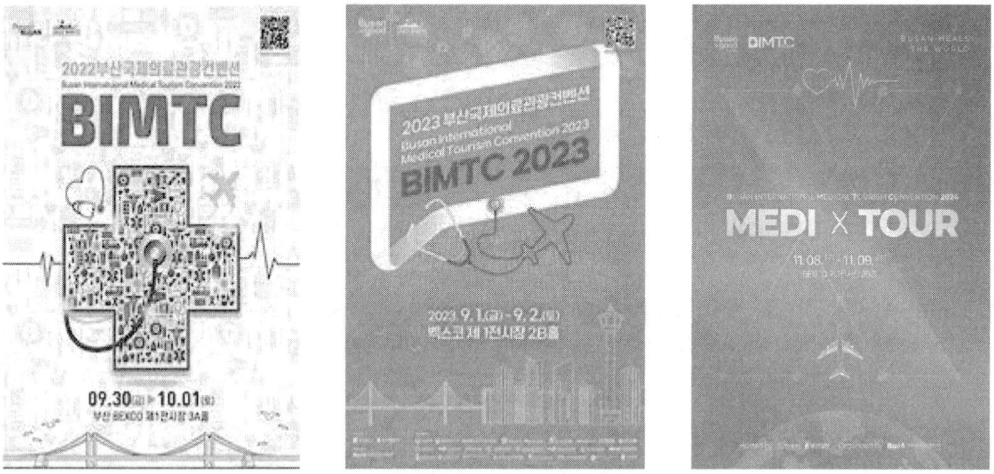

(a) 2022 부산국제의료관광컨벤션 (b) 2023 부산국제의료관광컨벤션 (c) 2024 부산국제의료관광컨벤션

[그림 1-6] 2014 부산국제의료관광 컨벤션전시회

7) 외부 획득과 내부 개발

의료관광 기관이 성장하기 위해서는 고객 요구에 부응할 수 있는 새로운 의료서비스를 지속적으로 개발하고, 새로이 설계된 의료서비스 컨셉이 기존의 서비스와 다르다고 하여 모든 서비스가 의료관광 시장에서 성공하는 것은 아니므로, 새로이 개발된 의료서비스가 고객으로부터 좋은 반응을 얻지 못하면 시장에서 사라지게 된다.

의료기관이 신제품을 확보하는 방법에는 여러 가지가 있는데, 대조를 이루는 두 가지 대표적인 방법으로 외부 획득과 내부 개발을 들 수 있다.

① 외부 획득 : 외부 획득에 사용되는 대안은 여러 가지가 있고, 합병은 한 의료기관이 다른 의료기관의 모든 제품들에 대한 소유권을 매입하는 것이다.

- 합병한 의료기관 : 피 합병 의료기관의 상품을 소유하며, 자사의 생산활동으로 통합하거나 피 합병기관으로 하여금 기존의 생산활동을 계속하게 한다.
- 의료기관 간의 협력 : 둘 이상의 기관들이 특정 제품에 대한 생산 또는 판매권을 공유하는 것이며, 방법으로 전략적 제휴, 합작투자[7], 라이센싱 등이 있다.

② 내부 개발 : 한 의료기관이 신상품을 자체적으로 개발하는 것이다. 상품개발의 전 과정

7) 합작투자 : 2개국 이상의 기업·개인·정부기관이 특정 기업체 운영에 공동으로 참여하는 해외 투자방식이다.

을 독자적으로 수행할 수도 있고, 설계나 엔지니어링 등 일부 과제를 타 의료기관이나 기업에게 의뢰할 수도 있으며, 전 과정에서 타 의료기관과 협력하는 경우도 있다.

- 신상품을 내부적으로 개발하는 것은 외부 획득에 비하여 위험성이 높다.
- 한 의료기관이 신상품 개발에 소요되는 모든 비용과 위험을 부담하기 때문이다.
- 의료관광 마케터는 신상품 개발에 외부적인 요소와 내부적인 요소를 적절히 결합하여 신상품 개발에 고려해야 한다.

③ 아이디어 창출 : 신상품 개발은 아이디어 창출로 시작되며, 여러 원천에서 다양한 방법으로 나올 수 있다. 의료기술 발전은 기술의 진전에 많은 신상품 아이디어가 창출되는 것이다.

- 고객들의 자사 상품 사용의 관찰에 의해서도 신상품 아이디어를 얻을 수 있다.
- 고객들이 의료서비스를 이용하면서 겪었던 불편함이나 경험들을 토대로 의료상품을 개선하거나 효율적으로 변화시킬 수 있다.

④ 의료서비스 콘셉트의 개발 : 의료관광 시장에 도입된 새로운 서비스가 성공하기 위해서는 무엇보다도 기존의 의료서비스와 다른 독특한 서비스 콘셉트와 그것을 전달할 수 있는 표적시장이 선정되어야 한다.

- 의료서비스 콘셉트는 서비스 기업이 제공하는 서비스에 대하여 고객에게 제공하는 약속으로서 신상품의 개발에서 매우 중요하다. 또한 의료상품의 구성체, 즉 서비스 패키지가 개발되기 때문으로 서비스의 생산(전달)에 소요되는 적절한 운영자산을 알려주는 지침을 제공하고, 고객의 욕구를 만족시키기 위한 성과의 기초가 되며, 상품의 설계명세서로 전환된다.

㉠ 상품의 설계명세서에는 서비스의 경험(결과)이 고객이나 장소에 관계 없이 복사가 가능하도록 자세하게 기술되어야 한다(표 1-9).

〈표 1-9〉 병원의 성과명세와 컨셉대상

성과명세	컨 셉 대 상
병원을 이용하는 환자에게 친절한 진료 서비스를 신속히 제공	① 환자의 불편 처리 알고리즘을 운영하여 입원환자의 불평을 단계별로 관리 ② 환자 만족 관리시스템을 가동하여 서비스와 관련된 만족, 불만족의 여러 요소들을 하나의 프로그램 속에 통합, 서비스 보증을 실시하여 환자의 불만을 최대한 제거 ③ 환불보증을 실시하여 환자의 불만을 조건 없이 신속히 대응 ④ 온콜(on call) 시스템을 운영하여 불편 및 부당 사항을 24시간 접수하고 즉시 해결

㉡ 상품의 설계명세 방법과 분류은 〈표 1-10〉과 같다.

〈표 1-10〉 상품의 설계명세 방법과 분류

상품의 설계명세
① 특수층을 겨냥한 상품들로 구성(특수클리닉), 환자가 많은 진료과목을 중심으로 상품을 구성 ② 초대형 주차장의 확보, 검사 결과를 다음 날이면 확인할 수 있는 시스템의 구축 ③ 토탈케어 서비스의 제공, 환자의 치료 시에는 장갑과 방전 마스크를 사용하고 보건당국의 요구수준에 따라 철저한 소독관리 ④ 구강 영상 진단기를 이용하여 환자의 구강 내의 모습을 확대 촬영하여 자신의 치료 상태를 완전히 파악하고, 진료 전과 후의 상태를 비교분석 ⑤ 병실마다 독립적인 전화를 설치하여 환자들이 마음대로 통화 ⑥ 폰콜[8] 서비스를 실시하여 내원 환자들이 모든 검사 결과를 주치의가 전화로 알려주고, 이상이 있는 경우에만 내원하여 자세히 검사

⑤ 새로운 의료관광 상품개발 : 의료관광 신상품에 대한 고객의 반응(호응도)을 분석 및 평가하여 새로운 의료관광 상품을 개발해야 한다.

- 새로운 의료관광 상품은 의료기관의 장 · 단점을 감안한 광의의 건강관련 상품(헬스, 미용, 웰빙 등), 결합상품(웰빙, 건강 문화와 접목한 전통 한국식 음식 체험 등), 건강지향적인 테마관련 상품, 의료관광 산업 유치기관 또는 기업과 연계한 상품(보험상품, 건강여행 패키지 등) 등으로 개발하여 의료기관의 목표에 맞는 마케팅 전략을 수립해야 한다.

⑥ 신상품의 개발 : 새로운 의료관광 상품이 시장에서 성공하기 위해서는 3단계로 이루어진 상품개발이 이루어져야 한다.

- 독특한 서비스 콘셉트의 구현과 표적시장의 선정이다.
  - 기존의 서비스와는 차별화 되는 독특한 서비스 콘셉트를 올바르게 선정된 표적시장에서 고객이 인식할 수 있도록 효과적인 마케팅 활동이 이루어져야 한다.
- 고객지향적 조직의 구성이다.
  - 새로운 의료서비스를 고객에게 배달하기 위해서는 의료서비스 제공자와 고객 간의 상호작용을 통하여 일관성을 유지할 수 있고, 서비스를 반복적으로 전달할 수 있는 전달 시스템의 구축이 필요하다.
  - 시장에서 자리(위치)를 정하는 서비스의 포지셔닝을 통하여 이루어진다.
- 전달 가능한 서비스 이미지의 형성이다.
  - 의료서비스의 제공자와 고객 간의 원활한 커뮤니케이션을 통하여 가능하다.

⑦ 신상품 아이디어 개발방법 : 새로운 의료관광 상품을 개발하기 위한 아이디어는 의료관광객을 대상으로 한 의료서비스 이용의 선호도와 만족도 등의 조사를 통해 얻을 수 있다(표 1-11).

---

8) 폰콜 : 호출서비스를 가리킨다.

- 의료기관은 타깃 국가와 특정 지역의 시장을 세분화하여 신상품을 개발해야 한다.
- 의료관광 신상품 개발은 기존 상품 또는 서비스에 국한하지 않고 고객의 입장에서 상품을 구상해야 한다.
- 기존 의료관광 상품에 대한 고객의 반응과 호응으로부터 다양하게 수집할 수 있는데, 주로 진료 통역 또는 의료관광 마케터 등의 담당자가 고객과의 의사소통 채널을 통해 포괄적인 정보를 수집할 수 있다.

〈표 1-11〉 다양한 아이디어 창출방법

구 분	방 법	예 시
①	문화를 뛰어 넘어라(Explore other Culture)	다문화, 한류
②	커뮤니티를 만들어라(Build a Community)	IKEA family
③	과거로부터 배워라(Go Back to History)	
④	개인화 하라(Mini Size Me)	1인 가족 대상 상품
⑤	다른 것과 결합하라(Combine Different Categories)	의료+관광
⑥	스토리텔링을 하라(Do You Have a Story?)	스토리텔링
⑦	유용하게 하라(Search for More Uses)	아이패드, 스마트폰
⑧	청소년이 참여하게 만들어라(Is a Kids Version Possible?)	청소년검진
⑨	상품의 개념을 확장하라(Imagine Product Extensions)	커피 머신의 변화
⑩	새로운 타깃 고객을 찾아라(Find New Target Groups)	유전체 검사
⑪	기능을 다양하게 결합하라(Make More Combinations)	다용도 칼
⑫	고객의 시간을 관리하라(Reduce Time)	대기시간 안내(SMS)
⑬	다른 기능을 추가하라(Add Extra Functions)	스마트폰, 의료+관광
⑭	고객의 소리에 귀 기울여라(Listen to The Customers Feedbacks)	VOC

⑧ 상품 경쟁력 부문

㉠ 타깃 시장 부합성 : 타깃 시장의 정치, 경제, 문화적 요소에 맞는 트렌드를 창조하여 거시적 환경과의 적합성을 고려하는 것이다(그림 1-7).

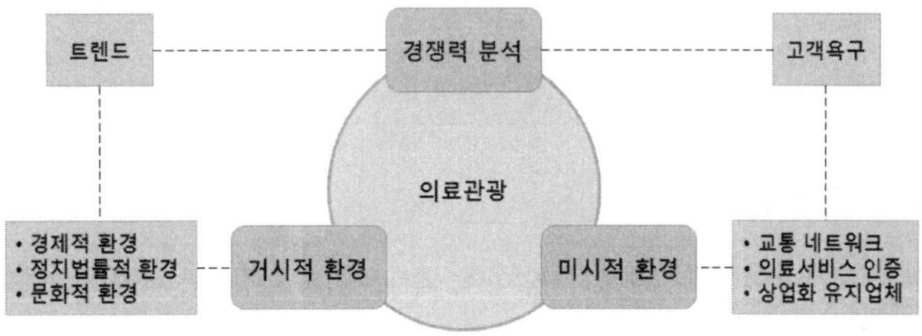

[그림 1-7] 참신한 아이디어 상품들

㉡ 상품 경쟁력(매력도) : 고객의 니즈를 파악하고 내 · 외부의 자원을 결합하여 매력적인 상품을 개발한다(그림 1-8)

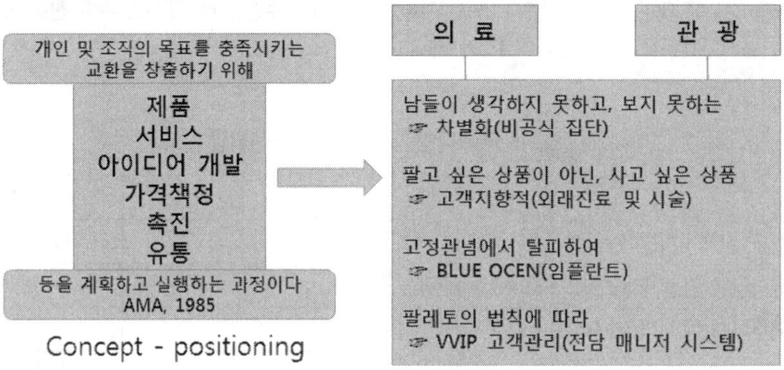

[그림 1-8] 참신한 아이디어 상품들

㉢ 가격 및 기술 경쟁력 : 타깃 시장에서 가격으로 경쟁을 할 것인지 시술 및 수술의 우수성으로 경쟁할 것인지를 결정하고 적절한 의료기관과 상품을 매칭하는 것이 중요하다.

4. 기존 의료관광 상품 개선방안

새롭고 창조적인 의료서비스의 개발영역을 넓혀 가기보단 기존의 의료서비스나 상품 등을 개선하고 발전시키는 방법도 좋은 접근방법이 될 것이다.

1) 새로운 의학기술의 도입

새롭게 개발된 의학기술이나 의료장비를 사용하여 서비스를 제공하는 것이며 전통적인 의료 분야의 새로운 상품개발에 속하는 영역이다.

- 새로운 의료서비스 전략 : 투자 비용이 많이 들어 기존 의료서비스를 부분적으로 개선하는 전략에 비해 불확실성에 따른 투자위험이 크나 적절한 시기에 새로운 기술을 도입하면 의료기관의 핵심역량 강화와 기존 서비스에 대한 이미지 상승효과와 의료기관의 위상 제고에 강력한 영향력을 미칠 수 있기 때문에 전략적으로 중요한 의미를 가진다.

2) 유능한 의사인력의 확보

의료산업은 대표적인 노동집약적[9] 산업이며, 의사는 가장 결정적인 역할을 수행하는 인력이다.

9) 노동집약적 : 생산의 한 요소인 노동에 대한 투자(投資)가 자본에 대한 투자보다 큰 생산방법이다.

- 환자들은 의료 이용시 전문적인 의료서비스의 특성으로 인해 정보에 의한 합리적인 선택이 어렵기 때문에 이미 이용한 경험자의 평가와 공론화된 대중적인 평판에 의존하는 경우가 많다.
- 의료서비스 질을 좌우하는 유능한 의사 인력 확보는 중요한 전략적 자원으로서의 가치를 갖는다.

3) 기존 의료서비스의 개발 및 보완

제공하고 있는 의료서비스 내용 중 핵심적 편익을 유지하거나 일부를 변화시키면서 유형제품이나 확장제품의 내용을 변화시키는 것이다.

- 고객의 욕구 중 의료서비스 제공과정의 편이성이나 쾌적성을 강화시키기 위한 것으로 업무 과정의 개선, 서비스의 특성이나 묶음 형태의 변화 또는 재배열, 핵심 서비스에 대한 사후관리 서비스 강화 등 다른 자원서비스 제공으로 가능하고, 이러한 노력은 적은 재원을 투자하면서 서비스에 대한 인식이나 이미지를 변화시키는 전략이다.

5. 신상품 아이디어 수집

신상품 개발은 아이디어 창출로 시작되고, 기업들은 일반적으로 시장에 성공적으로 도입되는 상품 수에 비하여 매우 많은 아이디어를 창출하며, 신상품 아이디어는 여러 원천에서 다양한 방법으로 나오면 아이디어를 수집하여 분석 및 설계를 토대로 적절한 마케팅 전략을 수립한다.

1) 의료관광 시장환경을 파악하고 정의

의료기관이 직면하고 있는 대내 · 외 환경의 변화와 향후 전망을 분석하고 의료기관의 사명과 목표를 비교하여 의료기관이 외적 변화에 적절하게 대응하고 있는지를 분석하고, 내부 직원과 외부 고객으로 팀을 구성한다.

2) 새로운 서비스 개념을 개발

외적 환경의 변화와 내부, 외부고객의 욕구를 분석하는 과정에서 욕구에 부응하지 못하거나 새로운 욕구의 존재를 확인하게 되면 새로운 서비스 개발의 필요성이 제기된다. 또한 고객들의 욕구를 파악하려는 섬세한 노력이 필요하며, 내부 직원과 외부고객의 지속적인 만남, 합리적인 의견수렴 과정이 필요하다.

3) 서비스 개념의 테스트와 가능성 분석

개발되어야 할 새로운 의료서비스 개념이 제시되면 이들 개념의 타당성과 실제 필요성을 재검토하고, 다양한 이해 당사자로 구성된 검토위원회에서 새로운 의료서비스의 개념을 구체적으로 토의한다.

4) 타당성의 검토

새로운 의료서비스의 가능성을 바탕으로 예상되는 의료공급자(의사, 간호사, 관련 직원), 서비스의 직접적인 수요자들로 하여금 새로운 서비스 필요성과 현실성을 검토하게 한다.

5) 의료서비스 개념의 정리 · 보완

이전 단계에서 제시된 각 욕구와 개념들을 세밀하게 재정의하고 종합된 의견을 반영하여 애초의 개념을 보완한다.

02 가격 및 유통관리

가격결정은 신제품의 경우에 발생하지만 기존 제품도 외부 환경변화와 기업의 내부 환경변화에 따라 가격이 변경이 될 수 있다. 가격은 기업입장에서 기업이윤과 직결되고, 마케팅 전반에 관한 사항과 연관되어 있다. 또한 가격의 의미와 역할, 가격결정에 영향을 미치는 요인, 가격결정 방법과 가격전략을 살펴보고, 마케팅믹스의 4요소(제품, 가격, 유통, 촉진) 가운데 유일하게 이익을 가져다주는 요소가 가격이고 나머지 요소는 모두 비용을 발생시키는 요소이다.

1. 신제품 가격전략

가격은 상품의 가치를 측정할 수 있을 뿐만 아니라 소비자에 대한 만족도의 평가도구이며, 소비자는 제품의 질과 가격이 비례하는 일반적인 상식을 가지고 제품을 구매하기 때문에 가격가치의 제품의 구성요소가 결합되지 않으면 불만의 요소가 될 뿐만 아니라 다음에 제품 선택에 있어서 부정적인 영향을 끼칠 수 있다. 또한 적절한 가격결정을 위해서 기업의 내적 요소인 원가, 마케팅 방향, 조직의 내부적 특성과 외적 요소인 시장의 규모와 특성, 경쟁업체, 외부적 제약 요소 등을 면밀히 분석하여 가격결정을 하고, 의료관광 마케터는 국가의 경제 상황 및 환자의 소득수준을 감안하여 적절한 의료 수가정책을 개발해야 한다.

1) 이익 극대화

일반적으로 가격을 결정할 때 단기적인 이익의 극대화를 목적으로 하는 경우가 많다.

- 이익 극대화를 추구하는 경우 에는 장기적인 목표나 성과보다는 단기적인 재무성과에 초점을 두게 된다.
- 의료관광 마케터는 신상품의 가격전략을 수립할 때 공격적인 의료수가 정책으로 병원의 이익 극대화보다는 투명한 경영 여건을 위해서 여유자금의 확보를 우선적으로 생각해 설정하는 것이 좋다.

2) 원가 보전

원가는 가격을 결정할 때 가격의 하한선을 정하는 요소이다.

- 일반적으로 원가에 적정 수준의 이익이 보장되도록 가격을 결정하므로 원가는 가격전략에 있어 중요한 구성요소가 된다.
- 우리나라는 행위별 수가제를 채택하고 있으므로 각각의 의료서비스 행위 및 약품 재료에 대한 원가가 매우 중요하다.
- 의료서비스에 대한 수가가 원가를 보전하기 위해서는 각 진료행위에 대한 원가분석이 필수적이며 원가가 정확히 계산되어야만 적정한 수가의 결정이 가능하다.
- 의료관광 마케터는 의료수가와 원가와의 차이를 파악하고 원가분석 체계를 구축해서 신상품의 가격전략에 있어서 적정한 가격을 모색한다.

3) 이용 극대화

장기적인 계획하에 이용 극대화는 시장점유율의 향상을 목적으로 하며, 높은 시장점유율은 단기적으로는 수익성이 저하되지만 장기적으로는 높은 수익성을 기대할 수 있다(표 1-12).

- 시장점유율을 높이기 위해서는 의료 수가를 인하하고 홍보활동을 강화하며, 고객들을 위한 다양한 서비스를 제공한다.
- 단기적으로는 수익성이 악화 되지만 시장점유율이 확대되면 원가절감, 효율성 증대, 소비자의 인식 제고 등을 통하여 높은 수익성을 기대할 수 있다.
- 의료기관은 시장점유율 확대를 위한 목적 이외에 의료기관 본연의 사명인 지역사회 건강증진을 위해서도 이용 극대화에 관심을 가져야 하지만 의료수가 인하의 부정적인 영향도 고려해야 한다.
- 의료관광 마케터는 저가의 의료수가 정책을 수립하되 의료서비스의 질에 부정적인 영향을 미치지 않는 범위 내에서 가격전략을 선택해야 한다.

〈표 1-12〉 의료수가의 할인과 종류

수가인하 종류	적용 범위
금 액	비용감면에 해당하는 금액 할인은 의료기관에서 고객의 요청 또는 마케팅 전략으로 주요 고객(예 오피니언 리더들)에게 총 진료비에서 적정수가의 할인을 적용
수 량	미용시술의 경우 10회 이용시 1회 무료 등 방문 횟수에 따라 할인을 적용
거래량	유치기관에게 유치활동을 할 수 있도록 소매 형태를 적용해서 환자 유치를 목적으로 할인율을 적용하는 것으로, 보통 유치 수수료 [%] 범위 내에서 거래실적에 따라 할인을 적용
계 절	특정 시기에 할인 적용을 하는 것으로 건강검진의 경우 비수기에 프로모션 차원에서 구매 독려와 자극을 위해 특정 기간 동안 혹은 특정 고객을 대상으로 할인을 적용

4) 이미지 강화

의료수가는 의료기관의 이미지나 지역사회와의 관계를 고려하여 결정할 수도 있다.

- 의료서비스의 가격이 의료기관의 이미지나 지역사회와의 관계에 영향을 미칠 수 있다고 판단되는 경우 의료수가를 원가나 이윤에 관계없이 정책적으로 결정한다.
- 일반수가 중 환자들이 쉽게 인식하는 수가를 선택하여 이를 낮게, 또는 높게 책정함으로써 의료기관의 이미지를 형성할 수 있다.

5) 공중관계 증진

의료기관은 공중관계 증진에 목적을 두고 가격결정을 하기도 한다.

- 병실 가동률은 의료비보다는 공중의 영향을 더 많이 받기 때문이다.
- 공중의 관점에서 운영하는 의료기관들은 그들의 가격을 공중이 어떻게 보는 가를 생각해야 한다.

2. 유사상품의 가격분석

경쟁사가 제품을 생산하여 일정한 가격으로 시장에 내놓으면 경쟁사의 제품은 어떤 제품인지를 고려하고, 자사 제품이 경쟁제품의 품질과 비슷한 수준이면 자사 제품은 경쟁제품의 가격 수준과 비슷한 수준에서 책정한다.

1) 경쟁사의 가격에 탄력적으로 대응

자사의 제품가격이 변화될 수 있다는 사실을 인지하고 가격결정 때에는 자사의 가격변화에 경쟁기업의 반응도 함께 고려해야 한다.

① 경쟁사의 가격을 평가할 때 검토해야 할 사항

- 산업 내에 얼마나 많은 경쟁자가 있으며, 시장점유율과 시장성은 어떠한가? (대체재 생산업자도 포함)
- 자금 동원 능력과 경쟁 능력은 지금까지 제품에 어느 정도 투자했는가?
- 자사와 비교하여 원가구조는 어떠한 가격체계를 유지했으며, 소비자들은 경쟁제품에 어떠한 반응을 보였는가?

② 시장의 수요는 가격의 상한선을 정해주고 원가는 가격의 하한선을 정한다.

- 경쟁사의 가격을 고려해 가격을 설정한다.
- 가격결정 방법에는 원가 중심 가격결정, 소비자 중심 가격결정, 경쟁제품 가격결정 등이 있다.

2) 경쟁중심의 가격설정

의료수가를 경쟁기관의 가격을 기준으로 해서 설정될 때 이를 경쟁중심 가격설정이라고 한다.

- 경쟁중심의 수가결정 방법 : 경쟁자와 같은 수준으로 수가를 책정하거나 경쟁자보다 수가를 낮게 책정하거나 경쟁자보다 수가를 높게 책정하는 방법이 있다.
- 경쟁중심 수가결정의 특징 : 수가결정시 경쟁기관의 수가정책을 최우선적으로 고려한다.
- 경쟁중심의 수가결정 : 의료기관에서 가장 흔히 사용하고 있는 방법으로 모방에 의한 수가결정이 있다.

3) 모방가격

판매가격을 업계의 평균 수준에서 결정하는 것으로, 가격설정법이 채택되는 근거는 현존가격이 매가에 대한 업계 전체의 지혜를 나타낸다.

- 현존가격을 유지함으로써 업계와 조화를 이룰 수 있다.
- 구매자와 경쟁사가 가격 차이에 어떻게 대응할 것인가를 사전에 알기는 곤란하다.
- 의료기관이 경쟁 의료기관들의 평균 수준으로 진료수가를 결정하며, 의료보험제도가 실시되기 전에 사용되었던 관행수가는 대부분 모방에 의한 수가 결정 이였으며, 현재 사용되고 있는 일반수가도 대부분 모방에 의해 결정된 수가이다.
- 모방가격 : 시장이 순수시장이든 순수과점이든 간에 주로 제품의 동질성이 높은 시장에서의 가격설정 방법으로 많이 채택된다.
- 의료관광 마케터 : 의료관광 시장업계의 판매가격 동향을 수시로 점검하여야 한다.

4) 원가중심의 수가 결정

의료수가를 정하는데 있어 주로 원가를 기준으로 하여 의료수가를 결정하는 방법이며, 원가를 중심으로 의료수가를 결정하는 방법에는 원가가산법과 손익분기 가격결정법의 두 가지 방법이 있다.

(1) 원가가산법

원가에 일정률이나 일정액의 이익을 가산하여 가격을 결정하는 방법으로 일반 기업에서 널리 사용되고 있다.

- 가격결정이 매우 간단하다.
  - 수요 : 정확히 예측하기 어려우나 원가는 확실하게 계산할 수 있다.
  - 가격의 기준을 원가로 함으로서 가격결정을 단순화 할 수 있다.
  - 원가를 보전하는 가격 : 고객이나 정부에 대해서 설득력을 가질 수 있으며 모두 공정한 방법이라 할 수 있어 정부와의 거래에서도 쉽게 이용된다.
- 원가가산법은 단점도 있다.
  - 원가를 정확하게 계산하기 어려운 경우가 많다.
  - 의료서비스의 경우 단위 서비스 당 원가 구성요소가 많으며, 각 요소들의 단위 서비스에 대한 투입량을 산출하는 것이 복잡하여 원가를 정확히 산출하기 어려운 경우가 많다.
- 원가가산법 : 실제 수요가 원가 설정의 기준이 된 예상 수요를 상회하였을 때만 효과가 있게 된다.

(2) 손익분기 가격결정법

의료기관이 목표로 하는 이익이나 손익분기점을 달성할 수 있는 수준으로 수가를 결정하는 것이다.

• 손익분기도를 이용하여 손익분기량 또는 목표이익을 달성할 수 있는 수요를 산출하여 이를 바탕으로 수가를 결정한다.

5) 가치중심의 가격결정

고객들이 인식하는 가치를 기준으로 의료수가를 결정하는 방법이다.

• 조직과 고객 간의 교환 : 고객들이 인식하는 가치를 교환의 대상으로 간주하는 것이다.
• 조직의 입장 : 생산원가가 낮더라도 고객들이 제품이나 서비스에 높은 가치를 부여하여 높은 수준의 비용을 지불할 의사가 있는 경우에는 가격을 높게 책정하여 많은 이익을 낼 수 있다.
• 원가 : 고객들이 인식하는 가치보다 높으면 가치중심의 가격결정을 선택하기는 어렵다.
• 가치중심의 수가 결정 : 고객들에게 제공되는 서비스의 가치를 높게 인식시키려는 노력이 필요하며, 대상 고객과 서비스의 특성을 잘 이해한 후 수가를 결정한다.

3. 가격조정 전략

의료기관에서 수가를 결정할 경우에는 원가, 경쟁상태, 고객이 인지하는 가치를 기준으로 수가를 결정하나, 새로운 의료서비스에 대한 수가를 결정할 경우에는 의도적으로 고가정책이나 저가정책을 이용할 수 있다. 초기 고가정책은 새로운 서비스에 대한 수가를 고가로 책정하여 고가임에도 불구하고 새로운 서비스를 수용하는 계층을 확보한 후 점차적으로 수가를 낮추어 시장을 확대해 나가는 전략이다. 초기 저가정책은 반대로 새로운 서비스에 대한 수가를 가능한 낮게 책정하여 초기에 시장점유율을 확대한 후 점진적으로 수가를 높게 조정하여 초기의 손실을 보전하는 전략이다.

1) 묶음수가 전략

여러 종류의 제품이나 서비스를 묶어서 각각의 제품이나 서비스 수가의 합보다 낮은 수가로 공급하여 의료 이용을 촉진하는 방법을 묶음 수가 결정이라 한다.

• 묶음 가격 : 일반 기업에서는 판매촉진의 수단으로 많이 활용되고 있으나 의료기관에서는 의료서비스 이용을 확대하려는 것뿐만 아니라 이용자들의 편의를 고려한 수가 전략이다.

2) 심리적 수가결정 전략

수가를 결정함에 있어 수가와 관련된 이용자들의 의료 이용 행태를 심리학적으로 분석하여 수가결정을 하는 방법은 여러 가지가 있는데 단수 수가 결정, 위신 수가 결정, 유도 수가 결정 등이 있다.

- 단수 수가결정 : 수가가 천 단위, 만 단위로 정확히 끝나는 것보다 특정 숫자(특히 홀수)로 끝나면 더 싸다고 인식하는 전제하에 가격을 결정하는 것이다.
- 위신 수가 결정 : 고객들은 가격이 높을수록 제품이나 서비스의 품질이 우수하다고 인식하는 전제하에 제품이나 서비스의 가격을 높게 책정하는 가격결정 전략이다.
- 유도 수가 결정 : 고객의 반응을 유도하기 위해 정책적으로 특정 제품이나 서비스에 대해 가격을 낮게 설정한다.
  - 고객은 특별히 할인을 받았다고 느끼거나 해당 조직에서 생산하는 서비스나 제품이 가격에 비해 품질이 우수하다고 느낀다는 전제에서 사용되는 가격전략이다.
  - 정상적인 이익보다 낮거나 혹은 원가 이하의 가격을 설정한 서비스나 제품을 손실 유도품[10]이라 하며 보다 많은 고객을 유치하고자 할 경우에 이용된다.

3) 시간적 수가결정 전략

서비스는 생산과 소비가 동시에 일어나며 저장할 수 없기에 즉시 소멸하는 특성이 있다.

- 서비스는 제품에 비해 상대적으로 고정비의 비중이 크기 때문에 수요와 공급을 일치시키려는 노력이 필요하다.
- 공급능력에 따라 수요를 조정하는 것이 중요하며, 이를 위해 수가 전략이 사용될 수 있다.
- 의료서비스에서는 이용시간에 따라 수가를 조정하는 방법을 고려할 수 있다.

4) 침투가격 전략

많은 의료 이용 고객을 확보하고 유지하기 위하여 의료수가를 상품의 경제적 가치에 비하여 상당히 낮게 책정하는 것이다.

- 고(高)마진을 희생하더라도 높은 판매량을 창출하기 위한 것이다.

5) 중립가격 전략

시장점유율 확대 또는 시장을 특정 고객층으로 제한하는데 가격을 사용하지 않는 것이다.

- 마케팅 수단으로서 가격의 역할을 최소화하고 가격 이외의 보다 효과적인 다른 수단에 주력하는 것이다.
- 중립 가격전략은 고 가격전략이나 침투가격전략 어느 쪽도 적합하지 않은 상황 하에 있는 의료기관들에 의해서 채택되는 경우가 많다.

4. 공공정책과 가격결정

의료서비스는 다른 서비스 산업과 달리 제3자(정부 또는 보건복지부)에 의해 의료수가를

10) 손실 유도품(유도가격 전략의 한 형태) : 매장으로 유인된 고객이 다른 제품에 상당히 많이 구매할 수 있는 시점과 상황에서 종종 시행된다.

통제받아 왔다. 신(新)성장동력산업 육성 정책의 일환으로 의료관광산업이 본격화되면서 국내 의료기관과 유치기관(에이전시)은 의료관광 상품을 개발하고 적정 국제수가를 결정하였다.

1) 의료관광 상품

건강보험에 가입하지 않은 국외 외국인을 대상으로 국제(외국인)수가를 적용하는 것으로 정부의 통제에서 제외되었다. 특히 한류열풍의 영향으로 미용·성형에 관심이 높아짐에 따라 많은 의료관광객이 한국으로 유입되고 있으며, 보건복지부(한국보건산업진흥원)와 문화체육관광부(한국관광공사)는 의료관광산업 기반 마련에 힘써왔다.

① 국내 의료기관에서 사용하고 있는 국제(외국인)수가는 의료기관별 의료기술, 브랜드 인지도, 인프라, 의료외 서비스(통역, 픽업 등)을 고려하여 책정하였으며, 국제 수가 수준은 의료기관의 규모와 특성(브랜드 인지도, 의료기술, 인프라 등)에 따라 다소 편차가 있다.

- 신규시장 도입기에 국제 수가 책정에 고려되었던 주 요인은 유치 수수료, 국내외 홍보활동비, 진료 통역(코디네이터) 인건비, 각종 기념품 및 홍보물 제작비, 인프라 구축비 등이었으나, 중증 환자가 증가하여 보험 가입이 증가함에 따라 국제 수가에 의료사고 배상책임 보험료 포함 여부를 고려하게 되었다.

② 의료기관은 의료관광 상품과 서비스의 적정한 수가를 책정하기 위해 타깃 시장의 소비자 성향, 경쟁기관 현황, 목표 및 전략, 마케팅 믹스 및 비용, 이익 및 손익분기점 등을 고려하여, 의료관광 시작(국가)별 의료관광 상품을 개발하고 국제 수가의 적정성을 분석하여 마케팅 전략을 수립한다.

③ 의료관광 통역비 관리 : 우리나라에서 의료 뷰티벨트라 할 수 있는 강남지역에서 의료관광 통역비를 산정하는데 표준화 지침은 〈표 1-13〉과 같다.

〈표 1-13〉 강남구 의료관광코디네이터 통역 표준단가(2025년 01월 시행)

의료통역(1시간)	7만 원	행사 통역(1일/09 : 00~18 : 00)	40만 원
의료통역(4시간 이내)	20만 원	번역(A4 1페이지/250단어 기준)	5만 원
의료통역(8시간/1일)	40만 원	작문(A4 1페이지/250단어 기준)	7만 원

④ 가격산정 실무

㉠ 진료 및 시술 부위별 평균 가격조사는 건강보험 공단 내 급여 및 비급여 가격조사(1차), 시장가격조사(홈페이지 및 전화 문의) 등이다.

㉡ 평균 가격 대비 변동사항 체크는 commission 지출 정도, 예약 성수기/비수기 확인, 관광commission과의 연계성 확인, 외래 or 입원이 필요한지 여부 확인, 주치의(醫)

의 지정, 합병증 여부, 이동 거리 및 보호자 동반 여부 등이다.

㉢ 1차 가격산정 후 변동관리는 1, 2반영 후 변동사항을 가격 변동에 적용, 치료 기간 연장 및 재수술 가능성, 관광프로그램 추가요청, 실종 및 불만사항 제기시 처리비용 감안 등이다.

㉣ 가격 확정 및 계약서 작성 : 계약서상 변동 가능한 부분을 적시한 뒤, 구두 설명을 반드시 하고(필요시 녹취 포함) 자필 서명을 받는 것이 안전하다. 최소가격과 최대가격을 제시하고, 옵션에 대한 신청서 및 매뉴얼을 활용하여 비용에 대한 리스크를 최소화한다. 호텔 예약증을 전송하여 비용에 대한 안내와 계약을 동시에 할 수 있다(표 1-14).

〈표 1-14〉 의료관광 상품(성형분야)가격산정 예시(코로나19 이후 가격 변동 있음)

구 분			수술비 (만 원)	commission 포함(20[%])	치료 기간	관광연계 가능날짜	병원내원 포함(20[%])	체류 기간
	팔		250	320	7일	5~7일 후	1, 3, 5, 7일	8~10일
	복부		280~450	350~570	7일	5~7일 후	1, 3, 5, 7일	8~10일
	허벅지or힙		280~450	350~570	7일	5~7일 후	1, 3, 5, 7일	8~10일
체외충격 지방제거	Ultrashape		120/1회	150/1회	1일	시술 후 바로		
주름성형	Face lift		400~500	350~570	7일	5~7일 후	1, 3, 5, 7일	8~10일
	↳ 재수술		450~600	570~750	7일	5~7일 후	1, 3, 5, 7일	8~10일
	Forehead(이마)		500	600	7일	5~7일 후	1, 3, 5, 7일	8~10일
주름제거 레이저	Titan lift		70/1회	90/1회				
	Thermage		250/1회	320/1회				
눈 성형	썽꺼풀수술(수술방법에 따라 차이		80~150	100~200	3일	3일 후	1, 5일	6일
	추가비 용합산	↳ 앞트임	60	80	5일	5일 후	1, 3, 5일	6일
		↳ 뒤트임	70	90	7일	5일 후	1, 3, 5, 7일	8일
		↳ 눈매교정	60	80	3일	3일 후	1, 5일	6일
		↳ 재수술	150~250	200~320	3일	3일 후	1, 5일	6일
	Low (눈 밑 하안 검 수술)		80~130	100~160	3일	3일 후	1, 3일	4일
	↳ 재수술		130~150	160~200	3일	3일 후	1, 3일	4일
	B/L(상안검거상술)		120	150	5일	3~5일 후	1, 3, 5일	6일
코 성형	Local(수술방법에 따라 차이)		130~280	160~350	7일	5일 후	1, 3, 5, 7일	8일
	↳ 재수술		500	600	5일	5일 후	1, 3, 5, 7일	8일
	General		500	600	5일	5일 후	1, 3, 5, 7일	8~10일
가슴성형	유방확대		1,000	1,200	7일	7일 후	1, 3, 5, 7일	8~10일
	↳ 재수술		1,000	1,200	7일	7일 후	1, 3, 5, 7일	8~10일
	유방축소		800	1,000	7일	7일 후	1, 3, 5, 7일	8~10일
	↳ 재수술		1,000	1,200	7일	7일 후	1, 3, 5, 7일	8~10일

구 분		수술비 (만 원)	commission 포함(20[%])	치료 기간	관광연계 가능날짜	병원내원 포함(20[%])	체류 기간
안면윤곽	Angle	500	600	7일	5~7일 후	1, 3, 5, 7일	8~10일
	↳ 재수술	500~550	600~700	7일	5~7일 후	1, 3, 5, 7일	8~10일
	Zygoma	500	600	7일	5~7일 후	1, 3, 5, 7일	8~10일
	↳ 재수술	500~550	600~700	7일	7일 후	1, 3, 5, 7일	8~10일
자가 지방 이식	Fat-inject	150~200	200~250	7일	4~7일 후	1, 3, 5, 7일	8일
모발이식	눈썹, 헤어라인, 정수리	250~450	320~560	10일	5일 후	1, 2, 10일	11일
주사용법	Botox(눈가, 미간, 이마)	부위별 30만 원	부위별 36만 원				

2) 의료수가의 구조

우리나라 의료수가는 의료보험 급여 대상 진료에 대한 의료 보험수가와 의료보험에서 급여를 하지 않는 진료에 대한 비급여수가, 지정진료[11]에 관한 규칙에 의한 지정진료수가로 구분한다.

- 의료보험의 진료용 재료 : 진료수가 및 약값은 달리 모든 진료용 재료비 수가가 품목에 따라 별도로 고시되지는 않으나 보건복지부의 진료용 재료인정 등 기준에 의해 운영되고 있다.

3) 가격으로서 의료수가의 특성

한 기업에서 단일 품목만을 생산하는 경우는 거의 없고, 여러 제품 라인을 통해 복수의 제품 종류를 생산하는 것이 보통이다.

- 동일 제품 라인에서도 시장의 다양한 소비자 욕구를 충족시키기 위해 규격, 품질, 성능, 디자인, 수명 등 다양한 제품을 생산하는 것이 일반적이다.
- 가격계열화는 기업이 보유한 제품에 단일가격을 설정하는 것이 아니라 품질이나 디자인 차이에 따라 가격대를 설정하고 그 가격대 안에서 개별상품에 대한 구체적인 가격을 결정한다.

① 의료수가의 다원화 : 의료 보험수가는 정부가 보험에서 급여하는 모든 진료행위에 대한 수가를 미리 정하여 고시한 것이다.

- 일반수가는 의료보험의 급여 대상이 아닌 진료행위에 대해 해당 의료기관이 설정한 수가이며, 의료기관들이 자체적으로 결정한 후 이를 해당 지방자치단체의 승인을 받는다.
- 의료보험수가와 일반수가 이외에 의료기관에는 자동차 보험수가, 산재 보험수가 등이 있다.
- 일반수가 : 의료기관에서 마케팅 믹스 관점에서 통제 관리 할 수 있는 유일한 수가이므로 관심을 갖고 접근한다.

---

11) 선택진료 제도 : 원래 '특진제도'였으나 '지정진료'로 명칭이 바뀌었고 다시 [2000.9.5. 복지부령(제174호)]에 의하여 '선택진료'라고 명칭이 바뀌었다.

② 의료수가에 대한 정부의 통제 : 의료보험수가는 정부가 결정하여 고시하는 등 직접적으로 통제하고 있으며, 일반수가도 지방자치단체의 승인을 받도록 되어 있어 정부가 간접적으로 통제하고 있다.

- 의료가 공공재의 성격을 갖고 있으며, 비영리적인 특성을 지니고 있다.
- 의료보험이 사회보험으로 재정안정을 도모하고, 사회 안정망의 역할을 한다.
- 의료수가에 대한 정부의 통제는 의료기관이 마케팅 활동을 하는 데 있어 커다란 제약이 되고 있다.
- 일반적인 제품이나 서비스의 경우 구매 의사결정에 있어 가격이 중요한 의사결정 요인이 되므로 마케팅 믹스 전략을 수립하는 과정에서 가격이 중요한 역할을 한다.

③ 많은 간접비용 소요 : 의료서비스를 이용할 경우 의료서비스에 대한 직접비용 이외에 고객들이 의료 이용과 관련하여 정신적 · 육체적 · 시간 비용을 부담하고, 이러한 비용들은 의료기관에 지불되는 대가는 아니지만 고객의 입장에서 의료 이용과 관련된 비용이다.

- 의료기관 마케팅 관리자는 고객이 지불 하는 직접비용 이외에 고객들의 간접비용에 대해서도 많은 관심을 가진다.

④ 진료비 본인 부담 : 의료서비스의 경우 의료보험에서 급여하는 의료서비스에 대해서는 진료비를 의료보험에서 일부 부담하고, 나머지는 의료이용자가 부담하며 비급여 서비스는 본인이 진료비 전액을 부담하게 된다.

- 본인이 진료비의 일부만 부담 하는 경우에는 본인이 진료비를 전액 부담하는 경우보다 진료비에 대한 민감도가 떨어져 의료 이용에 영향을 미친다.

4) 원가의 구조와 특성

원가는 가격을 결정 하는데 있어 가장 중요한 요소 중의 하나이다. 원가의 구조와 원가에 영향을 미치는 요인들에 대한 이해는 가격을 검토 하는데 있어 매우 중요하다.

① 원가의 개념 : '원가는 경영에서 일정한 급부와 관련하여 재화 또는 용역의 소비를 화폐가치로 표시한 것이며, 경영목적 이외의 경제 가치의 소비나 비정상적인 경제가치의 감소를 포함하지 않는다.' 원가분석은 일반적으로 경영활동의 실태를 파악하기 위하여 원가수치[12]를 분석하는 것이며, 계획과 통제를 위한 의사결정의 경제적 효과 예측, 손익 결정과 자산평가, 가격 결정 등을 수행한다.

12) 원가수치 : 원가수치를 분석하여 경영활동의 실태를 파악하고 이에 대한 해석을 내리는 것을 원가분석이라고 한다.

- 의료기관에서의 원가 정보는 기업과 같이 수익성을 분석하고 수익 수준에 따른 원인을 파악할 수 있는 필수적인 경영정보이며, 의료보험 수가의 보상수준에 대한 기준과 관련하여 기초 자료를 제공하기 때문에 중요하다.
- 원가는 구성요소에 따라 인건비, 재료비, 관리비로 분류하는데 원가의 3요소라 한다.
- 원가는 원가 발생의 형태에 따라 고정비와 변동비로 분류할 수 있으며, 이를 세분화하면 준고정비와 준변동비로 분류한다.

② 원가에 영향을 미치는 요인 : 경험효과 또는 학습효과이다. 생산경험이 축적됨에 따라 생산원가가 감소하는 현상으로 누적된 생산경험에 의해 생산과정, 관리 등에서 학습효과가 나타나기 때문이다(표 1-15).

- 학습효과는 새로운 의료서비스를 먼저 개발하여 경쟁우위를 확보하고, 초기 단계에 높은 시장점유율을 확보한 경우에 기대할 수 있다

〈표 1-15〉 경기침체와 가격탄력성

전략적 대안	채택 근거	결 과
현재의 가격 · 품질을 그대로 유지, 고객들을 선별적으로 거래	회사가 높은 고객충성도를 확보하고 있을 때, 수익성이 낮은 고객들을 경쟁사에 포기	• 시장점유율의 하락 • 수익성 감소
가격과 인식 품질의 상승	증대된 원가를 커버하기 위해 가격 인상, 품질개선	• 시장점유율의 하락 • 수익성 유지
가격과 인식 품질의 향상	가격을 현상 유지하고 품질을 개선하는 것이 보다 유리	• 시장점유율 감소 • 단기적인 수익성 감소 • 장기적 수익성 증대
가격을 다소 인하, 인식 품질은 개선	가격 인하를 해주는 대신 개선된 품질을 강조	• 시장점유율은 현상 유지 • 단기적인 수익성 감소 • 장기적으로 수익성 증대
가격은 대폭 인하, 인식 품질의 현상 유지	가격경쟁을 억제	• 시장점유율 유지 • 단기적으로 수익성 감소
가격은 대폭 인하, 인식 품질은 하락	가격경쟁을 억제, 수익성 현상 유지	• 시장점유율과 단기적 수익성은 유지되나 장기적 수익성 감소
가격은 형상 유지, 인식 품질은 저하	인상된 원가를 극복하기 위해 마케팅 비용을 감축	• 시장점유율 감소 • 마진의 현상 유지 • 장기적 수익성 감소

③ 학습효과와 원가 : 학습효과를 얻기 위해서는 저가격 정책이 활용된다.

- 학습효과 : 생산경험에 의해 원가절감이 가능한 경우에 기대할 수 있으며, 일반적으로 기술의 변화가 빠른 기술 중심의 의료서비스에서 학습효과를 기대할 수 있다.

- 의료기관의 학습효과 : 원가와 의료서비스 질이라는 두 가지 형태가 있다.
- 의료서비스의 질과 관련된 학습효과 : 의료서비스의 양이 많을수록 해당 의료서비스의 질이 높아질 수 있다.
- 의료서비스의 원가와 관련된 학습효과 : 의료서비스 양이 늘어나면 서비스 팀의 생산성이 향상되고, 관리비용이 감소하여 원가가 줄어든다.
- 의료서비스 : 경험이 축적되면 유지관리비의 절감, 투자비용의 조기회수, 기술상승으로 인한 생산성 향상 등으로 원가절감이 가능해진다.

5. 의료수가 결정의 요인

의료서비스 가격 결정에 영향을 주는 요인은 서비스 욕구를 발생시킨 문제 인식의 파악과 해결방법을 제시하는 서비스 제공자의 처방으로 구성된다. 또한 서비스의 제공자들은 자신의 업무 활동의 많은 부분을 조정함으로 전문서비스의 가격에 영향을 미친다.

1) 의료서비스의 가격

진단과 처방에 의해 결정되며, 진단은 제도화된 서비스의 부분으로 원가, 경쟁, 수요 등에 의해 서비스의 기본가격이 결정된다. 또한 의료비의 결정에서 변동의 폭이 많다.

- 환자의 편의성 추구에 따른 서비스를 특별히 요구할 경우에 해당된다.
- 의료서비스 : 전문성이 강해 일정 자격을 구비한 의료인만이 제공하기 때문에 가격산정 방법이 일반화되어 있지 않다.
- 의료비의 산정방법이 경쟁중심의 가격방법이기 때문이며, 의료인들이 병원 활동의 많은 부분을 조정하기 때문이다.

2) 가격결정의 고려사항

서비스의 가격은 서비스의 수요에 영향을 미칠 뿐 아니라, 서비스 기업이 고객에게 어떠한 서비스를 판매하고 있는가를 알려주는 기능도 담당한다.

- 서비스 기업이 그들이 제공하는 서비스의 가격을 소비자에게 알린다면, 그들의 기대 수준을 통하여 소비자들은 자신들이 어느 수준의 서비스를 기대해야 하는 가를 결정하게 되는 것이다.
- 의료기관의 서비스에 대한 가격 결정은 매우 중요하다.

3) 가격결정의 종류

가격결정 방법으로 기업은 기본가격을 책정할 수 있다.

- 가격이 처음 결정될 때 매우 적합했지만 상황 변화에 따라 적합성이 떨어져 가격 변경을 검토해야 하는 경우가 있으므로 가격조정 전략에는 할인과 공제, 세분화 가격 결정, 촉진적 가격 결정 등이 있다.

4) 세분화 가격결정

기업은 고객별, 제품별, 장소별 차이에 따라 기본가격을 조정해야 하는 경우가 발생한다. 세분화 가격결정은 기업이 한 제품이나 서비스를 둘 또는 그 이상의 상이한 가격으로 판매하는데 이 가격 차이는 원가의 차이에서 기인하는 것이 아닌것 이 특징이다.

① 세분화 가격결정 방법 4가지

- 고객세분 시장별 차별가격 : 동일한 제품이나 서비스에 대하여 고객별로 상이한 가격을 책정한다.
- 제품 형태별 차별가격 : 제품 형태의 차이에 따라 서로 다른 가격을 책정하는데, 이는 제품 원가의 차이 때문에 가격 차이가 발생하는 것은 아니다.
- 장소별 차별가격 : 판매장소의 차이에 따라 가격을 다르게 책정하는 것이다.
- 시간대별 차별가격 : 계절별, 월별, 일별, 시간대별 가격을 다르게 책정하는 것이다.

② 가격의 수준 : 소비자가 지불할 서비스 가격의 수준을 어느 정도로 유지할 것인가의 문제이다.

- 가격수준의 결정을 위하여 보전할 비용, 소비자의 가격에 대한 민감성, 경쟁업자의 가격, 가격할인의 폭 등에 대한 조사가 이루어져야 한다.

③ 가격결정의 기초 : 특정 서비스의 가격은 무엇을 기초로 결정하는가의 문제이다.

- 의료서비스는 행위의 종결, 이용시간, 소비량, 진료난이도 등 복합요인을 기초로 가격이 결정된다.

④ 서비스 가격의 수령자 : 소비자가 이용한 서비스의 가격을 누가 받을 것인가의 문제이다.

- 서비스 가격의 수령자로 서비스 제공자가 직접 받을 수 있고, 전문적인 중개인이 받을 수도 있다.
- 의료서비스는 서비스 제공자인 의료인이 직접 받지를 않고 수납직원이 수령 한다.

⑤ 가격의 지불장소 : 서비스 가격의 지불장소를 어디로 할 것인가의 문제이다.

- 가격의 지불장소로서 서비스가 제공되는 장소, 중개인을 통한 가격의 지불, 서비스를 제공 받은 소비자의 가정 등이 이용된다.
- 의료서비스는 서비스가 제공된 장소에서 가격지불이 이루어진다.

⑥ 가격의 지불시기 : 서비스 가격의 지불시기를 언제로 할 것인가의 문제이다.

- 가격의 지불시기로서 서비스의 구매 이전이나 구매 이후에 지불할 수도 있다.
- 의료서비스는 구매한 이후에 진료비를 지불한다.
- 외래환자의 경우는 당일에 지불하며, 입원환자의 경우는 일주일마다 진료비를 지불한다.

⑦ 가격의 지불방법 : 서비스 가격을 어떠한 방법으로 지불하게 하느냐의 문제이다.

- 가장 일상적인 가격의 지불방법은 현금이다.
- 현금은 고객의 입장에서, 많은 금액의 경우 소지가 불편하고 안전상의 문제가 발생한다.
- 현금이나 신용카드가 이용된다.
- 고객의 입장에서 생각하는 지불방법이 고객만족을 가져온다.
- 외래진료비 구좌제도가 있다.

⑧ 가격의 전달 : 서비스의 가격을 어떠한 방법으로 전달하느냐의 문제이다.

- 경쟁업자와 비교될 수 있는 수단과 방법이 강구되어야 한다.
- 소비자들이 가격의 내용을 알기 쉽도록 명확한 방법으로 가격이 전달되어야 한다.
- 정부는 진료비 내역에 대한 환자의 권리와 의사의 직무를 명시하도록 하였다.

6. 마케팅 경로와 공급망관리

유통은 다른 마케팅 전략에 직접적인 영향을 미치는 중요한 마케팅믹스 요소이다. 유통경로는 분배경로 또는 판매경로라고도 하는데, 한 제품이 생산자에서 소비자에 이르기까지 그 제품의 소유권 또는 물리적인 점유권을 거치는 통로이다. 유통경로에는 언제나 생산자와 소비자로 양자를 연결하는 도매상, 소매상, 대리점 등 각종의 중개상이 관련된다.

중개상은 도매업자와 소매업자 간을 연결하는 매개체 역할을 한다. 의료서비스의 전달 과정에 참여하는 중개상은 의료 기관 내지 의사들이 된다. 유통경로는 서비스의 전달을 가능하게 해주는 수단이다.

1) 의료서비스의 유통경로

의료서비스의 전달체계로서 이를 구축하는 목적은 자원의 획득과 이용을 용이하게 하는데 있다.

- 진료예약시스템을 운영하여 오랜 시간 동안의 대기시간을 줄일 수 있으며, 환자가 도착한 즉시 진료를 받을 수 있도록 준비를 함으로써 고객의 만족을 기대할 수 있을 것이다.
- 일반적으로 마케팅 경로는 특정 제품이나 서비스가 생산자로부터 소비자에게 전달되는 과정을 용이하게 지원하는 활동으로 정의한다.
- 의료서비스에 적용해 보면 의료서비스 분야의 마케팅 경로는 의료이용자들이 의료서비스를 원활하게 이용할 수 있도록 지원하는 활동들을 정의한다.

2) 의료 이용자가 의료기관을 선택

의료 이용자가 의료기관을 선택하고 방문하는 경우 의료기관에 대한 접근 경로이다.

- 물리적인 접근(Physical Access) : 의료기관의 위치, 시설로 의료이용자가 거주하는 지역이나 의료서비스를 이용하는 의료기관의 위치, 시설 등이다.
- 시간적인 접근(Time Access) : 의료이용자가 의료서비스를 이용하기에 편리한 시간대에 병원을 방문하는 것이다.
- 정보에 의한 접근(Information Access) : 의료이용자가 소속해 있는 준거집단이나 그룹 내의 구전 커뮤니케이션 활동으로 습득한 정보를 바탕으로 접근하는 것이다.

3) 의료 이용자의 건강문제

의료 이용자가 자신의 건강문제를 치료하기 위하여 거치게 되는 의료기관들과의 관계와 의료 이용경로에 대한 관심으로서 의료시장 내에서의 접근경로이다.

- 환자의뢰체계(Referral System) : 제한된 의료자원을 효율적으로 운용하면서 국민이 필요할 때, 필요한 만큼의 의료서비스를 적절한 장소에서 국민 건강을 증진시키는 것이다.
- 프랜차이즈 시스템(Franchise System) : 정부가 공공서비스를 제공할 때 일정한 구역 내에서 공공서비스를 제공하는 권리를 민간조직에 인정하는 방식의 민간 위탁 유형이다.
  - 시민 또는 이용자는 서비스 제공자에게 비용을 지불하며, 서비스 수준과 질은 정부가 규제한다.
- 집단개원(공동개원)(Group Practice) : 공동개원은 단독개원에 대응되는 용어로 몇 명 이상의 의사가 동일한 장소에 의료자원을 공유하고 수입을 일정한 규정에 따라 분배하는 형태이며, 집단개원은 동일한 건물에 서로 다른 조직과 서로 다른 전문 진료과가 입점하여 상호 경쟁 보완하여 시너지를 일으킬 수 있는 개원의 형태이다.
  - 집단개원은 상호 서로 다른 의료조직의 요건을 갖추고, 각기 운영하는 조직이며, 다만 동일한 장소에서 병원을 개원하여 환자를 진료하는 형태이다.

4) 서비스 유통경로의 특징

시장세분화에 의하여 하나의 매력적인 표적시장을 선정하여 표적고객의 욕구를 충족시킬 수 있는 서비스를 생산하였어도, 그것을 표적시장에 접근시킬 수가 없다면 그 서비스는 상품으로서의 가치를 상실한다.

(표적시장에의 접근을 용이 하게 해주는 것이 유통경로이다.)

- 서비스의 유통경로 : 서비스의 전달체계이며, 관리가 유통관리이다.
  - 서비스 전달 : 상품과 가격을 매개로 하는 서비스 기업과 고객 간의 상호전달 과정이다.
- 전달과정의 단순성 : 서비스는 생산과 소비의 동시성으로 서비스의 생산자가 소비자에게 직접 판매를 한다.
  - 재화의 경우와는 달리, 의료서비스는 생산자와 소비자 간에 중간상이 없다.
- 고객과의 접근성 : 의료서비스는 제품과는 달리 생산과 소비가 동시에 이루어지고 무형의 상품인 관계로 품질관리가 어렵다.
  - 품질관리를 용이하게 하기 위해서는 서비스의 생산자가 직접 서비스를 소비자에게 판매를 하던가, 아니면 중간상이

소비자에게 서비스를 판매하더라도 중간상이 소비자 근처에 있으면 된다.
- 소비자가 있는 곳에 의료서비스의 생산자나 중간상이 다가가서 서비스를 판매하여야 한다.

• 전달방법의 다양성 : 의료서비스는 의료이용자가 참여한 자리에서 생산되고 판매되기 때문에 의료기관은 서비스의 전달방법이 다르다.
  - 일반적인 서비스 전달방법은 TV, 라디오 등 전파매체와 인쇄매체 등을 이용하지만 의료기관은 의사, 간호사, 의공기사, 의료시설 등 다양한 전달 방법을 이용한다.

5) 의료서비스 분야에서 접근경로의 특성

의료서비스에서의 접근경로는 일반제품의 물리적인 접근경로를 따라 제품이 이동하기 전에 제품이 생산되고 있는 반면, 의료서비스는 접근경로가 끝나기 전까지는 서비스 생산이 완료되지 않는다.

• 창고기능이 필요 없는 접근경로 과정의 특성이 있다.
• 유형제품의 소비자는 제품이 유통되는 과정에 참여하지 않고 경로의 끝에서 제품을 구매하게 되지만 의료서비스 소비자는 전달과정의 처음부터 끝까지 참여하고 때로 의사결정을 하기도 한다.

7. 마케팅 경로(네트워크)관리

의료관광 산업에서 마케팅 유통경로관리의 핵심은 유치기관(에이전시)이며, 제조업에서 중간상처럼 고객과 의료기관을 연계하는 매개체로서 중요한 역할을 수행한다.

유치기관은 외국의 환자(고객)가 한국에서 원하는 치료를 받을 수 있도록 연계해주는 것에 국한된 것이 아니라, 계약된 의료기관의 홍보 및 마케팅 대행 업무와 고객의 의견을 수렴하여 상품 개발에 조언해 주는 역할을 수행한다.

1) 의료관광 마케팅 유통경로 유형

의료기관이 직접 고객인 외국인 환자를 대상으로 유치활동을 하는 방법과 유치기관(에이전시)을 통해 환자를 유치하는 방법으로 구분된다.

• 의료관광 시장 초기 진입방법으로는 유치기관과 협력하여 홍보 마케팅 전략을 실행하는 협력 네트워크 구축이다.
• 네트워크 구축 및 관리는 의료관광시장 도입기에 의료관광산업 추진을 위한 협력기관을 선정과정부터 관리까지 매우 중요하다.
• 의료기관이 자체적으로 글로벌 네트워크, 뛰어난 의료기술과 세계적인 브랜드 인지도를 가지고 있는 경우를 제외하고는 대부분의 의료기관은 의료관광 시장 도입기에 유치기관과의 협력관계 구축을 기반으로 사업을 추진해야 한다.

2) 협력 네트워크 유치기관(에이전시)

의료기관의 입장에서 무분별한 협약을 방지하고 의료기관 현황에 맞게 유치기관을 선정하여 쓸데없는 업무로 인한 시간과 비용을 줄일 수 있는 방법이다. 〈표 1-16〉은 마케팅 경로의 네트워크 능력을 키우기 위해서 고려해야 할 사항이다.

- 선정기준과 점수를 매겨가면서 유치기관을 선정하는 기능도 한다.
- 개방형 네트워크 : 해당 의료기관에서 의료관광 상품 또는 의료기술을 누구든지 판매할 수 있도록 공개함으로써 환자 유치를 대량으로 할 수 있도록 경로를 관리하는 방법으로 유치 기관수의 제한이 없다.
- 개방형 네트워크 관리 : 의료기관에서 고객과 유치기관의 의존도를 파악하고 분석하여 효율적으로 마케팅 활동을 추진하고 관리해야 할지 결정하는 것이 매우 중요하다.
- 선택형 네트워크 : 특화된 유치기관을 상대로 차별적인 마케팅 네트워크를 구축하여 관리하는 것으로 개방형 네트워크로 저변확대 및 시장 선점을 하면서 동시에 기존 방식과 다른 차별화된 서비스를 제공하고자 할 때 적용된다.

〈표 1-16〉 유치기관 선정을 위한 주요 항목

선정기준	
① 의료관광시장 장악 능력(네트워크 능력)	⑥ 관리능력 및 시스템
② 예상 매출 규모	⑦ 동기부여(인센티브 등)
③ 비용(수수료, 통역인건비, 픽업서비스 등)	⑧ 명성(브랜드 인지도)
④ 인적, 물적 자원	⑨ 경쟁정도
⑤ 수익성	⑩ 협약(계약)조건 및 협약기관 규모

8. 의료서비스의 물리적 접근

의료이용자가 의료서비스를 받을려면 동네 개원의나 보건소, 병원급 의료기관을 방문하거나 약국이나 한의원 등을 이용한다.

환자에게 의료서비스를 제공하는 방식이나 유형을 서비스 이용경로라고 한다. 가장 전통적인 접근방식은 가볍고 기간이 짧은 질병의 경우 외래 방문을 하고, 좀 더 심각하거나 충분한 진료가 필요한 질병의 경우엔 의료기관에 입원하여 진료를 받는다. 최근 의료서비스 제공방식에 큰 변화가 일어나고 있는데, 가장 대표적인 예가 통원수술이다.

1) 전통적인 방식

의료기관에 입원하여 수술서비스를 받아야 할 질병이지만 외래서비스를 통해 치료하고 가정에서 회복을 기다리는 서비스 유형이며, 의료서비스 내용의 변화인 동시에 환자에 대한 서비스 제공방식의 변화이다.

- 가정간호 역시 만성 퇴행성 질환의 증가에 따라 보다 비용 효과적인 진료방식을 모색한 결과이다.
- 컴퓨터 통신이나 인터넷을 이용한 상담과 진료, 전화상담, 원격진료 시스템 등도 종전의 공간적 제약을 뛰어넘어 새롭게 대두되고 있는 의료서비스 경로의 예이다.

2) 의료기관의 위치

의료기관들이 적절한 입지 조건에 관심을 갖기 시작한 것은 마케팅에 대한 논의가 있기 전부터이며, 의료기관의 입지 조건이 진료성과 밀접한 관련이 있다. 또한 의료소비자를 대상으로 한 연구에서 의료기관을 선택할 때 지역적인 편의성이 중요한 요건으로 제시되면서 의료기관의 입지 조건 분석은 마케팅 전략의 핵심 주제로 대두되고 있다.

- 지역 내 의료 기관수의 증가로 경쟁 강도가 심화 되면서 과거와는 달리 개원을 준비하는 의사나 의료기관 경영자들은 의료기관의 위치나 주변 여건에 대해 높은 관심을 보이고 있으며, 제한된 자료를 이용하여 입지 분석을 시도하는 경우들이 늘어나고 있다.

① 입지 조건 분석시 고려사항 : 일반적으로 의료기관의 입지를 설정하거나 적절성을 분석하는데 고려해야 할 요소는 의료기관의 규모나 개설 진료과목에 따라 차이가 있다.

- 해당 지역의 경쟁 강도와 공급량과 수요량을 비교할 때 공급초과인가, 공급 부족인가?
- 대상 지역의 인구는 증가하나 감소하나 현재 인구와 미래 예측되는 인구 규모는?
- 대상 지역의 사회 · 경제적 특성과 교통이 혼잡한 지역인가, 유동 인구가 많은 지역인가?
- 대중교통수단이나 주차시설에 대한 접근성과 입지의 개방성으로 간판이나 시설이 보행자나 차량 탑승자에 의해 쉽게 목격 되는가?
- 인근지역에 다른 의료시설이나 후송시설이 필요하고, 필요할 경우 시설을 확장하거나 축소할 수 있는 여지가 있는가?

② 입지 조건 분석단계 : 입지 조건 분석요인들을 처음부터 검토하는 데는 기술적인 어려움이 있으므로 적절한 입지를 체계적으로 선정하기 위해서는 3단계로 구분하여 각 단계의 적절성을 검토하는 것이 유용할 수 있다.

- 지역 단계 : 특별시, 광역시, 경기지역 등 시 · 도 단위와 시 · 군 등 행정구역이다.
- 지구 단계 : 일정 지역 내에 위치한 상권 혹은 생활권이다.
- 지점 : 해당 의료기관이 위치하는 점, 즉 가장 좁은 의미의 점포시설 입지이다.
- 입지에 대한 검토는 해당 지역, 지구, 지점의 순으로 검토해나가는 것이 좋다.

3) 의료관광 유통경로의 성격

의료관광 생산자는 유통경로의 결정에 신중해야 한다.

- 의료관광 시장에서 최선의 유통경로를 설계 · 관리하기는 쉽지 않다.
- 의료관광의 마케팅 효율을 극대화하기 위해서는 생산자로부터 의료소비자에게 이르는 유통경로가 하나의 단일체 내지는 하나의 총 시스템화로 관리해야 한다.

4) 의료관광 마케팅에서 중간상의 필요성

오늘날 판매업무의 일부 혹은 전부를 중간상에게 위임하고 있는 추세이다.

- 중간상에게 판매활동을 위임하는 것은 의료관광의 상품이 언제, 어떻게, 누구에게 판매되느냐에 대한 통제권의 포기를 의미한다.
- 중간상은 오랜 시간 동안 축적되어 온 경험, 전문적인 지식, 규모의 경제로 의료관광 생산자의 직접마케팅보다 우수한 판매 효과 내지 보다 큰 유통능률을 가져올 수가 있는데, 중간상은 소비자에게는 구매 대리상, 생산자에게는 판매 전문상의 기능을 각각 수행하고 있다.

5) 유통경로 흐름의 종류

회사가 유통경로를 택하는 것은 다른 모든 마케팅 결정에 큰 영향을 미치므로 신중을 기하여 적절하고 효율적인 유통경로를 선택해야 한다.

- 표적 소비자들이 언제, 어디서, 어떻게 구매하는지를 규명하는 일이 중요하며, 상품 단위의 수가 적고, 대기시간이 짧고, 유통판매점의 수가 많을수록 서비스 수준도 높다.

① 물적 흐름 : 원자재, 반제품, 부품 등의 물적 유통의 대상이 최초의 공급업자에서 운송기관이나 도 · 소매상을 거쳐 최종소비자나 중간 사용자에게 유통된다.

- 제조업자로부터 운송기관이나 도 · 소매상을 거침이 없이 직접 소비자에게 이전되는 경우도 있다.

② 대금 지불 흐름 : 물적 흐름이나 소유권 흐름과는 달리 소비자에서 출발하여 생산자로 이전되는 역류현상을 보인다.

- 처음 소비자는 소매점에게 제품의 대금을 지불하고 소매상은 다시 도매상에게 도매상은 생산자에게 각각 그에 상응하는 대금지불의 흐름이 있게 된다.

③ 정보흐름 : 마케팅 채널의 각 구성기관 들은 서로 정보를 교환하게 된다.

- 정보흐름은 이상의 흐름과는 달리 일방향적(One-way)인 것이 아니라 각 인접 기관과 비인접 기관들 간에 쌍방향적으로 이루어진다.

④ 촉진흐름 : 광고 · 인적판매 · 판촉 · 홍보 등 촉진활동이 채널 시스템의 한 구성기관으로부터 다른 기관으로의 흐름이다.

- 생산자는 도매상이나 소매상 혹은 직접 소비자들을 상대로 촉진활동을 하고, 소매상이나 도매상과 같은 중간상이 촉진활동에 직접 관여한다.

⑤ 마케팅의 유통경로 기능

- 조사기능 : 교환을 계획 · 조성하는 데 필요한 정보의 수집
- 촉진기능 : 제품구매를 설득하기 위한 커뮤니케이션의 설계 및 전파
- 접촉기능 : 잠재 구매자들의 탐색 및 그들과의 접촉
- 적합기능 : 제품을 구매자의 필요에 따라 형태를 변경하거나 적합화
- 협상기능 : 가격이나 제품구매의 조건을 충족시키므로, 소유권 이전 이나 소유가 가능토록 함
- 물적 유통기능 : 상품의 수송 및 보관
- 금융기능 : 유통활동의 비용을 충당하기 위한 자금의 조달 및 배분

6) 유통경로의 기능

유통경로는 본질적으로 상품을 생산자로부터 소비자에게 이전시키는 과업을 조직화하는 한 방법이며, 과업의 목적은 생산자와 소비자 간의 시간직 · 공간직 · 소유직 차이를 극복하는 것이다.

- 과업을 생산자와 중간상 중 누가 수행하든 그 활동의 수행결과 시간 · 장소 · 소유 등 3가지의 효용이 창조하게 되며 중간상의 기능도 마땅히 이들을 창조하는 데 있다.
- 물리적 접근의 결정시에는 위치를 고려한다.
- 의료서비스를 제공하는 대부분의 서비스 시설은 소비자와 가까운 곳에 있어야 한다.
- 제품과는 달리 서비스의 수요처는 여러 곳에 분산되어 있으며, 서비스 시설은 여러 곳에 위치하여야 한다.
- 소비자와 접촉을 하기 위하여 지리적으로 가까운 여러 지역에 서비스 시설을 입지시키면 시설의 이중성이 비용을 상승시키는 요인으로 작용한다.

9. 의료관광 마케팅 경로의 시간적 접근

과거에는 접근경로는 주로 공간적인 문제가 되었으나 현대는 시간 비용의 중요성이 높아지면서 신속성, 즉 원할 때 이용할 수 있는 시간적 적절성이 접근경로 전략의 중요한 과제가 되고 시간과 관련하여 진료시간과 대기시간에 대한 문제가 대두되고 있다.

① 진료시간의 변경으로 의료시장 점유율을 증대하고 있다.

- 야간 진료서비스와 아침에 조기진료를 하는 의료기관도 늘고 있다.
- 시간적 접근과 공간적 접근을 높이기 위한 전략으로 진료시간이나 대기시간을 줄일 수 있는 방안을 강구한다.

② 대기시간은 마케팅을 수립하는데 중요한 선결과제이다.

- 의료기관을 이용하는 소비자들의 진료를 기다리는 시간 동안의 심리적인 상태이다.
- 고객은 시설 이용에 소비하는 시간보다 시설 이용을 위해 기다리는 시간을 더 길게 느낀다.
- 서비스의 시작을 기다리는 것이 서비스 과정 중에서 기다리는 것보다 더 길게 느껴진다.
- 초조함은 기다림을 더욱 길게 느끼게 하고, 무작정 기다림은 확실한 기다림보다 더 길게 느껴진다.
- 설명되지 않는 기다림이 설명되는 기다림보다 더 길게 느껴진다.
- 정당하지 않은 기다림은 공정한 기다림보다 더 길게 느껴진다.
- 가치 있는 서비스가 제공될 때 고객들은 더 기다릴 마음의 여유가 생긴다.
- 혼자 기다리는 것이 집단적으로 기다리는 것보다 더 길게 느껴진다.

③ 시간적 접근에서 대기시간은 진료시간 못지않게 중요하다.

- 대기시간은 실제적인 대기시간과 심리적인 대기시간까지도 포함된다.
- 심리적인 대기시간을 줄이기 위해 의료기관들은 잡지, 신문 등의 단순한 비치에서 벗어나 대기하는 환자들에게 유용한 비디오 기기와, 장난감, 신간 서적 등으로 대기시간 동안 지루함을 덜 느끼도록 배려하고 있다.

10. 유통경로의 설계

의료관광 산업에서 유통경로의 전략적 접근방법은 선별적 유통 전략이 유용할 것이다. 즉 검증된 유통기관에 한해서 판매권을 부여하고 의료이용자들에 대한 신뢰를 쌓아가는 것이다.

1) 유통경로 설계 제약요인

경로설정은 다른 모든 결정과 마찬가지로 여러 제약 조건 하에서 이루어질 수밖에 없으며, 최적경로의 결정은 이들에 의해 영향을 받게 되며 경로 결정자의 재량권도 그만큼 제약을 받게 된다.

- 소비자의 특성 : 의료 이용자의 수가 많을수록 채널은 길어지고, 고객의 지리적 분산도와 구매빈도에 따라 그 조건이 주어진다.
- 의료관광 상품의 특성 : 상품의 부피가 크고 관리가 어려울수록 또 기술적 지원의 필요성이 크고, 비표준화되어 있을수록 채널은 짧은 것이 원칙이나 어려운 수술이나 확률이 높지 않은 치료 분야에 대한 경로 설정은 짧은 것이 유리하며, 의료수가가 높은 상품의 경우도 마찬가지다.
- 경쟁의 특성 : 경쟁 기관이 어떤 경로 전략을 채택하고 있느냐에 따라서도 채널 설계는 영향을 받는데, 경쟁기관과 동일한 판매점에서 정면으로 서로 경쟁을 시도할 수도 있고, 아니면 전혀 상이한 채널을 모색할 수도 있다.
- 중간상의 특성 : 채널 설계는 중간상의 촉진 · 협상 · 보관 · 고객접촉 등 각종 기능의 수행능력을 고려하지 않으면

안 되고, 거래조건이나 반품 및 그들에 대한 훈련의 필요성 여부도 채널 결정에 영향을 미친다.
- 회사의 특성 : 의료기관의 규모가 크고 재무조건이 유리할수록 채널 선택에 있어서 재량권을 가질 수 있다.
- 의료기관의 상품 믹스도 채널 결정에 영향을 미친다.
- 의료관광 상품 믹스의 폭이 넓을수록 직접 판매하려는 경향이 있으며, 상품 믹스의 평균 깊이가 깊을수록 직영 또는 전속대리점을 선호할 것이다.
- 의료기관의 마케팅 정책과 고객 욕구도 채널 설계에 직접 영향을 준다.
- 재무적 자원에 따른 의료기관의 마케팅이다.

2) 유통경로 설계의 절차

소비자들이 원하는 서비스를 분석한 다음에는 어느 정도의 서비스를 제공할지를 결정하고, 이러한 목표는 기업이 추구하는 장·단기적인 목표를 고려해 설정해야 한다. 또한 목표는 가능한 한 계량화할 수 있고, 수치화될 수 있게 구체적으로 설정해야 한다.

① 서비스 욕구의 분석 : 유통경로의 설계를 위한 제1단계는 표적 소비자들이 언제, 어디서, 무엇을, 어떻게, 왜, 구매하느냐를 규명하는 일이다.

- 마케팅 경로의 구성원들이 수행하는 기능이나 흐름은 이른바 아웃풋[13]으로 나타낼 수가 있으며, 아웃풋으로는 대기시간·공간 편익·상품 다양성 등이 있을 것이다.

② 경로목표의 설정 : 경로목표 역시 제공될 서비스 아웃풋의 수준이다.

- 채널 설계자의 임무는 제공될 서비스 아웃풋의 총 비용이 최소화 되도록 과업을 조정한다.

③ 경로대안의 탐색 : 우선 제품의 판매와 유통기능을 수행할 중간상의 유형은 어떤 것인가를 결정한다.

- 다음은 각 단계 별로 필요한 중간상의 주사를 결정하는데, 이는 상품의 특성과 의료기관의 노출목표에 따라 각기 다를 것이다.

④ 경로대안의 분석 및 평가 : 여러 마케팅 경로 대안들 중 어느 것이 의료기관의 목표를 최선으로 달성시킬 것을 결정하는 일로서, 경제·통제·적응 등 3가지의 조건을 고려하여 결정한다.

- 경제적 기준 : 기준 중에서 가장 중요한 것이 경제성으로 나머지 통제와 적응이라는 두 가지 기준도 결국은 의료기관의 장기적 이익을 전제로 한 것이다.

---

13) 아웃풋 : 기업에서 그 힘 등을 발휘하는 양, 또는 어떤 특정한 시간에 생산되는 양, 양의 비율이다. 또 입력에 대응해서 출력과 같은 경우에도 사용된다.

• 통제적 기준 : 채널의 선택에는 경제성분만 아니라 통제나 갈등과 같은 비경제적 요인도 함께 고려한다.
  - 비경제적 요인의 비중이 높을 때는 마케팅 활동을 하기가 어렵다.
• 적응적 기준 : 환경변화에 대한 적응성이다.
  - 채널은 한번 결정되면 변경하기가 힘들기 때문에 장기간 의료기관에 제약이 될 수 있는 채널 결정이라면 경제와 적응이라는 두 가지 측면에서 충분히 정당화되어야 한다.

3) 마케팅 경로의 갈등

의료기관의 유통경로는 갖가지 독립된 기관들의 집합이지만 경로효율이 최대한으로 발휘되기 위해서는 하나의 시스템을 형성하도록 운영되지 않으면 안 된다.

• 경로 구성 기관들 간의 협동과 활동의 상호조정이 요청되며, 리더를 필요로 하고 그를 중심으로 권력구조가 균형이 유지되도록 한다.

4) 마케팅 경로의 시스템화

독립된 유통기관에 맡겨졌던 유통기능은 생산자의 직접마케팅 시스템에 의해 흡수되거나, 아니면 계열화를 통해 채널 통제가 강화되는 경향이 있다(표 1-17).

• 수직적 마케팅 시스템 : 전통적 구조와는 달리 중앙 통제적 조직망으로 구성되고, 전문적으로 관리됨으로 유통에 있어서 규모의 경제와 경로 멤버들 간의 조정을 하는 시스템이다.
• 수평적 마케팅 시스템 : 2개 혹은 그 이상의 의료기관들이 서로 대등한 입장에서 일종의 연맹체를 결성하는 경우이다.
  - 연맹체를 유지함 : 상당한 시너지효과를 기대할 수 있을 때 이러한 수평적 마케팅 시스템이 형성된다.
  - 특정 분야 : 공존 · 공영할 것을 협약하거나 제3의 조직체를 결성하여 공동이익이 달성되도록 공동 운영하는 경우이다

〈표 1-17〉 수평적 마케팅 시스템의 사례

경쟁기업 간 협력	LG와 IBM	LG전자의 전국 유통망과 생산 공장을 IBM의 상표인지도와 기술력에 접목
	대한항공과 아시아나항공	양양 국제공항 여객터미널 건설공사에 컨소시엄을 구성하여 건설교통부로부터 공사를 따냄
비 경쟁기업 간 협력	대우자동차와 쌍용자동차	대우자동차에는 없는 차종인 쌍용자동차의 4륜 구동차와 소형승합차를 대우 자동차의 전국 판매망을 통하여 판매
	애경산업과 진로 하이리빙	'하이리빙 프리미엄' 통합 상표에 고농축, 생분해성 세제류의 생산은 애경산업이, 판매는 진로 하이리빙이 분담

11. 공공정책과 유통경로 설정

기존의 유통경로가 유치기관(에이전시)을 통하거나, 환자(고객)의 직접 방문이었다면, 의료관광산업이 활성화되면서 미래 성장 기반 확보 및 구축을 위해 정부 부처 간 협력과 국내 ·

외 인프라 및 네트워크 구축을 위한 프로젝트를 개발하고 있다.

정부의 정책과 밀접한 관계가 있어, 정부가 추진하고자 하는 국제적인 협력관계와의 연관성을 고려해서 타깃 국가를 선정하고 유치사업 전략을 수립하는 것이다.

1) 의료관광객 수요 파악

의료관광은 환자가 치료를 목적으로 자국의 의료기관을 대신하여 자국의 영토를 벗어나 해외의 의료서비스를 받는 만큼 우리나라의 마케팅 경로 설정도 맞춤형 경로 설계가 필요하다.

- 효율성이 높은 타깃국가를 선정하고 집중적으로 마케팅 경로 설계를 해야 한다.
- 능숙한 언어적 능력이 있다고 어설픈 상식으로 대상 국가를 선정하면 실패할 확률이 있기에 훈련된 전문 인력을 통해서 문제를 해결해야 한다.

① 타깃국가의 의료 환경 분석 : 해당 국가의 전반적인 의료수준과 서비스의 질이 유치하고자 하는 의료기관과 비교해 앞서있어야 한다.

- 현지의 열악한 의료시설이나 서비스, 장시간의 대기시간, 시술 범위가 자국의 수준보다 높을 때 해외로 치료를 하게 되므로 이에 맞춘 마케팅 경로의 설계가 필요하다.

② 전반적 사회 · 문화형태에 대한 조사 : 해외 원정 치료에 대한 전반적 사회적 분위기가 중요하다.

- 국내 입국을 위한 비자 발급의 원활함, 전반적인 국가 호감도 등이 경쟁 국가에 비해서 앞서야 한다.
- 최근 중국, 일본, 동남아에서 일고 있는 '한류' 열풍은 아주 좋은 마케팅 경로설계이다.

③ 주요 질병에 대한 사전 조사 : 국가별 빈번하게 일어나고 있는 질병에 대한 사전 조사와 분석을 통해 유치기관과의 비교를 통해 객관적인 자료를 제시해야 한다.

④ 직항로 등의 교통편의 : 항공편으로 약 4~8 시간 이내의 근접 국가가 유리하다.

- 몸이 불편한 환자는 직접 이동하므로, 많은 시간의 이동은 부담이 되며 피로도가 적고 쾌적한 이동시간이 환자 유치에 중요한 요인으로 작용한다.

⑤ 사회보장제도(보험제도 등) : 각 국가들은 자국민의 의료정책에 막대한 예산을 투입하고 있으며, 의료보험의 다양한 형태를 구축하고 있고, 국가별 의료보험을 활용하여 치료비용을 보존할 수 있는 방법을 찾아 주고 있다.

⑥ 경쟁 국가에 대한 면밀한 조사 : 경쟁 국가의 의료관광 상품의 특징과 장점을 충분히 분석하여 경쟁력 있는 상품을 개발하고 적절한 마케팅 경로의 설정이 필요하다.

- 주요 의료기관의 시술 가격을 파트별로 조사하여 경쟁력 있는 적정한 수가를 개발한다.

03 통합적 커뮤니케이션

1. 통합적 커뮤니케이션 이해

조직과 제품에 대한 명백하고, 지속적이며 유도하는 메시지를 전달하기 위해 주의 깊게 기업의 커뮤니케이션 채널을 통합하고 조정하며, 마케팅 커뮤니케이션의 궁극적 목표는 표적 청중에 도달하여 구매 행동에 영향을 주는 것으로 중간 단계를 거치는 관점에서는 고지와 설득 및 상기라고 할 수 있다.

1) 마케팅 커뮤니케이션에 사용 수단

광고, PR, 판매촉진, 인적판매, 직접마케팅 커뮤니케이션이 있고 특정 기업이 자사의 마케팅 커뮤니케이션 목표를 달성하기 위하여 구성하는 수단들의 조합을 마케팅 커뮤니케이션 믹스라고 한다.

① 마케팅 커뮤니케이션 믹스에는 고지, 설득, 상기가 있다.

- 고지 : 현재 또는 잠재고객에게 자사 제품에 관하여 고지 한다.
  - 신제품이 시장에 출시되면 항상 마케팅 커뮤니케이션에 의하여 표적고객이 제품을 이해하도록 해야 한다.
- 설득 : 고객을 설득하여 자사 제품을 구매하도록 하는데 초점을 맞춘다.
  - 캠페인을 통해 저가격 홍보나 자동적으로 추첨권 행사에 참여하는 자격을 부여하는 등의 시스템을 통해 인적판매 및 촉진이 사용되고 있다.
- 상기 : 소비자가 자사 상표를 잘 알고 있고 긍정적 태도를 가지고 있는 경우 마케팅 커뮤니케이션의 주목표는 상기가 된다.

② 소비자가 자사 제품을 선호하고 있더라도 경쟁사 소구에 이끌릴 여지가 있다.

- 소비자에게 자사 제품의 이점을 상기시키고 바른 선택을 할 수 있는 확신을 재차 주입한다.

③ 커뮤니케이션은 송신자와 수신자 사이를 공유하고 아이디어를 교환하며, 정보를 전달하는 과정이다.

④ 마케팅 커뮤니케이션에 있어서 수신자는 판매원의 판매 제안을 듣고 있는 구매대리인일 수도 있고, 잡지광고를 읽고 있는 소비자일 수도 있으며, 주주나 정부 기관과 같은 공중일 수도 있다.

2) 마케팅 커뮤니케이션 계획 수립 과정

마케팅 전략의 검토, 상황분석, 커뮤니케이션 과정분석, 예산 책정, 마케팅 커뮤니케이션 프로그램 작성, 통합 및 실행, 그리고 평가 및 통제의 8요소 과제가 있다.

① 마케팅 전략의 검토 : 한 기업의 마케팅 커뮤니케이션 계획은 자사의 전반적 마케팅 전략 및 목표에 크게 의존한다.

> • 자사의 마케팅 전략의 검토에서 마케팅 커뮤니케이션 계획에 출발해야 한다.

② 상황분석 : 자사의 능력과 제약조건과 같은 내부요인과 마케팅 믹스 변수들이 마케팅 커뮤니케이션에 어떤 영향을 주는지 분석한다.

> • 마케팅 커뮤니케이션은 제품, 가격 및 유통경로 특성과 일관성이 있어야 한다.

③ 마케팅 커뮤니케이션 과정 분석 : 마케팅 관리자는 효과적 메시지를 창출하고 적절한 메시지 경로를 선정하기 위하여 잠재적 수신자들의 해독 과정을 이해한다.

> • 마케팅 커뮤니케이션의 목표는 이 단계에서 설정된다.

④ 예산 책정 : 마케팅 커뮤니케이션 예산은 투입과 산출을 고려하여 높은 생산성이 확보될 수 있도록 결정되어야 한다.

> • 마케팅 커뮤니케이션 예산에는 기업 규모, 재무자원 보유 정도, 제품 유형, 자사의 시장 위치 등이 영향을 미친다.

⑤ 프로그램 작성 : 일반적 마케팅 커뮤니케이션 전략을 수립하고 총예산을 마케팅 커뮤니케이션 믹스 요소별로 할당한다.

> • PUSH 전략(Push Strategy) : 중간상에게 영향을 주어 자사 제품을 유통경로 상 다음 단계의 고객에게 권유하고, 인적판매가 주수단이 되며, 중간상들을 겨냥하는 판매촉진과 광고가 많이 사용된다.
> • PULL 전략(Pull Strategy) : 최종 소비자에게 영향을 주어 중간상에게 제품을 찾도록 하고, 중간상이 그 제품의 취급을 원하게 하는 것이다.
> - 제조업체는 마케팅 커뮤니케이션의 초점을 최종소비자에 둔다.
> - 의료기관들은 혼합전략을 사용하여 마케팅 커뮤니케이션의 대상이 중간상과 최종소비자 모두에게 해당한다.

⑥ 통합 및 실행 : 실행은 마케팅 커뮤니케이션 계획을 행동으로 옮기는 것이다.

> • 광고를 사용하는 경우 광고를 제작하고 매체 시간과 공간을 구입한다.
> • 인적판매, 판매촉진도 각기 마케팅 커뮤니케이션 목표를 달성하도록 실행되어야 하고, 실행시 각 요소가 조화를 이루도록 하는 것이 매우 중요하다.

⑦ 평가 및 통제 : 기업들은 마케팅 커뮤니케이션의 결과를 모니터하고, 평가·통제하기 위하여 여러 가지 방법을 사용하고 있다.

- 의료관광 마케터는 마케팅 활동을 계획하는 데 있어서 계층 간의 커뮤니케이션 조율과 중재역할을 해야 한다.

⑧ 촉진 전략의 모색 : 의료기관은 마케팅 전략 수립을 위해 의료관광 상품, 상품가격, 마케팅 네트워크가 결정되면 판매하기 위한 다양한 촉진(Promotion)전략을 모색해야 한다.

- 기업에서는 내부 인적자원과 외부 조직을 기반으로 통합적인 마케팅 커뮤니케이션(Integrated Marketing Communication : IMC) 활동을 한다.
- 의료관광 산업 추진을 위해 의료기관은 의료광고, 세일즈 프로모션, 클리닉데이, 무료 의료봉사, 의료 체험 및 시술 등의 다양한 방법으로 커뮤니케이션을 시도하고 있다.
  - 활동들은 의료기관이 고객에게 의료서비스의 우수성을 알려 소비자의 구매를 유도하고 설득하여 의료관광을 결정하게 하기위한 방법의 일환 이다.

3) 의료기관의 커뮤니케이션 주요 활동

커뮤니케이션 활동은 특성상 다른 조직보다 먼저 아이디어를 내어 새로운 이미지로 고객에게 접근해야 성공할 수 있으므로 새로운 마케팅 커뮤니케이션 활동이 끊임없이 이루어져야 하며, 조직의 입장에서는 남과 다른 새로운 커뮤니케이션 방법을 지속적으로 개발해야 한다.

4) 통합적인 마케팅 커뮤니케이션의 등장 배경

마케팅 실행방식과 전통적인 광고의 역할을 변화시킨 현상은 Integrated Marketing Communication의 등장을 촉진했다. 광고비용의 기타 촉진 비용으로의 전환, 광고 중심 접근에서의 탈출, 시장에서 소매업자 역할의 중요성 증대, 매체 시장의 세분화 현상 등이 주요 원인이다.

- 광고비용의 기타 촉진비용으로의 전환 : 매체 광고에 쓰이던 비용이 소비자나 무역 중심의 촉진활동을 위해 쓰이고 있다.
  - 기업은 전통적인 광고는 너무 비싸고, 비용 대비 효과가 크지 않다.
  - 시장에서의 치솟는 가격경쟁으로 그들의 촉진 예산을 매체 광고가 아닌 가격 촉진에 투자하게 되었다.
- 광고 중심 접근에서의 탈피 : 커뮤니케이션 문제를 해결하기 위해 네트워크 텔레비전과 잡지 같은 대중매체의 의존에서 탈피하여 적은 비용으로 타깃에 초점을 맞춘 커뮤니케이션 도구에 눈을 돌리게 되었다.
- 데이터베이스 마케팅의 급성장 : 오늘날 기업들은 고객 이름, 지리적 · 인구 통계적 · 심리 묘사적 정보 등을 보유하고 있다.
  - 기업들은 정보를 이용하여 타깃고객을 정하고 고객에 맞는 직접 마케팅 수단을 사용한다.

- 광고대행사의 책임증대 : 회사들이 인센티브에 기반을 둔 시스템으로 옮겨 가고 있다.
  - 시스템에 의해 부분적으로 판매, 시장점유율, 이익에 기초하여 광고대행사에 대한 보수가 정해진다.
  - 책임에 대한 요구는 광고 대행사에게 다양한 커뮤니케이션 도구를 고려하도록 동기화되고 있다.
- 인터넷의 급속한 성장 : 인터넷 매체 사용자 수는 급속히 성장하며 인터넷은 기업에게 통합적 마케팅 커뮤니케이션 전략과 비즈니스 전략을 위한 쌍방향적 매체로서 역할을 한다.

2. 병원 마케팅과 지역사회

병원은 지역주민을 대상으로 의료서비스를 제공하고 지역주민을 위한 기능이 있고, 지역주민에 인지되어 받아들여지는 것이 살아남기 위한 큰 핵심이다. 병원 주위에 거주하는 사람들의 특성을 파악하여 적극적으로 지역주민들과 의사소통을 할 필요가 있고, 내원한 환자 및 지역 전략의 수립도 필요하다.

1) 소비자의 가치관

병원경영에 있어서는 좋은 평판이 큰 역할을 하고, 지역주민들은 소문으로 가장 적극적으로 정보를 교환한다.

- 소문에 의한 평판은 소문, 평등과는 다르게 확인되어 신뢰성이 있는 정보로써 소비자의 행동에 큰 영향을 끼친다.
- 의료법에 의한 광고규제라는 명목으로 병원은 매스컴을 통하여 화려한 광고를 내보내어 왔다.
- 소비자가 구체적으로 자기들의 가치 기준을 가지고 병원을 선택하는 오늘날은 병원들이 소비자의 라이프스타일이나 가치관에 매혹되지 않으면 안 된다.
- 병원은 시장(고객)과 의사소통을 할 수 있는 능력을 키워야 하며, 마케팅이론 가운데서 주목되는 개념이기도 하다.

2) 의사소통의 3요소

병원마케팅의 기초가 되는 의사소통 능력은 3개의 요소이다.

- 제1요소 : 의사소통의 대상은 경영자원으로 사람, 물건, 자본, 경영의 노하우 등 모두이며 소비자의 구매력을 앞당긴다.
  - 병원의 독자적인 경영이념을 알기 쉽게 제시하는 것도 커뮤니케이션 즉 무언의 대화를 통한 판매의 요소가 된다.
- 제2요소 : 네트워킹으로 단순한 환자의 데이터, 리스트화가 아닌 라이프스타일에 관한 정보를 모아 내원에서 귀가까지의 흐름을 파악한다.
  - 의료이용자의 지향점을 읽고 욕구의 충족을 위한 병원으로 만들어 가는데 필요한 정보수집을 네트워킹이라 한다.
- 제3요소 : 이벤트에 의한 정보창조기능을 만드는 것인데 이벤트장 소는 비 일상의 장소에 사람, 물건, 정보 등을 집중시켜 참가자에게 만족감을 줄 수 있는 일로 마케팅을 할 수 있는 것이다.

3) 지역 전략과 재택진료

우리나라도 고령화가 급속히 진행되면서 재택진료에 대한 환자지원 추세가 되어가고 있다.

- 환자의 사후 지원뿐만 아니라 지역주민으로서 노인을 적극적으로 지원하는 것이 필요하다.
- 노인들이 비교적 많이 거주하고 있는 진료권이라면 병문간호를 실천함으로써 원내의 공간을 노인들에게 개방하여 건강 체조나 바둑, 장기 등의 휴게실로 활용하는 것도 하나의 지역 전략이라 할 수 있다.

3. 커뮤니케이션 방법 결정 및 통합

의료관광 마케팅 활동의 커뮤니케이션 방법은 의료광고, PR, 세일즈 프로모션, 스폰서십, 전시회 및 박람회, 통합이미지(Hospital Identity : HI), 홈페이지, 미디어 활동, 의료봉사, 의료 체험, 팸투어 등을 선택하여 효과적으로 활용하는 것이다.

- 의료기관 : 타깃 국가 고객의 니즈와 욕구를 고려하고 유치 목표를 달성하기 위한 다양한 마케팅 전략을 수립하게 되는데, 의료기관의 통합된 이미지와 특화 의료기술과 브랜드 인지도를 통해 의료관광 시장에서 지속적인 신뢰를 형성하고 고객(환자)과의 관계를 유지한다.
- 의료기관의 입장 : 커뮤니케이션 믹스를 통해 의료기관의 신뢰도와 브랜드가 형성되기 때문에 커뮤니케이션 방법과 통합을 결정하는 것이 매우 중요하며, 의료관광 마케터는 항상 계층 간의 원활한 소통을 위해 노력하고, 새로운 커뮤니케이션을 개발 · 발전시켜 나가야 한다.

4. 마케팅 기법

소비자의 행동을 예측하고 분석하기 위해 여러 마케팅 기법들이 나오고 있다.

- 최근에는 복고와 최신의 결합이나 명품 마케팅과 같은 새로운 마케팅 기법들이 다양하게 개발되고 있다.
- 기업들은 점차 기존고객들에게 직접 상품을 공급하고 새로운 잠재고객을 확인 · 규명하기 위해서 모든 매체를 이용하고 있다.
- 직접마케팅으로 기업들은 자사의 상품을 집중할 수 있으며 또한 보다 정확하게 그 결과를 측정할 수 있다.

1) 내부 마케팅

조직에서 내부 마케팅을 실행하기 위해서는 직원들을 고객으로 인식하여야 한다.

- 직원을 고객으로 인식할 때, 고객으로 직원의 중요성을 인식하게 될 때, 조직은 효과적인 교육훈련과 동기부여를 제공하며, 모든 지원 서비스를 제공하게 된다.
- 서비스 기업의 경우, 고객 만족을 이끌어내기 위해서는 직원의 역할이 매우 중요하다.
- 직원들이 고객지향적 사고를 이해하고 실천에 옮길 때, 양질의 의료서비스를 일관되게 제공할 수 있다.

2) 구전(입소문) 마케팅

의료서비스의 특성상 의료관광을 선택하는 고객은 친구들과 가족의 추천을 신뢰한다.

- 인터넷과 스마트폰 사용이 증가함에 따라 온라인을 통한 고객의 의견과 평가가 중요시되면서 구전 마케팅이 가장 효과적인 방법으로 인식되고 있으며, 의료관광 상품과 서비스에 대해 소비자와 소비자 상호 간의 커뮤니케이션을 활용하므로 상품에 대해 부정적인 영향을 감안해서 효과적으로 활용해야 한다.

3) 직접 마케팅

장소에 상관없이 측정가능한 반응이나 구매에 영향을 미칠 수 있는 1개 이상 광고매체를 사용하는 쌍방향 마케팅이다.

- 국내 의료법상 의료기관에서 고객 유인을 목적으로 한 마케팅 활동은 제한하고 있다.
- 제약조건 때문에 의료기관에서는 홈페이지에 가입한 환자 또는 고객에게 이메일 등에 유용한 건강정보(병원보, 소식지 등)를 전달하는 방법을 활용한다.
- 마케팅 담당자가 변경되더라도 고객이 의료기관을 기억하고 올 수 있도록 홈페이지를 통해 직접적으로 병원 직원과 상담 및 예약을 할 수 있는 인프라를 구축하여 의료기관이 직접 고객과 커뮤니케이션하는 시스템을 갖추는 것이다.

4) 귀족 마케팅

상위 1[%]의 고객을 타깃으로 희소성의 가치를 부여하는 귀족 마케팅은 경제적 상황이 어려울 때 효과적인 마케팅 방법으로 활용되고 있다.

- 산업혁명 이후 新귀족층이 형성되면서 20[%]의 구매자가 물량의 80[%]를 소비하는 20 : 80법칙(볼륨세그멘테이션 법칙)[14]에 근거한 전략적인 방법이다.
- 가격에 별다른 영향을 받지 않으며, 가격 변동에 의한 고객 이탈율도 낮아 가격을 중시하는 일반소비계층의 소비 형태와 차이가 있고 경기 변화에 영향을 적게 받는다.

5) 공익 마케팅

의료기관(기업)의 브랜드를 자선 및 공익활동과 연계하여 상호 이익을 추구하는 전략적 포지셔닝 도구이다.

- 의료기관은 공익 마케팅으로 브랜드 인지도 증대, 고객충성도 향상, 매출 증대, 언론의 관심 집중 등 여러 가지를 잡을 수 있다.
- 전략적 제휴나 단독 공공 마케팅은 결국 의료기관에 사회적 신뢰와 명성을 가져다줌으로써 브랜드 인식이 좋아지고, 고객의 구매 의사가 늘어나게 된다.
- 최근 들어 많은 기업에서 공익을 표방하는 캠페인 광고를 전략적 마케팅 기법으로 활용하고 있다.

---

14) 볼륨세그멘테이션 법칙 : 1명의 대량 구매자를 얻는 것이 16명의 소량 구매자를 얻는 것보다 이익이 되며, 이 경우 마케터는 대량구매자들이 판매에 기여하는 수준에 상응하는 서비스를 제공한다.

6) 감성 마케팅

마케팅 커뮤니케이션에 있어 감성은 브랜드를 차별화하여 고객충성도를 이끄는 핵심 요소로써 브랜드가치를 의료기관상품의 특성이나 가격과 같은 객관적이고 이성적 요소, 감성적 욕구에 호소할 수 있다.

- 감성 마케팅 : 소비자의 감성을 최대한 자극하여 관심을 이끌어 내고 고객의 경험과 체험을 제공하여 감동을 주는 마케팅 기법이다.
- 감성을 활용한 마케팅 기법 : 의료기관의 브랜드 이미지를 차별화하여 로열티를 강화할 수 있는 방법이며, 경쟁이 치열한 의료기관의 핵심적인 방법으로, 경쟁이 치열한 의료관광 시장에서 지속적인 충성고객을 유지하기 위해 상품, 가격, 질보다 경험, 체험, 감동과 같은 감성적 가치를 통해 고객의 마음을 움직이는 것과 같이 고객과의 유대 관계를 강화하는 마케팅 기법이다.

7) 컨버전스 마케팅

인터넷이 발달함에 따라 소비자의 구매패턴과 요구도 변화한다.

- 생성된 새로운 개념의 컨버전스마케팅 기법 : 기존 소비자 성향과 사이버적 소비자 성향을 반영한 기법이다.
- 복합형 성향의 소비자를 유치하기 위해 의료기관(유치기관)은 온 · 오프라인으로 마케팅 전략수립이 필요하게 되었다.

8) 브랜드 마케팅

의료관광 상품을 결정할 때 소비자의 선택기준은 상품의 질에서 브랜드이미지와 서비스까지 포함한다.

- 소비자 : 의료관광 상품에 국한되는 것이 아니라 브랜드도 포함하는 것이다.
- 브랜드 마케팅 : 고객에게 상품 이상의 브랜드 가치를 창출하고 부여하는 마케팅 기법이다.
- 다양하고 새로운 마케팅 기법이 경쟁하고 있는 의료관광 시장에서 의료기관의 목적 달성을 위한 구체적인 전략과 전술은 곧 의료기관의 높은 브랜드 이미지와 의료기술과 서비스의 명성을 대변하는 브랜드의 인지도 확보와 국내 의료기술의 세계화에 달려 있다.

9) 로열티 마케팅

의료기관에서 새로운 고객(신환자)을 유치하는 것보다는 기존 고객(재진환자)을 유지하는 전략이 효과적인 마케팅 전략이다.

- 태국 : 의료기관과 주변 관광지가 협력하여 병원을 이용한 고객이 관광지를 이용할 때 할인 서비스를 제공한다.
- 국내에서도 중국 의료 관광객을 대상으로 한국관광공사, 호텔, 의료기관, 유치기관 등이 협력하여 일정 금액 이상의 수술 및 시술시 공연을 무료로 관람할 수 있게 하거나 면세점 이용 시 할인 혜택을 부여하는 로열티 마케팅을 하고 있다.

10) 체험 마케팅

고객의 경험과 감성에 초점을 두고 고객에게 직접 상품을 접할 수 있는 기회를 제공하여 고객에게 감동을 주는 마케팅 기법이다.

- 의료기관 : 의료서비스를 제공할 뿐만 아니라 고객의 다양한 소비 행동 변화와 니즈에 맞는 21세기형 마케팅 전략을 수립한다.
- 기존의 마케팅 기법이 분석적이고 계략적인 반면, 의료관광 상품이 다양하고 풍부해지면서 사전에 의료관광 상품이나 서비스를 보고 느끼고 경험하는 체험 마케팅이 중요해지고 있다.
- 의료관광 체험 마케팅 상품으로 치과의 스케일링, 피부과의 마사지 등이다.
- 의료기관은 체험 마케팅 사례를 활용하여 홍보에 적극 활용하며, 고객의 체험수기 또는 경험정보 공유를 통해 자연스런 홍보 효과를 얻을 수 있다.

11) 스타 마케팅

스타는 막대한 파생상품을 만들어내기 때문에 스타 한 명이 국가 이미지를 개선할 수도 있고, 먹칠할 수도 있다.

- 스타 마케팅은 대중 스타를 만들고 키워 체계적으로 관리하는 방법이다.
- 의료관광 시장의 경우 주요 타깃국가의 유명한 원로 연예인을 초청해서 건강검진과 마사지를 체험할 수 있게 한다.

12) 디지털 마케팅

IT 정보기술이 발전하면서 디지털과 온라인 기술을 이용해 효과적인 마케팅 프로그램을 개발하기 위해 인터넷에 국한하지 않으며, 인터넷의 매체적 성향만을 강조하지도 않는 쌍방향 커뮤니케이션 기법이다.

- 의료관광 시장 지역적 접근성을 감안하여 국내 의료기관은 인터넷을 기반으로 한 u-Healthcare 시스템으로 더 많은 잠재고객의 정보를 수집하고, 고객이 원하는 곳에서 언제, 어디든지 상담 서비스 제공을 통해 개별적 마케팅으로 쌍방향 커뮤니케이션을 제공할 수 있다.

13) 데이터베이스 마케팅

고객에 관한 데이터베이스를 구축, 필요한 고객에게 필요한 제품을 직접 판매하는 것으로 원 투 원(One-to-one) 마케팅[15]이라고 한다.

---

15) 원-투-원(one-to-one) 마케팅 : 개별고객의 데이터베이스 분석을 통해 서비스와 제품을 고객의 필요에 맞게 제공해 고객을 유치하고, 장기적으로는 경쟁력을 확보하기 위한 마케팅으로서 1대 1 마케팅 또는 개별마케팅이라고도 한다.

- 고객이 무엇을 얼마나 자주 구매했는지, 어느 매장에서 어떤 유형의 제품을 구매했는지, 언제 재구매 · 대체 구매를 할 것인지 등과 같은 데이터를 가지고 고객의 성향을 분석하고, 향후 필요한 마케팅 전략을 수립한다.

5. 웹사이트 구축

인터넷에서 사용자들이 정보가 필요할 때 언제든지 그것을 제공할 수 있도록 웹서버에 정보를 저장해 놓은 집합체이다.

- 인터넷에 들어가는 관문으로 간략히 사이트(Site)라고도 하며, 홈페이지 주소로 되어 있다.
- 주제별로 원하는 사이트 목록들을 나열한 사이트들이 많은데, 인터넷 포털사이트(Portal Site)라고 한다.
- 포털사이트들은 정보검색 서비스나 커뮤니티와 같이 사용자가 정기적으로 이용할 수 있는 서비스를 제공함으로써 고정 방문객을 확보하여 인터넷 비즈니스로 연결된다.

1) 웹사이트 개설

웹사이트를 구축하면 방문자들이 찾아올 수 있도록 한다.

- 한 사이트의 성공을 가늠하는 기준은 방문자가 얼마나 자주 사이트를 찾느냐 하는 것이다.
- 의료관광 마케터는 사이트 구축 후에 가장 먼저 사이트가 알려지고 활성화되도록 한다.
- 웹사이트에 많은 이용자들이 찾아오고 매출과 수익에 도움이 되도록 하는 모든 활동이 '웹사이트 마케팅'이다.
- 경영자들은 인터넷 비즈니스에서 기술보다는 경영과 마케팅 전략의 중요성을 강조하였다.

2) 전자상거래

직접 마케팅에 대한 가장 최근의 경로는 전자식 경로이다.

- 전자상거래 용어 : 전자식 자료 상호교환, 거래를 하기 위해 팩스 및 전자우편을 사용하여 자금을 용이하게 하고, 디지털식으로 현금을 받기 위해 스마트카드를 이용하고, 인터넷과 온라인을 이용함으로써 공급업자에게 구매 주문을 보내는 것과 같이 여러 다양한 전자식 플랫폼을 이용한다.
- 마케팅 전략을 실행하기 위해서는 광고, PR 등의 요소를 의료관광 상품과 마케팅 전략에 맞게 적절하게 믹스하여 활용하는 방안을 모색해야 한다.

3) 웹을 활용한 홍보사이트 디자인

의료기관의 특징과 의료관광 상품의 특징을 잘 홍보하고 고객에게 유용한 정보를 제공할 수 있도록 설계한다.

- 인터넷이 발달하면서 소비자들은 웹 사이트를 통해 다양한 정보를 쉽게 접할 수 있고, 웹사이트는 접근하기 쉽고, 의사소통이 가능하며, 고객의 정보를 저장한다.

① 접근성(Addressabillity) : 의료관광에 관심이 있는 고객은 의료관광 결정을 위해 의료기관 관련 정보를 웹사이트에서 얻을 수 있는데, 웹사이트로의 접근 가능성과 웹사이트의 정보제공 능력이 있으면 접근성이 용이하다.

- 의료기관의 웹사이트가 고객이 쉽게 접근할 수 있도록 개발되면 의료기관은 홍보 효과와 더불어 웹을 통해 유용한 정보를 고객으로부터 제공받고 활용한다.

② 상호 대화성(Interactivity) : 고객과 의료기관이 원활하게 의사소통할 수 있는 것이다.

- 의료기관은 웹사이트에서 고객이 필요로 하는 정보에 응답하는 기능을 원활하게 수행한다.
- 웹사이트는 정보를 제공하는 역할수행과 체험 후기나 사진 콘테스트 같은 체험의 즐거움을 주는 재미 요소를 제공한다.
- 의료관광 고객의 체험수기는 관심사가 동일한 고객에게 객관적이고 정확한 정보로 고객의 공감대를 유도할 수 있다.

③ 저장(기어)능력(Memory) : 의료기관은 잠재고객이나 기존고객의 정보를 웹사이트에 보관하여 고객들의 주요 관심사와 질의를 바탕으로 미래의 잠재고객들에게 고객 중심의 필요한 정보를 제공한다. 〈표 1-18〉은 의료관광의 홍보를 위해 웹사이트를 이용할 시 설계 및 접근방법들에 관한 내용들을 나타낸 것이다.

- 웹사이트 설계 시에 저장된 성보를 분석하여 상담 내역, 후속 조치(Follow-up), 안내, 감사 편지, 카드 등을 고객에게 보내 원활하게 피드백을 할 수 있도록 한다.
- 타깃국가에 해당 국가의 언어와 문화, 관심 분야와 주요 질병 등을 고려하여 콘텐츠 구성 및 색상 등을 결정하여 디자인하는데, 고객과의 원활한 의사소통을 위해 현지 인터넷 환경과 검색 속도 등도 웹디자인 기획시 고려한다.
- 관심도와 상호작용 등을 고려해서 마케팅 전략을 수립해야 한다.

〈표 1-18〉 웹 홍보사이트 설계시 고려해야 할 사항

특 성	내 용	사 례
접근의 용이성	관심도가 높은 초기 의료시장에서 잠재고객을 유인할 수 있는 능력	웹사이트 방문 고객에게 다양한 방법의 보상혜택 부여 (㉠ 검진 예약시 검진비용 감면)
상호작용	고객과 의료기관과의 직접적인 의사소통 가능	웹사이트를 통해 실시간으로 질의 응답할 수 있는 기능 부여(㉠ 실시간 1 : 1 상담 코너)
저장능력	잠재고객 또는 기존 고객의 정보를 획득하여 저장하는 능력	고객이 입력한 정보(이름, 연락처, 국정 등)를 저장하여 획득된 고객정보를 분석 및 관리(㉠ CRM 프로그램)

4) 웹사이트 디자인의 구성요소

의료기관의 웹사이트는 의료기관이 선정한 타깃국가의 잠재고객에게 정보를 제공하여 의료관광을 결심하는데 도움을 주어야 한다. 의료관광 홍보의 수단이 되는 웹사이트의 역할과

기능은 〈표 1-19〉와 같다.

- 의료기관은 현지에서 의료관광 상품과 브랜드를 알릴 수 있도록 웹사이트를 설계해야 한다.
- 타깃국가의 인터넷 환경과 문화를 고려하지 않고 국내 현실에 입각하여 웹사이트를 개발할 경우 현지 사정에 따라 웹사이트 열람이 불가능하거나 방문객이 저조하여 마케팅 활동이 미미할 수 있다.
- 웹사이트의 디자인이 되는 구성요소들을 분석하고 적절한 방안들을 모색한다.
- 의료관광시장에서 웹사이트가 고객이 의료기관을 만나는 첫 번째 홍보매체 이므로, 타깃국가의 문화를 반영한 디자인과 정보제공 방법 등을 고려한다.

〈표 1-19〉 웹사이트 디자인의 구성요소

구성요소	역할 및 기능
Home	• 웹사이트를 처음 방문했을 때 첫 번째 접하는 페이지이다. • 기본페이지, 정보를 손쉽게 찾아다닐 수 있다.
About Us	• 의료기관을 소개하는 페이지이다. • 고객에게 의료기관의 성과, 우수기술, 브랜드, 실적 등 공식적이고 객관적인 정보를 제공한다.
Contact Information	• 의료기관을 방문하기 위해 문의하거나 연락할 수 있는 정보를 알려주는 페이지이다. • 의료관광을 희망하는 고객과 유치기관(에이전시) 담당자가 의료기관에 직접 문의하거나 방문할 수 있도록 주소, 약도, 이메일, 연락처, 담당 진료 통역 등을 제공한다. • 1 대 1 의사소통을 희망하는 고객을 위해 언어별 전담 상담서비스 안내 등의 정보를 제공한다.
FAQ	• 고객이 자주 하는 질문에 대한 답변 페이지이다. • 고객의 주로 하는 질문에 대한 질의응답을 사전에 정리해서 찾아 볼 수 있도록 정보를 제공(㉑ 비자 발급 지원, 진료 예약증 발급, 픽업서비스, 통역 지원 여부 등)한다.
Contents Page	• 의료기관의 주요한 정보를 제공하는 페이지이며 의료관광 특화상품, 우수 의료기술, 논문, 진료절차 및 정보, 의료진, 병원시설, 인증(JCI 등), 의료기관 소식 등 다양한 정보를 제공한다. • 타깃국가의 타깃고객, 마케팅 전략에 따라 내용구성이 달라지며 정보 제공범위 설정이 요구된다.

제2장

의료관광 상담하기

01 의료관광 상담기법

1. 의료면담의 이해

진료실에서 의사와 환자의 대화가 의료면담(Medical Interview)이라 하면 의사가 환자의 질병에 대하여 진단과 치료를 하는 모든 과정에서 일어나는 대화는 의료면담이므로 환자나 의사 모두에게 여러 가지 측면에서 우선 환자들을 위한 것 4가지를 역점을 둔다.

- 첫째 : 환자와 의사 간의 신뢰성 구축
- 둘째 : 신뢰하는 치료적 관계를 통하여 환자의 순응도 도출
- 셋째 : 환자에게 의료적 결정에 도움을 주며
- 넷째 : 환자의 만족도를 높인다.

의료면담은 단순히 증상에 대한 정보를 듣고, 정보를 알기 위해 질문하고 지시사항을 내리는 것이 아닌 3가지의 기술을 습득하여 적용하고, 3가지 기술은 상호 보완적으로 적절하게 사용하며 특히 문제에 대한 진단과 해결방법을 찾기 위하여 내용 기술과 개념 기술이 우선적으로 적용되나 과정 기술을 간과해서는 안 되고, 많은 의사들이 과정 기술에 취약하여 의료적 면담이 매우 비인간적이고, 딱딱한 의사소통이 된다. 과정 기술을 잘 습득하는 것은 의사들의 문제 해결과 올바른 진단에 더욱더 큰 도움이 되므로 과정 기술을 간과하여 진행하면 잘못된 가설을 바탕으로 한 진단을 내린다.

① 내용 기술(Content Skills) : 의료진이 하는 질문과 반응, 환자로부터 얻는 정보와 환자에게 주는 정보, 치료에 대한 의견 교환 등이다.

② 과정 기술(Process Skills) : 언어적, 비언어적 방법으로 내용을 전달하는 것이다.

- 과정에는 환자와의 관계를 어떻게 형성할 것인가, 의료면담을 어떻게 효율적으로, 효과적으로 진행할 것인가 하는 것 등을 포함한다.

③ 개념적 기술(Perceptual Skills) : 의료진이 무엇을 생각하고 느끼는가 하는 것이며 의료진의 내면적인 결정 과정, 임상적 사고, 문제해결 능력 등이다.

- 환자에 대하여 의사가 어떤 태도를 가져야 하는지 어떤 생각을 하고 감정에 대해 자각하고 있어야 하는지, 환자에 대한 편견이나 선입견을 자각하고 어떻게 대처할지에 대한 것 등이다.

2. 의료상담의 종류

1) 메디컬 컨설테이션(Medical Consultation)

의학적 지식과 전문 소견을 바탕으로 환자의 병리적 상황과 치료 및 진료과정을 논의하는 전문 상담이다.

2) 메디컬 카운슬링(Medical Counseling)

전문 진찰 내용을 바탕으로 진료정보와 치료정보를 제공하며 환자로 하여금 심리적 · 정서적 공감대를 통해 환자에게 맞는 진료와 치료방법을 논의하고 제안하는 상담이다.

3. 의료면담의 순서

의료관광 상담은 해외 의료기관에서 요청하는 환자에 대한 상담과 현지 의료기관에서 해외환자 유치를 하는 경우로 제한한다. 해외환자의 경우 자국이 아닌 타국에서의 의료서비스를 체험하는 것에 대한 경계와 의심을 가지며 건강에 직결되는 만큼 매우 세심한 접근과 정확한 정보 및 신뢰를 담보로 하는 특성을 지니고, 의료상담은 환자의 주요 욕구의 상황을 사전에 파악하는 것이 중요하며 환자에 맞는 의료상품을 제안하고 구성한다.

1) 상황 파악

의료관광을 제안할 수 있는 환자에 대하여 환자의 질병과 치료방법, 치료기간 등 상황적인 요소를 파악하는 단계이다.

- 환자의 병력과 컨디션에 따라 의료관광이 가능한지 결정되므로 환자가 진료기관에서 받은 자료를 바탕으로 환자의 편의에 맞는 인터뷰를 진행한다.

2) 문제 파악

환자와 해당 진료기관이 가진 한계와 문제를 파악하는 것이다.

- 환자는 빠른 치료를 원하나 해당 진료기관에서 즉각적인 치료를 할 수 없거나, 환자가 치료비용을 부담하는데 경제적 부담이 있는 경우 객관적인 문제를 파악한다.

3) 문제 인식

환자의 컨디션이 양호하며 장시간의 비행이 가능하고, 응급상황 발생에 대한 가능성이 적거나 대응이 가능하면 환자가 필요로 하는 치료 시기와 비용에 맞는 의료관광 제안이 적정함을 인식한다.

4) 대안 제시

환자가 자국에서 빠른 검진을 받을 수 없는 경우 대기시간이 적고 전체적인 정밀검사가 가능한 검진 패키지를 제안할 수 있으며, 병변 확인이 된 암에 대해 자국에서 빠른 수술이 가능하지 않거나 비용에 대한 경제적 부담이 있는 경우 한국의 의료수준과 자국 대비 낮은 비용으로 진료및 치료가 가능하다는 대안을 제시한다.

5) 치료 시작

의료관광을 하는 해외환자에게 치료과정에 대한 환자의 요구사항을 다시 확인하고, 코디네이터는 치료의 전 과정에 대한 정확한 설명을 환자가 충분히 과정을 숙지하고 이해하도록 한다. 또한 건강과 상황에 대한 문제, 현재와 앞으로 일어날 수 있는 문제에 대해 사전에 상호 확인한 후에 치료를 한다.

- 접수(Reception)
- 의료 인터뷰 예(Medical Interview Example : 공감대 형성(Rapport/Greeting), 문진(History Taking)
- 신체검사 및 각종 검사(Physical Exam/Lab Test Results)
- 가설 : 진단(Hypothesis - Diagnosis)
- 의료적 결정을 위한 정보 공유(Sharing Information for Medical Decision Making)
- 협의(Negotiation)하고 치료계획(Treatment Plan)을 세우고, 다음 예약 혹은 종료(Next Appointment/Exit)

4. 의료면담

캘거리-캐임브리지 프레임워크의 환자와의 커뮤니케이션을 위한 기술은 [그림 2-1]과 같다.

1) 면담의 시작(Initiating the Session)

환자가 병원에 도착 후의 상황을 보고 어떤 대화를 할지 생각한다.

1983년 리카디와 커츠(Riccardi and Kurtz, 1983)가 제안한 것으로 진료실에서 일어나는 과정을 시간대별로 정리했다.

① 준비(Preparation) : 환자가 진료실에 들어오기 전 준비하는 시간에는 의사가 먼저 온 환자 진료를 마무리하고 마음의 준비를 한다.

- 환자에게 집중하고 의료면담에 대한 준비를 한다.

② 초기 공감대 형성(Establishing Initial Rapport) : 환자가 진료실로 들어오면 공감대를 갖도록 노력한다.

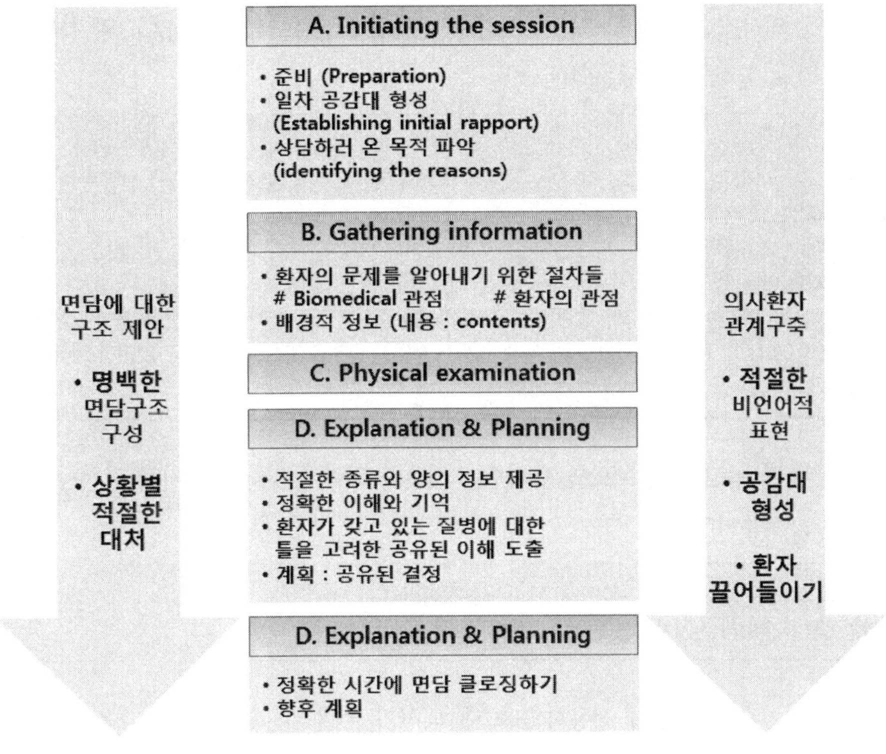

[그림 2-1] 환자와의 커뮤니케이션을 위한 기술

자료 : Silverman, J. et al.(2005). "Skills for Communicating with Patients." Radcliffe Publishing. p.19. (2005)

- 호칭 등을 정한 후에는 면담의 방향이나 필요한 경우 동의를 구하는 것도 준비하는 면담 시작 초반부에 이루어진다.
- 국제진료는 통역사의 위치, 역할 등에 대한 소개 등이 같이 이루어진다.
- 보호자의 동석 여부를 물어본다.
- 초반부의 면담에서는 환자에 대한 관심과 환자를 존중하고 있다는 표현을 하며 환자가 신체적으로 정신적으로 편안한 환경을 만들어 준다.

③ 상담 목적 확인하기(Identifying the Reasons for The Consultation) : 적절한 질문을 시작으로 환자가 편안하게 병원에 오게 된 이유나 질병문제를 파악하는 단계이다.

- 어디가 아파서 오셨어요? 무엇을 도와 드릴까요? 라는 질문 등 좀 더 환자가 여러 가지 근심거리를 이야기할 수 있게 하는 질문이며, 의사의 첫 질문에 따라 면담이 의료 적인 대화로 이어질 것인지 아니면 보다 포괄적인 의사 관계를 형성하고 신뢰를 쌓으며 환자의 의료적 결정에 도움을 주는 면담이 될지 결정된다.

④ 지지적 경청(Supportive Listening) : 진료에서 의사와 환자의 대화가 잘 안 되는 이유는 의사가 환자에게 충분한 시간과 개인적 공간을 제공하지 않고 환자의 이야기를 들으려고 하지 않기 때문이다.

- 의사는 지지적인 경청으로 환자가 진정으로 왜 병원에 방문했는지 파악하고 노력해야 한다.
- 환자는 의사 앞에서 문제를 사회심리적인 요소들에 대해서 이야기 하지 않으며 의사와의 신뢰가 형성된 후에 근심거리나 관심사를 표명한다.
- 첫 방문에서 의사를 믿어도 되는지 초반부의 의사의 표현과 지지적인 태도에 따라 환자가 갖고 있는 문제는 면담에서 다루어지지 않는 경우가 많다.
- 의료적 증상이 민감한 사안인 경우 환자는 부끄러워하거나 증상에 대한 환자가 갖고 있는 불안으로 통역사나 간호사가 있는 경우 이야기를 하지 않는 경우가 있는데 의사가 편안한 환경을 조성하고 태도를 보이며 이야기를 할 수 있도록 한다.

㉠ 잘 듣고 있는 태도를 보여주는 것은 주의력이 깃들인 지지적 경청방법으로 기술적인 부분이다.

- 시간을 충분히 주고 반응을 보이도록 분위기를 조성한다.
- 비언어적 기술로서 환자로부터 언어적 비언어적 큐를 읽는 법이다.

㉡ 기술을 경청시 적용하였을 때 의사가 얻을 수 있는 점은 다음과 같다.

- 환자에게 관심을 보이고 있는 표시이며, 환자들의 사연을 들을 수 있으며, 섣부른 가설을 세우기 전에 미처 생각하지 못한 점들을 알 수 있다.
- 추후에 일어날 수 있는 불만을 방지하고, 질병(Disease)과 아픔(Illness)양면에 대한 이야기를 들을 수 있다.
- 다음 질문에 대해 미리 생각하지 않아도 되며 환자의 감성적인 상태를 알 수 있고, 자세히 관찰하여 환자의 언어적 비언어적 큐를 알 수 있다.

㉢ 국제 환자를 진료할 때 : 통역사는 의사의 의료면담 속도에 맞추어서 의사의 질문 등을 전달한다. 환자가 이야기하는 동안 환자의 이야기가 끊어지지 않도록 메모를 하여 의사에게 환자의 표현이 전달될 수 있어야 한다.

- 통역사가 있는 경우도 통역하는 동안 의사는 환자를 보고 이야기하고 통역사를 바라보지 말고 환자의 이야기에 귀를 기울이는 태도로 임하여야 한다.
- 처음 환자를 대면하고 공감대를 이루는 기간에 의사는 환자의 이야기를 듣고 정리하여 환자의 이야기가 빠진 것이 없는지 재확인하고 물어보는 스크리닝 절차를 거치는데, 이는 환자로 하여금 본인의 이야기를 의사가 잘 듣고 있다는 대화법이며, 환자가 부연해서 설명하거나 추가하고 싶은 문제 혹은 이슈, 걱정거리들을 조금 더 편한 마음으로 이야기할 수 있도록 기회를 제공한다.

2) 정보수집(Gathering Information)

의료면담에 대한 방향이 정해지고 난 후에는 정보수집 순서가 된다. 정보의 수집은 의료면담에서 환자가 가지고 온 아젠다를 파악한 후에 우선순위를 정하고 매일 알아보아야 하는 것에 대한 정보를 얻는 것이다.

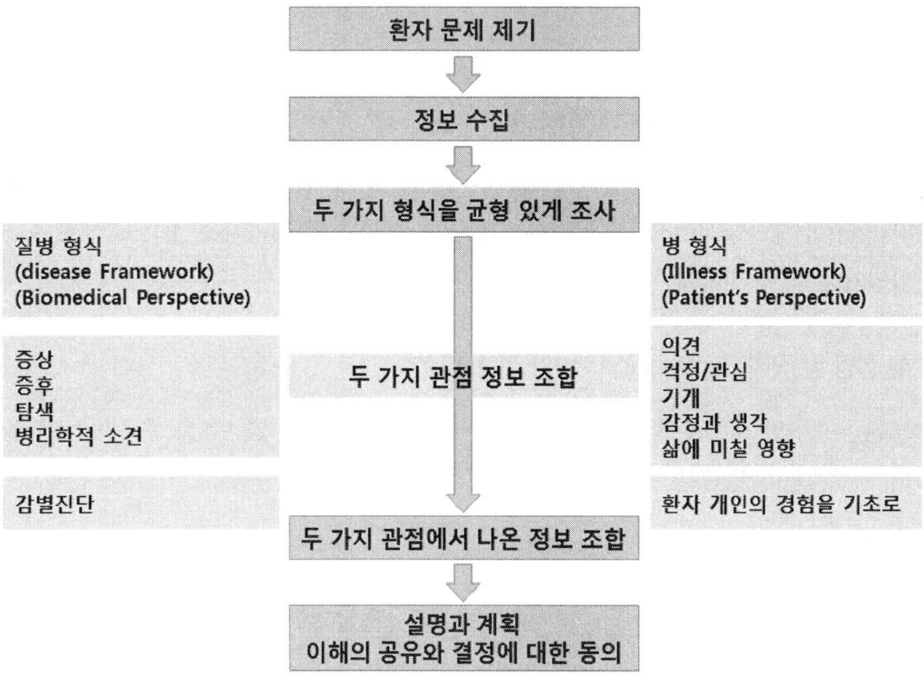

자료 : The disease-illness model(Levenstein et al. 1989 and Stewart et al. 2003).

[그림 2-2] 질병-병 모델(Disease-illness Model)

- 질병 중심의 의학을 기초로 하는 과학적이고 객관적인 차원에서 모아진 정보는 비효율적이고 정확하지 않은 진단을 초래하고 환자의 의견이나 감정이 무시된 채 의사 중심의 의학으로 진행하는 것은 도움이 되지 않으니, 취약점을 보완하고 나온 모델이 [그림 2-2]와 같이 '질병-병 모델'인데 전통적인 의학 병력을 청취하여 얻는 정보를 대체하기 위한 모델로 나온 것이다.
- 의사 중심의 의학 면담에서 환자 중심의 의료면담을 위한 모델이다.
- 환자 중심의 의료면담이 소비자 중심주의로 오해되기도 하나 이 개념은 다른 것으로 환자 중심의 의료면담은 의사가 질병에 대한 관련 정보를 얻어서 문제해결을 하는 의사 측의 입장과 환자의 입장을 모두 이해하는 것이다.
- '질병-병 모델'에서 질병은 병 · 생리학적인 관점에서의 아픔의 생 · 의학적 원인이며, 병은 아픔에 대한 환자 개개인의 경험이며 환자가 아픔에 대한 개념, 경험, 아픔을 어떻게 극복하는가이다.
- 편협한 의사의 질병에 대한 관점보다는 환자가 갖고 있는 병에 대한 견해는 다양하다.
- 병에 대한 환자의 경험에는 감정 상태, 생각들, 걱정이나 관심거리들, 환자의 삶에 어떤 영향을 미치게 되는가 하는 다양한 표현으로, 개개인의 경험 여부에 따라 앞으로 어떤 일이 일어나게 되는지에 대한 이해와 어떤 도움을 받게 되는지에 대한 기대로 이어진다.
- 환자는 아픈데 질병은 없는 경우가 있다.
- 의료진은 환자의 상태에서 병 · 생리학적 원인이 되는 근거를 찾지 못하고 질병의 진단을 하면 환자는 계속 아파한다.

3) 신체검사(Physical Examination)

정보수집이 끝 난후 좀 더 병리학적 소견이나 신체 부위의 병변을 보기 위한 검사를 실시한다. 어떠한 행동을 취하기 전에 환자에게 어떤 검사를 할 것이라는 것과 검사를 위해 옷을 갈아입거나 어느 위치에 누우라는 준비 사항을 미리 이야기해 주는 것이 좋다.

4) 설명 및 계획(Explanation and Planning)

모든 의료면담 절차가 끝난 후 환자에게 과학적 이론과 가설을 바탕으로 내린 진단을 설명하고 치료계획이 있음을 알리는 순서이다.

5) 설명 및 계획 단계 커뮤니케이션 문제점

연구에서는 의료면담에서 설명과 계획하는 단계에서 문제점이 있다고 지적하고 있다.

- 정보의 양과 질 : 환자에게 설명하여 주는 것이 너무 자세하지 않다.
- 정보의 종류 : 환자가 요구하는 정보의 종류와 의사가 환자에게 설명하는 정보의 종류가 크다.
- 이해 정도 : 의사의 눈높이에 맞추어 설명을 한다.
- 정보의 지속력 : 환자가 기억하는 정보량은 약 5~60[%] 정도이다.
- 의료적 결정에 환자의 참여 수준에 대한 기대 : 진단 후 치료 방법에 대한 의료적 결정을 주로 의사에게 전임시키는 경우가 많았다.

- 순응도의 문제 : 환자는 평균 50[%] 정도가 처방 약을 먹지 않고 처방과는 다르게 먹고 있다.
- 정보를 수집한 후에 의사는 가설을 토대로 진단을하는데 환자에게 오해가 없도록 이해시키고 설명하며 정보 전달 시 한꺼번에 이야기하지 않고 조금씩 환자의 반응을 살펴보고 전달한다.
- 의사가 설명할 때 주의하여야 할 점
  - 의학 전문용어 사용은 되도록 일반용어로 바꾸어서 설명하고, 굳이 써야 하는 경우는 부연 설명을 하고, 좀 더 짧은 단어가 있는지 검토하고 좀 더 짧게 이야기한다.
  - 일반적인 이야기 보다는 구체적으로 설명하고, 환자의 기억력은 일반적인 설명을 들었을 때 16[%], 구체적인 설명 일 때 51[%]가 기억한다(Bradshaw et al. 1975).
  - 시각 자료로 설명하면 이해도를 높일 수 있으며, 보조 자료를 사용 할 경우 환자의 모국어로 된 자료를 사용하고 글보다는 그림으로 된 프린트로 사용하는 것이 좋다.

6) 상담 종료(Closing the Session)

의료면담의 시작부터 정보수집과 진단에 대한 설명, 치료계획에 대한 공유된 의료결정 등의 마지막은 의사가 환자에게 마지막으로 주의사항이나 중요한 정보에 대한 반복과 요약이다. 계속 치료를 받거나 추가 검사 결과를 봐야 하는 경우 다음 예약에 대한 설명이 이루어짐으로써 마무리가 된다.

5. 어린이, 부모와 면담시 주의사항

어린이 환자와 의료면담을 진행할 때 어린이가 환자이기는 하지만 부모도 매우 중요한 보호자로, 부모와 같이 면담을 하는 경우 삼자대면 면담을 진행해야 한다.

〈표 2-1〉 Skills from the Calgary-Cambridge Guides : 어린이 환자 면담시 적용방법

Skills from(기술) the Calgary-Cambridge Guides (캘커리-케임브리지 가이드)	어린이 환자 면담시 적용방법
Initiation(시작)	
preparation(준비) develop rapport(관계 발전) identify the reason for the consultation(상담 이유)	환자와 부모 모두를 위한 환경 조성(장난감, 의자높이 등) 어린이와 보호자에게 인사 놀이로 어린이와 친해지고 부모와 잡담 등으로 친밀감 형성 어린이와 부모의 걱정, 관심사, 편안함 정도에 주의 어린이에게 질문하여 누가 먼저 이야기를 시작할지, 어린이가 먼저 이야기하고 보호자나 가족이 부연 설명이나 의견을 미리 조율

Skills from(기술) the Calgary-Cambridge Guides (캘거리-케임브리지 가이드)	어린이 환자 면담시 적용방법
Gathering information(정보수집)	
listen, facilitate, and use open and closed questions appropriately (듣고 촉진하고 질문을 적절히 사용)	어린이가 이야기하고 어린이가 갖고 있는 문제, 걱정거리 등을 파악하며 부모의 이야기 속에서 어린이의 이야기와 다른 점 등을 파악
understand the child's and parents' perspectives use language appropriately (아이와 부모의 입장에서 이해하고 적절한 관점에서 적절한 언어를 사용)	감정 표현 표출 (어린이에게 감정에 대하여 표현할 시간을 줄 것) 어린이가 생각이나 의견을 이야기할 수 있는 공간 마련 • 임신, 출생 • 과거 병력/예방 접종기록 • 성장 발달 문제 • 약물과 알레르기 • 가족력 사회적 이슈 등
Structuring(구조화)	
Use internal summary and signpost (요약 및 이정표 사용)	어린이와 부모에게 주의를 번갈아서 주어야 하므로 의사가 내면적으로 정리요약 하는 기술 적용
Physical examination(신체 검사)	
create appropriate environment for physical exam (신체 검사에 적합한 환경 조성)	• 영유아 등 어린아이인 경우 -놀이를 통해서 혹은 매우 안락하고 편안한 환경에서 검사를 받을 수 있도록 함 -부모의 품안이나 무릎 등 이용 • 나이가 있는 어린이인 경우 -부끄러워하거나 비밀보장을 요구하는 경우 공간에 대한 배려 -부모에게 동반여부 양해
Explanation and planning(설명 및 계획)	
provide correct amount and type of information (정확한 규모와 유형의 정보 제공) use diagrams(다이어그램 활용)	• 어린이와 부모 모두에게 설명하고 너무 어린 아이일 경우 의사를 대신하여 부모가 이야기 함 • 부모와 어린이의 견해가 반영된 정보 시각자료를 사용하고 크게 잘 보이는 시각자료 사용
Closing the session(종료)	
Safety-netting(안전망)	

의사는 어린이와 부모 모두에게 주의를 기울여서 대화를 진행하고 세심한 배려가 필요하며, 어린이가 본인의 이야기를 할 수 있는지 아니면 부모가 대신 이야기하길 원하는지 질문하는 것이 좋다. 어린이와 직접 대화하고 면담에 참여시키는 경우 만족도와 치료 순응도가 높다(표 2-1).

6. 환자의 유형별 커뮤니케이션

1) 사회적 스타일에 따른 환자 분류(Reid and Merrill, 1981)

사람의 성격이나 유형은 수백 종류로 분류할 수 있으며 크게 4가지 유형으로 분류하면 환자를 쉽게 치료하고 편한 마음으로 대처할 수가 있다.

(1) 추진력 있는 환자(Driving Patient)

구분	내용
커뮤니케이션 유형	• 빠르고 짧게 이야기하나, 문장을 다 끝내지를 못하고, 밀수가 적다. • 단어 사용시 매우 의미 있고 중요하다고 생각하는 단어들을 선택한다.
목소리	• 일반인 들 보다 다소 크고, 높낮이가 많지 않다.
바디 랭귀지	• 행동반경이 크고, 절도 있으며 힘차며, 손은 주먹을 쥐거나 오므린 상태이며 어디를 가리키는 손짓을 한다. • 주변에 물건 등을 정리하지 않는 성향이 있으며, 무엇을 요구하거나 말할 때는 눈을 보면서 확실하게 이야기하고 상체를 앞으로 기울인다. • 환자들은 의사를 존중하고 주의 집중력이 강하다.
화가 나거나 스트레스 상황시	• 위기상황에 매우 확고하게 행동하는 것이 강점이자 약점이다. • 불만족스럽거나 스트레스가 있으며 위기상황시 업무해결 중심적이며 권위적으로 변한다. • 전면적으로 불만을 터뜨리거나 문제의 해결을 요구하고 권위적으로 원하는 사항을 강력하게 요구한다.
커뮤니케이션 대처방법	• 약속 시간을 지키고 사실을 이야기하고 정보를 제공한 후 환자가 선택할 수 있도록 하며, 간략하게 설명하고, 환자와 같이 크고 빠른 속도로 약간 낮은 목소리로 설명하며, 환자 쪽으로 몸을 기울이고, 양팔을 몸통 쪽으로 너무 가깝게 가져가지 않으며, 다른 환자 보다는 약간 큰 동작을 하고, 불만 사항이나 화가 났을 경우 즉시 상황에 대한 사실들을 제공하고 실수가 있는 경우 즉시 사과한다.

(2) 분석적인 환자(Analytical Patient)

구분	내용
커뮤니케이션 유형	• 느리게 이야기하고, 모노톤으로 이야기하며, 정확한 단어를 찾거나 의사를 보다 잘 표현하기 위해서 종종 말을 하다가 멈춘다.
바디 랭귀지	• 눈맞춤이 거의 없으며 간접적 행동반경이 적다. • 똑바로 앉거나 뒤로 젖힌 상태로 앉는다. • 말할 때는 앞에 놓여 있는 물체나 홍보물 등에 초점을 맞추고 있다.
스트레스 상황시	• 조용히 나가거나 회피하고, 다른 물건 등에 집중하는 편이다.

	• 의사와 같이 있더라도 갑자기 이야기를 하지 않고 반응을 보이지 않는다. • 불만족시 병원으로 다시 오지 않고 조용히 사라지는 유형이며, 불만사항을 이야기하거나 표현하지 않는다.
커뮤니케이션 대처방법	• 환자의 경우 다른 환자들 보다 조금 더 많은 공간을 제공하고, 100~150[cm] 거리보다 다소 더 멀리 앉게 하면 편안하게 느낀다. - 의사는 목소리를 조용하고 논리있게 이야기하고, 아젠다를 미리 정리하여 준비한다. - 일정표와 진료방향에 대한 지도를 해주고, 세부적인 정보까지도 제공한다. - 정돈되고 깔끔하게 정리된 환경(책상, 옷차림 등), 모든 동원 가능한 자료를 제공한다. - 옵션에 대하여 설명할 때 장 · 단점을 설명하고, 환자가 준비한 자료가 있을 경우 존중하며 경청하고 칭찬한다.

(3) 친절한 환자(Amiable Patient)

커뮤니케이션 유형	• 말을 잘 하지 않고 환자가 친하다고 생각하는 사람에 대해서 이야기하기를 좋아하고, 아는 사람들과는 이야기하며, 약간 느리게 이야기하는 편으로, 질문에 대한 답도 조금 늦게 하는 편이며, 조심스럽게 질문을 많이 한다.
바디 랭귀지	• 상황에 맞는 얼굴 표정으로 표현하고, 고개를 끄덕이며, 미소 등 편한 자세로 앉고 혹은 뒤로 젖혀서 앉고, 팔 동작은 팔꿈치 이하만 작은 동작으로 움직이며, 팔이나 물건 등은 몸 가까이에 둔다.
스트레스 상황시	• 밖으로 표출하거나 속으로 생각하는 편이고, 불만이나 화가 나면 시간이 지나면서 사소한 것으로 폭발하고, 환자는 감수성이 높으므로 감성적으로 이야기하면 서로 보호하고 아껴주는 관계를 유지하고, 표현을 하지 않지만 이들이 겪고 있는 진정한 문제를 알아낸다.

(4) 표현력이 풍부한 환자(Expressive Patient)

커뮤니케이션 유형	• 빠르게 이야기하고 목소리가 크고, 목소리의 톤의 높낮이의 폭이 매우 크며, 과장해서 극적으로 이야기하며, 다양한 관점과 관심사들이 많다. • 감성과 표현이 풍부하고, 유머는 커뮤니케이션의 핵심으로 생각하며, 재미를 추구하며 장난기가 있다.
바디 랭귀지	• 옷차림이 화려하고, 장신구를 많이 착용한다.
스트레스 상황시	• 스트레스와 불만을 몸짓과 목소리로 이야기하고, 화가 난 경우 상대방에게 전면적으로 따지고 불만사항에 대해서 다 언어적으로 비언어적으로 표현하며, 추진력 있는 환자와 비슷하지만 표현력이 풍부한 환자는 화가 난 감정에 대해 표현하는 성향이 있다.
커뮤니케이션 대처방법	• 유머를 듣고 같이 웃어주거나 응대해주고 직함이나 명칭을 사용하고, 예약은 사전에 알려주고, 말이나 글보다는 시각자료를 사용하며, 환자가 일정한 루틴을 세우도록 도와주고, 휘둘리지 않도록 유의하고, 정면 공격을 당할 수 있어 미리 예비하고, 화가 난 경우 의료적 사고나 실수가 아닌 경우 화가나게 만든 것에 대해 인정하고 사과하며, 감정적인 부분을 해결하고 이성적으로 설명하면 진정시키는 데 도움이 된다.

2) 까다로운 환자의 임상적 대면의 요소

진료실에서 약 15[%] 정도가 의사와 환자의 관계에 어려움이 있는 것으로 추정된다.

환자가 우울증이나 불안장애가 있는 경우, 증상 표현이나 환자가 느끼는 심각성의 정도가 일반 환자보다는 크게 느낄 수 있다.

- 모든 어려운 의사 환자의 관계가 환자에게만 문제가 있는 것은 아니고, 환자를 대하는 의사의 태도, 피곤함의 누적 정도, 스트레스, 과로 등 어려운 상황을 일으키는 주요 원인이다.
- 환자들의 이해 수준, 교육 수준, 문화적 배경, 언어의 장애, 타국어의 언어 소통으로 인한 장애 등 여러 가지 요인들을 파악하고 의사가 적절히 대응하지 못하는 경우 분쟁으로 이어질 수 있다.

(1) 환자의 특성에 따른 요인

① 환자 구분 : 화가 난 환자, 저항적인 환자(진료 거부), 무서워하는 환자, 조절하려고 하는 환자, 소마타이징 환지, 애도하는 환자, 너무 자주 4는 환자

② 상황에 대한 파악 : 분노를 표현하는 이유, 상황 및 원인을 빨리 파악한다(㉮ 서비스 프로세스의 문제, 진료실 내에서의 면담과정 중의 문제).

- 의료진이나 스태프를 조정하려는 성향의 환자의 경우 : 책임 소재를 병원이나 의사 측으로 전가, 자살하겠다고 위협, 원하는 바를 얻기 위해 위협, 성격 장애가 있는 경우 등이다
- 신경성 증상을 호소하는 환자들의 경우 : 확실하지 않고 장기적인 증상들을 호소하는 환자들은 우울증이나, 불안애, 성격 장애가 있는 경우이다.

③ 대응 방안 : 감정적인 대응을 하는 것보다 지나친 요구 조건에는 정중하게 거절하는 것이 해결방법이다.

④ 해결책 : 효율적인 의사와 환자관계를 형성하면 환자가 호소하는 여러 가지 심리적인 것에 기인한 불평들이 많이 완화 될 수 있으며, 의사는 환자 본인이 생각으로 증상이 심해지는 것을 깨달을 수 있도록 해주고 너무 많은 검사나 다른 병원으로 자꾸 보내는 것은 효과적인 방법이 아니다.

- 우울증의 전조가 아닌지를 파악하며 진단 결과와 치료계획에 환자가 생활의 변화 등에 반응이 있음을 파악하고, 환자가 반응을 개방적으로 이야기하도록 유도하고, 너무 자주 병원을 찾는 환자의 경우 외롭거나, 의존적이거나 문제에 대해 질문이 너무 민망하거나 두려워하는 경우, 지나치게 병원으로 오는 환자이다.
- 과민하게 건강문제나 정보를 걱정하는 환자들의 대응방법
  - 첫째, 왜 자주 방문하게 되었는지 파악한다. 다른 환자들이 자주 방문하는 경우, 환자의 유형이 진단 결과가 나오지 않은 경우로 재확인을 위하여 지속적인 통증에 대한 완화 혹은 단순히 대화를 원해서 오는 경우가 있다고 설명하고 환자가 설명한 예들과 비슷한 이유인지 물어 본다.
- 표면상으로 표현하는 이유 외에 이면에 있는 원래의 이유를 알 수 있도록 환자와의 대화를 통하여 파악하고, 만성 통증의 경우 통증 조절 기술을 가르쳐 주고 조절할 수 있도록 하면 환자들의 만족도를 높일 수 있다.

(2) 의사의 특성에 따른 요인

① 업무과로, 개인적인 위기상황, 지속적인 스트레스, 환자에게 부정적인 태도나 말투

② 해결책 : 환자의 안전과 의료 사고의 예방을 위하여 과도한 업무량 조절이나 다른 의사와의 업무 분담으로 의사의 실수가 환자에게 영향을 미치지 않도록 유의한다.

(3) 환경/상황적인 요인들

통역 오류로 사고와 다른 문화권의 환자들을 대할 때 각 문화권에서 느끼는 질병에 대한 민감성과 의미, 성별 차이, 종교적인 의미 등을 파악하고 대응한다.

① 진료실에 환자와 환자가 원하는 보호자 혹은 통역사가 같이 있어서 진료과정에 집중할 수 있는 환경을 조성하는 것이 좋다.

② 병원 및 의료진의 사과가 필요한 경우의 절차

- 분쟁이 일어나게 된 배경을 정리하고, 사과를 해야 하거나 문제에 직접 관련된 사람이 누구인지 파악하고, 적당한 시간과 장소를 알아본다.
- 사과를 받는 사람들이 무엇을 이해하고 있는지 알아보고, 사실 그대로 설명한다.
- 동감을 표현하고, 사과를 하며, 보상이나 기타 대책을 진행한다.

③ 모든 사고나 상황에서 사과를 하는 것은 아니다.

- 우선 어떤 상황이 전개 되었을 때 원인이 무엇인지 정보를 파악한 후, 실수나 의료 사고가 아닌 경우 환자나 보호자에게 사실에 대한 증거자료를 모두 개방하여 보여주고 설명하는 것이 의료적이나 법적 분쟁을 미연에 방지할 수 있다.

〈표 2-2〉 환자에게 이야기 할 때 도움이 되는 표현

목 표	행 동	표 현
경청과 이해	환자의 주요 관심사를 요약한다.	제가 이해하기로는 이렇단 말씀이죠? 제가 제대로 이해했나요?
	환자의 이야기를 중단시키지 말아야 한다.	
	중간중간에 정기적으로 환자의 이야기를 요약한다.	
	진단이나 질병의 심각 정도에 대한 서로간의 이견 좁히려는 노력을 한다.	
환자와의 파트너십 구축	관계가 원활하지 않은 경우 항상 시킬 수 있는 방법을 찾는다.	오늘 제가 도와 드린 거에 대해 어떠세요? 오늘은 별로 잘 이야기가 진행된 것 같지 않지요?
부정적인 감정 표현을 할 때 감정이 상하지 않게 이야기 하는 방법 습득	환자를 탓하는 식의 표현을 삼간다. 의사가 주체가 되는 문장으로 이야기	환자분 때문에 기분이 나쁘군요 라고 표현하기 보다는, 그런 말을 들으니까 제가 기분이 별로 안 좋습니다.

목 표	행 동	표 현
환자의 관점에서 감정을 이해하려고 할 것	환자의 감정 상태를 파악한다.	지금 많이 화나고 속상하시지요. 특히 어떤 것 때문에 그런 마음이 드는지 말씀해 주실 수 있으세요
치료나 간호에 대한 협의	환자가 도움을 요청하는 명백한 이유를 파악한다.	제가 드리는 치료 계획에 대해서 갖고 있는 생각과 많이 다른지요? 너무 힘들지는 않은지요?
	현실 가능 여부를 파악한다.	기적이 일어났으면 좋겠지만 현재로는 이 방법이 최선입니다. 더 중요한 것은 본인의 의지입니다.

7. 통역사와 커뮤니케이션시 유의사항

전문 통역사는 전문 훈련을 받고 통역사로서의 윤리 규정을 준수하며 비밀 보장, 들은 것을 그대로 통역하고, 정확하게, 완성도 있게 통역하는 전문가이다.

- 훈련 받은 전문 의료 통역사들은 언어가 유창하게 할 뿐만이 아니라 의학 용어에 능숙하며 병원이나 의료기관에서 일한 경험들을 갖추고 있어야 한다.
- 미국은 의료 전문 통역사를 훈련시키는 기관들은 있으나 아직까지는 국가 공인 자격증은 없다.
- 잘 훈련 받은 통역사는 가감없이 통역사의 사적인 견해가 개입되지 않도록 모든 메시지를 환자의 모국어에서 의사의 모국어로 자유자재로 통역할 수 있어야 한다.
- 메시지를 명백하게 알아야 할 때를 제외하고는 대화를 하는 환자와 의사, 보호자와 의사를 대화에서 제외 시키지 않도록 한다.
- 잘 훈련 받은 통역사는 언어적으로 비언어적으로 양쪽에게 그대로 전달을 할 수 있어야 한다.
- 장기적인 안목으로 보면 문의 전화, 오진, 불필요한 검사 등을 감소시킬 수 있고 환자의 순응도, 만족도, 이해도를 높인다.

1) 전문 통역사 이용시 가이드라인

① 신뢰 및 비밀 보장 : 진료실에 들어오기 전 환자에 대한 정보를 미리 제공하고, 환자의 모든 정보는 비밀보장이 되어야 하고, 사전에 숙지한다.

- 진료실에 들어갈 때는 환자에게 반드시 본인의 소개를 환자에게 한다.
- 환자에게 비밀 보장에 대하여 미리 이야기 한다.

② 통역사의 위치 및 대화방법 : 환자 옆에 앉아서 문화적으로 문제가 없으면 눈을 바라볼 수 있는 자리에 위치하도록 하고, 의사는 통역사에게 이야기하지 말고 환자를 향해 이야기한다.

③ 시간적 제한 : 영어는 다른 언어에 비해 직접적이므로 통역할 때 다소 시간이 걸릴 수 있다.

- 통역사가 있는 경우 진료시간을 넉넉하게 배정하는 것이 좋다.
- 통역사를 위해서 너무 어려운 의학 용어나 통역하기 힘들거나 통역 후 환자가 알아듣기 힘든 문장은 될수록 쓰지 말고, 그림과 사진 등으로 설명한다.
- 환자의 이야기를 들을 때는 중단하지 말고 경청하고, 중요한 사항을 이야기할 때는 환자가 이해하는지 확인하고 질문이 없는지 확인하면서 진행한다.
- 문화적으로 나라에 따라서 의사에게 질문하는 것이 실례라는 생각을 가진 환자들도 있으므로 질문에 대해 편안하게 이야기하도록 전달한다.

2) 전화 통역사 이용시 유의사항

병원에 통역사가 없는 경우 전화 통역서비스를 이용할 수 있다. 전화 컨퍼런스 이용시 주의해야 하는 사항들은 통역사들이 환자의 사적인, 개인적인 병력 등에 대한 비밀보장과, 시간 내에 효율적으로 끝낼 수 있게 정보에 대한 설명을 정리 요약해서 이야기한다.

3) 가족 및 친지 통역보다는 병원내 직원 이용

가족이나 친구를 통역사로 지정하는 경우가 있는데 여러 가지 면에서 바람직한 방법은 아니다.

- 비밀 보장 문제, 의미 전달이 가감이 되는 경우, 의학 용어나 의미를 이해 못해 오해가 있는 경우 등이 있을 수 있다.
- 병원 내에 바이링구얼(bilingual)스텝이 있는 경우 환자의 동의하에 병원 스텝을 이용하는 것이 가장 이상적이다.
- 통역사를 이용하는 경우 반드시 통역사의 이름, 연락처, 통역한 일시 등을 기록한다.

02 문화별 커뮤니케이션

다른 문화권의 사람들과 소통을 하기 위해서는 상대방 문화에 대한 이해가 기본이고, 국가별 문화의 특성을 일반화하여 개인에게 모두 적용하는 것은 매우 위험한 일이다. 동일한 문화권에서도 개인의 교육 수준, 지역, 경제 수준, 생활방식, 성별 등 다양한 개인의 배경에 대해서 고려하며, 공식적·비공식적 커뮤니케이션의 방식이 상이하며, 커뮤니케이션 방식에 따라 구체적인 고려사항이 상이하다.

1. 문화별 커뮤니케이션

배경을 중시하는 고 배경 문화권과 저 배경 문화권에서 중요하게 여기는 가치는 상이하고, 다양한 문화를 수용하고 고정관념에서 벗어나 차이를 인정하는 것이 매우 어려운 점, 성에 대한 문제나 도덕성과 윤리적 가치에 대한 인식을 바꾸는 것이 매우 어려우므로 문화적 고려에 어려움이 있다(표 2-3).

〈표 2-3〉 고배경 문화와 저배경 문화의 특징

문 화	고 배경	저 배경
중요 가치	• 사회적 지위, 신분, 인간관계, 의식, 절차 • 시간보다 순리 중시, 비공식 거래 • 관리자 중심, 개인의 신용	• 객관적 사실 중시, 능력, 실력, 법, 규정 • 시간을 중요시, 공식적 거래 • 실무자 중심, 문서, 계약, 보증
국가	중국, 한국, 일본, 베트남, 아랍, 러시아	독일, 스위스, 북미, 영국

① 외국 여성들의 옷차림이나 태도에 선입견을 가지는 의료인이 많은데, 여성의 성적 매력을 표현하는 옷차림에 수군거리거나 곁눈질을 하면 매우 불쾌감을 준다.

• 외국인 환자의 국제 의료관광을 위해 의료 기관 및 에이선시에서 제공해야 하는 진료 전 일반적 서비스를 제공할 시에 각 국가의 문화적 요소와 개인의 상황을 고려한다.
- 입·출국 관련서비스
- 공항 픽업
- 교통 픽업
- 숙박시설 안내
- 체류기간 관리
- 여행정보 제공 등

② 외국인 환자의 기대와 요구를 반영하여 픽업 차량의 차종, 대중교통 이용 여부 등도 차별화해야 한다. 일본 고객은 대중교통을 이용하려고 하며, 중국 고객은 픽업 차종을 중요하게 생각한다. 러시아 고객의 경우, 편의성을 중요시하고 문화적 성향이 각접점별 서비스 제공에 반영되어야 한다.

• 외국인 환자의 국제진료와 관련하여 의료 기관과 에이전시가 협력하여 제공해야 할 진료 관련 서비스는 다음과 같다.
- 예약서비스
- 진료정보 제공
- 통역서비스
- 환자 보호자 식사 제공
- 검사 및 외래 진료서비스

-입원 및 시술, 수술
-보험 및 의료비용 정산
-각종 동의서 및 입원생활 안내 등의 문서에 대한 설명
-사인을 얻는 서비스로 각 접점별로 매뉴얼을 작성
-언어적 · 비언어적 소통은 물론, 문서화된 계약에 의해 상호신뢰와 안정성을 확보한 상태에서 국제진료를 진행한다.

③ 구두 설명과 함께 보호자와 환자의 사인을 받고, 문서를 재 확인 하는 것이 중요하고, 입원생활 관리항목에 난이도나 개인의 책임을 고지하고, 진료 또는 시술비용의 예상 견적지를 분명히 한다(표 2-4).

- 예상 비용 : 수술 후 비용 차이가 있는 경우 환자의 불만족을 초래하므로 검사결과가 나오면 상세항목별 시술비를 안내한다.
- 통역 : 전문성을 갖추고 숫자를 정확하게 전달하는지 문서와 대조하며, 의사소통이 원활하게 이루어지고 있는지를 확인한다.
- 외국인 환자의 진료 후 서비스 : 체류기간 동안 환자 및 보호자의 여행지원 출국 관련 픽업, 임상적 사후관리 등 각 국가의 문화적 특성 및 개인의 사정을 고려한 최선의 서비스를 제공한다.
- 문화적 차이에 대한 고려 사항 : 환자 보호자와의 적극적인 의사소통 유지, 다양한 문화적 배경에 대한 이해, 문화적 차이로 인해 발생되는 문제나 갈등의 소지에 대한 대비, 윤리적 가치의 차이에 대한 이해, 일상생활 중에 행해지는 종교의식과 의료진 및 치료에 대한 행동약식 등이다.

〈표 2-4〉 문화권별 다양한 이해 제도

구 분	불교	기독교	로마가톨릭	힌두교	이슬람	유대교
부검	개인적 문제	개인적 문제	허용	허용	합법 목적만 허용	허용
식이	육 고기 금지	금연 금주	허용	채식주의자	금주, 돼지 고기 금지	돼지고기, 조개 금지
안락사	긍정적	부정적	허용	부정적	허용하지 않음	금지
치료 신념	영적 치료 부정적	모든 치료 허용	종교적신념	영적 치료	영적 치료 부정적	병원 치료
약물치료	제한 없음	제한 없음	제한 없음	제한 없음	제한 없음	제한 없음
장기기증	긍정적	개인적 문제	긍정적	허용	허용	복잡 다소 허용

2. 문화의 차이와 국가별 관습과 특성

다른 문화권 환자에게 의료서비스를 제공할 때 준거가 되는 항목

- 일반사항 : 국적과 거주지 특성, 언어, 생태학 피부색, 에티켓, 매너, 커뮤니케이션
- 사회적 역할(가족, 직장), 심신의 건강과 습성(음주, 흡연, 민간요법)
- 음식 관련 습성(주식, 차), 성별에 대한 인식과 관습, 종교 및 정신적 주체
- 죽음과 관습 : 죽음의 의미, 장례절차 및 예설
- 의료서비스 : 치료, 검사, 약에 대한 인식 및 태도
- 의료인 : 의료인의 권한, 의료적 지시에 대한 수용 태도

3. 각 국가의 일반적 사항 및 문화적 특성

1) 미국

공식 석상에서 악수와 미소를 지으며, 편안한 자리에서는 볼에 가볍게 키스하고, 대부분 이름을 부르지만 공식석상 에시는 Mr/Miss/Mrs를 붙여 성을 부르고, 중요한 미팅은 레스토랑에서 테이블 매너를 갖추고, 언어적 메시지와 제스처로 표현하고, 동성 간의 포옹이나 지나친 신체 접촉은 오해의 소지를 불러일으킨다(표 2-5).

① 공중보건 의료시스템이 잘 되어 있으나 특정 집단, 고령자, 빈민층을 위한 보건 관리시스템이 구축되어 있으며, 중산층의 18[%] 정도 비보험 상태이며 보험료 매우 높아(예 우리나라 중산층 4인 가족 기준 보험료 연간 약 1천2백 불) 한국 의료를 이용하는 고객의 대부분이 민간보험 가입자이다. 미군 및 가족으로 매우 개방적이고, 시스템에 의해 자동적으로 처리되는 것을 선호하고 문서에 사인하는 것 당연하게 여긴다.

〈표 2-5〉 미국의 일반적 사항 및 문화적 특성

구 분	내 용
일반사항	• 인구는 약 3억 3423만 명 (세계4위)이며(2022년 통계), 언어는 영어 80[%] 이상, 스페인어, 기타 • 종교 : 개신교(50[%] 이상), 로마가톨릭(20[%] 이상), 몰몬교, 기타 • 정식국가명 : 미합중국(USA : Unitted States of America), 위치는 북아메리카
언어/매너	• 공식적 인사는 악수, 가벼운 키스, 포옹이며, 예의를 갖출 때는 Mr./Miss/Mrs를 붙여 '성'을 부르고, 일반적으로 이름을 부름 • 약속 시간 지키는 것을 중요하게 여기고, 개인의 프라이버시를 매우 중요하게 여김
커뮤니케이션 방식	• 대화 시 사회적 거리를 유지하고, 경청의 표시로 '아이컨택', 끄덕임 등(SOLER*) • 적극적 반응과 언어적 표현을 선호하고, 이름을 먼저 쓰고, 가족의 '성'을 적음 • 여성은 결혼 후 남편의 '성'을 따름
음식/관습	서양식이며, 스테이크, 빵, 샐러드
신체/정신	• 동성 간의 신체 접촉 기피 • 임상의사와 심리치료사가 치료적 협력체계를 갖추고 동등한 권위를 가짐

구 분	내 용
치료/시술	• 예방 및 건강증진에 대한 중요성 인식하고, 모든 결정은 매뉴얼에 의함 • 동의서, 확인증서 등 문서에 서명날인 후 의학적 시술, 수술 개시
의료관광채널	공식 초청, 비즈니스파트너 추천, 보험사 추천 및 지정, MOU, 방문 형태 : 개별

* SOLER : Squarely, Open, Lean, Eye-contact, Relaxed

② 미국 의료협회는 의료관광 가이드라인을 제시하여 자국민이 국제 의료관광시에 자국민을 보호하고, 스스로 리스크를 예방하기 위한 지침을 제시하여 여기에 준하는 행동을 권한다.

③ 미국보험환자는 서비스 시스템 표준화가 있으며, 중중 환자 서비스 시스템 구축(영어 간병사 인력풀 관리가 되어 있어 필요시 서비스 제공)한다.

④ 한국 교민의 건강검진 프로그램 이용시 서포터하고, 비보험적 상품을 개발하고, 지속적 교류를 유지하며, 인터넷 정보를 제공한다.

2) 일본

비언어적 메시지를 중요시하고, 노인을 공경하며, 연장자와 높은 사람에게 예의를 갖추며, 부정적 피드백이 예의에 벗어난다고 생각하므로 불만족에 대해서 비언어적 메시지를 파악하고 근검절약이 보편적 태도로서 쇼핑과 바가지요금에 대해 민감하다(표 2-6).

① 관광고객은 일부 가이드들의 쇼핑 강요를 알면서도 구매해 주는 것을 예의라고 생각하고 구매에 응하고, 이후에는 재구매가 없으며, 금전적으로 매우 절약하는 습관이 있다.

② 일반적으로 의료수준이 높고, 의료장비의 연구·개발로 수준이 높은 제조업체를 보유하고 있으나, 자국 내 의료 기관이 보유하지 못하고 있으며, 의료장비가 발달하였으나 성형·미용시술 기술은 한국보다 낮은 수준이다.

③ 한국에 미용성형 이용 환자수가 일정부분 있으나, 문화적으로 부모가 물려주신 신체를 훼손하는 것이 불효라고 생각하여 성형시술에 매우 신중하고, 리스크나 사후관리, 법적 보장에 민감하여, 가벼운 처치나 간단한 시술은 일부 이용한다.

④ 한국에 대한 정보가 많아 직접 내원하거나, 정보수집 후 결정까지 오래시간이 걸리며, 광고지를 활용(고객 이용 무료 - 광고주 실비)하고 인터넷 정보 지속적 제공(CRM 필요)하며, 저가 및 한방프로그램과 관광 상품 패키지를 개발하여 자유 투어 고객에게 투어 정보를 제공하고, 비의료적 미용 상품컨택 포인트로 활용한다.

⑤ Rappot(상호간에 신뢰하며, 감정적으로 친근감을 느끼는 인간관계) 형성이 우선되어야 한다.

〈표 2-6〉 일본의 일반적 사항 및 문화적 특성

구 분	내 용
일반사항	• 인구는 약 1억 2,544만명 (세계 12위)이며(2022년 통계) 언어는 일본어 • 종교 : 신도, 불교, 기독교(2[%] 미만)이며 평균수명은 83세(세계 3위)
언어/매너	• 공식적 인사는 허리 굽히는 것, 간혹 악수를 하기도 함 • 처음 인사를 나눌 때 예의를 갖춘다는 표시로 머리를 깊이 숙여서 인사 • 약속 시간지키는 것을 중요하게 여기고, 부정적 피드백을 무례라고 생각 • 방문 또는 미팅 시 아주 작은 선물을 주고받는 것이 예의
커뮤니케이션 방식	• 대화 시 사회적 거리 유지하고 경청의 표시로 눈을 약간 아래로 하고, 고개를 끄덕이며, 긍정적 피드백을 주고받고, 가족의 성, 이름 순서로 적으며, 소그룹을 선호 • 비언어적 표현을 중요하게 여기고, 성 뒤에 ~상을 붙여 호칭 • 존경을 나타낼 때는 '센세이' 하며, 여성은 결혼 후 남편의 성을 따름
음식/관습	• 분식, 생신요리, 우동, 스시, 밥, 생선구이 • 식사 시 그릇을 들고 나무젓가락 사용
신체/정신	• 개인의 프라이버시를 매우 중요하게 여기고 언어적 표현을 잘 하지 않음
치료/시술	• 몸을 보거나 접촉하는 것에 대해 사전에 양해 • 치료 모습이나 시술 모습 타인에게 모이는 것 부담스러워 함 • 의사의 전문성 인정, 치료법에 당연하게 수용하고, 진통제 먹지 않고 참는 경향
의료관광채널	• 직접 이용, 인터넷사이트 방문, 여행사 패키지 • 자유 투어, 지인 소개, 방문 형태는 개별, 소그룹

3) 중국

공식적인 자리에서는 좌석의 배치를 매우 중요하게 여기고, 중요한 사람일수록 가운데 자리, 상대편과 격을 맞추어 마주 보거나 서열 순서대로 좌·우에 좌석 배치하고, 인사는 굳은 악수와 가볍게 고개를 숙이며, 배웅시 인사는 한 번 한다(표 2-7).

① 술을 권할 때는 자리를 이동하지 않고 테이블에 잔을 탁탁 치는 것이 같이 마시자는 것이며, 건배 제의를 매우 중요하게 여기고, 식사시 친분 관계를 발전시켜 나가자는 이야기, 나이를 물어 연장자가 누구인지를 정하는 것 등이 화젯거리이다. 다만 정치적 문제, 남북 관련정치는 대화시 금기사항이다.

② 비즈니스에 대한 이야기는 별도로 진행해야 하며, 많은 사람들을 부르는 것은 사회적 영향력을 과시하는 것으로 상대편의 사회적 영향력에 대해서도 시험해 보는 경향이 있다. 일부 국가가 운영하는 병원의 의료수준은 높은 편이나, 전체 국민이 골고루 혜택받기 어려운 상황이다.

③ 한국에서 건강검진을 받는 것은 수용하지만, 질병이나 질환의 발견 시 중국에서 수술받

으려는 경향이 있으며, 아픈 사람은 집밖으로 나가는 것을 싫어하고, 가족의 보살핌을 받는 것이 보편적 문화이다.

④ 한국 드라마를 좋아하며, 영화배우 이름과 영화 제목에 대해 이야기하고, 한국이 발전하고 있는 산업이나 서비스업종에 대한 이야기하는 것을 좋아하고, 자신이 방문한 지방의 특성, 인구, 면적, 역사 등을 질문하고 답을 듣기를 원한다.

⑤ 여성은 한국의 미용이나 성형에 높은 관심을 가지며, 부유층 또는 고위층의 부인들은 비공식적이나 비밀리에 방문해 시술하고, 치료비용을 할인해 주면 자신들에 대한 접대라고 생각하며, 병원의 고위 관리를 아는 것을 매우 중요하게 여긴다.

〈표 2-7〉 중국의 일반적 사항 및 문화적 특성

구 분	내 용
일반사항	• 인구는 세계 1위(약14억 126십만명)이며(2022년 통계), 언어는 70[%]이상 만다린, 광둥어(광저우 등) 기타 • 종교는 도교, 불교, 기독교(약4[%]), 이슬람(2[%]) • 정식국가명은 중화인민공화국이고 피부색은 주로 황색
언어/매너	• 목례, 허리를 조금 굽힘, 악수하고 인사는 한 번만 하는 것으로 계속 인사를 나누고 허리를 숙이는 것을 귀찮게 여김 • 일반적으로 이름을 부르고, 약속 시간지키는 것을 중요하게 여김 • 방문 또는 미팅 시 술 선물을 기본 예의라고 생각하고, 답례는 반드시 술 아니어도 무방하며, 목소리 자체가 큼
커뮤니케이션 방식	• 대화 시 사회적 거리 유지, 가까운 사람에게 이름 호칭, 일반적으로는 이름의 "성"을 사용 • 식사와 비즈니스를 구분하는 것 선호 • 식사 시 술을 함께 대접하는 것이 예의라고 생각(특히 만찬) • 여성은 결혼 후에도 본인 이름의 '성' 유지하고, 가족 이름의 '성', 이름 순서로 적음 • 정치적 문제는 대화의 주제로 부적절하며 특히 남북문제, 단체 행동 선호
음식/관습	• 불고기, 생선요리, 게, 한정식 외 다양한 메뉴의 식사 경험 선호 • 식사 시 목소리 높여 웃고 이야기함
신체/정신	• 가족이나 지인 단체 같이 움직이는 것을 선호하고, 언어적 표현을 많이 함 • 유아의 80[%]가 몽골반이 있고 전통 의학 중 의학을 선호, 서양의학으로 시술 전통 의학으로 증진
치료/시술	• 몸을 보거나 접촉하는 것에 대해 사전에 양해 • 치료 모습이나 시술 모습 동료에게 보여주고 잘 되었는지 피드백 • 의사의 시술이 마음에 들면 곧바로 다른 사람 시술을 결정 함
의료관광채널	• 파워 블로그 정보 활용, 여행사 패키지, 자유 투어 • 지인 소개, 방문 형태는 대, 소그룹

⑥ 남성은 중국 여성이 한국 성형시술 이용을 좋게 생각하지 않으며, 청년층과 일류 대학생들은 부정적으로 평가하고, 한국 여성들의 성형에 대해 비판하고, 중국 여성 고객을 타깃으로 성형상품을 마케팅 할 때 참고한다.

⑦ 온라인으로 상담 비율이 높아지고, 미용 성형시술에 대한 홍보가 비교적 활성화되어 있다. 한국관광공사는 대도시 한국무역사무소 등의 홍보자료 비치를 통해 홍보 노력 중이며 의료 기관의 홈페이지, 블로그 활용도 높아 여행사 및 미용 연합회 등의 단체 모객 비중 높다.

4) 러시아

공식 언어는 러시아어이며, 영토가 세계에서 가장 넓은 국가이며, 소비에트연방에서 독립국가로 바뀌었지만 자본 주위 경제가 미성숙한 상황으로 빈부의 격차가 심하고, 정치 · 경제에 종사하는 층이 부유하며, 교육이나 의료 등에 종사하는 층은 비교적 경제 수준이 낮다(표 2-8).

① 의료인의 사회적 지위 격차가 심하고, 지식층을 중심으로 영어사용자가 많고, 공식적인 자리에서 만나고 헤어질 때 손을 꽉 잡는 악수를 한다. 개인적인 친분과 만남의 기쁨으로 정서적으로 표현하고, 남성의 경우 직위나 직책 등을 부르는 것을 선호하고, 여성은 성적 매력을 뽐내는 것이 일반적이다.

② 중식을 주요 식사로 하고 석 식은 늦은 저녁에 가볍게 먹는 편이며, 저녁 식사에 정식 메뉴를 생략하고, 와인 또는 맥주와 안주로 대신하고, 문학잡지나 도서 등 읽을거리를 들고 다니다가, 돌아갈 때 선물로 주고 간다.

③ 자국의 의사가 신분이 높지 않아 한국의 의사에게 자신의 의견을 표현하고, 의료서비스에 대한 불만족을 표시하고, 결혼 후에도 남편의 성을 쓰지 않는다. 또한 의사결정에서 여성의 주장이 매우 강하고, 의료비 지불은 지식층이나 부유층일수록 비자카드로 높은 진료비와 호텔비를 결제하고, 생활수준이 낮을수록 현금 결제를 한다.

④ 유럽에서 국제진료를 한 환자가 많아 의료서비스 시스템과 진료비를 비교하고, 온라인으로 상담을 하는 외국인 환자의 경우 정보가 많고, 다양한 경로를 통해 국제진료 서비스에 대해 비교 조사한다.

- 한국 의료관광에 대한 홍보가 활성화되어 있으며, 연해주의 원격진료센터 및 의료설명회를 통한 의료기관 안내 및 홍보 활용도가 높다.

⑤ 신문, 잡지광고, 거리광고, 공항 전광판 등 지속적 광고가 효과적이며, 인터넷 상담과 즉각적인 피드백 및 지속적 관리의 성과가 있다.

〈표 2-8〉 러시아의 일반적 사항 및 문화적 특성

구 분	내 용
일반사항	• 인구는 약 1억 4천 5백만 명이며(2022년 통계), 언어는 러시아어, 기타 소수민족 언어 • 종교는 러시아 정교(약 20[%]), 이슬람교(약 15[%]), 기독교 외 기타 • 1990년 구소련 연방 해체 자본주의국가
언어/매너	• 손을 꽉 잡는 악수, 가벼운 포옹, 키스, 일반적으로 이름 부름 • 방문 또는 미팅 시 선물을 주고받는 것을 좋아하고, 개별 행동 선호
커뮤니케이션 방식	• 대화 시 가벼운 신체 접촉 가능하고, 제스처 사용이 많으나, 절제 • 직책이나 지위에 대해 호칭해 주는 것을 좋아함 • 가까운 사람에게 이름 호칭, 일반적으로는 본인의 '성' 사용 • 중식이 주요 식사이며, 여성은 결혼 후에도 본인의 성 유지 • 가족의 성, 이름 순서로 적음
음식/관습	• 스테이크/빵/야채/수프, 식사 시 와인을 즐김
신체/정신	• 개인의 프라이버시를 매우 중요시하고, 언어적 표현. 정서적 표현 잘함
치료/시술	• 몸을 보거나 접촉하는 것에 대해 사전에 양해 • 방사선에 대한 두려움이 있으므로 사전에 고지 • 저선량 방사선에 대한 설명을 하고, 의료진의 권위보다 전문성과 능력 인정
의료관광채널	• 인터넷 정보 활용, 자유 투어, 지인 소개, 의료인 추천 • 현지 광고/홍보, 방문 형태 : 개별

5) 아랍국가

공식 석상에서 가볍게 악수하며, 이슬람교 남성과 여성은 악수가 금기사항이다. 또한 공식 언어는 아랍어이고 성에 Mr. Mrs. Miss를 붙여서 호칭하고, 매너를 중시하고 비즈니스 미팅을 제외한 시간약속은 비교적 제외한다(표 2-9).

① 치료가 잘 되거나 통증관리가 잘 되면 의사의 실력과 전문성을 인정하고, 치료나 시술이 잘못되면 자신의 잘못이며 신의 뜻으로 여긴다.

② 일반적 상식보다 신과 악마의 존재에 대해 의식하는 편이며, 심신의 건강 상태와 결과에 대해 교리에 의존하고, 의료진의 전문성과 치료적 방법에 대해 수용적 태도에 감사한다.

③ 일부다처제(예 비즈니스 미팅시 방문했을 때 부인은 3명이어서 선물을 준비했는데 현

재 부인이 4명이라 한 사람이 선물을 못 주어 곤란한 상황)이다.

④ 국가 및 지자체 MOU에 적극 참여하고, 기업 간 MOU에 서포터 하며 중증 환자 서비스 시스템 구축(영어 간병사 인력풀 관리가 되어있어 필요시 서비스 제공)하며, 지속적 교류를 유지하며 VIP관리 시스템을 구축하고, 현지 컨택 포인터를 파견한다.

〈표 2-9〉 아랍국가의 일반적 사항 및 문화적 특성

구 분	내 용
일반사항	• 공식 언어는 아랍어이며, 매너를 중요하게 여김 • 물건 주고받을 때 반드시 오른손 사용하고, 여성은 몸을 가림
언어/매너	• 이슬람은 여성과 악수하지 않으며, 공식 언어는 아랍어 • 공식적 인사는 가벼운 악수이며, 여성에게 악수는 금지 • 개인적 친분이 있으면 가벼운 키스, 포옹을 하며 예의를 갖출 때는 Mr/Miss/Mrs를 붙여 성을 부르고, 약속 시간 지키는 것은 중요하게 여기지 않음 • 개인의 프라이버시를 매우 중요하게 여김
커뮤니케이션 방식	• 금기사항은 돼지고기, 술이며, 쌀 · 양고기를 먹음
음식/관습	• 여자들의 치료는 조심스럽게 진행하고, 여성은 병에 걸리는 것을 수치라고 생각 • 의사의 전문성을 인정하고 협조하며, 환자의 침대에 부적을 치우면 안됨
신체/정신	• 수술이나 시술 전 예측 가능한 합병증에 대한 고지사항은 병을 부르는 행동이라 생각 • 시술 또는 수술 후 통증이 즉시 사라지길 기대 • 의학적 처치 통제, 제거 등이 예방보다 큰 비중
치료/시술	• 공식 초청, 비즈니스 파트너 추천, 지인 소개, MOU, 방문 형태는 소그룹 방문

4. 문화적 차이 극복을 위한 기본요소

1) 환자, 보호자와 적극적인 의사소통을 유지

환자의 문화에 대한 이해를 향상시키기 위해 좀 더 많은 시간을 환자와 보호자에게 제공한다.

- 통역이 필요할 때에는 환자의 가족이 아닌 전문 통역을 활용한다.
- 환자의 문화적 윤리적 배경 및 건강에 관한 신념에 대해 추측은 안 된다.
- 환자의 문화와 친숙하지 않으면 가능한 환자나 가족에게 질문을 하고(예 입원기간 동안 의료진이 고려해야 할 사항, 금기 음식, 종교적 의식, 관습 등) 정보는 다른 의료진과 공유한다.

2) 환자의 문화적 배경을 충분하게 이해(문화적 차이에 대한 이해)

환자의 문화적 배경과 신념을 이해하고, 환자의 국적이나 주 사용 언어가 환자의 문화적 · 인종적 배경과 항상 일치하지 않는 것을 인지하고 환자의 문화적 배경에 대한 정보가 정확한 것인지를 확인하고, 환자의 의복이나 피부색 등으로 환자의 국적이나 문화적 신념을 추측하면 안 된다.

- 환자와 보호자의 질병에 대한 이해, 의료진의 설명에 대한 이해정도, 그들이 추측하는 질병의 원인, 어떻게 문제를 해결할 것인지에 대한 의견을 확인한다.
- 외국인 환자의 문화적 배경에 대한 사전 지식이 없거나 친숙하지 않으면 환자와 같은 문화권에서 생활한 경험이 있는 의료인이나 병원 직원을 활용한다.
- 의료기관 : 충분한 한국 외 다른 국가의 문화적 경험을 가진 의료진이나 병원 직원을 조사하고 목록화하여 필요 시 모든 직원을 문화적 정보제공자로 활용한다.
- 환자와 보호자에게 종교적 또는 영적 지도자가 의료적 치료와 간호에 개입하기를 원하는지 확인하고 환자와 보호자가 원하면 병원 원목 등 종교적 지도자가 의사결정과정에 참여하도록 한다.
- 의료진 : 특정 문화나 종교 등에 선입견을 가지고 있는지 자신을 고찰해 보고, 환자를 간호하는 데 선입견이 반영되지 않도록 한다.
- 의료진은 환자의 치료와 간호및 의사결정에 있어 상당한 영향력을 미칠 수 있다.

3) 문화적 차이로 갈등 상황이나 문제점을 확인

환자와 보호자에게 환자의 건강, 치료 관련 모든 정보를 제공하여 건강 관련 결정에 적극적으로 참여하도록 격려하는 것이 매우 중요하다.

- 환자의 치료 의사결정에 있어 환자는 누구를 고려하는지 확인하고, 본인 스스로 결정하기보다는 다른 사람에 의해 결정이 되기를 원 할 수도 있다.
- 환자와 의사 소통을 하여 환자 보호자를 환자와 의료진 사이에 곤란한 상황을 유발하지 않도록 하는 것이 중요하다
  ㉵ 보호자의 경우는 환자의 건강 상태를 보호자가 전달하는 것보다는 의료진이 환자에게 직접 전하는 것을 선호한다.
- 환자의 문화적, 종교적 배경에 일반적인 한국 의료에서 금기가 되는 결정을 요구하면, 먼저 환자와 보호자의 이야기를 경청하고, 한국 의료기관은 환자나 보호자가 요청하는 것을 들어 줄 수 없는 이유를 설명한다.
- 환자나 보호자에게 환자가 직면한 가장 기본적인 윤리적 문제가 무엇인지를 확인하고, 문제가 있으면 자세히 조사한다.

4) 윤리적 딜레마에 대하여 타협점에 문제가 만족할 때까지 논의

환자와 보호자가 가지고 있는 것과는 다른 문화적, 종교적 배경과 신념의 존중 태도를 보여주고, 가능한 한 환자의 치료와 간호과정에 환자의 문화적·종교적 배경과 신념을 반영한다.

제3장
의료관광 사전 관리하기

01 의료관광 상품관리

서비스의 고유한 특징은 눈에 보이지 않는 무형성과 생산, 소비가 분리되어 있지 않으므로 신상품의 콘셉트 개발과 평가의 단계는 중요하다. 초기 콘셉트에 최대한 부합하는 신상품(서비스)이 결과로 도출되고 평가되어야 한다. 콘셉트가 명확히 정해지면 상품의 예상 타깃 고객과 서비스를 제공하는 직원이 누구인지에 대해서도 확인이 필요하다. 특징과 특성에 대한 설명은 신규 서비스의 필요성 및 당위성, 서비스의 내용, 시스템의 구체적인 프로세스, 혜택 등을 포함한다.

1. 의료관광 상품의 유형

1) 수술형 의료관광 상품(Major/Minor Surgeries)

수술형 의료관광 상품은 의료의 비중이 대부분을 차지하고, 구성은 핵심 의료적 서비스를 제공받기 위한 이동과 체류기간 관리, 의료전문 통역이 주요 구성요소이며, 의료관광의 프로세스 전체를 포함한 각 접점이 상품 구성요소라고 할 수 있다.

수술 및 시술 환자의 경우 수술 및 시술비용은 매우 중요한 관리항목이고, 사전에 최소비용과 최대비용을 안내하고, 최초 상담시의 비용안내와 차이가 있는 경우 분명하고 구체적인 근거자료를 제시하여 환자와 보호자의 동의를 얻어야 한다. 수술 전에 일부분을 입금하도록 하고, 입원시 중간 정산은 필수사항이다.

2) 성형 의료관광 상품(Plastic/Cosmetic Surgeries)

미의 기준은 문화별로 차이가 많고 우리나라의 미용 성형 기술 수준이 외국에 알려지면서 태국이나 싱가포르 등과 함께 한국 미용성형 상품은 세계적으로 인정받는 추세이다.

〈표 3-1〉 성형 의료관광 상품(코로나19 이후 가격 변동 있음)

의료서비스	내용(품목)	가격(USD)
눈 성형	쌍꺼풀 수술(수술방법에 따라 차이)	1,500~2,500
	하안검, 상안검	1,400~1,800
코 성형	콧대 개선, 코 형태 성형(수술방법에 따라 차이)	2,000~3,000
주름 성형	보톡스(눈가, 미간, 이마)	300~400
	필러	1,200~1,700

의료서비스	내용(품목)	가격(USD)
피부개선	IPL Laser(기미, 잡티, 미백)	300~60
	300~Fraxel(모공, 흉터제거, 탄력)	1000~1,500
	Ulthera(리프팅)	4,500
	잡티, 점, 검버섯	150~300
지방분해 주사	얼굴 신체	400~600 600~950
지방흡입술	얼굴 팔뚝 복부, 허벅지	2,000~2,300 2,600~2,800 3,800~4,200
유방 성형	확대, 축소	10,000~12,000

3) 웰빙형 의료관광 상품(Wellbeing/Wellness Scrvice)

건강을 위한 여행, 체험, 견학 등의 프로그램 구성으로 심신의 건강과 행복을 추구하는 고객의 욕구를 충족할 수 있도록 프로그램을 구성한다.

① 해양 도시 : 해양 도시의 스파, 해수욕, 바닷가 산책, 릴렉스마사지 프로그램
② 식사 구성 : 웰빙식사
③ 역사 및 종교 : 경주 사적지 탐방
④ 민속 프로그램 : 도자기 만들기, 한복, 한지, 공예체험
⑤ 농장체험 프로그램 : 무기농 농산물채취 및 현장 견학
⑥ 해산물채취체험 프로그램 등

4) 대체의학 의료관광 상품(Alternative Therapy Treatment)

복합 보양 온천은 900평 규모로 설악산 탄산 온천은 세계적인 저온 명천으로 각종 성인병 질환에 탁월한 효능이 있다. 건강요양, 한방, 미용, 휴식 문화공간을 모두 갖추었으며, 혈액 순환, 신진대사 촉진, 스트레스 해소 및 운동 부족으로 오는 자체 회복 능력을 효과적으로 현대의학의 결함을 보충하기에 충분하다.

5) 건강진단 의료관광 상품(Diagnostic Service)

건강진단상품은 대부분의 한국병원에서 패키지로 구성하여 지속적으로 판매하는 상품이다.

① 검사항목별 구성(표 3-2, 표 3-3)
  ㉠ 기본 검사
  ㉡ 질환별 또는 주요 장기별 정밀검사
  ㉢ 특수검사
  ㉣ 암 검사
  ㉤ 고급구성 검사(VIP)

〈표 3-2〉 한국건강관리협회 검진상품

종 목	검사항목
기초 검사 및 생리 기능 검사	문진, 신장, 체중, 비만도, 허리둘레, 체성분, 스트레스, 시력, 청력, 혈압, 심전도
소변 검사	백혈구, 아질산염, pH, 요단백, 요당, 케톤체, 유로빌리노겐, 빌리루빈, 요장혈, 요비중, 요침사
대변 검사	분변 장혈, 기생충 검사
혈액 질환 검사	헤마토크리트, 혈색소, 백혈구수, 적혈구수, 혈소판 수, 평균 적혈구용적, 평균적혈구혈색소, 평균적혈구혈색소농도, ESR
간 기능 검사	AST, ALT, r-GTP
고지혈증 검사	총콜레스테롤, 중성지방(TG), 고밀도 콜레스테롤, 저밀도 콜레스테롤
당뇨 검사	혈당(식전), HbAlc(당활혈색소)
신장 기능검사	요소질소, 크레아티닌, B/C비율
통풍 검사	요산(URIC acid)
감상선 검사	TSH
종양표지자 검사	AFP(간암 표지자), PSA(전립선 압표지자)(남)
부인과 검사	자궁경부암
위장 검사	일반위내시경(예약)
X-선 촬영 검사	흉부 직접촬영(PA)
유방 검사	유방촬영
초음파 검사	간장, 신장, 비장, 췌장, 담낭
검사비용	남자 : 30만 원대, 여자 : 35만 원대
기본 종합검진	녹색 알뜰+안저, 안압, 적혈구 분계수, 혈소판 분포례수, 평균혈소 판용적, 혈소판백분율, Neutropphil(호중구), Eosinophil(호산구), basophil(호염구), Monocyte(단핵구), Lymphocyte(림프구), AIP, 총빌리루빈, 총단백, 알부민, A/G비율, e-GFR(계산식), hs-CRP, HBs AG(EIA), HBs Ab(EIA), B형 간염검사 판정, HCV AB(EIA), AFP(EIA), CA 19-9, free T_4, 동맥경화검사
기본 플러스 종합검진	기본 종합건지+CT(두부/요추/경추/흉부 중 택1), Vit D2(LC-MSMS), Vit D3(LC-MSMS, T3, 갑상선초음파, CA 125, 질초음파

종 목	검사항목
정밀 종합검진	기본플러스 종합건지+호흡기능, HAVRNA 정성, HBV DNA 정성, HCV RNA정성, 저밀도 콜레스테롤, Homocysteine, 골밀도, HPV 검사, Cystatin C, 경동맥초음파, 유방초음파, 대장내시경, 심장초음파
정밀플러스 종합검진	정밀종합검진+MRI+(심장관상 동맥석회화 CT, 전립선초음파, 마그네슘) osteocalcin, C-Telopetide, NT pro BNP, 액상자궁 세포검사, Lipoprotein, Apoilpoprotein A, Apolipoprotein B, CEA, Cyfra 21-1, Anti-CCP, Ferritin
가사 돌보미 검진	신체 계측, 혈압, 체성분 및 영양상담, 심전도, 소변, 당뇨, 간 기능, 고지혈증, 간염(B형), 성매개 질환, 흉부 활영
알러지 정밀검진	혈액 질환 검사, 알러지질환 검사, 흉부 촬영
심징 정밀검진	신체 계측, 혈압, 체성분 및 영양상담, 심전도, 소변, 혈액질환 검사, 간 기증검사, 고지혈증, 당뇨 검사, 신장 기증검사, 통풍 검사, 심혈관 검사, 안과 검사, 동맥경화검사, 흉부 촬영, 초음파 검사(경동맥, 신장), CT(심장관상동맥 석회화, 심장관상동맥조영 중 택1)
심뇌혈관 정밀검진	신체 계측, 혈압, 체성분 및 영양상담, 심전도, 소변, 혈액질환 검사, 간 기증검사, 고지혈증, 당뇨 검사, 신장 기증검사, 통풍검사, 심혈관 검사, 안과 검사, 동맥경화검사, 흉부 촬영, 초음파 검사(경동맥, 심장), CT(흉부), (심장관상동맥석회화, 심장관상동맥 조영중 택1, MRI(뇌 MEI, MRA)
흡연자 정밀검진	신체 계측, 혈압 체성분 및 영양상담, 심전도, 소변 혈액질환 검사, 고지혈증, 당뇨검사, 신장 기증검사, 심혈관 검사, 안과 검사, 동맥경화검사, 흉부 촬영, 초음파 검사(경동맥, 심장), CT(흉부), (심장관상동맥석회화, 심장관상동맥 조영중 택1)
청소년 검진	신체 계측, 혈압, 체성분및 영양상담, 심전도, 소변, 콜레스테롤, 간 기능, 당뇨, 간염, 흉부 촬영, 문진상담
예비부부 검진	문진상담, 신체 계측, 혈압, 체성분 및 영양상담, 심전도, 소변, 콜레스테롤, 스트레스, 간 기능, 당뇨, 신장 기능, 통풍, 성명, AIDS, 혈액형, 간염(B형, C형), 풍진, 흉부 촬영, 상복부 초음파
척추정밀 검진	요추X선, 요추 MRI, 경추 X선, 경추MRI
여성의학 검진	부인과 진찰, 질 초음파+CA-125, 액상자궁 경부암감사, 유방촬영, 유방초음파, 소변검사, 갑상선 초음파 +TSH+Free T_4, 인유두종 바이러스아형검사, 골밀도검사 2부위, 여성호르몬 검사, 자궁세포진, 고지혈증 검사
남성갱년기 검진	기본종합 건지+CT(두부/요추/경추/흉부 중 택1), Vit D2(LC-MSMS), Vit D3(LC-MSMS), T3, 갑상선초음파, CA 125, 질초음파
여성갱년기 검진	기본플러스종합건지+호흡기능, HAVRNA 정성, HBV DNA 정성, HCV RNA정성, 저밀도 콜레스테롤, Homocysteine, 골밀도, HPV 검사, Cystatin C, 경동맥초음파, 유방초음파, 대장내시경, 심장초음파

〈표 3-3〉 추가 선택 검진항목

종 목	검사항목	당일검사 여부	종목	검사항목
MRI	기본종합건지+CT(두부/요추/경추/흉부 중 택1), Vit D2(LC-MSMS)	-	초음파	전립선, 유방 상복부, 하복부, 질 초음파
CT	기본플러스종합건지+호흡기능, HAVRNA 정성	-	초음파	자궁경부 확대촬영 HPV 검사
대장검사	q정밀종합검진+MRI+(심장관상동맥석회화 CT, 전립선초음파, 마그네슘) osteocalcin	예약실시	종양표지자	AEP, PSA, CEA, CA19-9, CA125, CA15-3

② 가격대별 구성 : 기본, 일반, 중급, 고급

③ 성별 구성 : 여성, 남성, 청소년, 노인(Silver)

④ 검사비 한국 사람과 통일 : 의료기관에서는 검진 패키지와 시술 및 수술비용을 포함한 상품을 구성하고, 에이전시에서는 협력의료기관 및 제휴업체 및 단체들과 매우 다양한 상품을 구성하여, 고객들에게 소개하고 지속적인 피드백 수집 및 관리를 통한 신상품개발에 주력한다(표 3-4).

〈표 3-4〉 고려 의료관광개발 협력병원 검진 패키지 리플릿(코로나19 이후 가격변동 있음)

VIP 숙박 검진(1박2일 : 500만원)	AFP(간암 표지자), PSA(전립선 압표지자)(남)
골드검진(500만원)	자궁경부암
실버검진(350만원)	일반위내시경(예약)
여성정밀검진(180만원)	유방촬영
남성정밀검진(150만원)	흉부 직접촬영(PA)
기본검진(60만원)	간장, 신장, 비장, 췌장, 담낭

6) 의료관광 상품관리 실무 서식(표 3-5)

〈표 3-5〉 해외환자 시술문의서

MEDICAL INFORMATION INQUIRY FORM(ADVANCED DISEASE)

<table>
<tr><td>날짜/DATE</td><td colspan="4"></td></tr>
<tr><td rowspan="2">작성자
CONTACT PERSON</td><td rowspan="2">당담자
NAME</td><td rowspan="2"></td><td>E-MAIL</td><td></td></tr>
<tr><td>휴대폰 CELL</td><td></td></tr>
<tr><td rowspan="2">환자명
PATIENT NAME</td><td colspan="2" rowspan="2"></td><td>국적 NATIONALITY</td><td></td></tr>
<tr><td>생년월일 BIRTHDAY</td><td></td></tr>
<tr><td>환자성별
PATIENT GENDE</td><td colspan="4">□ 남성 Male □ 여성 Female</td></tr>
<tr><td>시술분야
MEDICAL DEPT</td><td colspan="4">□ 류마티스 Fheumatism □ 비뇨기과 Urology □ 산부인과 Obstetrics&Gynecology
□ 정형외과 Orthopedics □ 소아과 Pediatrics □ 심혈관 Heart&Vascular
□ 안과 Ophthalmology □ 치과 Dentistry □ 한방 Oriental medicine</td></tr>
<tr><td>구체 질병명
DISEASE NAME</td><td colspan="4"></td></tr>
<tr><td>환자 상태
PATIENT CONDITION</td><td colspan="4"></td></tr>
<tr><td rowspan="2">기타 질병
ANOTHER DISEASE</td><td colspan="4">㉼ 당뇨, 간염, 고혈압 등 (diabetes, hepatitis, high blood prssure, etc.)
이전/현재 진료정보</td></tr>
<tr><td colspan="4"></td></tr>
<tr><td>이전/현재 진료정보
PREVIOUS/CURRENT
MEDICATION HISTORY</td><td colspan="4"></td></tr>
<tr><td>환자요청사항
PATIENT REQUEST</td><td colspan="4"></td></tr>
<tr><td rowspan="2">알레르기 여부</td><td colspan="4">□ 있음 YES □ 없음 NO</td></tr>
<tr><td>세부내용 DETAIL</td><td colspan="3"></td></tr>
</table>

의무기록 및 영상기록이 있는 경우 첨부 부탁드립니다.
please, attach any medical records(doctor diagnosis, x-ray, CFT, etc.)you have. (현대메디스)

7) 주의사항

상품구성을 위한 환자상담시 고객 편의를 고려하여 진행하는 것이 고객 중심 서비스의 중요 포인트이며, 최초에 고객이 주는 질문은 매우 단순하지만, 재접촉시에는 필요한 정보가 충분하게 돌아올 수 있도록 주관적인 질문을 정형화하여 전담 코디네이터가 공유한다.

(1) 외국인 환자 최초 접촉단계의 이메일 및 의료기관 전송양식

고려의료관광개발은 홈페이지 및 인터넷을 통해 이-메일주소 및 매니저의 연락처 파급, 외국 고객의 초기상담을 〈표 3-6〉과 같은 양식으로 접수하고, 고객 편익을 위한 것으로 양식에 기입하는 것을 불편해 하는 고객 중심서비스의 일환으로 병원에 견적을 의뢰할시에 환자 상담을 중심으로 언어권별 코디네이터에 의해 기초양식이 작성된다.

〈표 3-6〉 외국인 환자 최초 접촉단계의 이메일 및 의료기관 전송양식

<table>
<tr><td>DATE</td><td colspan="4"></td></tr>
<tr><td rowspan="2">CONTACT PERSON</td><td rowspan="2">NAME</td><td rowspan="2"></td><td>E-MAIL</td><td></td></tr>
<tr><td>CELL</td><td></td></tr>
<tr><td rowspan="2">PATIENT NAME</td><td colspan="2" rowspan="2"></td><td>NATIONALITY</td><td></td></tr>
<tr><td>BIRTHDAY</td><td></td></tr>
<tr><td>PATIENT GENDE</td><td colspan="2">□ Male</td><td colspan="2">□ Female</td></tr>
<tr><td rowspan="3">MEDICAL DEPT</td><td colspan="2">□ Fheumatism</td><td>□ Urology</td><td>□ Obstetrics&Gynecolog</td></tr>
<tr><td colspan="2">□ Orthopedics</td><td>□ Pediatrics</td><td>□ Heart&Vascular</td></tr>
<tr><td colspan="2">□ Ophthalmology</td><td>□ Dentistry</td><td>□ Oriental medicine</td></tr>
<tr><td>DISEASE NAME</td><td colspan="4"></td></tr>
<tr><td>PATIENT CONDITION</td><td colspan="4"></td></tr>
<tr><td rowspan="2">ANOTHER DISEASE</td><td colspan="4">ex) diabetes, hepatitis, high blood prssure, etc. previous/current medication hstory</td></tr>
<tr><td colspan="4"></td></tr>
<tr><td>PREVIOUS/CURRENT MEDICATION HISTORY</td><td colspan="4"></td></tr>
<tr><td>PATIENT REQUEST</td><td colspan="4"></td></tr>
<tr><td rowspan="2">ALERGY</td><td colspan="3">□ YES</td><td>□ NO</td></tr>
<tr><td>DETAIL</td><td colspan="3"></td></tr>
<tr><td colspan="5">please, attach any medical records(doctor diagnosis, x-ray, CT, etc.)you have. (고려의료관광개발)</td></tr>
</table>

외국인 환자 최초 접촉단계의 이메일 및 의료기관 전송양식(영문번역 한글)

<table>
<tr><td>일자</td><td colspan="5"></td></tr>
<tr><td rowspan="2">연락받는 분</td><td rowspan="2">이름</td><td rowspan="2"></td><td>이메일</td><td colspan="2"></td></tr>
<tr><td>연락처</td><td colspan="2"></td></tr>
<tr><td rowspan="2">환자명</td><td rowspan="2" colspan="2"></td><td>국적</td><td colspan="2"></td></tr>
<tr><td>생년월일</td><td colspan="2"></td></tr>
<tr><td>환자 성별</td><td colspan="2">□ 남</td><td colspan="3">□ 여</td></tr>
<tr><td rowspan="3">검사내용</td><td colspan="2">□ 류마티즘</td><td colspan="2">□ 비뇨기과</td><td>□ 산부인과</td></tr>
<tr><td colspan="2">□ 정형외과</td><td colspan="2">□ 소아과</td><td>□ 심장외과</td></tr>
<tr><td colspan="2">□ 안과</td><td colspan="2">□ 치과</td><td>□ 한의과</td></tr>
<tr><td>질병명</td><td colspan="5"></td></tr>
<tr><td>환자 상태</td><td colspan="5"></td></tr>
<tr><td rowspan="2">기타 질병</td><td colspan="5">ex) 당뇨병, 간염, 고혈압 등 과거/현재 약물복용력</td></tr>
<tr><td colspan="5"></td></tr>
<tr><td>이전/현재
투약 이력</td><td colspan="5"></td></tr>
<tr><td>요청사항</td><td colspan="5"></td></tr>
<tr><td rowspan="2">알러지</td><td colspan="3">□ 예</td><td colspan="2">□ 아니오</td></tr>
<tr><td>추가사항</td><td colspan="4"></td></tr>
<tr><td colspan="6">가지고 계신 진료기록(의사진단서, X-ray, CFT 등)이 있으면 첨부해주세요. (고려의료관광개발)</td></tr>
</table>

(2) 고객에게 서술 식으로 확보하는 주요 정보

① 환자의 기초 인적사항

② 병력, 상복 약품 또는 치료 경험

③ 현재 주요 증상

④ 임상자료

⑤ 입국 가능 일정

⑥ 보호자 동반 가능

⑦ 숙박 서비스 필요 여부

⑧ 의료비에 대한 의견

⑨ 항공권 예약 대행 여부

⑩ 전담 매니저 또는 의료통역의 에스코트 희망 여부

⑪ 더 필요한 정보 요청 여부

8) 상품의 세부 분류

의료관광 상품은 환자의 병력, 동반자 유무, 비용 등에 따라 다양한 상품군이 형성되며, 여러 가지 같은 수술 상품의 경우에도 단일 상품과 복합 상품등 상품구성을 달리할 수 있다. 대수술 상품의 경우 복합상품구성이 불가능할 수 있지만 환자의 동반자가 있는 경우 대체의학 상품과 웰빙 상품, 환자의 상태에 자극은 보호자 혹은 친지의 건강상품구성으로 상품의 다양성을 추구할 수 있다(표 3-7).

〈표 3-7〉 상품의 종류

대수술 상품 (Major Surgeries)	소수술 상품 (Minor Surgeries)	성형수술 상품 (Cosmetic/ Surgeries)	건강진단 상품 (Diagnosis Services)	대체의학 상품 (Alternative Therapy Treatment)	웰빙 상품 (Wellbing/Life Style Remodeling Services)
• 정형외과수술 (Orthopedic Surgeries) • 고관절 리서피싱 (Hip Replacement) (Knee Replacement) • 척추 수술 (Spinal Procedures) • 척추디스크 교체 수술 (Spinal Discreplacement) • (제한적)심장수술 (Limited Cardiac Procedures) • 혈관 성형수술 (Angioplasty) • 심장 진단수술 (Cardiac Diagnostic Procedures) • 부인과 수술 (Gynecological Surgeries) • 부분자궁 절제술 (Partical Hysterectomy) • 완전자궁 절제술 (Total Hysterectomy) • 확대자궁 절제술 (Radical Hysterectomy) • 일반외과 수술 (General Surgeries) • 혈관 수술(Vascular) • 위장관 수술 (Stomach and Bowl)	• 치과진료 (Dental Procedure) • 치아건강관리 (Dental Work) • 미용치과진료 (Cosmetic Dentistry) • 본딩(Bonding) • 베니어 (Veneers) • 치아미백 (Whiteming) • 브릿지(Bridge) • 뼈 이식(Bone Graft) • 발치(Tooth Extraction) • 이비인후과 (Eye, Ear, Nose and Throat) • 백내장수술 (Cataract Surgery) • 라식수술 (Lasik Surgery)	• 얼굴성형수술 (Ficial Cosmetic Surgery) • 안면미용성형 (주름살절제 Rhytidectomy) (Eyelid Surgery) • 코성형(Nose Reshaping) • 이마미용성형 (Brow Resharping) • 귀성형(Ear Surgery) • 체형수술(Body Contouring) • 지방흡입술 (Liposuction) • 가슴리프트 (Breast Lift) • 허벅지 리프트 (Thigh Lift, • 엉덩이 리프트 (Buttock Lift) • 하체 리프트 (Lower Body Lift)	• 기본종합검진 프로그램 • 뇌 정밀 종합검진 • 척추 정밀 종합검진 • 흉부 정밀 종합검진 • 심장 정밀 종합 검진 • 소화기 정밀 종합검진 • 부인암 정밀 종합검진 • 비뇨기계 정밀 종합 검진 • 프리미엄 종합 검진 • Vip (Executive) 종합검진	• 한방(Chinese Medicine) • 침술 (Acupuncture) • 한약(Herbal Treatment) • 아유르베다 (Ayurvedic Treatment) • 판차카르마 (Pancha Karma) • 태치(Tai-Chi)	• 스파 테라피(Spa Therapy) • 요가 테라피(Yoga Therapy • 명상 테라피(Meditation Therapy) (Holistic Therapy) • 온천요법(Mineral Springs, Balneo Therapy) • 열 요법(Themo Therapy) • 해수 테라피(Thalasso Therapy) • 산소 테라피 (Sanso Therapy) • 향수 테라피 (Aroma Therapy) • 한랭(냉동)요법 (Cryo Therapy) • 전기자극 테라피 (Electro Therapy) • 전기자랑 테라피 (Magneto Therapy) • 머드테라피(Healing Mud) • 직업병 테라피 (Occupational Therapy) • 마사지(Massage) • 식이요법(Diet) • 해독요법(Detox Programs) • 뉴 에이지(New Age) • 종교 관광(Spiritual Tourism)

9) 신상품 콘셉트 개발

신상품의 개발에서 초기의 단계인 콘셉트 개발은 다양한 아이디어에서 상품화를 하기 전에 구체적인 서비스의 내용, 타깃, 제공 형태, 서비스 제공자 등 명확한 정보를 체계화하여 명시한다. 최종적인 형태의 상품개발 전의 전반적인 토대가 되는 스케치라고 할 수 있다. 콘셉트의 단계에서 서비스의 고객 만족도, 서비스 제공의 전체적인 방향에 대한 평가도 이루어질 수 있다.

(1) 신상품 콘셉트의 정의

관광상품을 제공하는 관광기업의 경우 상품의 콘셉트는 기업이 지향하는 이념이나 가치관, 사상을 담은 기업의 의사 표명과 동시에 고객에 제공하고자 하는 가치이다.

- 기업과 고객 간의 커뮤니케이션은 기업이 제공하는 상품에 의해서 이루어지고, 새로운 관광상품의 콘셉트는 고객 관점에서의 편익을 우선시 하여 고객의 욕구를 충분히 만족시킬 수 있는 형태가 된다.
- 한 기업의 상품 콘셉트는 다른 상품과의 차별을 두어 정체성(Identity)을 갖게 하는 요소가 되고 표적시장에서 자사 상품의 위치설정(Positioning)을 명확히 할 수 있는 지표가 된다.

(2) 신상품 콘셉트 개발의 중요성

신상품 콘셉트는 신상품 개발의 초기 단계로서 상품의 최종형태를 결정하는 요소이며, 신상품의 개발에는 기업에 많은 물적 · 인적자원, 막대한 비용 등 많은 위험을 수반한다.

- 신상품의 성공확률을 높이고, 또 생산단계 전에 성공 여부를 가늠해보고 필요한 것이 바로 신상품의 콘셉트이다.
- 신상품에 관한 서비스 상품의 실패율은 약 18[%]에 육박한다.
- 높은 실패율의 부담을 안고서도 필수 불가결한 신상품의 개발에서 명확한 콘셉트의 정립은 상품의 성공률을 높이는 중요한 요소이며 기업의 위험부담(Risk)을 줄일 수 있는 최적의 방어 수단이다.

(3) 신상품 콘셉트의 요소

콘셉트는 다양한 상품개발 아이디어를 취합, 최종적인 상품개발의 청사진이 되는 상품 자체라고는 할 수 없으며, 일반적으로 콘셉트는 최종적인 형태의 신상품 평가의 목적으로서 평가척도로 사용되고 있고, 상품 콘셉트의 평가는 다음의 3가지 관점에 근거하여 평가가 이루어진다.

① 기업 : 자본주의 사회에서 고객에게 상품을 제공하면 이윤을 창출하는 단체이기에 고객 중심의 관점에서 고객 욕구를 최대한 충족시킬 수 있는 상품을 생산 · 제공하여야 한다.

- 기업의 목적 : 기업은 이윤을 창출하는 것이지만 기업의 설립목적, 제공상품의 종류, 제공 형태, 규모 등 제각기 다른 형태로 존재하고 정체성을 확립시키는 중요한 근간이 된다.
- 기업의 강점 : 기업은 정체성을 갖고 경쟁사보다 강점을 지니고 있어야 하고, 경쟁사보다 부각 되지 못하면 경쟁시장에서 도태되어 경쟁에서 밀리게 된다.
  - 기업의 상품개발 역시 자신만의 강점을 갖지 못하거나 생산한 상품에 기업의 강점을 담아내지 못하면 상품은 시장에서 경쟁력을 잃게 된다.
- 기업의 재원 : 기업이 상품을 생산하는 능력, 기업의 재원은 상품개발에 중요한 요소가 된다.
  - 수많은 아이디어 중에 하나의 콘셉트를 확립하고, 평가의 단계를 거쳐 생산에 돌입했을 시점에 콘셉트를 실질적인 상품으로 현실화 · 생산을 할 수 있는 물적 · 인적자원, 비용, 규모를 지니고 있지 못하면 콘셉트는 기업에 있어 무용지물이 된다.

② 상품 : 기업이 고객의 욕구를 충족시키기 위해 제공하는 최종적인 형태의 수단이며, 상품은 눈으로 보이는 일반적인 상품이지만 눈에 보이지 않는 서비스 제공도 역시 기업의 상품이다. 관광상품 역시 서비스의 일종으로 기업의 이윤을 위한 수단이다.

- 상품의 목표 : 상품은 최종적으로 기업이 고객에게 제공하며, 고객의 욕구를 충족시키고, 상품을 제공 받은 고객은 만족도에 비례하여 기업의 이윤으로 돌아오게 하는 수단이다.
  - 상품은 어떠한 형태로 존재하여 어떠한 방법으로 전달되어 고객의 만족을 줄지 상품개발의 콘셉트 단계에서 결정된다.
- 상품의 독창성 : 상품은 기업 정체성을 담고 독창성을 지녀야 한다.
  - 경쟁시장에서 독창성을 지니지 못 한 상품은 고객의 주목을 받지 못하고 치열한 경쟁시장에 뛰어 들어야 하는 위험부담을 안게 된다.
- 상품의 우수성 : 고객의 욕구에 맞춘 상품개발 목표이며, 타 경쟁상품과 차별되는 독창성을 지닌 상품이라 하더라도 절대적인 품질의 우수성이 없으면 결국 고객의 외면을 받는다.

③ 표적시장 : 기업에 가장 큰 이익을 주는 시장 성과를 달성할 수 있는 시장이며, 기업의 판매율과 성과를 위해 제품에 대한 정확한 표적시장을 설정해야만 기업의 최대이익이 발생한다.

- 표적시장의 크기 : 시장의 규모는 기업의 이익에 비례하고, 기업의 생산상품에 대한 예상 소비자 수이다.
- 표적시장의 성장 가능성 : 적절한 시기라고 할 수 있다.
  - 시장의 흐름을 분석, 파악하여 고객들의 소비패턴, 구매력, 욕구가 최적의 시기에 상품을 시장에 내놓으면 최대의 이익이 기대될 수 있다.
  - 상품의 콘셉트나 목표, 성향이 이미 사장되고 있는 시장이 타깃이면 기대수익이 감소 될 수밖에 없다.
  - 상품개발의 초기 단계에서 시장의 흐름을 파악하여 예상 수익이 증가할 수 있는 시장을 타깃으로 정해야 한다.
- 표적시장의 경쟁 정도 : 독과점은 시장의 윤리, 법적 제도, 기업의 이미지 등의 요인으로 인해 지양 되어지고 있지만 기업의 이익만을 고려하였을 때 최고의 판매 형태라고 할 수 있다.
  - 경쟁상대가 많아지면 많아질수록 예상 수익은 감소하게 된다.

10) 신상품 콘셉트 평가

상품의 생산, 판매 이전에 성공 가능성여부를 가늠할 수 있는 기준이 되고, 기업은 매우 엄격한 콘셉트 평가 단계를 거쳐야 하며, 전망 있는 콘셉트를 엄격하게 선별하여 상품으로 개발하고, 불투명한 콘셉트에 재원을 낭비하는 것을 사전에 방지한다.

11) 신상품 테스트 및 사후평가

시장에 시판하는 신상품이 실질 고객의 욕구 충족과 가치평가를 받아야 만이 성공적인 상품이 되는 것이다.

- 기업은 수많은 신상품을 개발하여 시장에 공급하기 전 · 후에 고객의 필요와 욕구 충족을 위한 시장조사와 모니터링을 통해 제품평가를 받고, 상품을 개빌 · 보완하여 고객의 욕구를 충족시키는 상품을 만들어 낸다.

02 진료의 사전관리

건강은 질병이 없는 것이 아니라 육체적 · 정신적 · 사회적으로 온전한 상태이고, (세계보건기구 WHO에서 건강에 대한 정의) 질병은 건강과 반대로 국어사전에서는 몸에 이상이 생겨 고통을 느끼게 되는 각종 병이라고 정의하고 있다.

- 시대와 문화에 따라 증상에 대한 설명, 질병에 대한 인식, 치료방식 등의 차이가 치료 결과나 건강에 영향을 미치고, 환자의 상태를 정확히 이해하고 환자에게 적절한 도움을 주기 위해서는 건강과 질병에 대한 이해가 필요하다.

1. 건강증진(Health Promotion)

국민건강증진법은 '국민에게 건강에 대한 가치와 책임 의식을 함양하도록 건강에 관한 바른 지식을 보급하고 스스로 건강생활을 실천할 수 있는 여건을 조성함으로써 국민의 건강증진을 목적으로 한다.'고 되어 있다.

- 건강증진은 개인 및 지역사회가 가진 건강 잠재력을 최대한으로 이끌어 내고, 자조적인 역량을 강화하고 보건교육과 건강환경을 조성한다.

1) 보건교육

개인, 집단, 지역사회 구성원의 건강을 위하여 생활습관을 개선하고 능력을 개발하는 것이다.

- 건강 환경조성은 보건 인력을 양성하여 활용하고, 관련법을 제정 · 정비하고, 재정적으로 지원하며 건강검진 등의 예방적인 의료행위를 제공한다.

2) 건강증진

넓은 의미의 보건 활동으로 환경 위생학, 영양학 등을 중심에서 더 넓은 시야를 넓힌 건강증진 활동이 기대되고 있고, 전통적인 치료의학과 건강증진은 대상이나 방법으로 결과에 따라 차이를 보인다(표 3-8).

〈표 3-8〉 공중보건학과 예방의학

구 분	기존의 치료의학	건강증진
대상	질병	건강에 위해를 끼치는 있는 요인들
방법	약, 수술	상담, 교육, 행동인지 치료법 등
결과	증상의 감소, 질병의 퇴치	최적의 건강, 삶의 질 향상

3) 건강증진의 개념

인간의 삶의 질(건강)을 향상 시키고자 하는 활동 혹은 과정이다.

- 사람이 스스로의 건강에 대한 관리를 증가시키는 과정이며, 자신의 건강을 개선하게 하는 과정이고, 개인 및 지역사회가 가지고 있는 건강 잠재력을 최대한 이끌어 내고자 하는 자조적 역량 강화 활동이다.

4) 건강증진의 목적

국민에게 건강에 대한 가치와 책임 의식을 함양하도록 건강에 관한 바른 지식을 보급하고, 스스로 건강생활을 실천할 수 있는 여건을 조성하는 데 목적을 둔다.

5) 건강증진의 주요수단

건강증진의 주요 수단은 보건교육, 건강환경 조성이 있다.

- 보건교육 : 개인, 집단, 지역사회 구성원의 건강생활 습관, 개선, 능력개발 등이 있다.
- 건강환경조성 : 관련법 정비, 인력양성, 재정지원, 예방적 의료행위(건강검진) 등이 있다.

2. 건강증진 행위

인간은 건강 잠재력을 지니고 있고, 건강증진 행위의 정의는 '개인이나 집단 에게 주어진 안녕 수준을 높이고 자아실현 및 개인적 만족감을 유지, 향상시키기 위한 행위'이다.

- 베커(Becker)의 건강 신념 모형 : 건강 행위, 질병 행위, 환자 역할행위 로서 건강증진행위가 시작되었다.
- 건강증진 행위 : 질병 중심의 환자를 간호하는 것에서 질병 예방과 건강증진을 중심으로 초점이 옮겨짐에 따라 오늘날 현대사회에서는 이전보다 더 크게 중요성이 부각 되고 있다.

3. 질병예방, 건강보호, 건강증진의 차이

건강증진은 질병예방, 건강호보, 건강증진으로 구분되며, 개인과 인구집단의 행동에 내재되어 있는 동기에 따라 구분된다. 건강증진은 살아가는 환경과의 상호작용 속에서 삶의 질을 증진시키고자 하는 적극적 측면의 행동이며, 질병예방과 건강보호는 질병과정을 막아 보고자 하는 소극적인 행동을 취한다(그림 3-1).

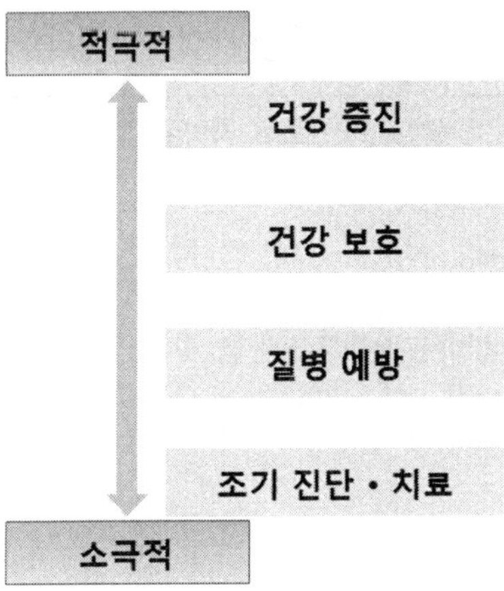

[그림 3-1] 적극적인 시점의 건강증진

① 질병 예방 : 건강을 위협할 수 있는 위험 요인을 조기에 발견하고 관리하여 질병을 막거나 악화를 방지하기 위한 활동으로 상담, 교육, 예방접종과 같은 서비스이다.

- 건강의 악화를 막고자 하는 소극적 측면의 건강 개념(부정적, 회피적 개념)이며, 건강을 위협하는 위험 요인을 조기에 발견 · 관리하여 질병 발생 및 악화를 방지하기 위한 활동이다. 위험집단을 대상으로 질병이나 병리학적 병변 예방을 목표 하고, 의료전문인에 의하여 시행되는 건강진단, 조기치료, 환경위생 및 시설안전, 예방접종 등의 의료서비스가 있다.

② 건강보호 : 질병을 조기에 발견하여 질병 상태에서 기능을 유지하는 의도에 동기화된다.

• 내적, 외적 환경에서 질병과 상해를 일으킬 수 있는 상태가 무엇인지 확인 및 보호 대책을 구축하고 건강과 안녕을 손상시키는 방해요인을 피하고자 하는 노력이다.

③ 건강증진 : 인구집단 전체의 건강에 초점을 맞추고 전반적인 안녕을 향상(긍정적, 적극적 개념)시키고, 건강 잠재력을 실현하려는 의도에 의하여 동기화 된다.

• 법규제정, 보건교육, 운동시설이나 휴양시설 설치와 같은 사회적이고 환경적인 조치이다.
• 건강 행동변화는 건강을 위하여 개인의 의지와 노력이 중요하다.

4. 건강증진의 접근 전략

건강증진의 접근 전략에는 행태 변화적 접근, 의학적 · 예방의학적 접근, 교육적 접근이 있다.

1) 행태 변화적 접근

개인이 건강에 책임을 지고 건강한 생활양식을 선택하도록 장려한다.

• 개인의 생활습관이 건강에 문제가 생기면 개인 스스로 책임을 진다.

2) 의학적 · 예방의학적 접근

전체 인구집단이나 특정 위험군을 대상으로 하며, 질환이나 사망을 감소시키는 목적으로 1차 예방, 2차 예방, 3차 예방 등 3단계 사업을 실시한다.

3) 교육적 접근

개인 스스로가 건강에 대한 책임을 지고 건강한 생활양식을 영위할 수 있도록 지식과 정보를 제공하거나 기술 습득을 돕는다.

• 역량 강화 : 대상에 따라 개인과 지역사회로 나누어진다.
  - 개인의 역량 강화를 위해서 건강에 대한 정확한 정보와 기술 습득을 돕고, 개인이 바른 선택과 실천을 할 수 있도록 한다.
  - 지역사회의 역량 강화를 위해서는 지역사회의 주민들이 건강에 미치는 교육훈련 프로그램이나 주민들의 모임을 통하여 지역 보건 문제에 결정할 수 있도록 돕는다.
• 사회적 변화 : 정책이나 환경수준에 초점을 맞추고 건강 결정에 있어서 사회적 · 경제적 환경을 고려하여 정책이나 환경수준에 초점을 맞춰 건강증진 효과를 가져 올 수 있는 물리적 · 사회적 · 경제적 환경의 변화이다.

4) 건강증진 원칙과 활동영역

건강에 대한 관심과 연구는 세계적으로 이루어지고 있으며, 건강증진에 대하여 활동하는 것은 다음과 같다.

① 건강증진 원칙 : 세계보건기구(WHO)는 제1차 건강증진 국제회의(1986)에서 각 국가가 국민의 건강증진을 성취하기 위하여 준수해야 할 원칙으로 옹호, 역량 강화, 연합을 천명하였다.

- 옹호(Advocacy) : 건강에 대한 대중의 관심을 일으키고, 정책입안자나 행정가들에게 보건의료 수요를 충족시킬 수 있는 보건정책을 수립하도록 강력히 촉구하는 것이다.
- 역량 강화(Empowerment) : 자기 자신이나 가족의 건강을 유지할 수 있도록 하는 것을 본인들의 권리로 인정하며, 스스로의 건강관리에 적극 참여하고, 스스로의 행동에 책임을 느낀다.
- 연합(Alliance) : 사람이 건강을 증진 · 유지할 수 있도록 건강에 영향을 미치는 경제, 언론, 학교 등 관련 분야 전문가들이 상호 협조한다.

② 활동 영역 : 건강한 공공정책의 수립, 지지적 환경의 조성, 개인적인 기술개발, 지역사회의 활동 강화, 보건의료 서비스의 방향 재설정이다.

- 건강한 공책의 수립 : 법 제정, 건강장애 요인 제거, 재원 마련
- 지지적 환경의 조성 : 건강증진에 바람직한 물리적, 사회적, 경제적, 문화적 환경을 구축
- 개인적인 기술개발 : 건강에 대한 정보와 교육을 제공하여 개인 스스로 건강을 챙길 수 있도록 지원
- 지역사회의 활동 강화 : 지역사회의 인력과 물적 자원을 발굴하며, 건강 관련 분야에 주민이 참여하는 시스템을 개발
- 보건의료서비스의 방향 재설정 : 소비자의 필요와 요구에 맞는 서비스 개발 및 교육, 다른 분야와의 협력

5) 평생 건강관리(Life-time Health Maintenance Program : LHM)

건강은 임시적으로 관리하는 것이 아니라 인간이 태어나서 죽을 때까지 찾아오는 각종 질병 요소들을 분석하고 대비하는 것으로, 다음과 같이 정의 및 목표를 가지고 관리한다.

① 정의 : 생애 주기에 따라서 건강 목표를 정하여 건강을 평가하고 생애주기별 각종 주요 질병에 대하여 위험 요소를 파악한다.

- 위험 요소를 조기에 발견하고 치료, 예방 및 행동수정으로 살아가는 동안 최고의 건강을 누리기 위한 정기적인 건강관리이다.

② 목표 : 개인의 질병을 예방하고 건강을 증진시키는 것으로 1차, 2차, 3차 예방이 있다.

- 1차 예방 : 개인의 위험 요인을 고려하여 병에 저항력을 높이거나 건강을 유지, 증진시키는 행동이다.
  - 조깅, 식 · 습관 조절을 통한 적극적 예방과 예방접종을 통하여 질병에 대한 면역을 높이는 소극적 예방이 있다.
- 2차 예방 : 이미 발병한 상태로 조기에 발견하여 치료하고, 병이 악화되는 것을 예방하는 것으로 정기검진 등이다.
- 3차 예방 : 건강 상태를 향상 시키고 발병 후 후유증 발생을 예방하여 신체기능에 장애가 오지 않도록 하는 것이다.

③ 특징 : 대상은 질환으로 인하여 증상이 나타나지 않는 사람, 무증상인

- 위험 요소 : 과거병력, 생활 습관, 유전, 검사 소견, 가족력까지 포함이다.
- 주요 질병 : 질병으로 사망이나 불구, 심한 삶의 질의 저하를 가져오는 중한병으로 지역사회의 건강에 영향을 미치는 질병을 주요 대상으로 한다.
  - 질병의 결과 사망이나 불구, 심한 삶의 질 저하를 가져올 수 있는 중(重)한 질병

5. 질병관리의 이해

질병은 넓은 의미로 한 개인의 육체적 · 지적 · 정신적 · 사회적 · 영적 기능이 이전상태보다 감소하거나 손상된 비정상적인 상태를 광의의 개념이고, 좁은 의미에서 신체의 구조나 기능에 이상이 생겨 정상적인 범위를 벗어나게 된 상태로 자극에 대해 조직이나 장기의 항상성이 무너져 병적인 반응이 일어나는 상태를 협의의 개념이다.

1) 질병의 정의

질병은 신체적 기능이 비정상적으로 된 상태이며, 질병을 어떠한 시각에서 보느냐에 따라 다양하고, 일반적으로 질병을 세분화하면 질병, 병, 질환으로 나누어진다.

① 질병(Illness) : 환자가 스스로 건강하지 못하다고 느끼는 개인적인 반응이다.

- 전문직을 포함한 주변 집단의 사회적 평가와 반응은 실제로 질환과 관련되지 않을 수도 있다.
- 질병은 '환자와 가족 또는(환자를 둘러싼) 사회적 연계망이 어떤 증상과 장애를 인식하고 살며 반응하는 방식'이라고 한다.

② 병(Sickness) : 사회적 개념이다.

- 다른 사람들에 의하여 적용되며 자신에 수용된 사회적인 명칭이다.
- 환자의 사회적 역할에 관심을 가진다는 점에서 다르다고 할 수 있다.
- 병은 사회를 이루어 살아가는 세상의 필연적인 결과물 중 하나로 환자, 가족, 지역사회에 영향을 끼치고 상호 간에 연관성을 지닌다.

③ 질환(Disease) : 의학적으로 규정된 신체적 · 정신적 기능이나 구조의 병리학적 변화이다.

2) 질병의 분류

질병은 전염성 질환과 비전염성 질환으로 나눈다.

① 전염성 질환 : 바이러스, 곰팡이, 세균, 기생충과 같이 질병을 일으키는 병원체이다. 병원체가 증식하고 생활하는 장소인 병원소가 있어서 병원소에서 나온 병원체가 동물이나 사람을 통하여 전파되어 침입하면 질환을 일으키게 된다.

- 전염성 질환은 질환을 일으키는 병원체가 명확하고 필수적이지만 숙주에 접촉하였다고 하여 모두 질환을 일으키게 되는 것은 아니다.
- 인간의 병원체에 대한 저항력 정도에 따라 달라진다.

② 비전염성 질환 : 병원체 없이 발생할 수 있는 고혈압, 당뇨와 같은 질환이다.

- 발현 기간이 길거나 만성적인 경우가 많다.
- 비전염성 질환보다 전염성 질환을 해결하기 위해 노력하지만 항생제의 발견으로 전염성 질환의 치료가 쉬워지므로 비전염성 질환의 치료 예방이 더 중요해졌다.
  - 노인인구의 증가, 각종 성인 질환 등 과거에 발견하지 못했던 비전염성 질환들은 의학 기술의 발달로 비전염성 질환을 진단할 수 있는 여건에 따라 비전염성 질환의 중요성이 높아졌다.
  - 비전염성 질환은 원인이 명확하게 밝혀지지 않은 것이 많으며 여러 가지 위험인자가 복합되어 질환을 유발한다고 알려져 있다.
  - 치료가 쉽지 않은 경우가 많으며 식습관, 운동, 유전적 성향 등 다각적인 방면에서 접근해야 한다.
  - 흡연과 폐암, 술과 간암, 짜게 먹는 식습관, 고혈압 등 비전염성 질환에 대한 연구가 많이 행하여지고 있다.
  - 병에 걸리고 치료하는 것이 아니라 질병이 발생하기 전에 위험인자를 줄이거나 제거하여 사전에 예방하는 것이 중요해 졌다.
  - 음주, 식습관, 환경개선, 운동 등을 통하여 위험인자를 없애야 한다.

3) 질병의 발생

모든 현상에는 변화가 있기 마련이고, 그러한 이유를 인지함으로써 우리는 더욱 더 편리하고 건강한 생활을 할 수 있으며, 질병은 어떻게 우리의 몸에 이상을 주는지에 대해서 살펴보면 요인에 따라 내적 요인(인체 내에 존재하는 인자)과 외적 요인(인체 외부로부터 가해지는 인자)으로 나눌 수 있다(표 3-9).

〈표 3-9〉 질병의 요인

내적 요인	• 소인(질병에 대한 감수성이 높은 경향 : 연령, 성별, 인종) • 유전, 면역상태, 영양상태

외적 요인	• 물리적 요인(기계적 외상, 열, 전기, 방사선, 기압 등) • 영양장애(과소, 과대 섭취) • 생물학적 요인(바이러스, 세균, 기생충 등) • 화학적 요인(가스, 의약품, 화학물질, 유기물, 대기오염 등) • 사회, 환경적 요인(스트레스, 사고, 성폭행 등)

4) 질병의 발생 기전

질병을 일으키는 원인은 우리 몸에서 일어나는 기전과 경과로 유해 물질, 미생물 등에 의한 염증반응이나 발암물질로 인한 발암 과정, 인체의 면역체계로 인한 면역 반응 등이다.

- 세포 변화로 인한 질병 : 각종 암이 있다.
- 심장이나 혈관의 문제로 인한 질병 : 쇼크, 동맥경화, 고혈압, 협심증, 심근경색, 뇌경색, 뇌출혈 등이 있다.
- 물질의 과소, 과대로 인한 질병 : 당뇨, 황달, 통풍, 요독증, 결석증, 담석증, 요로 결석증, 간성혼수 등이 있다.
- 면역 반응으로 인한 질병 : 기관지 천식, 접촉성 피부염, 수혈의 부작용, 아토피 등이 있다.
- 선천적 질환 : 터너증후군, 혈우병, 적록색맹, 다운증후군 등이 있다.
- 염증, 전염으로 인한 질병 : 폐렴, 간염, 홍역, 장티푸스, 감기, 인플루엔자 등이 있다.
- 자신의 방어기전에 의한 질병 : 수혈 부작용, 자가 용혈성빈혈, 기관지 천식, 아토피, 건선, 접촉성 피부염, 루프스, 류마티스 관절염, 과민반응 등이 있다.
- 손상된 세포가 재생하지 않고 다른 조직으로 대치되어 발생하는 질병 : 심부전증, 간경변증 등이 있다.

5) 질병 발생의 삼원론(F. G. Clark)

인간의 건강은 병인, 숙주, 환경 간의 균형에 의해 결정되며 서로 간의 균형이 깨어질 때 질병발생이 용이해진다.

- 병인 : 질병 발생에 직접적인 원인이 되는 것이다.
  - 물리적, 화학적, 영양, 심리적, 생물학적 요인 등이 있다.
- 숙주 : 질병은 개인의 면역, 감수성에 따라서 같은 조건의 병인과 환경 일지라도 숙주마다 질병의 양상이 다를 수 있다.
  - 질병의 면역, 감수성에 영향을 미치는 요인은 생물학적, 사회적, 체질적 요인이 있다.
- 환경 : 병원체 혹은 병원체-숙주-환경 관계에 작용하여 질병 발생에 영향을 끼친다.
  - 환경에는 생물학적 · 물리적 · 사회적 환경이 있다.

6) 질병 예방

질병의 생명주기와 예방에 대해 살펴보면 다음과 같다.

① 질병의 자연사 5단계(리벨과 클라크(Leavell & Clark), 1965) : 질병의 자연사는 한 질

병이 어떠한 처치도 가하지 않은 상태에서 발생 초부터 끝까지 거치게 되는 과정이다 (표 3-10).

〈표 3-10〉 Leavell & Clark의 질병의 자연사 5단계

단 계	내 용	예방조치	예방
1. 비 병원성기	병에 걸리지 않은 단계	적극적 예방 (환경위생, 건강 증진활동)	1차 예방
2. 초기 병원성기	질병에 감염되는 초기 단계	소극적 예방(예방접종)	
3. 불현성 감염기	감염은 되었으나 증상이 나타나지 않은 단계	중증화의 예방	2차 예방
4. 발현성 질환기	감염되어 증상이 나타나는 시기	진단과 치료, 합병증 예방	
5. 회복기	회복되거나 불구 또는 사망에 이르는 시기	무능력의 예방(후유증최소화), 재활, 사회복귀	3차 예방

② 질병의 예방 : 좁은 의미로 질병의 발생을 막는 것을 협의라고 한다. 질병의 넓은 의미는 질병의 진행을 제한하고자 하는 모든 조치를 의미하며 1차, 2차, 3차로 구분하고 광의라고 한다.

- 1차 예방(질병 발생 억제 단계) : 질병을 사전에 예방 하거나 질병에 대한 대처 능력을 강화하는 단계이다.
  - 질병 발생을 억제하고자 하는 단계로 예방접종, 환경개선, 안전관리, 영양개선, 보건교육 등 공중보건학적인 접근 방법이다.
- 2차 예방(조기발견과 조기치료 단계) : 건강에 문제가 발생한 개인의 건강 유지에 중점을 두고 조기 발견과 조기 치료를 통해 중증화를 예방하고 병의 악화를 완화시키는 것이다.
  - 신체검사, 조기진단, 조기 치료, 선별검사 등의 임상의학적인 접근방법이다.
- 3차 예방(재활 및 사회복귀 단계) : 질병이나 불구상태에서 후유증을 최소한으로 하여 장애를 예방하고, 장애의 범위 내에서 최적의 기능 회복에 중점을 둔다.
  - 물리치료, 작업치료, 재활 등이 포함된다.

6. 만성질환의 이해

만성질환은 6개월 혹은 1년 이상 지속되는 질환이며 비감염성이고, 퇴행성 질환으로 급성 질환과 대응하며, 점진적이고 치명적이거나 정상이 아닌 모든 손상과 이상을 포함한다.

보건복지부에서 국민건강, 영양조사에서 내린 만성질환의 정의는 발생 후 현재까지 3개월 이상 경과된 질병, 발생시기에 관계없이 질병의 자연사적 특성에 근거하여 분류된 만성질병이며, 만성질환은 잠복기가 길고 3개월 이상의 오랜기간 동안 발병하고, 호전과 악화를 반복하며 악화가 반복될 때 병리적 변화는 커지고 생리적 상태로의 복귀는 낮아져 점점 악화 되는 방향으로 진행된다.

1) 만성질환 관리

현대 사회의 노령화는 현대인들의 잘못된 식습관, 신체활동 저하로 생활 습관병으로 만성질환의 유병률은 높아지고 있으나 현대의학 기술의 발달에도 불구하고 만성질환의 치료율은 현저히 낮은 상태이다.

> • 만성질환의 관리 실패는 2차, 3차 합병증을 동반하여 장애나 사망에 이르고, 사회경제적 부담을 증가시켜 사회적인 문제가 되고 있다.

① 만성질환에 의한 사망 증가 : 우리나라의 통계청 발표는 1950년대는 결핵, 폐렴, 기생충 질환이 주요 사망요인이고, 2010년 주요 사망원인을 분석한 결과 상위 10개 항목 중 6개가 만성질환으로 나타났다.

> • 우리나라의 3개 사망요인으로는 악성신생물(암), 뇌혈관질환, 심장질환으로 사망자가 전체 중 24[%]를 차지했다.
> • 심장질환, 자살(고의적 자해), 당뇨병, 고혈압성 질환, 간질환, 만성하기도질환, 운수사고, 폐렴 등 만성질환이 총 사망자의 70.8[%]를 차지한다.
> • 고혈압 환자는 2002년보다 1.9배 늘었고 당뇨병 환자는 2002년 보다 1.6배 늘었으며, 이러한 추세는 계속 될 것이다.

② 인구구조의 변화 : 과학기술의 발달로 생활수준과 보건수준의 향상으로 노령인구가 증가 하는데 만성질환의 발병률은 연령과 비례함으로 만성질환도 같이 증가하였다.

> • 2010년 기준 우리나라 65세 이상 고령인구 비율은 선체인구의 11.0[%]이고 2018년에는 14.3[%]로 증가할 것이다.

③ 이환기간의 장기화 : 만성질환은 급성질환에 비하여 질병이 완화되고 난 뒤에도 완치까지의 기간이 길고 심한 경우 한번 이환되면 평생동안 관리가 필요하고 환자나 국가, 가족의 고통과 경제적 문제와 국민 의료비 증가가 늘어난다.

2) 만성질환 발생의 위험요소

만성질환은 여러 가지 요인이 복합적으로 작용하여 발병하게 되므로 정확한 원인을 알기가 어렵다.

> • 만성질환을 일으키는 위험 요소는 유전적 요인, 사회적요 인, 경제적 요인, 생활 습관, 지역적 요인, 영양상태, 환경오염이나 심리적 요인 등 매우 다양하다.
> - 유전적 요인 : 부모나 조부모가 가지고 있는 특성이 자식에게 전해지는 것을 유전이라고 한다. 혈우병, 원인불명의 본태성고혈압, 당뇨병 등이 있다.

- 사회적, 경제적 요인 : 교육 수준, 거주지의 환경, 직업, 월수입 등의 요인이다.
- 생활 습관 : 식습관, 수면, 운동, 흡연, 음주 등의 요인이다.
- 지역적 요인 : 국가마다 기후, 문화, 경제, 인종이 다르기 때문에 발병하는 만성질환에 차이가 있다. 국가 간의 차이보다는 덜 하지만 국가 내 지역마다 발병하는 만성질환에 차이가 있다.
- 영양상태 : 영양이 부족하거나 과다한 경우로 요오드 결핍 등이 있다.
- 기타 : 만성질환을 일으키는 요인에는 환경오염, 심리적 요인은 물론이고 요인을 파악하기 어려운 경우도 많이 존재한다.

3) 만성질환의 예방 및 관리

만성질환은 생활습관이나 환경과 밀접한 관련이 있으며, 예방 및 관리가 쉽지 않다.

- 만성질환을 관리하는데 질병 발생을 감소시키고, 기능장애나 위중도를 완하 또는 지연시켜 건강한 삶을 영위하게 하는 데 있다.
  - 1차 예방 : 적극적인 예방으로 만성질환의 원인이 되는 요인을 미리 찾아 제거하는 것으로 질병의 발생을 사선에 차단하는 것이며, 대부분의 만성질환은 발병 원인이 복합적이고 알려지지 않은 것이 많아 1차 예방이 어려울 수 있다.
  - 2차 예방 : 질병을 조기에 발견하여 치료함으로써 질병을 완치 혹은 완화시키고 질병으로 인한 사망이나 장애를 최대한 예방하는 것으로 정기적인 검진이나 보건교육 실시, 제도적 지원 등이 필요하다.
  - 3차 예방 : 만성질환에 의한 합병증, 후유증의 발생을 막고 신체기능에 장애가 오지 않도록 하는 것으로 일상생활로 복귀, 적응할 수 있도록 하는 것이다.

4) 만성질환의 종류

만성질환의 종류는 매우 다양하며 질환이 생기는 부위와 형태로 분류하면 〈표 3-11〉과 같다.

① 암 : 종양은 신체 조직의 자율적인 과잉 성장에 의하여 비정상적으로 자라난 덩어리이다.

- 종양은 양성종양과 악성종양으로 구분된다.
- 양성종양은 비교적 성장 속도가 느리고 전이가 되지 않으나 악성종양은 주위 조직을 침범하면서 빠르게 성장하며, 신체 각 부위에 확산되고 전이되어 생명을 위협하게 된다. 이러한 악성종양을 암과 동일하다.

② 심혈관질환(고혈압, 동맥경화증, 협심증, 심근경색, 뇌졸중, 뇌경색) : 고혈압은 침묵의 사자(Silent Killer)이며, 고혈압 검사방법이 발전했음에도 불구하고 고혈압을 가진 인구의 거의 반이 자신이 고혈압 환자임을 모르고 있다.

- 고혈압의 명확한 기준이 있으며, 고혈압은 병명이라기보다 하나의 증세이다.

③ 당뇨병 : 인슐린의 분비량이 부족하거나 정상적인 기능이 이루어지지 않는 등의 대사질환의 일종이다.

- 혈중 포도당의 농도가 높아지는 고혈당이 특징이며 고혈당으로 인하여 여러 증상과 징후를 일으키고 소변에서 포도당이 빠져나온다.

④ 고지혈증 : 필요 이상의 지방이 혈액 내에 존재하여 혈관벽에 쌓여 염증을 일으키고 심혈관계 질환을 일으킨다.

- 혈액의 지방은 세포의 기능 유지와 에너지 대사에 여러 가지 일을 하고 있으므로 당연히 존재해야 하지만 너무 과해서 생기는 질환이다.
- 고지혈증이 오랫동안 지속되면 혈액이 순환되는 혈관에 동맥경화증을 일으키고 뇌나 심장의 혈액순환이 원활하지 않아 생명에 위협을 줄 수 있다.
- 뇌의 혈액순환 장애를 뇌혈관질환이라고 하며, 심장의 혈액순환 장애를 허혈성심질환이라 한다.

⑤ 만성 폐쇄성 폐질환 : 환자의 주원인은 나이가 들면서 오랫동안 담배를 피운 사람한테 자주 발생하는 질병이다.

- 서서히 진행하며 처음에는 가벼운 호흡곤란이나 기침 등 가벼운 증세가 나타 나지만 시간이 흐를수록 점점 악화되어 호흡장애를 일으킨다.

⑥ 간질환(간염, 지방간, 간경변증, 간암) : 간염을 일으키는 주범은 A, B, C형 간염 바이러스(바이러스성간염)와 알코올(알코올성간염), 약제(약제성간염)이다.

- A형 간염 바이러스 : 환자의 변에 의해 오염된 식수나 식품을 통해 전파된다.
- B형, C형 간염 바이러스 : 혈액이나 체액을 통해 감염될 수 있는데 B형 간염 바이러스는 어머니에게서 아이에게 수직 감염되는 경우가 많으므로 예방접종을 통한 사전 예방이 중요하다.

〈표 3-11〉 만성질환의 종류

종 류	분 류
암(악성 신생물)	간암, 장암, 폐암, 위암, 유방암, 자궁암, 대장암 등
소화기계	소화성 궤양, 만성간염, 만성변비, 간경변증, 위염 등
순환기계	중풍(뇌졸중), 치질, 심근경색증, 협심증, 고혈압, 치핵 등
근골격계	요통, 디스크, 신경통, 골다공증, 좌골통, 관절염 등
내분비 영양 및 대사 이상	당뇨, 갑상선 질환 등
정신신경계	우울증, 치매, 만성두통, 정신분열증, 신경증, 편두통 등
호흡기계	만성기관지염, 폐기종, 천식, 축농증, 알레르기성 비염, 호흡기 결핵, 기관지확장증 등
눈, 귀	녹내장, 백내장, 만성중이염 등

종 류	분 류
구강	충치(치아우식증), 치주질환 (풍치, 잇몸병) 등
피부, 비뇨, 생식기계	피부병(부위별 및 전신성), 만성신부전 등

7. 진료의 사전관리

외국인 환자의 입국 전 관리로 환자의 상태를 정확히 인지하고 진료계획을 세우기 위한 기초과정으로서 환자의 신뢰와 적정한 임상 프로세스 작성을 위해 세부적인 점검이 필요한 과정이다(그림 3-2).

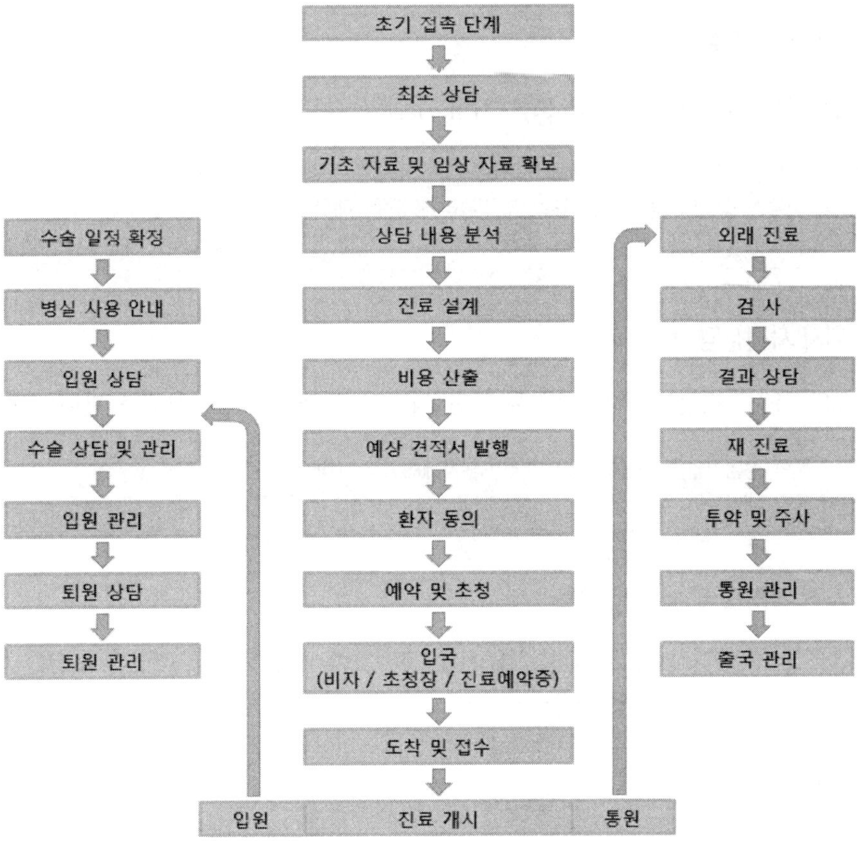

[그림 3-2] 외국인 환자 진료 프로세스 & 사전관리 MOT 과정

1) 온라인 접촉

의료기관의 홈페이지 블로그 등을 통한 직접 접촉과 이메일과 SNS를 통해 이루어진다.

- 외국인 환자 유치 의료기관은 다국어 홈페이지, 포럼, 블로그 등을 운영하여 외국인 환자에게 최대한 많은 정보를 제공할 수 있어야 한다.
- 정보는 정확하고, 쌍방향 커뮤니케이션이 가능하며, 진의에 대한 답은 신속해야 한다.
  - 홈페이지에서 제시되어야 할 내용
    ① 진료 예약절차 및 담당자 유선 연락처
    ② 병원 위치
    ③ 진료 및 진료 외 서비스 내용
    ④ 의료진 소개
    ⑤ 시술 및 수술사례
    ⑥ 표준 진료비
    ⑦ 고객만족사례 등

2) 오프라인 접촉

에이전시를 경유한 예약신청 또는 직접 내원의 경우가 있다.

- 일반적으로 보험환자의 경우 직접 내원하거나 보험회사 직원을 동행하여 내원한다.
- 에이전시를 경유한 접촉의 경우 에이전시와의 커뮤니케이션이 매우 중요하다.
- 온라인 및 오프라인 접촉을 동시에 열어 두어 사전 관리의 효율성을 높이도록 한다.

3) 환자 사전상담

진료의 사전관리는 병원에 내원하기 전 외국인 환자들의 상담체계와 관련이 깊다.

- 근래 들어 통합 상담기법을 적용하는데, 외국인 환자에게도 유용하다.
- 주요 상담 요청 내역들이 각 임상 과별로 분류되고 있으며, 이를 진료 전 '의뢰'를 통해 사전관리하고 있다.

4) 사전 관리를 위한 일정 조율

의사의 진료스케줄은 환자의 입·출국 및 전반적인 체류 기간에 영향을 미친다(표 3-12).

- 국제진료 코디네이터와 에이전시 소속 의료통역 코디네이터, 매니저는 담당 의료진의 진료 스케줄을 숙지함은 물론이고 소지하고 있어야 한다.
- 입원 및 수술 일정을 조율하고 사전 예약을 위해서는 '상담요청인원-상담완료인원-예약완료인원' 등 3가지를 주로 관리하고 있다.
- 외국 환자의 진료는 입국과 환자 이동, 타 병원과의 협진, 주치의의 부재 및 변경, 병실의 손길(LOSS) 등 여러 가지 변수들을 제어하기 때문에 사전관리의 어려움이 배가된다.
- 어려움을 제거하고 효율적이고 안전한 진료 사전관리를 이뤄내기 위해서는 상담자가 관련 의료진의 진료 스케줄을 파악하고 있어야 한다.
- 외국인 환자는 대략 10~40[%] 정도의 진료 LOSS율을 보이고 있다.

- 국내 환자의 예약 LOSS비율이 5[%] 미만인 점을 감안하면, 의료관광을 준비하는 병원으로서 상당한 위험 요소가 내재 되어 있다.
- 월별 혹은 분기별 세부적인 날짜와 해당 인원 파악을 통해 변경사항 및 진행 과정을 관리하는 것이 필수적이다.
- 직접 상담 의뢰와 에이전시 등 외부의 의료관광 관련 중개자를 통한 상담 의뢰가 있다.
- 병원에서 직접 인터넷으로 상담 의뢰가 들어오는 경우, 국제진료 코디네이터가 의뢰자의 각종 정보를 직접 확보하고, 임상 상담 및 입·출국 관련 제반 업무를 전체적으로 관리하기 때문에 업무가 매우 많다.
- 업무 진행과 함께 사전 동의서, 계약서, 신청서 등의 문서자료 확보는 매우 중요하다.
- 구두 커뮤니케이션도 장점이 많기는 하지만 기록이 되지 않고 변경 가능하다는 특성 때문에 국가별 문화의 차이를 고려하는 선에서 최대한 문서자료를 많이 확보해 둔다.
- 유선으로 중요한 결정을 하거나 고지 해야 할 경우 환자에게 동의를 얻어 녹취기록을 남겨야 한다.

〈표 3-12〉 H병원 전문 의료진 진료 스케줄

● 선택진료 ○ 일반진료 2025년 8월 4일 Version-1

진료과	성명	선택	오전	오후	전문분야
산부인과 2020, 2021	○○○	●	화, 목	월, 수	부인 종양, 부인과 내시경
	○○○	●	월, 수, 금	화	부인 종양, 부인과 내시경
	○○○	○	목, 금	월, 화	내분비, 불임, 폐경
	○○○	○	화, 수	목, 금	내분비, 미성년(미혼여성), 불임 산과,
	○○○	○	월	수, 목, 금	산과, 태아 정밀진단, 고위험임신
비뇨기과 2250, 2251	○○○	●	월, 수, 금	월, 수	비뇨기종양, 전립선, 신장이식, 로봇 및 복강경수술
	○○○	●	화, 목, 금	화, 목	로봇 및 복강경수술, 비뇨기 종양학, 전립선, 요실금
	○○○	○	월, 화, 토 (1, 3)	화금	복강경, 로봇, 비뇨기종양, 요로결석, 배뇨 장애, 신장이식
	○○○	○	수, 토 (2, 4)	월, 목, 금	소아 비뇨기, 로봇수술, 비뇨기종양
피부과 2350, 2351	○○○	●	월, 목	화	피부생리, 무좀, 여드름, 습진 피부염
	○○○	○	화(레이저)수	월, 목	백반증, 건선, 알레르기 및 아토피피부염, 피부미용
	○○○	○	화, 금	수금(레이저)	탈모, 여드름, 건선, 아토피및 습진, 피부미용
재활의학과 3250, 3251	○○○	●	월, 수, 목	월, 화	뇌졸중 재활, 척추손상, 근골격계 재활, 정기진단, 소아족부 교정 및 측만증
	○○○	○	화, 금	수, 목, 금	근골격계 재활, 스포츠 손상 및 운동치료, 암 재활, 심폐 재활, 뇌 손상
정신과 3300, 3301	○○○	●	월, 화, 목	월	치매, 정신분열병, 우울증
	○○○	●	월, 수, 금	월, 화	양극성 장애, 우울증, 불안장애, 화병
	○○○	●	화, 목	수, 목, 금	정신분열병, 불면증, 불안장애
	○○○	○	수(성인)	화, 수(성인), 목	소아 청소년 스트레스, 학습 부진, 발달 지연
	○○○	○	금	화	일반정신의학

진료과	성명	선택	오전	오후	전문분야
외 과					
위장과 · 위암 0260, 0261	○○○	●	월, 목	목(암센터)	위암, 복강경, 로봇수술 외상(토 : 7/3)
	○○○	●	수(암센터)	화, 수(암센터)	위암, 복강경, 로봇수술(토 : 8/20)
	○○○	○	화금	월(암센터)	위암, 복강경, 로봇수술(토 : 5/9)
위장관 외상 0260, 0261	○○○	●		화	다발성 중증외상(토 : 4/25)
	○○○	○		월, 수, 금	외상, 위장관, 탈장(토 : 8/18)
	○○○	○	월	목	외상, 위장관, 탈장(토 : 7/4)
	○○○	○	수		중증 외상, 중환자 의학(토 : 9/21)
갑상선 두경부외과	○○○	●	화	목	갑상선, 두경부(토 : 7/9)
	○○○	○	월, 금	수	갑상선, 부갑상선, 부신, 두경부질환, 로봇, 내시경 수술(토 : 5/28)
유방 외과 0280, 0291	○○○	●	월, 금	수, 금	유방 외과, 갑상선 암(수-오전 : 암센터)(토 : 6/13)
	○○○	●	월, 목	월, 화	유방 외과(금-오전 : 암센터)(토 : 8/6)
	○○○	○	화, 수	목	유방 외과(토 : 10/9)
간이식 · 간 · 담도 · 췌장 외과	○○○	○	월, 수		간암, 담도암, 췌장암, 담석, 복강경
	○○○	●	목	월	간이식, 간암, 담도암, 췌장암, 담석, 복강경(토; 5/23)
	○○○	●	화, 금		간이식, 간암, 담도암, 췌장암, 담석, 복강경(토 : 7/16)
혈관 · 하지부종 신장이식 외과	○○○	●	월, 목	수	복부 · 하지동맥 경화증, 하지 부종, 하지정맥류, 신장이식(토 : 5/16)
소아외과	○○○	●	목	월, 화, 금	소아외과, 탈장, 항문질환, 선천성기형, 복강경 (토 : 6/11)

8. 최초 상담

환자의 기본 정보와 임상자료를 확보하여 의료진의 소견 및 진단의 타당성을 높일 수 있도록 하는 것이 중요하다.

- 예상 진료설계와 실제 프로세스 및 진료내역의 갭이 최소화 되어야 외국인 환자의 심리적 불안과 불편감을 줄이고, 의료기관의 신뢰도 제고와 긍정적 이미지 포지션이 가능하기 때문이다.
- 성실한 환자 기초자료와 임상자료 수집은 환자의 불만을 최소화하고, 진료의 오류를 최소화 할 수 있기에 리스크 관리 차원에서도 반드시 필요하다.

① 최초 고객상담 의뢰시에 확보해야 할 기초정보는 〈표 3-13〉과 같다.

〈표 3-13〉 진료상담신청서

<table>
<tr><td>이름</td><td colspan="3"></td></tr>
<tr><td>이전 방문여부</td><td colspan="3">□ 예 □ 아니오</td></tr>
<tr><td>성별</td><td>□ 남 □ 여</td><td>결혼유무</td><td>□ 아니오</td></tr>
<tr><td>생년월일</td><td colspan="3"></td></tr>
<tr><td>국가</td><td></td><td>사용언어</td><td></td></tr>
<tr><td>주소</td><td colspan="3"></td></tr>
<tr><td>전화번호</td><td></td><td>팩 스</td><td></td></tr>
<tr><td>이메일</td><td colspan="3"></td></tr>
<tr><td>상담 진료분야</td><td colspan="3"></td></tr>
<tr><td colspan="4">상 담 요 청 내 용</td></tr>
<tr><td colspan="4">■ 현병력
• 증상
• 치료상태</td></tr>
<tr><td colspan="4">■ 과거병력
• 병명
• 치료상태</td></tr>
<tr><td colspan="4">■ 가족력</td></tr>
<tr><td colspan="4">■ 약물이력</td></tr>
<tr><td colspan="4">■ 특이사항
• 식이 :
• 알러지 :</td></tr>
<tr><td colspan="4">■ 근거자료첨부
□ 진단서 □ 처방 □ 검사자료 □ 사진</td></tr>
<tr><td colspan="4">☞ 국내 체류 기간 및 장소 등의 정보를 확보할 수 있도록 양식을 만들어 사용한다.</td></tr>
</table>

② 고객상담 기록양식은 〈표 3-14〉와 같다.

<table>
<tr><td colspan="2">• 기초정보목록</td></tr>
<tr><td>- 환자의 성명</td><td>- 나이</td></tr>
<tr><td>- 성별</td><td>- 국가 및 도시</td></tr>
<tr><td>- 여권 번호</td><td>- 여권 만료일</td></tr>
<tr><td>- 본인 주소 연락처(전화, 이메일)</td><td>- 보호자 연락처(주소, 이메일)</td></tr>
<tr><td>- 입·출국 예정일</td><td>- 보험가입 여부</td></tr>
<tr><td>- 항공 관련정보</td><td>- 교통 편의 제공 희망 방식</td></tr>
<tr><td>- 진료비 납부방식</td><td>- 진단명</td></tr>
</table>

〈표 3-14〉 고객상담 기록양식

<table>
<tr><th colspan="9">고객상담</th></tr>
<tr><td>상담일</td><td colspan="3"></td><td></td><td></td><td>문서번호</td><td colspan="2"></td></tr>
<tr><td>상담자</td><td colspan="8"></td></tr>
<tr><td>이름</td><td colspan="4"></td><td>직업</td><td colspan="3"></td></tr>
<tr><td>성별</td><td>여</td><td>남</td><td>여권번호</td><td colspan="5"></td></tr>
<tr><td>주소</td><td colspan="8"></td></tr>
<tr><td>연락처</td><td colspan="3">집</td><td colspan="3">사무실</td><td colspan="2">핸드폰</td></tr>
<tr><td>이메일</td><td colspan="8"></td></tr>
<tr><td>방문목적</td><td colspan="8">건강검진 치료 관광</td></tr>
<tr><td>희망입국일</td><td colspan="2"></td><td>동반자</td><td colspan="5">없음 / 있음 명 관계</td></tr>
<tr><td>희망출국일</td><td colspan="2"></td><td>희망도시</td><td colspan="5">서울 부산 강릉 제주 그 외</td></tr>
<tr><td rowspan="2">치료</td><td colspan="8">병명</td></tr>
<tr><td colspan="8"></td></tr>
<tr><td rowspan="2">건강검진</td><td colspan="8">검진명</td></tr>
<tr><td colspan="8"></td></tr>
<tr><td>관 광</td><td colspan="8">자유관광 / 패키지</td></tr>
<tr><td>추가서비스</td><td colspan="8">의료통역사, 간병인, 의료번역, 관광(자유관광 / 패키지)
핸드폰대여, 가이드, 항공예약, 숙박시설예약</td></tr>
</table>

9. 상담내용 분석

사전상담은 초기의 정보획득 단계로 초기 정보의 입력 오류나 판단 오류는 추후 진행되는 전체 진료 및 의료관광 프로세스에 영향을 미치게 되어 분석 · 인지 과정에서 매우 신중함이 요구된다.

- 최대한 신속하고 정확하게, 진료 설계에 필요한 기초정보를 확보하고, 현지의 임상자료를 의료진과 공유하여 빠른 진료 설계가 도출되도록 해야 한다.

- 동반자나 현지보호자 동반에 대한 내용도 정확하게 파악한다.
- 국제진료 코디네이터는 'MBTI' 등 인간의 성향이나 유형별 성격에 대해서도 지식을 갖추어야 한다.
- 고객은 표준화된 매뉴얼로 100[%] 만족을 느낄 수 없다.
- 실제로 고객을 포함한 사람들은 대부분 매우 주관적이기 때문이다.
- 일 중심의 고객은 일 잘하는 파트너가, 감성적 고객에게는 따뜻한 심성의 코디네이터가 매니지먼트를 한다면, 결과는 매우 놀라울 것이다.
- 객지에서 혼자 진료를 받는 환자는 자신을 잘 이해해 주는 코디네이터에게 인간적 친밀감을 느끼고 한국의 보호자처럼 인식한다.
  - 환자의 개인정보(이름, 생년월일, 성별, 연락처, 주소)
  - 의학적 정보(진료기록, 과거병력, 주요 증상, 영상자료)
  - 심리적 욕구와 기대, 기초 임상 자료에서 유추된 소견, 현지 의료진의 소견
  - 고객의 과거병력, 유치 의료기관의 의료진과 주요 증상 매칭, 고객의 경제적 수준
  - 고객의 기대(치료 및 시술 결과), 고객의 요구, 고객이 중요하게 여기는 가치

10. 진료설계(치료계획 수립)

환자 또는 에이전시부터 전달받은 기초정보와 의학적 정보를 토대로 각 전문 의료진에게 자문을 구하고, 진료계획을 수립한다.

- 진료 설계에 포함되어야 할 내용
  - 진료과목/진료 및 수술방법
  - 초진일시
  - 내원 일수
  - 시술 및 수술 일시
  - 예상 진료비의 상세내역
  - 체류기간 예상비용 내역 등이다.

1) 진료계획

의료기관 단독 또는 에이전시와 공동으로 체류기간, 입국일, 출국일, 항공권 예약, 호텔 예약, 통역 코디네이터 선정, 기타 서비스 제공계획을 수립하여 환자에게 각종 예약증명서 및 선지급금에 대해 청구서를 전송한다. 국제진료환자 회신 - 러시아 - 에이전시 경유 의뢰의 건이다(표 3-15).

〈표 3-15〉 국제진료센터 환자 회신서

<table>
<tr><td>의뢰인 이름</td><td>릴아리</td><td>의뢰인연락처</td><td colspan="2">010-2126-12**</td><td>문의처</td><td colspan="2">하늘이 010-698-12**</td></tr>
<tr><td>환자 이름</td><td colspan="2">○○○</td><td colspan="2">D.O.B</td><td>국적(사용언어)</td><td colspan="2">러시아</td></tr>
<tr><td>예상 병명</td><td colspan="3">황반변성 의심</td><td>진료과</td><td>안과</td><td>담당의사</td><td>서승희</td></tr>
</table>

- 예쁜이 환자분의 경우 진단을 위한 검사를 실시하고 검사 결과를 바탕으로 치료계획을 세워야 할 것 같으나 연령관련 황반변성이라고 판단할 때 수술적인 치료방법보다는 안구 내에 약물을 투여하는 방식으로 치료한다.
- 본원 외래를 방문하면 기본적으로 안압 측정 및 안구 관련 검사 및 정밀안저검사, 형광안저촬영(양측) 등의 검사를 실시하고, 검사 비용은 대략 한화 2백만원~2백4십만원 정도 예상 하고, 검사 결과에 따라 주입 치료에 대한 기간 및 횟수를 결정한다.
- 1차적으로 루세틴 주사제와 아바스틴이라는 두 종류의 약물이 있고, 안구 내 주사 치료를 시행하며, 환자분의 상태에 따라 결과가 좋기도 하고, 효과가 없는 경우도 있으며, 시술의 경우 안구 내 주사는 10분 정도 걸리는 시술로서 아바스틴의 경우 1회 주입시 비용은 대략 한화 2백만원~2백2십만원 정도 예상한다.
- 보통은 한 달 간격으로 주입 시술을 하며 3회 정도 예상하며, 루세틴 주사제를 사용할 경우 1회 주입시 예상되는 비용은 대략 한화 3백 2십만원~3백 4십만원 정도이고, 한 달 간격으로 3회 정도 예상하고, 최소한 3개월 정도 치료를 위해 한국에 체류해야 한다.
- 주사제에 따라 비용이 다르고 어떤 주사제가 더 효과가 있는지에 대한 학술적인 결과는 없으나 환자분의 경우 루세틴 주사제로 치료를 할 예정이다(루세틴의 단가는 한화 3백 1십만원 정도로 고가의 약물).
- 위의 견적은 황반변성이라는 진단 하에 예상되는 비용이고, 환자분이 내원하여 검사시 황반변성 외에 치료를 하는 경우 치료계획 및 비용에 차이가 발생할 수 있으며, 수술적인 치료방법이 시행될 수도 있는데 수술적인 치료방법 등 치료계획이 변경되는 경우 필요한 기간 및 치료비용은 최대한 빨리 확인한다.

11. 비용 산출

진료비는 국내 · 외 환자에게 매우 민감한 사항이며, 의료기관 및 의료진을 선택하는 데 중요한 요인이 된다.

- 정확한 예상 진료비용의 산출은 환자 유치의 핵심이고 리스크를 예방하는 방법이다.
- 비용은 패키지(진찰, 치료, 시술, 수술, 검사, 입원, 기본 식사, 원내 투약, 기본통역, 진료 관계자료)와 옵션(공항 픽업, 특별식사, 특별병실 사용료, 노트북, 인터넷, 고급생필품, 전문 의료통역, 간병, 앰뷸런스, 유 · 무선전화, 행정문서)으로 나누어 제시하고, 국내 동일수준의 의료기관들 간 가격 차이가 크게 나지 않도록 하는 것이 중요하다.
- 국내병원 간의 큰 폭의 가격 차이는 한국의료기관 이용에 대한 신뢰도를 낮게 하고, 재방문 및 긍정적 구전효과를 기대하기 어렵다.

12. 예상 견적서 발행

비용 산출 및 진료설계 회신을 토대로 외국의 환자에게 예상 치료비 견적서 및 진료 스케줄을 언어권별로 번역하여 전송해 준다(표 3-16).

〈표 3-16〉 환자용 예상견적서

Health Screening-Patient's Receipt				
Patient's No	Patient's Last Name/Given Name			Examination Date(s)
Examination Details				Receipt Number(year, month, #)
Item		Male	Female	
package	Basic			
	Brain Scan			
	Wellbeing			
	Wellbeing Plus			
	Spine Scan			
	Royal			
optical items	Ultrasonography			
	Echocardiography			
	Lung CT			
	CT			
	MRI			
	MRA			
	Atherosclerosis Examination			
	Sigmoidoscopy			
	Colonoscopy			
	Sedation			
	Allergy Test			
	Others			Name of Medical Institution
	Total			OOO Medical Center
Hospital's Registration No				President's Name
Hospital's Address				OOO

환자용 예상견적서(영문번역 한글)

<table>
<tr><td colspan="5">Health Screening-Patient's Receipt</td></tr>
<tr><td>환자번호</td><td colspan="3">환자 이름</td><td>검사일자</td></tr>
<tr><td></td><td colspan="3"></td><td></td></tr>
<tr><td colspan="3">검사 내용</td><td colspan="2">영수증 번호</td></tr>
<tr><td colspan="3"></td><td colspan="2"></td></tr>
<tr><td colspan="2">세부내역</td><td>남</td><td>여</td><td rowspan="19"></td></tr>
<tr><td rowspan="6">내용</td><td>기초검사</td><td></td><td></td></tr>
<tr><td>뇌 스캔</td><td></td><td></td></tr>
<tr><td>복지</td><td></td><td></td></tr>
<tr><td>추가복지</td><td></td><td></td></tr>
<tr><td>척추 수캔</td><td></td><td></td></tr>
<tr><td>고급</td><td></td><td></td></tr>
<tr><td rowspan="14">추가</td><td>초음파</td><td></td><td></td></tr>
<tr><td>심초음파</td><td></td><td></td></tr>
<tr><td>폐 CT</td><td></td><td></td></tr>
<tr><td>CT</td><td></td><td></td></tr>
<tr><td>MRI</td><td></td><td></td></tr>
<tr><td>MRA</td><td></td><td></td></tr>
<tr><td>죽상경화증 검사</td><td></td><td></td></tr>
<tr><td>결장경 검사</td><td></td><td></td></tr>
<tr><td>대장내시경</td><td></td><td></td></tr>
<tr><td>진정</td><td></td><td></td></tr>
<tr><td>알러지검사</td><td></td><td></td></tr>
<tr><td>기타</td><td></td><td></td><td rowspan="2">의료기관 명</td></tr>
<tr><td></td><td></td><td></td></tr>
<tr><td></td><td>총계</td><td></td><td></td><td></td></tr>
<tr><td colspan="2">병원 등록 번호</td><td colspan="2"></td><td>대표자 성명</td></tr>
<tr><td colspan="2">병원 주소</td><td colspan="2"></td><td>○○○</td></tr>
<tr><td colspan="5"></td></tr>
</table>

13. 환자 동의

환자에게 예상 견적과 진료 프로세스를 포함한 진료 설계내용을 전송하여 환자의 동의를 얻는다. 중증 환자의 경우 Case by Case로 동의를 받아야 하고, 사전 설명과 문서의 내용이 일치해야 한다. 환자가 동의서에 서명하여도 구두로 재확인을 하고 비용지불과 과거병력 조사는 매우 중요한 사안이므로 구두 확인이 반드시 병행되어야 한다(표 3-17).

〈표 3-17〉 사전동의서

I, ______________________ , a resident of being
(the ______________________ of ______________________), a patient of ○○○ Hospital, do hereby give my consent to Dr.
______________________ of ○○○ Hospital to perform
____
____

I have discussed the above procedure with my physician, Dr., who has explained to me, to my satisfaction, the details and the reason for doing the procedure. I have also been explained and have understood the possible complications associated with the procedure which can include
____
____
______________________________________ Any other possible alternatives have been discussed with me. I understand that the anesthesia used will be determined by my physician. I authorize the hospital staff to examine and to preserve for scientific purposes or otherwise to dispose of any removed tissues or parts in accordance with policy. I am aware of the risks associated with this procedure and I hereby relieve the Korean Government, the Chief Executive Officer/Medical Director and the Physician(s) performing the procedure of all responsibility for any unfavorable outcome in the course of or resulting from this surgery. I acknowledge that no guarantee or assurance has been made as to the results that may be obtained.

Date and time Name of Patient/Guardian Signature of Patient/Guardian Relationship to patient

Date and Time Name of Physician Signature of Physician

〈한국보건산업진흥원(2010), 외국인환자 Care Manual〉

사전동의서(영문번역 한글)

나는, ______________________ , 로 인하여 입원하며
(________________________), 로 ________병원에 환자로 있음을 인지하고 담당의사인
________________________ 의 ____ 병원 절차에 동의합니다.
____
____

본인은 위의 절차에 대해 담당 의사인 _____와 논의했으며, 의사는 절차를 수행하는 이유와 세부 사항에 대해 만족스럽게 설명했습니다. 본인은 또한 다음을 포함할 수 있는 절차와 관련된 가능한 합병증에 대해 설명을 들었고 이해했습니다.

____
____
____ 가능한 방법과 대안은 본인과 논의되었습니다. 본인은 사용되는 마취방법이 의사에 의해 결정된다는 것을 이해합니다. 본인은 병원 직원이 과학적 목적을 위해 검사하고 보존하거나 정책에 따라 제거된 조직이나 부품을 폐기할 수 있는 권한을 부여합니다. 본인은 이 시술과 관련된 위험을 알고 있으며, 이로써 본인은 이 수술 과정에서 또는 수술로 인한 모든 불리한 결과에 대해 한국 정부, 최고 경영자/의료 책임자 및 시술을 수행하는 의사에게 있어 모든 책임을 면제합니다. 나는 이후 발생할 수 있는 결과에 대해 어떠한 보증이나 보장도 이루어지지 않았음을 인정합니다.

날짜	시간	환자/보호자 이름	환자/보호자 서명	환자와의 관계
날짜	시간	의사 이름	의사 서명	

〈한국보건산업진흥원(2010), 외국인환자 Care Manual〉

14. 예약 및 초청

예상 견적을 포함한 진료 설계에 대한 환자의 동의를 확인하고, 예약증 발급 및 초청장 발급을 위해 고객의 의료기관 방문 사실 확인 및 이용 서비스 내용이 정확하게 표기된 서류를 준비한다. 〈표 3-18, 19, 20, 21, 22, 23〉과 같은 정보(고객의 의료정보, 인적사항, 의료서비스 내용, 이용일시, 의료기관의 진료가 필요한 사항증명) 등을 명기하여 기관장의 확인필을 득하여 발행한다.

- 해당 진료과의 진료 스케줄 확인 및 예약을 확정하고, 예약 확인증과 초청장을 전송한다.
- 초청장 및 예약 일시, 항공 및 숙박 스케줄의 일시, 여권의 인적 사항과 여권 만료일시를 확인하고, 상이할 경우 모든 프로그램이 재조정 하며, 문제가 발생할 시에는 최대한 신속하고 정확하게 프로그램을 재설계 한다.
- 동의서에 사인을 했다고 해서 환자가 자신의 책임이라고 생각하지 않으며. 초청장은 대외 공식 문서이므로 언어표현은 정확하고 명료하게 한다.

〈표 3-18〉 초대장 양식

Application Form of Invitation Letter	
Name :	Nationality :
Date of Birth :	Phone No. :
present Address :	
sending Address :	
Desired Period If Hospital Stay :	
Name of Bank : BANK Account Number : Account Name : 000 Hospital Swift Code : Address : Tel :	Officer only : Required deposit :

초대장 양식(영문번역 한글)

초청장 신청서	
이름 :	국적 :
생년월일 :	연락처 :
현 주소 :	
보내는 주소 :	
병원 투숙 희망 기간 :	
은행 이름 : BANK 계좌번호 : 계좌명 : 000병원 은행식별 코드 : 주소 : 전화번호 :	직원 전용 : 요청하는 보증금 :

〈표 3-19〉 외국인 환자 초청장 양식

By submitting this Application form, I agree that

1. Any dispute or claim (including injury claims) related to health care services that I receive from Hospital that is not resolved by mutual agreement is subject to Korea law and the exclusive jurisdiction of the appropriate court in Korea.
2. The information or any related detail including an estimated price is intended only for you and cannot be claimed or referred to by other people.
3. The medical information and any estimated costs supplied are subject to change without notice due to a change of medical condition or unforeseen factors. As mentioned above, I request issuing the invitation letter to Hospital in order to wisit for medical treatment at Hospital.

Datehttp:// Applicant : (Signature)

Representative : (Signature)

외국인 환자 초청장 양식(영문번역 한글)

이 신청서를 제출함으로써 본인은 다음 사항에 동의합니다.

1. 본인이 병원으로부터 받은 의료서비스와 관련하여 상호 합의에 의해 해결되지 않은 모든 분쟁 또는 청구(상해 청구 포함)는 한국 법률 및 한국 법원의 관할권에 따릅니다.
2. 예상 가격을 포함한 정보 또는 관련 세부 사항은 본인만을 위한 것이며 다른 사람이 주장하거나 참조할 수 없습니다.
3. 제공되는 의료 정보 및 예상 비용은 건강 상태의 변경 또는 예측할 수 없는 요인으로 인해 예고 없이 변경될 수 있습니다. 위에서 언급한 바와 같이 병원에서 진료를 받기 위해 병원에 초청장 발급을 요청합니다.

날짜 신청자 : (서명)

대표자 : (서명)

〈표 3-20〉 예약확인 서식 양식

<table>
<tr><th colspan="5">Foreign Patient's Invitation Confirmation</th></tr>
<tr><td rowspan="7">Invitee Foreigner</td><td rowspan="2">Name</td><td>English</td><td colspan="2">한글(한자)명</td></tr>
<tr><td></td><td colspan="2"></td></tr>
<tr><td>Date of Birth</td><td>Gender</td><td>Nationality</td><td>No. of Passport</td></tr>
<tr><td></td><td></td><td></td><td></td></tr>
<tr><td colspan="2">Office/Position/Tel.</td><td colspan="2">Address of Office</td></tr>
<tr><td colspan="2"></td><td colspan="2"></td></tr>
<tr><td>Former immigration</td><td>☐ Yes ☐ No</td><td>Companion where or not</td><td>☐ Yes ☐ No</td></tr>
<tr><td rowspan="2">Relevant Facts on immigration</td><td>Date of Entry</td><td>Flight No. of Entry</td><td>Date of Departure</td><td>Flight No. of Departure</td></tr>
<tr><td></td><td></td><td></td><td></td></tr>
<tr><td>Name of Medical institution</td><td>Doctor in charge</td><td>Duration of Treatment</td><td>Contents of Treatment</td><td>Location</td></tr>
<tr><td></td><td></td><td></td><td></td><td></td></tr>
<tr><td>Note</td><td colspan="4"></td></tr>
<tr><td colspan="5">There is no mistaking that contents above are true, and we assure that the main purpose of a foreign patient is treatment and recuperation
00 Immigration Office Senior partner</td></tr>
<tr><td colspan="5">Date of application : Sign : ________________
Inviter :</td></tr>
</table>

예약확인 서식 양식(영문번역 한글)

<table>
<tr><th colspan="8">외국인 환자 초청확인서</th></tr>
<tr><td rowspan="8">초대받은 외국인</td><td rowspan="2">이름</td><td colspan="2">영문</td><td colspan="4">한글(한자)명</td></tr>
<tr><td colspan="2"></td><td colspan="4"></td></tr>
<tr><td colspan="2">생년월일</td><td>성별</td><td colspan="2">국적</td><td colspan="2">여권번호</td></tr>
<tr><td colspan="2"></td><td></td><td colspan="2"></td><td colspan="2"></td></tr>
<tr><td colspan="3">직장/직급/전화번호</td><td colspan="4">직장주소</td></tr>
<tr><td colspan="3"></td><td colspan="4"></td></tr>
<tr><td colspan="2">이전 이민여부</td><td>□ 예 □ 아니오</td><td colspan="2">동반인 여부</td><td colspan="2">□ 예 □ 아니오</td></tr>
<tr><td colspan="7"></td></tr>
<tr><td rowspan="2">이민 여부</td><td colspan="2">입국일</td><td>입국편명</td><td colspan="2">출국일</td><td colspan="2">출국비행편넘버</td></tr>
<tr><td colspan="2"></td><td></td><td colspan="2"></td><td colspan="2"></td></tr>
<tr><td colspan="2">의료기관 명</td><td>담당의사</td><td>치료기간</td><td colspan="2">치료명</td><td colspan="2">장소(지역)</td></tr>
<tr><td colspan="2"></td><td></td><td></td><td colspan="2"></td><td colspan="2"></td></tr>
<tr><td colspan="2">추가(메모)</td><td colspan="6"></td></tr>
<tr><td colspan="8">위 내용은 틀림이 없으며, 외국인 환자의 주된 목적이 치료와 요양임을 확신합니다.
00 출입국관리사무소 선임파트너</td></tr>
<tr><td colspan="8">신청일자 : 서명 :
초대자 :</td></tr>
</table>

〈표 3-21〉 초청장(예시)

<table>
<tr><th colspan="4">Confirmation Letter of Reservation(For outpatient only)</th></tr>
<tr><td colspan="4">Patient's Details</td></tr>
<tr><td>Surname</td><td></td><td>Given Name</td><td></td></tr>
<tr><td>Age</td><td></td><td>Date of Birth</td><td></td></tr>
<tr><td>Sex</td><td></td><td>Hosp. ID</td><td></td></tr>
<tr><td colspan="4">Outpatient Clinic</td></tr>
<tr><td>Physician</td><td></td><td></td><td></td></tr>
<tr><td>Department No</td><td></td><td></td><td></td></tr>
<tr><td>Date of outpatient Clinic</td><td></td><td></td><td></td></tr>
<tr><td colspan="4">List of Examination</td></tr>
<tr><td colspan="4"></td></tr>
</table>

I am pleased to announce that your reservation on 00 : 00 dd/mm/2024 at hospital International Patients Care Center is confirmed, If there are any changes or questions in the above reservation, please do not hesitate to contact as below.

Hospital / Tel : +82 00 000 0000
Website : www.
HIPCC / Tel : +82 00 000 0000

초청장(영문번역 한글)

예약확인서(외래 환자에 한함)

환자 상세 정보			
성		이름	
나이		생년월일	
성별		병원번호	
외래 진료소			
의사			
담당부서 번호			
외래 일자(진료일)			
검사 내역(목록)			

2024년 00:00 일/월 병원 국제환자 케어센터

병원예약이 확정되었음을 알려드리게 되어 기쁘게 생각합니다.

병원/전화 : +82 00 000 0000

홈페이지 : www.

〈표 3-22〉 해운대백병원 예약증, 초청장 발급 사례

nje University Haeundaepaik Hospital

1435, Jwa-dong, Haeundae-gu, Busan, Korea
Tel : 81-51-797-0124, Fax : 81-51-797-0123
E-mail : top@paik.ac.kr

Date : 2025-11-14

Invitation Letter

To The Korean Embassy

This is a confirmation that Ms. Saryglar, Khimikmaa will visit Inje University Haeundae Paik Hospital to get a treatment from February 30. 2024.
Proposed period of treatment is from February 30 to March 01. 2024.

We would like to invite Ms. Saryglar, Khimikmaa

Name	
Passport	
Sex	
D.O.B	

We would truly appreciate your cooperation in issuing a visa to enter Ms. Saryglar, Khimikmaa into Korea.

Sincerely yours.
Kyung Mi Song
International Health Care Center

Inje University HaeundaePaik Hospital
1435, Jwa-dong, Haeundae-gu, Busan, Korea
Tel : 81-51-797-0123 Fax : 81-51-797-0124
E-mail : top@paik.ac.kr

해운대백병원 예약증, 초청장 발급 사례(영문번역 한글)

(인제대학교 해운대백병원)

(부산광역시 해운대구 좌동 1435)
(전화: 81-51-797-0124, 팩스: 81-51-797-0123)
(이메일 : top@paik.ac.kr)

Date : 2025-11-14

초청장

주한 대사관 수신

2024년 2월 30일부터 Saryglar, Khimikmaa 씨가 인제대학교 해운대백병원에 내원하여 진료를 받을 예정임을 알려드립니다.
제안된 치료 기간은 2024년 2월 30일부터 3월 01일까지입니다.

우리는 Ms. Saryglar, Khimikmaa 씨를 초대합니다.

이름	
여권번호	
성별	
생년월일	

Ms. Saryglar, Khimikmaa의 한국 입국을 위한 비자 발급에 협조해 주셔서 진심으로 감사드립니다.

친애하는,
송경미
국제진료센터

Inje University HaeundaePaik Hospital
1435, Jwa-dong, Haeundae-gu, Busan, Korea
Tel : 81-51-797-0123 Fax : 81-51-797-0124
E-mail : top@paik.ac.kr

〈표 3-23〉 예약 확인서

You should bring this paper whenever you visit

Patient's No. (등록번호)	0307017
Patient's Name (환자명)	Saryglar, Khimikmaa
Medical Department (진료과)	Ophthalmology
Physician's name (의사명)	Lee.
Appointment Time (예약시간)	2025. 2. 16 9 : 00 AM
Information about Tests & Procedures (수납 및 검사안내)	

위와 같이 인제대학교 해운대백병원에 진료 예약이 완료되었음을 확인함.

※ 참고사항

환자 또는 그 보호자는 사전에 제출한 진단 내용과 틀리거나 추가 진료가 필요하다는 담당 의사의 소견이 있을 경우 진료과목의 변경이나 추가 비용이 발생할 수도 있다.

환자 또는 그 보호자가 요청 시 진료과목과 의사는 변경할 수 있다.

※ Additional Information

If in the process of medical treatment doctors in charge find an incorrectness in the preliminary diagnosis provided to hospital by the patient. or come to a conclusion about the necessity of additional treatment, the program of treatment may be altered. This in turn may lead to additional expenses on the part of the patient.

Patient and his/her guardian have a right to request an alteration the treatment program and/or change of the doctor in charge.

INJE UNIVERSITY HAEUNDAE PAIK HOSPITAL

1435, Jwa-dong, Haeundae-gu, Busan, Korea

Tel : +81-51-797-0123, Fax : +81-51-797-0124

예약 확인서(영문번역 한글)

방문 시 본 등록증을 가지고 오십시오(영문번역 한글)

Patient's No. (등록번호)	0307017
Patient's Name (환자명)	Saryglar, Khimikmaa
Medical Department (진료과)	Ophthalmology
Physician's name (의사명)	Lee.
Appointment Time (예약시간)	2025.2.16 9 : 00 AM
Information about Tests & Procedures (수납 및 검사안내)	

위와 같이 인제대학교 해운대백병원에 진료예약이 완료되었음을 확인함.

※ 참고사항

환자 또는 그 보호자는 사전에 제출한 진단내용과 틀리거나 추가 진료가 필요하다는 담당의사의 소견이 있을 경우 진료과목의 변경이나 추가 비용이 발생할 수도 있다.

환자 또는 그 보호자가 요청 시 진료과목과 의사는 변경할 수 있다.

※ 추가 정보

진료과정에서 담당의사가 환자가 병원에 제공한 예비진단서의 내용이 부정확하다고 판난한 경우 또는 추가 치료의 필요성이 있다고 판단되면 치료 프로그램이 변경될 수 있습니다. 이로 인해 환자 측에서 추가 비용이 발생할 수 있습니다.

환자 및 보호자는 치료 프로그램의 변경 및/또는 담당 의사의 변경을 요청할 권리가 있습니다.

INJE UNIVERSITY HAEUNDAE PAIK HOSPITAL
1435, Jwa-dong, Haeundae-gu, Busan, Korea
Tel : +81-51-797-0123, Fax : +81-51-797-0124

15. 입국(비자)

외국인 환자가 입국하기 위해서 비자가 필요한 국가의 경우 신청지원 서비스를 해야 한다. 의료관광 비자는 의료관광(C-1-3), 치료 요양(G-1-10) 두 가지 종류가 있다.

1) 기업회원 가입 신청

외국인 환자의 온라인 비자 발급 인정서 신청을 위해서는 기업회원(유치기관)으로 가입을 신청하여야 하며, 출입국관리사무소의 심사를 거쳐 정식 기업회원으로 승인된다.

- 준비사항 : (회원가입시) 담당자 개인 공인인증서, (로그인시) 법인/단체 공인인증서
- 필요서류 : 사업자등록증, 유치기관 등록증(지정증), 신분증 사본(담당자, 대표자), 사업자 단위 과세 승인서 (단위과세 사업장 형태가 본점 또는 지점인 업체만 제출), 외국인 환자 유치기관 협약문, 대표자위임장, 재직증명서

2) 비자 신청

① 비자 포털 비자 내비게이터 : 신청인의 국가나 지역, 입국목적, 체류 기간을 입력하면 적합한 비자 종류 및 신청 절차, 필요서류 등의 세부 내용을 확인할 수 있다(표 3-24).

- 의료관광 비자 종류 : 의료관광(C-1-3), 치료 요양(G-1-10)
- 신청 대상 : 국내 의료기관에서 진료 또는 요양할 목적으로 입국하고자 하는 외국인 환자, 그 외국인 환자의 간병 등을 위해 동반 입국이 필요한 배우자 등 동반가족 및 간병인

② 전자 비자 : 대한민국 비자를 받고자 하는 신청인의 재외공관 방문에 따른 불편을 해소하기 위해 일부 비자에 대하여 비자 포털을 통해 신청하고 발급받는 비자이다.

- 신청자 : 외국인 본인 또는 초청자에 의한 대리 신청
- 신청 절차
  - 외국인 본인 신청시 : 전자신청서 작성 → 전자결제 → 초청 확인 → 접수 및 심사 → 전자비자 발급확인서 출력 및 송부
  - 초청인에 의한 대리 신청시 : 로그인 → 전자신청서 작성 → 전자결제 → 접수 및 심사 → 전자비자 발급확인서 출력 및 송부

③ 비자 발급인정서 : 초청자 또는 대행 기관이 국내 출입국관리사무소(출장소)를 방문하지 않고 비자 포털을 통해 비자 발급인정서 신청을 완료하고 승인내용을 근거로 재외공관에서 신속하게 비자를 발급받을 수 있다.

- 신청자 : 초청자에 의한 대리 신청
- 신청 절차 : 전자신청서 작성 → 접수 및 심사 → 결과 확인 및 비자 신청서 다운로드 → 재외공관 비자 신청 및 수수료 납부 → 비자 발급

〈표 3-24〉 사증 발급 인정 신청서

사증 발급 인정 신청서
APPLICATION FOR CONFIRMATION OF VISA ISSUANCE

(신청서 작성방법)
- 신청인은 사실에 근거하여 빠짐없이 정확하게 신청서를 작성하여야 합니다.
- 신청서상의 모든 질문에 대한 답변은 한글 또는 영문으로 기재하여야 합니다.
- 선택사항은 해당 칸[ ]안에 √표시를 하시기 바랍니다.
- "기타"를 선택한 경우, 상세내용을 기재하시기 바랍니다.

〈How to fill out this form〉
- You must fill out this form completely and correctly.
- You must write in block letters either in English or Korean.
- For multiple-choice questions, you must check [√] all that apply.
- If you select 'Other', please provide us with more information in the given space.

1. 인적 사항 / PERSONAL DETAILS

PHOTO 여권용사진 (35mmX 45mm)	1.1 여권에 기재된 영문 성명 Full Name in English(as shown in your passport)	
	성 : Family Name	명 : Given Names
	1.2 한자성명 : 漢字姓名	1.3 성별 : Sex 남성/Male [ ] 여성/Female [ ]
	1.4 생년월일:Date of Birth (yyyy/mm/dd)	1.5 국적 : Nationality
	1.6 출생국가 Country of Birth	1.7 국가신분증번호 National Identity No.

1.8 이전에 한국에 출입국 하였을 때 다른 성명을 사용했는지 여부
Have you ever used any other names to enter or depart Korea?
아니오 No [ ] 예 Yes[ ] → '예' 선택 시 상세내용 기재 If 'Yes' please provide details
(성 Family Name : 명 Given Names :)

1.9 복수 국적 여부 Is the invitee a citizen of more than one country?
아니오 No [ ], 예 Yes [ ]
'예'선택 시 상세내용 기재 If 'Yes' please provide details ( )

2. 여권정보 / PASSPORT INFORMATION

2.1 여권종류 Passport Type
외교관 Diplomatic [ ], 관용 Official [ ], 일반 Regular [ ], 기타 Other [ ]
→ '기타' 상세내용 If 'Other' please provide details ( )

2.2 여권번호 Passport No.	2.3 발급국가Country of Passport	2.4 발급지 Place of Issue
2.5 발급일자 Date of Issue	2.6 기간만료일 Date Of Expiry	

2.7 다른 여권 소지 여부 Does the invitee have any other valid passport?
아니오 No [ ] 예 Yes [ ] → '예' 선택 시 상세내용 기재 If Yes' please provide details
a) 여권종류 Passport Type
외교관 Diplomatic [ ], 관용 Official [ ], 일반 Regular [ ], 기타 Other [ ]
b) 여권번호 Passport No. c) 발급국가 Country of Passport d) 기간만료일 Date of Expiry

210[mm×297[mm][백상지 80[g/m²](재활용품)]

3. 연락처 / CONTACT INFORMATION	
3.1 본국 주소 Address in Your Home Country	
3.1 현 거주지 Current Residential Address "현 거주지가 본국 주소와 다를 경우 기재/Write if it is different from the above address	
3.2 휴대전화 Cell Phone No. 3.3 일반전화 Telephone No. 3.4 이메일 E-mail	
3.5 비상시 연락처 Emergency Contact Information	
a) 성명 Full Name in English	b) 거주국가 Country of Residence
c) 전화번호 Telephone No.	d) 관계 Relationship to you

4. 학력 / EDUCATION	
4.1 What is the highest degree or level of education the invitee has completed? 석사 / 박사 Master's /Doctoral Degree [ ], 대졸 Bachelor' s Degree [ ], 고졸 High School Diploma [ ], 기타 Other [ ] → '기타' 선택 시 상세내용 기재 If 'Other' please provide details ( )	
4.2 학교명 Name of School	4.3 학교 소재지 Location of School (city/province/country)

5. 직업 / EMPLOYMENT	
5.1 직업 Current personal circumstances 사업가 Entrepreneur [ ], 자영업자 Self-Employed [ ], 직장인 Employed [ ], 공무원 Civil Servant [ ], 학생 Student [ ], 퇴직자 Retired [ ], 무직 Unemployed [ ] 기타 Other [ ] → '기타' 선택 시 상세내용 기재 If 'Other' please provide details ( )	
5.2. 직업 상세정보 Employment Details	
a) 회사/기관/학교명 Name of Company/Institute/School	b) 직위/과정 Position/Course
c) 회사/기관/학교 주소 Address of Company/Institute/School	d) 전화번호 Telephone No.

6. 방문정보 / DETAILS OF VISIT	
6.1 입국목적 Purpose of Visit to Korea	
관광/통과 Tourism/Transit [ ], 행사참석/Meeting, Conference [ ], 의료관광 Medical Tourism [ ], 단기상용 Business Trip [ ], 유학/연수 Study/Training [ ], 취업활동 Work [ ] 무역/투자/주재 Trade/Investment/Intra-Corporate Transferee [ ] 가족 또는 친지방문 Visiting Family/Relatives/Friends [ ], 결혼이민 Marriage Migrant [ ] 외교/공무 Diplomatic/Official [ ], 기타 Other [ ] → '기타' 선택 시 상세내용 기재 If 'Other' please provide details ( )	
6.2 체류예정기간 Intended Period of Stay	6.3 입국예정일 Intended Date of Entry
6.4 체류예정지(호텔 포함) Address in Korea (including hotels)	6.5 한국 내 연락처 Contact No. in Korea
6.6 과거 5년간 한국을 방문한 경력 Has the invitee travelled to Korea in the last 5 years? 아니오 No [ ] 예 Yes [ ] → '예' 선택 시 상세내용 기재 If 'Yes' please provide details of any trips to Korea ( ) 회 times, 최근 방문목적 Purpose of Recent Visit ( )	

210[mm]×297[mm][백상지 80[g/m2](재활용품)]

6.7 한국 이외에 과거 5년간 여행한 국가 Has the invitee travelled outside his/her country of residence, excluding to Korea, in the last 5 years? 아니오 No [ ] 예 Yes [ ] → '예'선택 시 상세내용 기재 If 'Yes' please provide details of these trips		
국가명 Name of Country (in English)	방문목적 Purpose of Visit	방문기간 Period of Stay (yyyy/mm/dd)~(yyyy/mm/dd)

6.8. 동반입국 가족 유무 Is the invitee travelling to Korea with any family member? 아니오No [ ] 예Yes [ ] → '예' 선택 시 상세내용 기재 If 'Yes' please provide details of the family members the invitee is traveling with			
성명 Full name in English	생년월일 Date of Birth (yyyy/mm/dd)	국적 Nationality	관계 Relationship to the invitee
*참고 : 가족의 범위 - 배우자, 자녀, 부모, 형제 Note : Definition of a Family Member - your spouse, father, mother, children, brothers and sisters			

7. 서류 작성 시 도움 여부/ ASSISTANCE WITH THIS FORM

7.1 이 신청서를 작성하는데 다른 사람의 도움을 받았습니까? Did you receive assistance in completing this form? 아니오 No [ ] 예 Yes [ ] → '예' 선택 시 상세내용 If 'Yes' please provide details of the person who assisted you			
성명 Full Name	생년월일 Date of Birth (yyyy/mm/dd)	연락처 Phone No	관계 Relationship to you

8. 초청인 정보/ DETAILS OF SPONSOR

8.1 초청인/초청회사 Sponsor/sponsor company 아니오 No [ ] 예 Yes [ ] → '예' 선택 시 상세내용 기재 If 'Yes' please provide details	
a) 초청인/초청회사명 Name of sponsor/sponsor company (Korean, foreign resident in Korea, company, or institute)	
b) 생년월일/사업자등록번호 Date of Birth / Business Registration No.	c) 관계 Relationship to you
d) 주소 Address	e) 전화번호 Phone No.
「출입국관리법 시행규칙」 제17조제2항에 따라 상기 외국인(　　)에 대한 사증발급인정서를 신청합니다. I hereby apply for Confirmation of Visa Issuance for the invitee(　　), in accordance with article 17(2) of the Enforcement Regulations of the Immigration Act.	
신청일자 (년, 월, 일) DATE OF APPLICATION (yyyy/mm/dd) / / /	
신청인(초청인) 성명 NAME OF APPLICANT (SPONSOR) 신청인(초청인) 서명(인) SIGNATURE(SEAL) OF APPLICANT(SPONSOR)	
(신청인이 17세 미만자의 경우 부모 또는 법정후견인의 서명) Signature of Parent or Legal Guardian's for a person under 17 years of age	

첨부서류	「출입국관리법 시행규칙」 제76조 제1항 관련 [별표 5] 사증발급신청 등 첨부서류
담당공무원 확인사항	「출입국관리법 시행규칙」 제76조 제1항 관련 [별표 5] 사증발급신청 등 첨부서류에 따라 주민등록등본· 가족관계 기록사항에 관한 증명서· 사업자등록증· 납세 사실증명· 어업면허증이 첨부서류로 되어 있는 경우

210[mm]×297[mm][백상지 80[g/m²](재활용품)]

행정정보 공동이용 동의서 / Consent for sharing of administrative information

[초청인용 Only for sponsor)
본인은 이 건 업무처리와 관련하여 담당 공무원이 「전자정부법」 제36조에 따른 행정정보의 공동이용을 통하여 위의 담당 공무원 확인 사항을 확인하는 것에 동의합니다.

• 동의하지 아니하는 경우에는 신청인이 직접 관련 서류를 제출하여야 합니다.

1. the undersigned, hereby consent to allow all documents and information required for the processing of this application to be viewed by the public servant in charge in accordance with Article 36 (sharing of administrative information) of the Electronic Government Act.

*If you disagree, you have to present all related documents yourself.

신청인 성명 NAME OF APPLICANT 신청인 서명(인) SIGNATURE(SEAL) OF APPLICANT

유의사항 / Notice

1. 위 기재 사항과 관련하여 자세한 내용은 별지로 작성하거나 관련 서류를 추가로 제출할 수 있습니다.
If extra space is needed to complete any item, record on a separate sheet of paper or submit relevant documents which could support your application.
2. 대한민국 사증을 승인받은 후 분실 또는 훼손 등의 사유로 여권을 새로 발급받은 경우에는, 정확한 개인정보를 반영할 수 있도록 변경된 여권 정보를 사증처리기관에 통보하여야 합니다.
If you received Korean visa approval, and have new passport issued thereafter in lieu of lost/damaged passport, you must notify the concerned visa office of changes in your passport information.
3. 출입국관리법 시행규칙」 제9조제1항에 따라 C 계열 사증소지자는 입국 후에 체류자격을 변경할 수 없습니다.
Please note that category C visa holders are not able to change their status of stay after their entry into Republic of Korea in accordance with Article 9(1) of the Enforcement Regulations of the Immigration Act.

공용란 / FOR OFFICIAL USE ONLY

<table>
<tr><td>기본사항</td><td>체류자격</td><td></td><td>체류기간</td><td></td><td>사증종류</td><td>단수 · 복수(2회, 3회 이상)</td></tr>
<tr><td>접수사항</td><td>접수일자</td><td></td><td>접수번호</td><td></td><td>처리과</td><td></td></tr>
<tr><td>허가사항</td><td>허가일자</td><td></td><td>인정번호</td><td></td><td>고지사항</td><td></td></tr>
<tr><td rowspan="3">결재</td><td>담당자</td><td></td><td rowspan="3">가 [ ]
부 [ ]</td><td colspan="3" rowspan="3">〈심사의견〉</td></tr>
<tr><td></td><td></td></tr>
<tr><td></td><td></td></tr>
</table>

처리절차 / Precedure

인정신청서 작성 Application for Confirmation	→	접수 Reception	→	심사 Assessment	→	결과통지 Notification	→	사증신청 및 발급 Visa Application and Issuance
신청인 또는 초청인 Applicant or Sponsor		처리기관 (출입국관리사무소) Immigration Office		처리기관 (좌동) Immigration Office		처리기관 (좌동) Immigration Office		처리기관 (재외공관) Diplomatic Mission

210[mm]×297[mm][백상지 80[g/m²]재활용품)]

④ 2011년부터 진료 예약증과 초청장으로 서류가 간소화되었으나, 동남아시아 지역의 비자 신청시 〈표 3-25〉의 내용에 준하는 증빙자료를 영사관에서 요청한다.

- 러시아 환자의 경우 예약증과 초청장을 전송하면 본인이 직접 영사관에서 비자를 발급받아 입국하는 경우가 많아 러시아 환자의 인터넷 비자 발급 건수는 미미하고, 베트남이나 캄보디아 등 동남아시아의 경우 비자 발급 절차가 까다롭고 엄중한 심사를 거쳐야 하며, 예약증과 초청장 외에 초청회사의 사업자등록증, 각종 보증 서류요청의 사례가 빈번하여 믿을 만한 바이어나 환자가 아닌 경우, 비자 발급시 해외영사관에서 요청하는 신원보증 발행에 신중을 기해야 한다.
- 중국은 지역별 또는 영사관의 판단에 따라 비자 발급이 어려운 부분이 있으며, 지역별로 비자 발급상황에 대해 사전에 조사하고, 단체의 경우 신뢰할 만한 여행사를 통해서 비자 신청을 대행하도록 협력한다.
- 불법체류자가 발생하면 사건이 해결될 동안 비자 발급기관의 추가적인 비자 발급 신청 자격이 일시 중단되어 업무에 막대한 차질이 발생한다.
- 의료관광 비자를 발급받아야 하는 환자의 국적별 비자 신청서류가 다르므로 제출 서류는 참고사항이다.

〈표 3-25〉 오프라인 비자 신청 서류

<table>
<tr><th colspan="2">제출 서류</th></tr>
<tr><th>초청인 측 준비서류</th><th>피초청인 측 준비서류</th></tr>
<tr><td>① 사증 발급 인정신청서(별지 제21호 서식)
② 피 초청인의 반명함판 컬러 사진 1장 부착
③ 초청사유서
④ 사업자등록증 또는 법인 등기부등본 사본
⑤ 외국인 환자 유치 의료기관 또는 유치업자 등록증 사본
• 의료기관에서 발급한 의료목적 입증서류
• 의료기관 발행 진단서, 소견서
• 국내 의료기관 발행 치료 · 요양 예약확인서
• 관광일정표(체류 일정표)
• 기타 입증서류
⑥ 외국인 환자 초청 확인서(중국인의 경우)
〈대리 신청시 추가서류〉
⑦ 신분증 및 재직증명서
⑧ 업무수행 확인서(대표자 명의)
⑨ 출입국 직무교육 이수증(제출 보류 중임)</td><td>① 여권 사본
② 거민증 및 호구부 사본(중국인의 경우)
③ 치료 및 체류비용 조달 능력 입증서류
〈환자 가족 초청시 추가서류〉
④ 가족관계 입증서류</td></tr>
</table>

03 관광의 사전관리

1. 숙박업의 정의

숙박업(Lodging Industry)은 숙박시설의 건설과 경영을 목적으로 하는 상업활동이다. 호텔, 하숙, 합숙소 등과 같이 이용자들에게 숙박 서비스 수수료를 받고 설비를 제공하고 숙박에 필요한 시설 및 설비를 갖추고 고객과의 계약에 숙박시키고, 숙박시설의 건설과 운영을 목적으로 하는 사업 활동으로 일반대중을 대상으로 숙박과 음식에 관계되는 인적 · 물적 서비스를 제공함으로써 목적지에서의 체제를 가능하게 하는 시설사업이다.

1) 숙박업의 개념

우리나라 관광진흥법은 관광숙박업(제3조 제2항)을 호텔업과 휴양콘도미니엄업으로 분류한다.

(1) 호텔업

관광객의 숙박에 적합한 시설을 갖추어 관광객에게 제공하거나 숙박에 딸린 음식 · 운동 · 오락 · 휴양 · 공연 · 연수에 적합한 시설 등을 함께 갖추어 이용하게 하는 업으로, 관광진흥법 시행령에서 세부적으로 분류하고 있다.[16)]

① 관광호텔업 : 관광객의 숙박에 적합한 시설을 갖추어 관광객이 이용하고 숙박에 딸린 음식 · 운동 · 오락 · 휴양 · 공연 · 연수에 적합한 시설 등(이하 '부대시설'이라 한다) 함께 갖추어 관광객에게 이용하게 하는 업이다(그림 3-3).

- 욕실이나 샤워 시설을 갖춘 객실을 30실 이상 갖추고 있을 것
- 외국인에게 서비스를 제공할 수 있는 체제를 갖추고 있을 것
- 대지 및 건물의 소유권 또는 사용권을 확보하고 있을 것
- 회원을 모집하는 경우에는 소유권을 확보하여야 한다.

16) 호텔업 : 호텔업, 관광진흥법 제3조 제2호(관광사업의 종류)

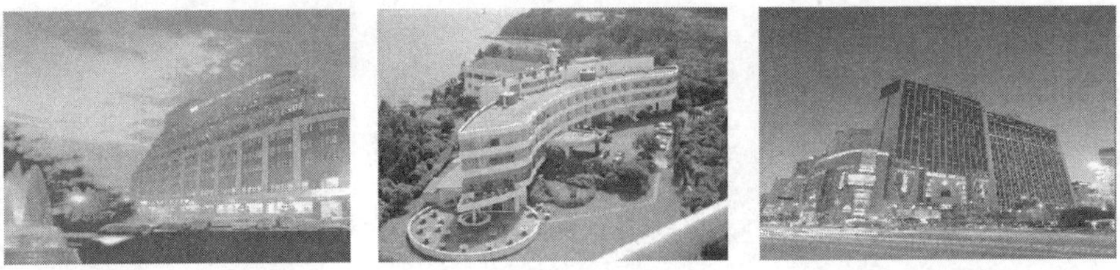

(a) 금호 훼미리 관광호텔 (b) 충무관광호텔 (c) 롯데서울호텔

[그림 3-3] 관광호텔업

② 수상관광호텔업 : 수상에 구조물 또는 선박을 고정하거나 매어 놓고 관광객의 숙박에 적합한 시설을 갖추거나 부대시설을 함께 갖추어 관광객에게 이용하게 하는 업이다(그림 3-4).

- 수상관광호텔이 위치하는 수면은 「공유수면 관리 및 매립에 관한 법률」 또는 「하천법」에 따라 관리청으로부터 점용허가를 받을 것
- 욕실이나 샤워 시설을 갖춘 객실이 30실 이상일 것
- 외국인에게 서비스를 제공할 수 있는 체제를 갖추고 있을 것
- 수상 오염을 방지하기 위한 오수 저장 · 처리시설과 폐기물처리시설을 갖추고 있을 것
- 구조물 및 선박의 소유권 또는 사용권을 확보하고 있을 것

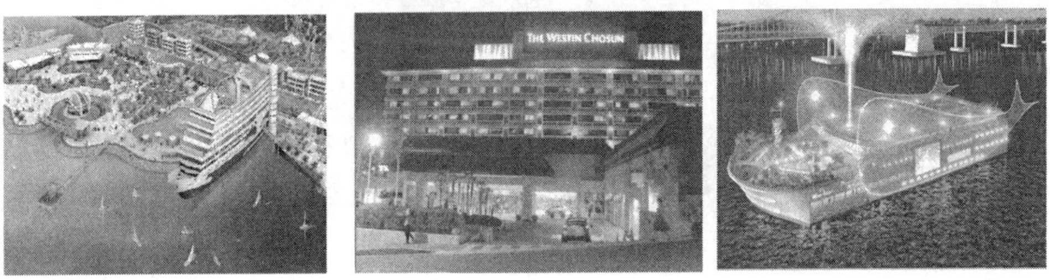

(a) 당진군 오션스해븐 수상 관광 호텔 청사진 (b) 해운대 조선비치호텔 (c) 광안리 수상호텔 청사진

[그림 3-4] 수상관광호텔업

③ 한국전통 호텔업 : 한국 전통의 건축물에 관광객의 숙박에 적합한 시설을 갖추거나 부대시설을 함께 갖추어 관광객에게 이용하게 하는 업이다(그림 3-5).

- 건축물의 외관은 전통가옥의 형태를 갖추고 있을 것
- 이용자의 불편이 없도록 욕실이나 샤워 시설을 갖추고 있을 것
- 외국인에게 서비스를 제공할 수 있는 체제를 갖추고 있을 것
- 대지 및 건물의 소유권 또는 사용권을 확보하고 있을 것
- 회원을 모집하는 경우에는 소유권을 확보하고 있을 것

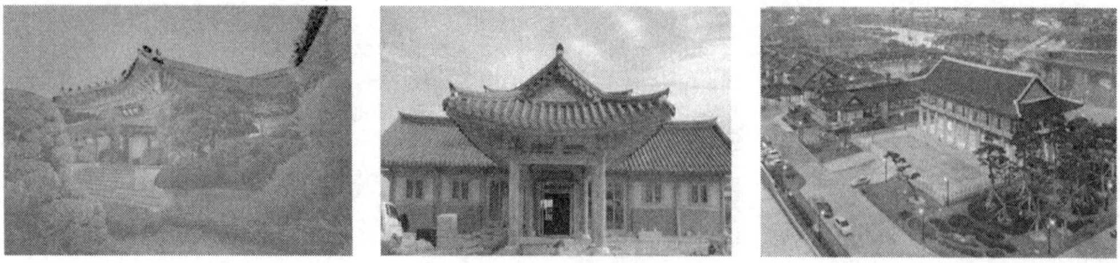

(a) 호텔 신라의 영빈관　(b) 여수 한옥 호텔　(c) 송도 경원재 앰버서더

[그림 3-5] 한국전통 호텔업

④ 가족호텔업 : 가족 단위 관광객의 숙박에 적합한 시설 및 취사 도구를 갖추어 관광객에게 이용하게 하거나 숙박에 딸린 음식 · 운동 · 휴양 · 연수에 적합한 시설을 함께 갖추어 관광객에게 이용하게 하는 업이다(그림 3-6).

- 가족 단위 관광객이 이용할 수 있는 취사 시설이 객실별로 설치되어 있거나 층별로 공동취사장이 설치되어 있을 것
- 욕실이나 샤워 시설을 갖춘 객실이 30실 이상으로 객실별 면적이 19[㎡] 이상일 것
- 외국인에게 서비스를 제공할 수 있는 체제를 갖추고 있을 것
- 대지 및 건물의 소유권 또는 사용권을 확보하고 있을 것
- 회원을 모집하는 경우에는 소유권을 확보하고 있을 것

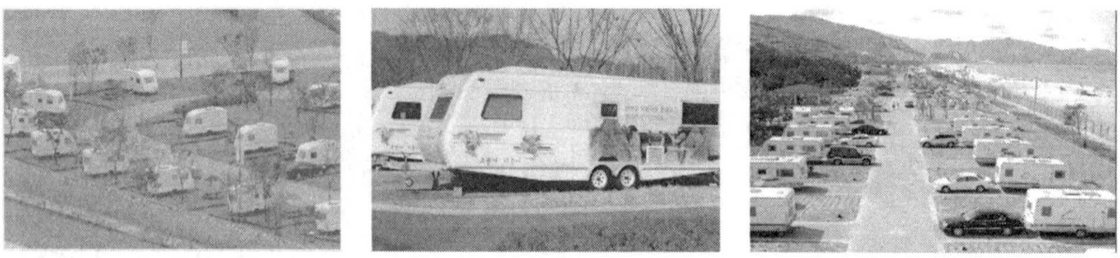

(a) 자라섬 오토캠핑장　(b) 한탄강 관광지 오토캠핑장　(c) 망상 오토캠핑장

[그림 3-6] 가족호텔업

⑤ 호스텔업 : 배낭 여행객 등 개별 관광객의 숙박에 적합한 시설로서 샤워장, 취사장 등의 편의시설과 외국인 및 내국인 관광객을 위한 문화 · 정보 교류시설 등을 함께 갖추어 이용하게 하는 업이다(그림 3-7).

- 배낭 여행객 등 개별 관광객의 숙박에 적합한 객실을 갖추고 있을 것
- 이용자의 불편이 없도록 화장실, 샤워장, 취사장 등의 편의시설을 갖추고 있을 것(다만, 이러한 편의시설은 공동으로 이용하게 할 수 있다.)
- 외국인및 내국인 관광객에게 서비스를 제공할 수 있는 문화 · 정보 교류시설을 갖추고 있으며, 대지 및 건물의 소유권 또는 사용권을 확보하고 있을 것

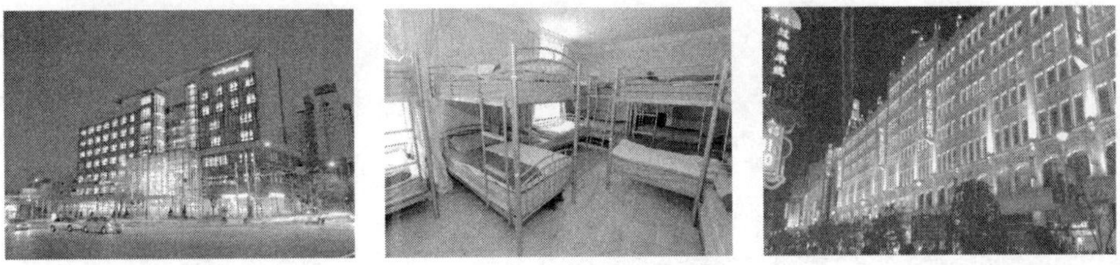

(a) 하이 서울 유스호스텔 (b) 런던 유스호스텔 내부 (c) 밍타운 유스호스텔

[그림 3-7] 호스텔업

⑥ 소형호텔업 : 외래 관광객의 방한 관광 유형이 단체여행에서 개별여행으로 변화하는 추세를 반영하여, 다양하고 특색 있는 개별 맞춤형 숙박시설을 활성화하기 위하여 소형호텔업을 신설한다.

- 소형호텔의 최소 객실 수를 20실로 완화하되, 두 종류 이상의 부대시설을 갖추도록 하여 일반 '모텔'과 다른 관광숙박시설로서의 차별성을 둘 것
- 소형호텔이 일반주거지역 입지 시에는 완화된 도로연접기준이 적용됨을 고려하여 주거환경 보호를 위해 풍속을 저해 하는 부대시설을 둘 수 없게 할 것
- 우리나라를 방문한 환자 및 그 동반자가 불편함이 없도록 19[m²]이상의 면적을 가진 20실 이상의 객실을 갖추도록 할 것
- 부대시설의 면적 합계가 건축 연 면적의 50[%] 이하일 것
- 두 종류 이상의 부대시설을 갖출 것 (다만, 「식품위생법 시행령」 제21조 제8호 다목에 따른 단란주점영업, 같은 호 라목에 따른 유흥주점영업 및 「사행행위 등 규제 및 처벌 특례법」 제2조 제1호에 따른 사행행위를 위한 시설은 둘 수 없다.)
- 조식 제공, 외국어 구사 인력 고용 등 외국인에게 서비스를 제공할 수 있는 체제를 갖추고 있을 것
- 대지 및 건물의 소유권 또는 사용권을 확보하고 있을 것
- 회원을 모집하는 경우에는 소유권을 확보하고 있을 것
- 소형호텔과 호스텔이 '일반주거지역'에 위치하려는 경우, 호텔 부지(대지)가폭 8[m] 이상의 도로에 4[m] 이상 연접(連接)하면 가능하도록 기준을 완화할 것

⑦ 의료관광 호텔업 : 우리나라를 방문한 환자 및 그 동반자가 불편함이 없도록 19[㎡] 이상의 면적을 가진 20실 이상의 객실을 갖추도록 하였으며, 장기체류하는 의료관광객의 식사에 대한 애로사항을 반영하여 취사도구를 갖추도록 하였다.

- 의료관광객의 출입이 편리한 체계를 갖추도록 하여 외국인 환자가 동반자 등 투숙객을 방문하는데 어려움이 없도록 할 것
- 의료관광객이 이용할 수 있는 취사 시설이 객실별로 설치되어 있거나 층별로 공동취사장이 설치되어 있을 것
- 욕실이나 샤워 시설을 갖춘 객실이 20실 이상이고, 객실별 면적이 19[m²] 이상일 것

- 「학교보건법」 제6조 제1항, 제12호, 제15호, 제16호, 제18호, 제19호 및 같은 법 시행령 제6조 제1호에 따른 영업이 이루어지는 시설을 부대시설로 두지 아니할 것
- 의료관광객의 출입이 편리한 체계를 갖추고 있을 것
- 외국어 구사 인력 고용 등 외국인에게 서비스를 제공할 수 있는 체제 갖추고 있을 것
- 의료관광호텔 시설(의료관광호텔의 부대시설로 「의료법」 제3조 제1항에 따른 의료기관을 설치할 경우에는 그 의료기관을 제외한 시설을 말한다)은 의료기관 시설과 분리될 것 (이 경우 분리에 관하여 필요한 사항은 문화체육 관광부장관이 정하여 고시한다.)
- 대지 및 건물의 소유권 또는 사용권을 확보하고, 의료관광호텔업을 등록하려는 자가 다음의 구분에 따른 요건을 충족하는 외국인 환자 유치 의료기관의 개설자 또는 유치업자일 것
- 연간 기준으로 총 숙박 가능 인원 중 내국인 투숙객이 40[%]를 넘지 않도록 하고, 의료관광호텔시설과 의료기관 시설은 별개로 분리되도록 하여 의료관광호텔이 의료관광객을 위한 숙박시설이라는 취지에 충실하게 운영이 될 수 있도록 할 것

2) 휴양 콘도미니엄업

관광객의 숙박과 취사에 적합한 시설을 갖추고, 시설의 회원이나 공유자, 그 밖의 관광객에게 제공하거나 숙박에 딸리는 음식, 운동, 오락, 휴양 공연 또는 연수에 적합한 시설 등을 함께 갖추어 이용하게 하는 업이다(그림 3-8).[17]

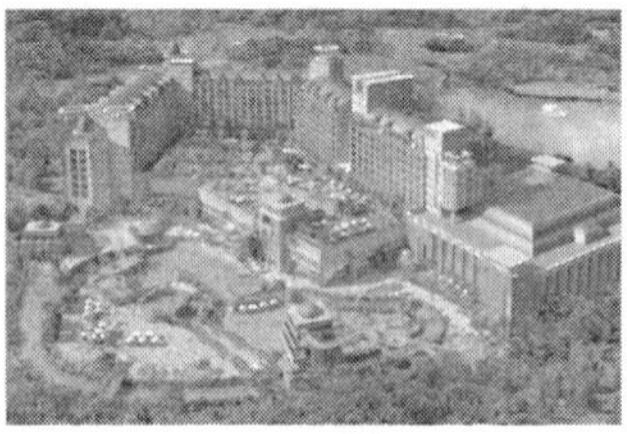

(a) 포천 칸 리조트

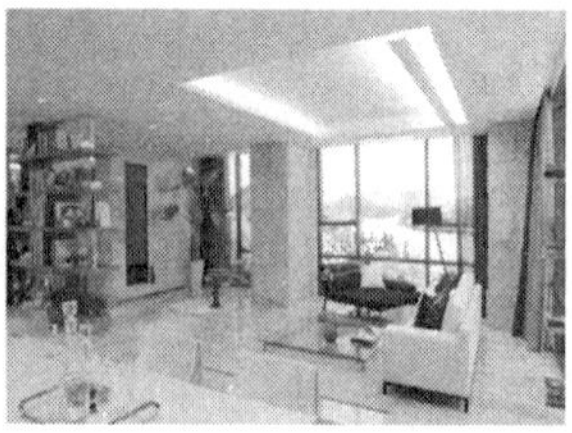

(b) 양평 휴양 콘도미니엄 내부

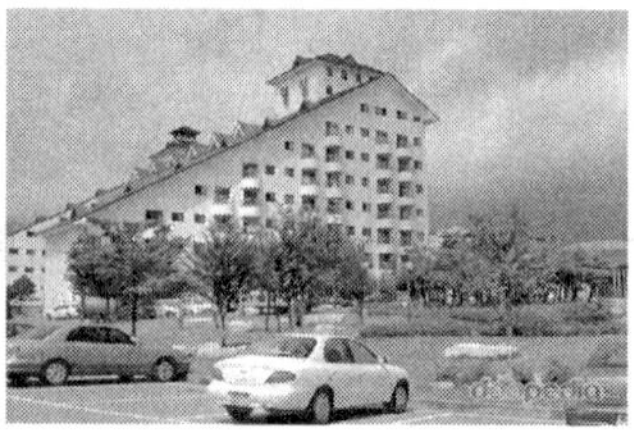

(c) 설악 일성 콘도미니엄

[그림 3-8] 휴양 콘도미니엄업

3) 숙박업의 역사

인간의 사회활동과 이동을 같이하며 숙박업은 발전하였으며, 일시적으로 머물 수 있는 공간이 필요하게 된 것이 숙박업의 기원이다. 고대의 숙박시설은 상업 종교상의 목적으로 여행하는 여행자, 관리, 외교 사절을 위한 비영리 시설로서 지주에게만 허용되었다.

17) 콘도미니엄업 : 관광진흥법 시행령 제2조 제1항

- 숙박업의 발전 과정을 살펴본다.
  - 로마 시대 : 교역이 성행하였으며 여행 자체를 즐기기 위한 여행자 목적으로 발달하였다.
  - 중세 유럽 : 관광은 성지순례(Pilgrim)의 형태로 여행자들은 숙박 장소로 종교적으로 제공되는 수도원이나 교회 또는 도로변의 간이 숙박시설이 주로 이용하였으며, 여행객의 증대와 함께 숙박시설의 역할을 해오던 수도원이 영리 추구의 숙박업소로 변형되면서 독립적으로 운영되기 시작하였다.
  - 14세기 이후 : 문예 부흥운동(Renaissance)은 유럽 중심의 세계관을 파괴 시켰으며, 지중해 중심의 무역을 신대륙으로 확대시키면서 상업적 여행이 증대하였다.
  - 18세기 영국 : 산업혁명과 19세기 상용 여행자의 증가하고, 저렴하고 쾌적한 숙박시설의 발달을 가져왔다.
  - 19세기 중엽 : 상류사회의 세련되고 호화로운 시설 및 서비스를 제공하는 현대호텔이 생기기 시작하였다.
  - 현대 : 호텔에 대한 개념은 국제화 · 대중화 · 다양화 추세에 따라 기존의 편리하고 안전한 숙 · 식과 여가, 오락, 휴식, 문화, 건강, 사교 및 비즈니스 공간의 복합적인 기능을 행사하는 공간으로 매우 다양하게 발전되었다.

4) 리조트(Resort)의 정의와 개념

특별한 목적, 휴가와 건강회복 등을 위해 사람들이 찾아가는 장소이자 종합 레크리에이션 센터로 중세 유럽의 순례자들을 위한 휴양과 건강에 관련된 숙박지로 정의한다. 즉 특정한 장소에 단기 거주 또는 체재할 수 있는 생활의 장소로서 여가를 즐길 수 있는 공간과 개인의 자기 충족을 위해 다양한 여가활동을 즐기는 곳, 일상적인 생활공간을 떠나 색다른 여가 공간에서 자신을 재정비하는 시간을 가지고 즐기는 활동이다.

(1) 리조트의 특성

다양한 서비스의 제공이라는 기능적 측면과 즐거움 및 다양한 경험을 제공하는 측면이 강조되고 있으며, 체재성, 자연성, 휴양성, 보양성, 다기능성의 요건을 갖추고 있다.

- 현대의 리조트는 자연 친화적 레저, 가족 중심의 레저 활동을 위한 고유의 테마 체험을 계절과 기후에 상관없이 즐길 수 있는 사계절 종합휴양지로 변화되고 있다.

(2) 리조트의 종류

리조트의 종류는 타운 리조트, 기획된 리조트, 입지 유형에 따른 리조트, 격오지 리조트가 있는다.

① 타운 리조트(Town Resort) : 읍(마을, 촌락)리조트는 보통의 토지이용과 지역 사회활동을 연결한다(그림 3-19).

- 경제적으로는 리조트 활동에 중점을 두고 있으며 호텔과 그 밖의 숙박시설과 관광시설, 서비스들을 포함한다.
- 해변, 호수, 스노우 스키, 온천시설, 중요 역사 및 고고학적 테마를 살려 조성된다.

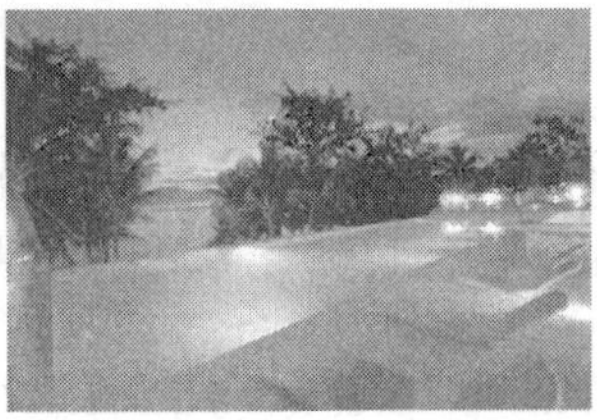
(a) 보라카이 업 타운 리조트 호텔 수영장

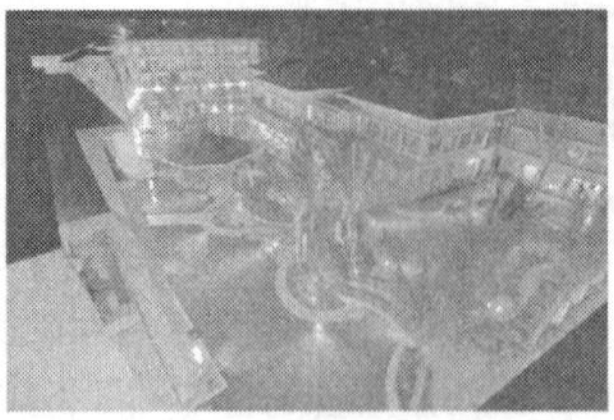
(b) 보라카이 업 타운 리조트 외경

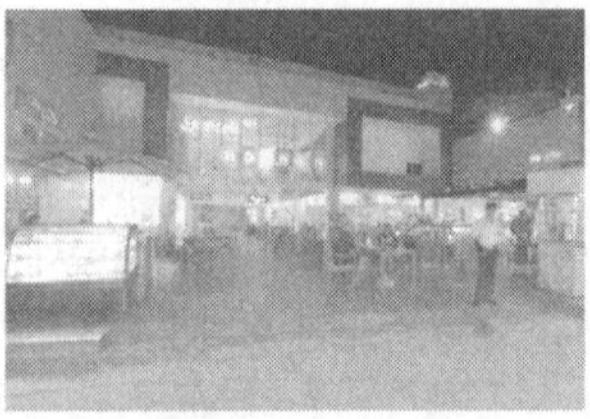
(c) 보라카이 업 타운 리조트 전경

[그림 3-9] 기획된 리조트

② 기획된 리조트(Intergrated Resort) : 통합적 리조트는 휴일을 포함하며, 비록 그 피고용인들이 그 안에 살거나 리조트 주위에 살더라도 관광자에 의해 독점적으로 사용되는(독점적으로 사용되기 위하여 계획) 개발이다(그림 3-10).

- 통합된 리조트는 해변, 호수, 해양 위락지역, 스키장, 산악경관, 주요 자연적 형상, 주요 건축적, 역사적 지역, 건강 증진적 기후지대 같은 특정 형상 지형으로 이러한 것들을 연합체라 한다.
- 전형적으로 자체 수용적이며 사업센터, 시설물, 위락, 스포츠시설, 문화시설, 회의시설 같은 다양한 관광시설과 서비스를 포함한다.

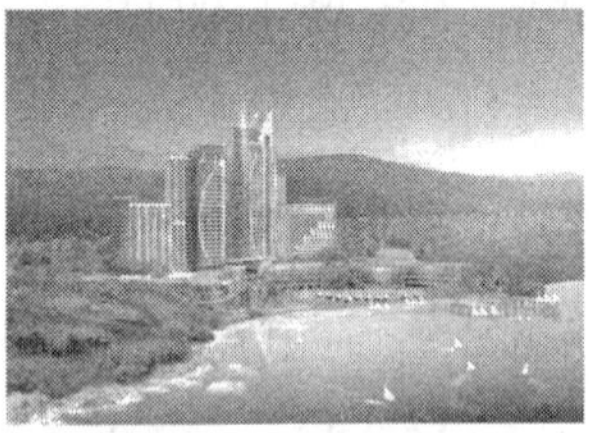
(a) 거제도 대명 리조트

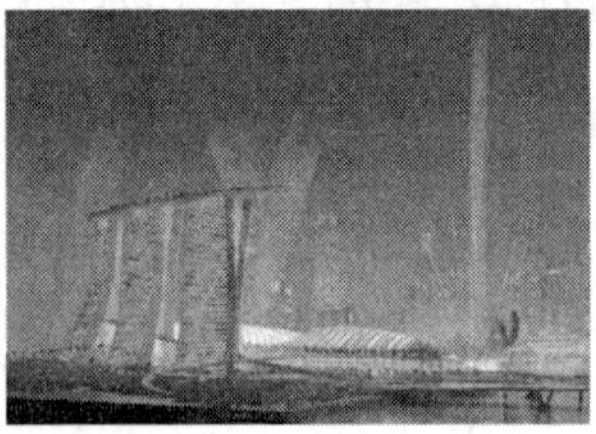
(b) 마리나 베이 통합리조트 야경

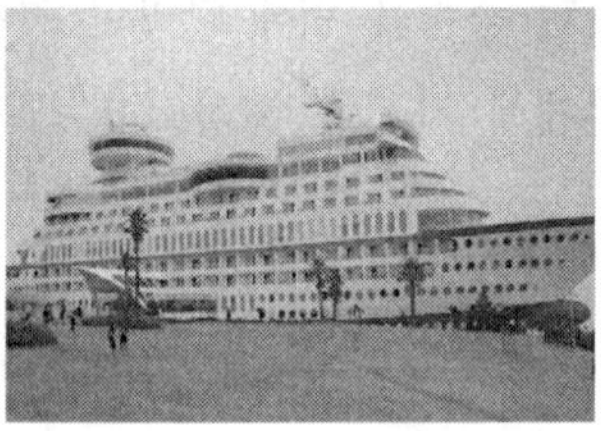
(c) 동해 크루즈 리조트

[그림 3-10] 기획된 리조트

③ 입지유형에 따른 리조트 : 산악지형 리조트, 해변형 리조트, 전원(농원)리조트, 온천리조트 등 구분한다(그림 3-11).

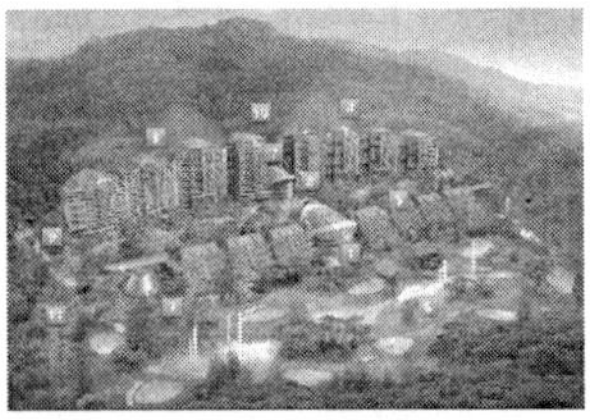
(a) 소노 펠리체

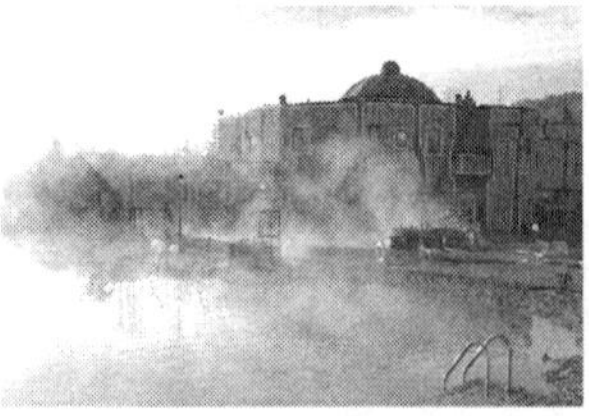
(b) 오스트리아 훈데르트 바서 블루마우

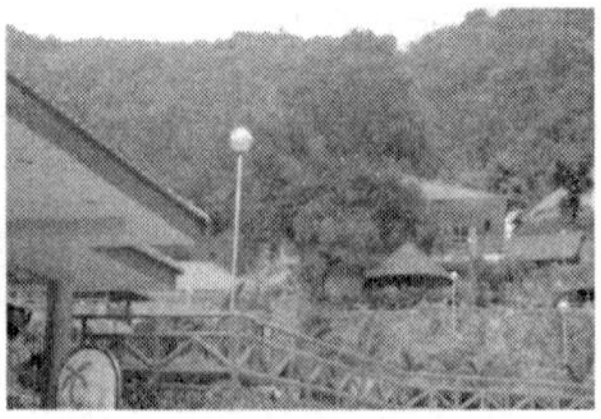
(c) 바기오 PARM CROVE 리조트

[그림 3-11] 입지유형에 따른 리조트

④ 격오지 리조트(Retreat Resort) : 특정 지역 내에 25-50개 정도의 객실의 작은 규모이지만 작은 성이나 산에 있는 멀리 떨어진 높은 질적 수준으로 계획된 리조트로, 조용하고 독립된 휴가 환경을 원하지만 보통 위락활동을 할 수 있길 원하는 손님이며, 주변 환경이 수려한 독립된 휴가 환경으로 작은 성이나 산에 있는 지역의 고유문화 및 환경과 함께 계획된 리조트이다(그림 3-12).

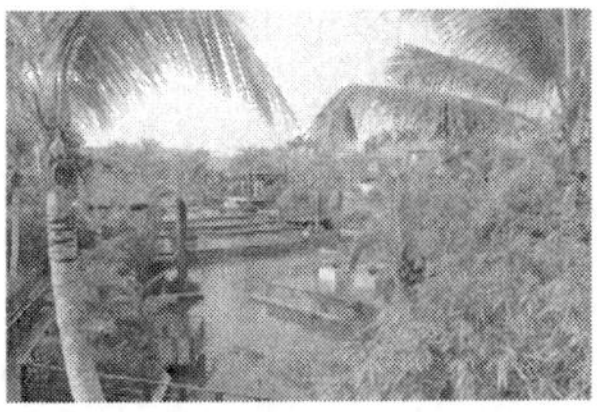

(a) 르네상스 리조트 속 자연 휴양림

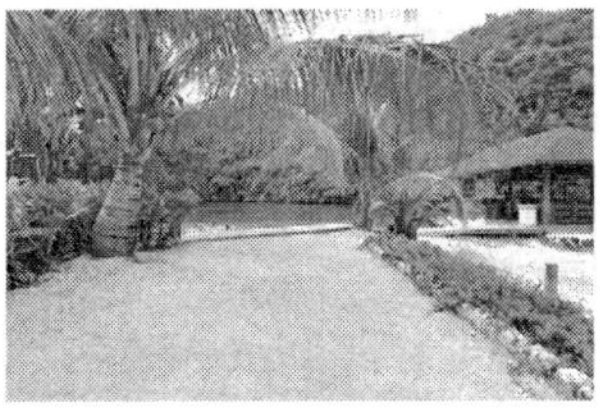

(b) 팔라우 퍼시픽 리조트

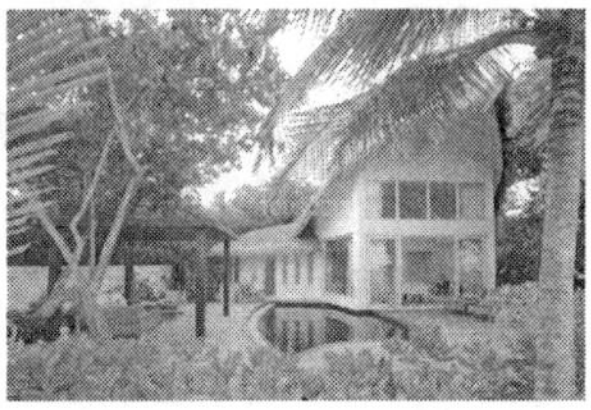

(c) 몰디브 바이스로이 리조트

[그림 3-12] 격오지리조트(Town Resort)

⑤ 특정 흥미관광(Special Interest and Adventure Tourism) : 어떠한 지역에 관련된 특수한 형상들을 경험하고 배우기 위해 여행하는 작은 집단 여행이다(그림 3-13).

- 주제가 종종 관광자의 장기간의 취미적 이거나 직업적인 흥미에 관련된다.

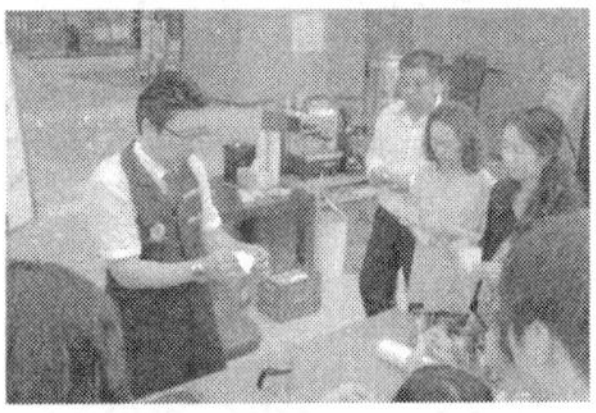

(a) 바리스타 체험 관광

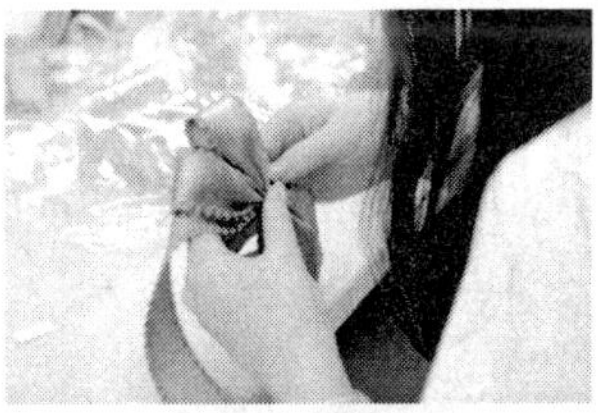

(b) 패션디자인 체험 관광

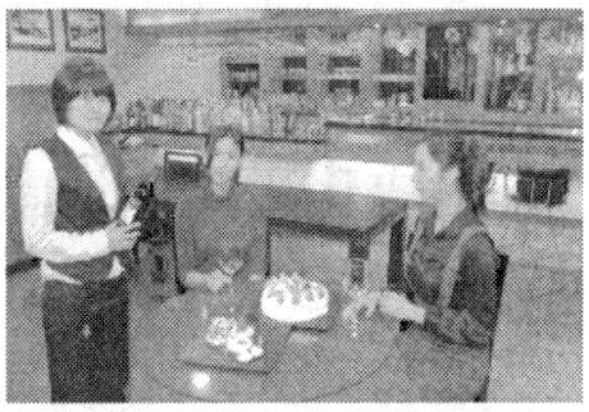

(c) 소믈리에 체험 관광

[그림 3-13] 특정흥미관광(Special Interest and Adventure Tourism)

⑥ 도시관광(Urban Tourism) : 관광이 중요하지만 도시 지역의 중요 활동은 아닌 대도시에서 발생하는 관광의 아주 일반적인 형태이다(그림 3-14).

- 호텔과 기타 관광시설과 서비스는 도시구성의 한 중요 부분이며 휴일과 사업여행자 모두에게 서비스를 제공한다.

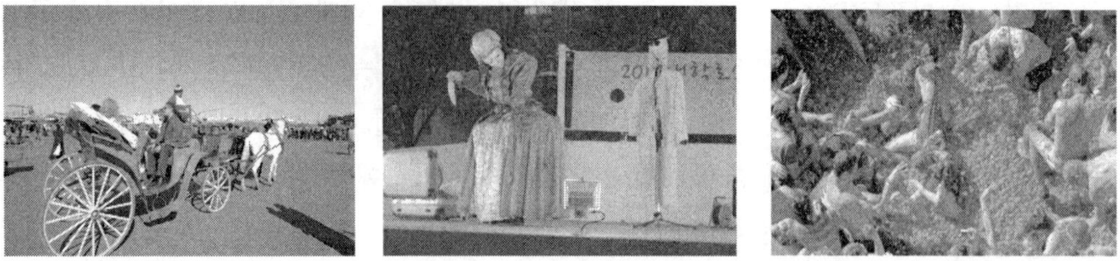

(a) 모로코의 마라케시　　(b) 춘천 마임축제　　(c) 스페인 토마토 축제

[그림 3-14] 도시관광(Urban Tourism)

(3) 이용목적과 시설형태에 의한 분류

스포츠 리조트(Sports Resort), 헬스 · 스파 리조트(Health Spa Resort), 휴양촌(Vacation Village), 마리나 리조트(Marina Resort), 스키리조트(Ski Resort) 등 [그림 3-15]와 같이 구분할 수 있다.

① 스포츠 리조트(Sports Resort) : 관광객들이 스포츠를 즐기면서 휴식을 할 수 있게 만든 리조트이다.
② 헬스 · 스파 리조트(Health Spa Resort) : 관광객들이 헬스를 하거나 스파를 하면서 몸과 마음을 쉴 수 있게 만든 리조트이다.
③ 휴양촌(Vacation Village) : 관광객들이 휴가 때나 주말에 놀러와 쉴 수 있게 만든 리조트이다.
④ 마리나 리조트(Marina Resort) : 육 · 해상 종합리조트이다.
⑤ 스키 리조트(Ski Resort) : 관광객들이 스키를 타고 잠을 잘 수 있게 만든 리조트이다.

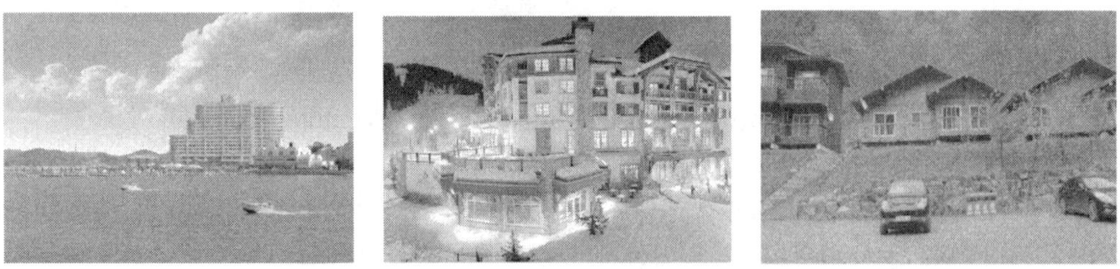

(a) 마리나 리조트　　(b) 스키리조트　　(c) 양양 휴양림

[그림 3-15] 이용목적과 시설 형태에 의한 분류

2. 숙박업의 종류와 특성

숙박업에는 통상적인 숙박업의 종류와 기타 숙박업의 종류가 있다.

1) 통상적인 숙박업의 종류

호텔업을 사업 활동 내용에 의하여 분류하면 다음과 같다.

① 입지조건에 의한 분류 : 대도시 대형 고급 호텔(Metropolitan Hotel), 시티 호텔(City Hotel), 다운타운 호텔(Down Town Hotel), 교외 호텔(Suburban Hotel), 산간 호텔(Country Hotel), 공항 호텔(Airport Hotel), 기항지 호텔(Seaport Hotel), 터미널 호텔(Terminal Hotel), 고속도로변 호텔(Resort Hotel) 등이 있다.

② 숙박목적에 의한 분류 : 상용 호텔(Commercial Hotel), 국제회의용 호텔(Conventional Hotel), 휴양지 호텔(Resort Hotel) 등이 있다.

③ 숙박 기간에 의한 분류 : 단기체재객용 호텔(Transient Hotel, 주거용 호텔(Residential Hotel), 장기체류객전용 호텔(Permanent Hotel) 등이 있다.

④ 숙박시설에 의한 분류 : 자동차 여행자용 호텔(Motel), 보트 여행자용 호텔(Botel), 요트여행자용 호텔(Yachtel), 청소년 호텔(Youth Hostel) 등이 있다.

⑤ 요금 지불방식에 의한 분류 : 3식+숙박요금 포함 호텔(American Plan Hotel), 숙박료와 식음료 별도 호텔(European Plan Hotel), 숙박료+아침식사요금 포함 호텔(Continental Plan), 호텔요금+조식+중식 또는 석식 중 1식을 택하는 호텔(Semi Pension Plan, Demi Pension/ Modified American Plan) 등이 있다.

⑥ 경영방식에 의한 분류 : 연쇄경영식 호텔(Chain Hotel), 경영지도 호텔(Franchise Hotel), 단독경영 호텔(Independent Hotel), 주식회사 호텔(Corporation Hotel) 등이 있다.

⑦ 등급에 의한 분류 : 특1등급 호텔[무궁화 수 5개(골드)로 문화체육부 장관이 지정], 특2등급 호텔[무궁화 수 5개(녹색)로 문화체육부 장관이 지정], 1등급 호텔(무궁화 수 4개로 도지사가 지정), 2등급 호텔(무궁화 수 3개로 도지사가 지정), 3등급 호텔(무궁화 수 2개로 도지사가 지정) 등이 있다.

⑧ '호텔 등급제도' 전면 개편 : '15년 1월 1일부터 국제적 관례에 맞추어 5성 체계로 하며 등급별 기준, 암행 평가 도입으로 호텔 서비스의 전반적인 질적 제고를 기대한다.

호텔 등급제 제도 개선 비교표

* 2016년 1월부터 적용 관광진흥법 시행령, 시행규칙, 고시의 개정안 내용을 모두 포함한 것임
- 호텔업 등급 결정기관 등록 및 등급 결정에 관한 요령 개정안 (문체부 고시)

구 분(괄호안의 조문은 개정안 기준)	신 등급제	구 등급제
적용기간 (시행령 부칙, 시행규칙 부칙, 고시 부칙)	'15. 1.1~'15. 12. 31. 기간 동안 호텔사업자는 신 등급제와 구 등급제 중 선택하여 신청할 수 있음	
	'15.1.1.부터 신청 가능	(신규/유효기간 만료 호텔) '15. 12. 31.까지 구 등급제로 신청 가능 (유효기간 잔존 호텔) 사업자가 원할 경우 현 등급의 유효기간 만료시까지 구 등급 및 구 등급표지 사용 가능
등급체계 (시행령 22조)	5성	특1급
	4성	특2급
	3성	1급
	2성	2급
	1성	3급
평가방식 (고시 8조)	(현장평가) 평가일 사전통지하고 현장조사 (암행/불시) 4~5성 : 1박 암행조사 / 1~3성 : 무박 불시방문 조사 * 암행/불시평가는 등급결정 신청일로부터 90일 이내 실시	(현장평가) 평가일 사전통지하고 현장조사 (암행/불시평가) 없음
평가 기준 (고시 별표2)	o 각 등급별로 별도 기준 적용 o 현장평가/암행평가(불시평가)기준을 각각 별도 마련	o 등급과 관계없이 동일한 평가기준 적용 o 암행평가(불시평가)기준 없음
등급 결정기준 (고시 별표1)	5성(1000점 만점) : 평가점수가 90[%] 이상 4성(850점 만점) : 평가점수가 80[%] 이상 3성(700점 만점) : 평가점수가 70[%] 이상 2성(600점 만점) : 평가점수가 60[%] 이상 1성(600점 만점) : 평가점수가 50[%] 이상	700점 만점 특1급 : 평가점수가 90[%] 이상 특2급 : 평가점수가 80[%] 이상 1급 : 평가점수가 70[%] 이상 2급 : 평가점수가 60[%] 이상 3급 : 평가점수가 50[%] 이상
안전 관련평가 (고시 11조)	「소방시설 설치 · 유지 및 안전관리에 관한 법률」 등 안전 관련 법령에 따른 6종의 검사가 유효해야 등급결정 가능	안전 관련 법령상 검사의무 준수 여부 미확인
평가위원 구성 (시행규칙 72조, 고시 별표4)	4~5성 : 현장평가 3인 및 암행평가 2인* * 이 중 1인은 한국 소비자원이 추천하는 일반인 1~3성 : 현장평가 2인 및 불시평가 1인	호텔 분야 전문가 3인 및 소방 · 건축 · 전기 분야 전문가 3인
평가 절차 (시행규칙 25조, 고시 21조)	o 등급 보류결정 있음 - 동일 등급으로 최대 3회까지 신청 가능 (이 경우 재평가 비용은 모두 사업자 부담, 3번째 평가시 암행/불시 평가 요원의 수 2배 증가) o 재평가 사유 : 등급보류결정시(사업자가 수수료 부담), 평가요원간 점수차이가 일정수준 이상인 경우(등급결정기관이 수수료 부담) 등	o 등급 보류결정 없음 o 재평가 사유 : 평가요원간 점수차이가 일정수준 이상인 경우(등급결정기관이 수수료 부담) 등
등급표지 (시행규칙, 별도 공고)	신 등급표지 부착 (별 문양, '15년 2월 디자인 확정 예정)	구 등급제도에 따라 심사를 받은 호텔은 구 등급표지를 부착하여야 함 (초록색/금색 바탕에 무궁화 문양)
등급수수료 (고시 별표3)	실비수준으로 현실화	
	4~5성급 : 246만원 1~3성급 : 126만원 (단, '15. 12. 31.까지 신 등급제로 신청하는 경우 사업자는 3성급은 수수료의 30[%], 2성급은 수수료의 20[%], 1성급은 수수료의 10[%]만 부담)	등급 구분 없이 252만원
결정기관(영 66조, 별도고시)	한국관광공사	
평가 공정성, 전문성 강화 (고시 12조,13조)	o 평가요원 pool로 위촉시 윤리서약서 작성, 개별 호텔 평가 위해 위촉시 해당 호텔과의 이해관계 없음을 확인(확인서 작성) o 등급평가의 일관성 확보 및 암행평가단 전문성 강화 위해 등급평가기준에 대한 평가요원 교육 강화	

2) 기타 숙박업의 종류

인(Inn), 여관(Opentube), 민박(Home Visit System), 여텔(Yeotel), 롯지(Lodge), 마리너(Marina), 펜션(Pension), 샤레이(Chalet), 호스텔(Hostel), 국민숙사(Nationaldorm), 산장(Hermitage), 회관 호텔 산장(Hermitage), 회관 호텔(Hall Hotel), 샤토(Chateau), 캠핑(Camping), 방갈로(Bungalow), 커티지(Cottage), 빌라(Villa) 등이 있다.

① 인(Inn) : 유럽에서는 보통의 호텔보다 시설, 규모 등에서 비교적 규모가 작은 호텔을 말해 왔지만 최근 미국에서 홀리데이 인을 비롯해 인(Inn)의 명칭을 사용하는 훌륭한 호텔이 상당히 많이 설립되어 호텔과 다름없는 것이 많이 생기게 되었다(그림 3-16).

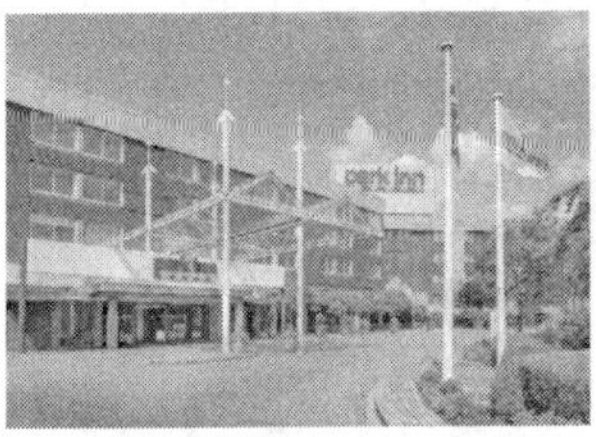
(a) Park inn Hotel

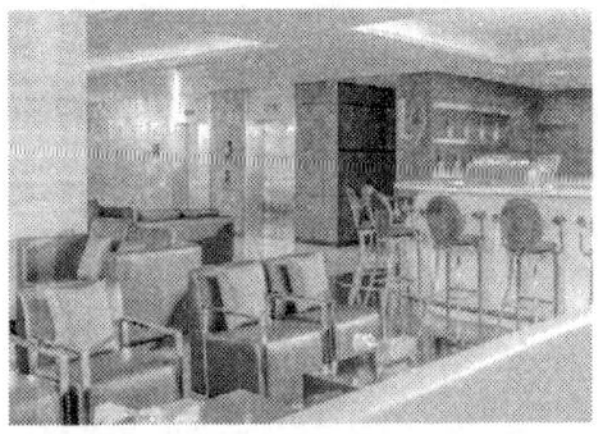
(b) 방콕 수쿰빗

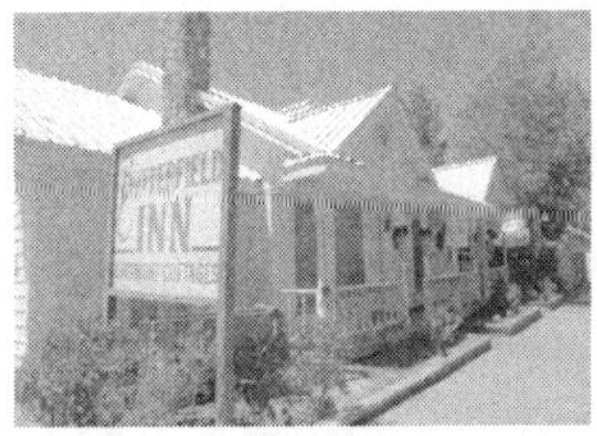
(c) Butterfield INN

[그림 3-16] 숙박업소의 종류 중 인(INN)

② 여관(Opentube) : 호텔이 등장하고부터는 전형적인 서민 숙박시설로서 애용되고 있다. 호텔의 객실이 부족한 지금은 여관의 온돌방을 순 한국식으로 개발하여 외국 손님을 유치하는데 불편이 없도록 수정 · 발전시켜야 한다(그림 3-17).

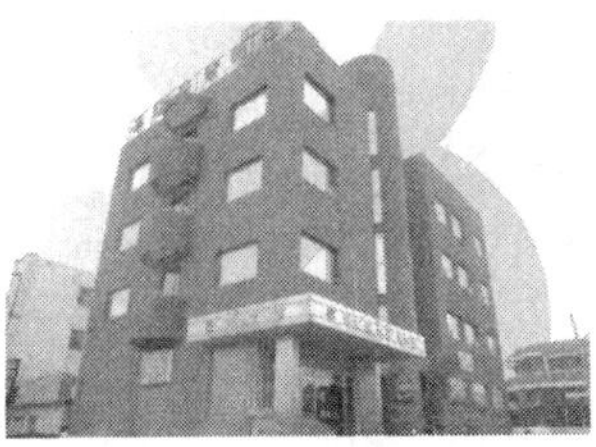
(a) 충남 대호장 여관

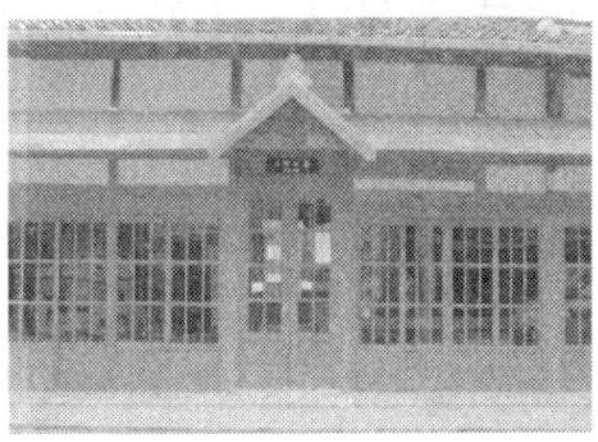
(b) 벌교 보성 여관

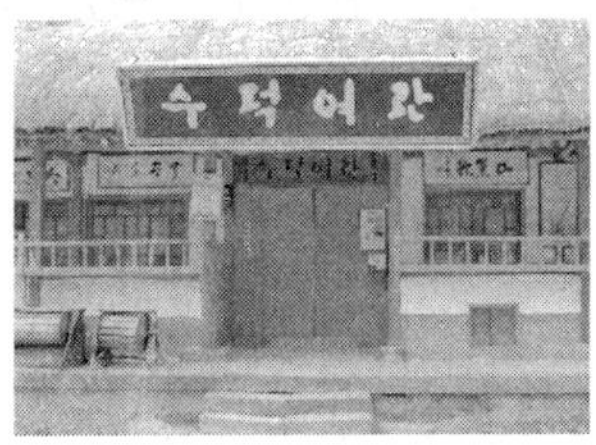

(c) 수덕 여관

[그림 3-17] 숙박업소의 종류 중 여관

③ 민박(Home Visit System) : 본래 숙식제공을 본업으로 하지 않는 민가가 방문객을 숙박시켜 영업활동을 하는 숙박시설로써 계절적 · 임시적으로 영업하는 민가의 부업이다(그림 3-18).

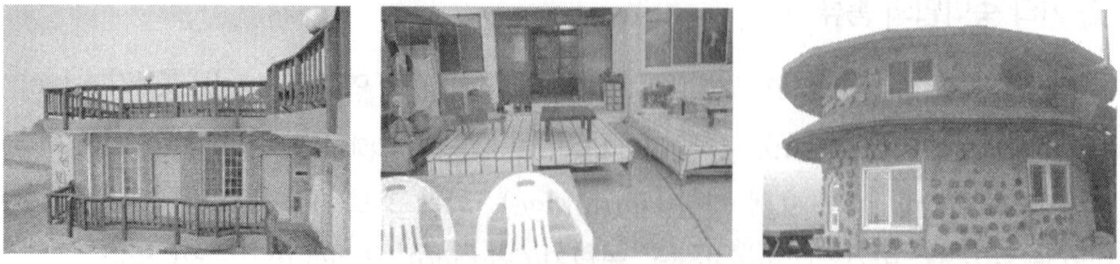

(a) 자연 민박 (b) 포항 민박 (c) 남도 민박

[그림 3-18] 숙박업소의 종류 중 민박(Home Visit System)

④ 여텔(Yeotel) : 여관과 호텔의 복합한 형식의 숙박시설로서 객실은 양식과 한식(일식)을 적당히 배합하고 호텔 형식의 서비스를 가미한 곳이며 [그림 3-19]와 같은 시설이다.

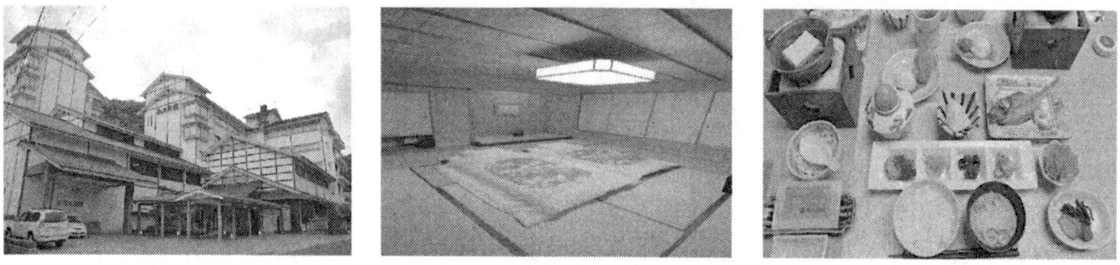

(a) 사이키 별관의 전경 (b) 사이키 별관의 침실 (c) 사이키 별관의 음식

[그림 3-19] 숙박업소의 종류 중 여텔

⑤ 롯지(Lodge) : 일시적으로 체재하기 위한 특정 기간만 개업하는 숙박시설로서 농촌에 있는 간이 호텔인데 이렇게 작은 가옥과 특정 시즌만 사용하는 별장 등의 뜻을 갖고 있는 전형적인 프랑스의 시골 숙박시설이다(그림 3-20).

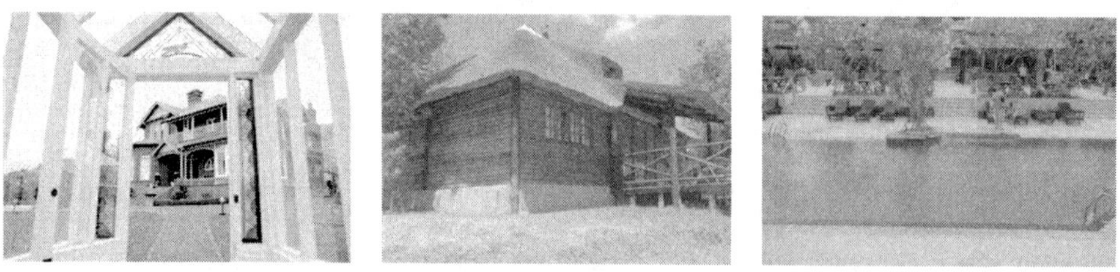

(a) 뉴질랜드 더나든 세인트 레오나르도 롯지 (b) 남아프리카 라이온스 락 롯지 (c) 파타야 사바이롯지

[그림 3-20] 숙박업소의 종류 중 롯지(Lodge)

⑥ 마리너(Marina) : 해상 관광에 적합한 유람선(Pleasure Boat)을 위한 정박지 또는 개항으로서의 시설 및 관리체계를 갖춘 곳이며, [그림 3-21]과 같다.

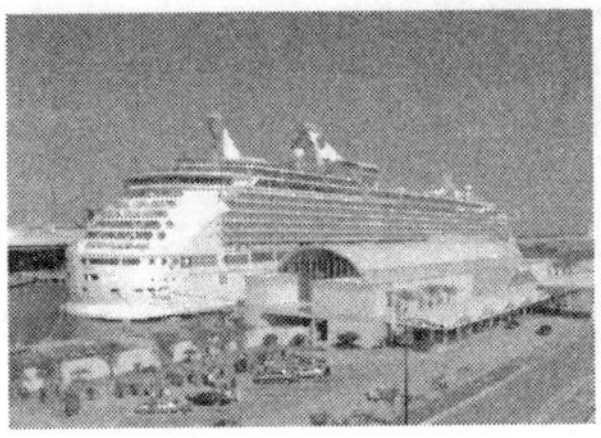
(a) 크루저 마리너호

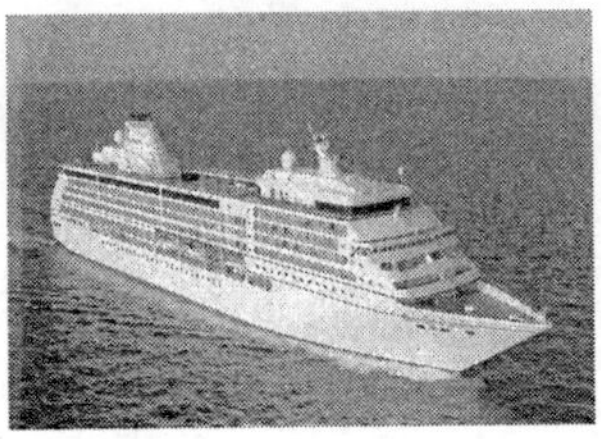
(b) 세븐 시즈 마리너호

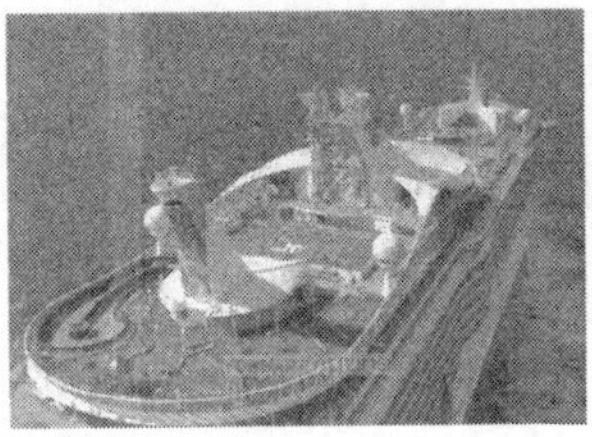
(c) 로얄케리비안 마리너호

[그림 3-21] 숙박업소의 종류 중 마리너(Marina)

⑦ 펜션(Pension) : 프랑스어로 호텔보다 격이 낮은 숙박시설로 여인숙, 하숙에 가깝지만 그 중에는 호텔에 가까운 것도 있다(그림 3-22).

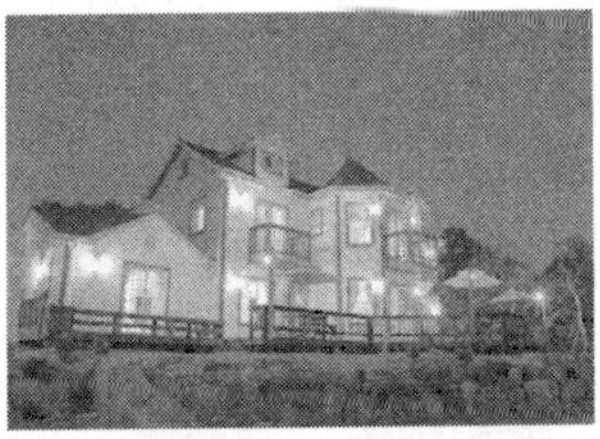
(a) 강원도 평창군 별헤는 밤 펜션

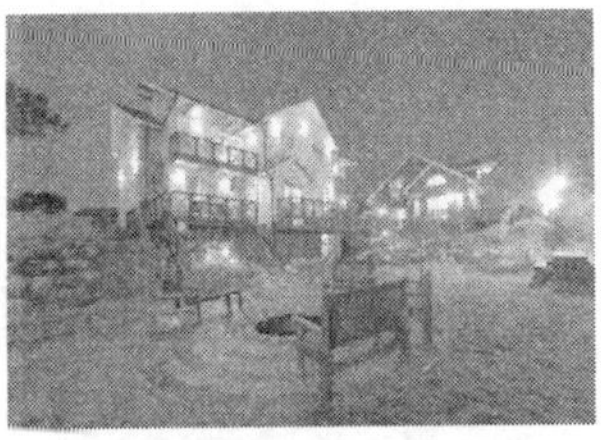
(b) 목장 길 따라 펜션

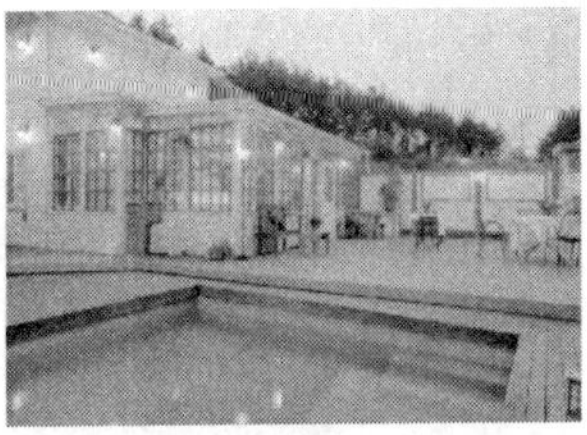
(c) 속초 계속펜션 에코하임

[그림 3-22] 숙박업소의 종류 중 펜션(Pension)

⑧ 샤레이(Chalet) : 스위스의 농갓집으로 열대지방의 숙박시설의 한 형태인데 규모는 대체로 방갈로보다 작고 건물의 높이도 낮은 것이 특징이다(그림 3-23).

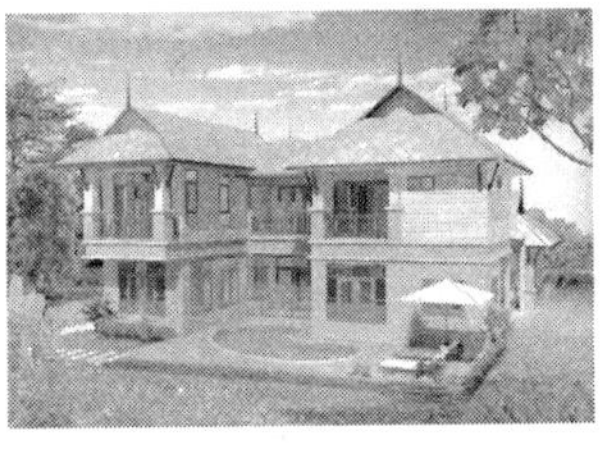
(a) Hua Hin Green Chalet

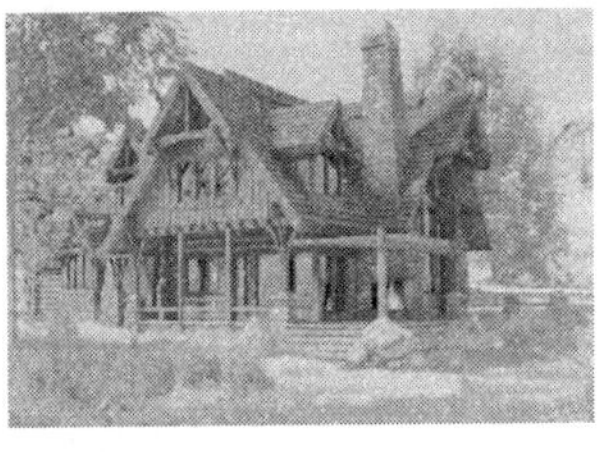
(b) Timber Frame Chalet

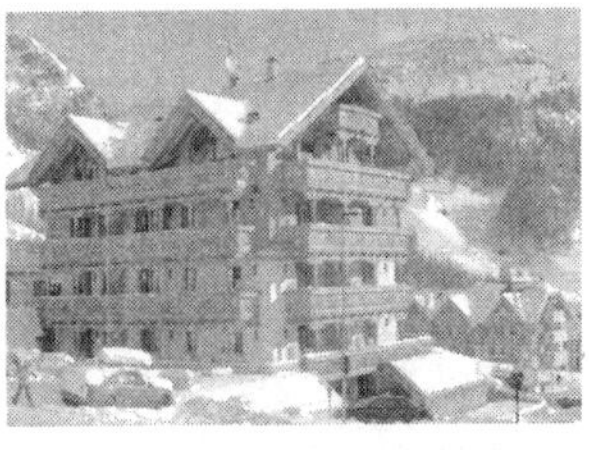
(c) chalet Barbara

[그림 3-23] 숙박업소의 종류 중 샤레이(Chalet)

⑨ 호스텔(Hostel) : 펜션보다는 상위의 숙박시설로 스페인이나 포르투칼에서 흔히 볼 수 있는 저렴한 호텔이다(그림 3-24).

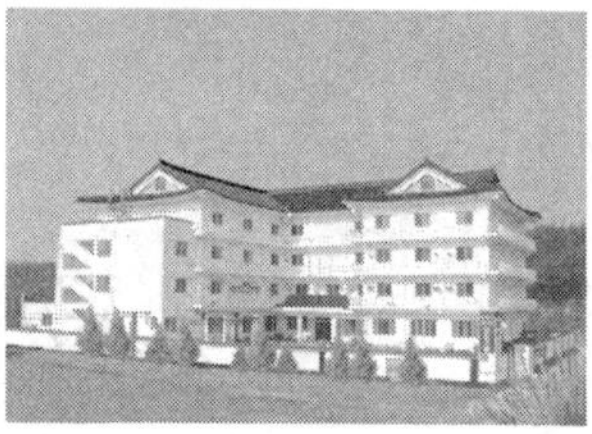
(a) 계림 유스호스텔

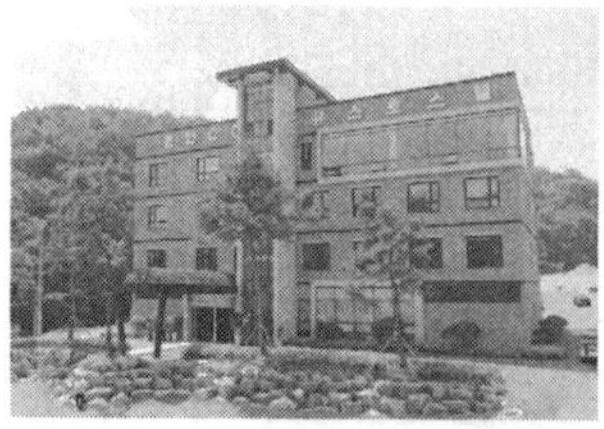
(b) 용인 유스호스텔

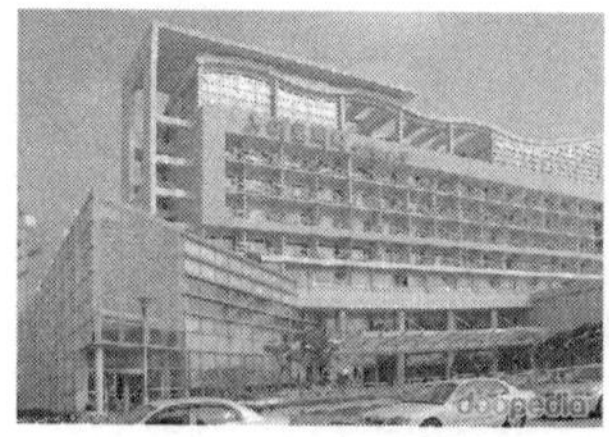
(c) 부산 유스호스텔

[그림 3-24] 숙박업소의 종류 중 호스텔

⑩ 국민숙사(휴가촌사, Nationaldorm) : 가족 휴가 등을 즐길 수 있는 저렴한 공공숙박시설이다. 정부나 공공단체에 의하여 운영되는 소셜 투어리즘(Social Tourism)의 일환으로 장려한다(그림 3-25).

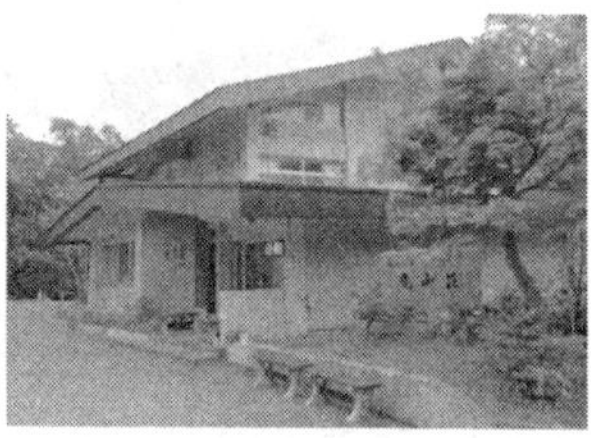
(a) 국민숙사 타츠야마장

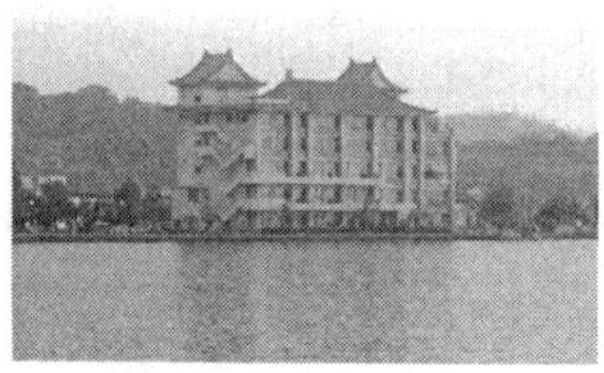
(b) 국민숙사 스이메이소

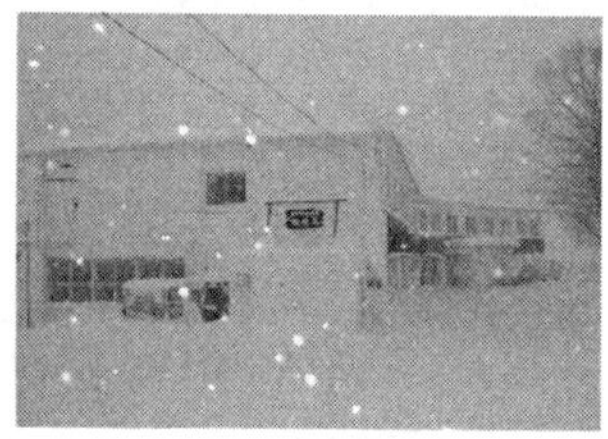
(c) 국민 숙사 유키치치부

[그림 3-25] 숙박업소의 종류 중 국민숙사

⑪ 산장(Hermitage) : 별장과 크게 차이는 없으나 심산유곡이나 내륙관광지에 자리 잡고 있다. 산간이므로 내방객이 불편이 없도록 각종시설(객실, 휴게소, 식당, 욕실)을 갖추고 있어야 한다(그림 3-26).

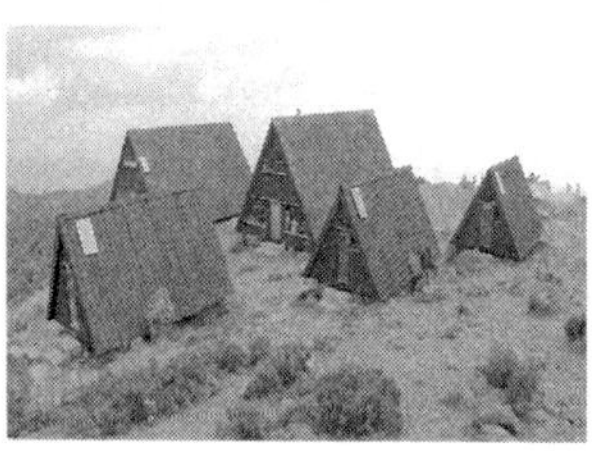
(a) 호롬보 산장

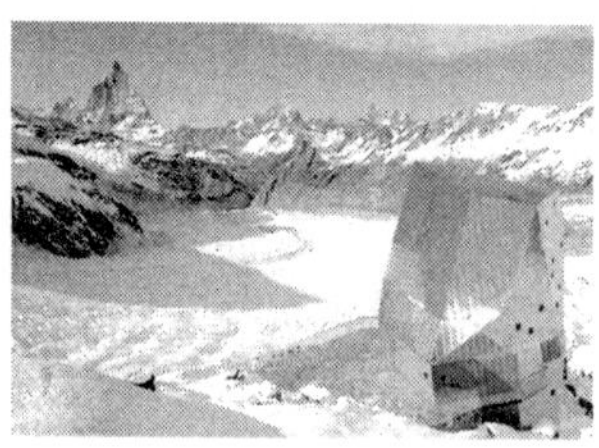
(b) 스위스의 몬테로사 산장

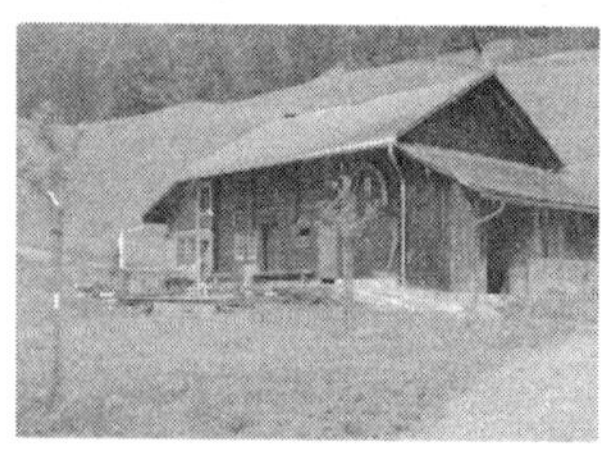
(c) 스위스 그린데발트 산장

[그림 3-26] 숙박업소의 종류 중 산장(Hermitage)

⑫ 회관 호텔(Hall Hotel) : 한 빌딩에서 호텔과 회관의 역할을 함께 할 수 있는 호텔이다(그림 3-27).

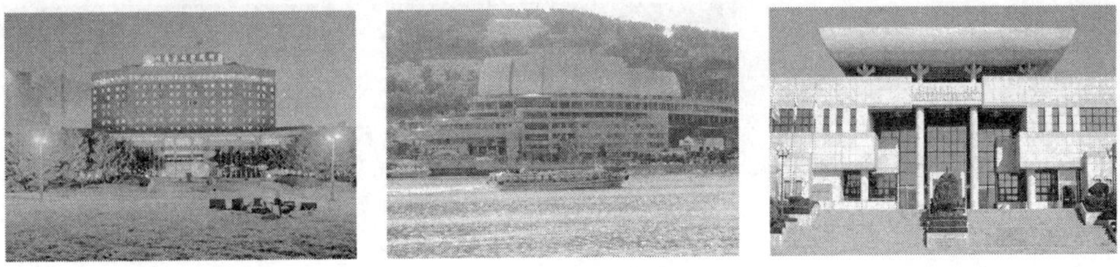

(a) 서울교육 문화원 (b) 거제 문화 회관 (c) 예천 문화 회관

[그림 3-27] 숙박업소의 종류 중 회관호텔

⑬ 샤토(Chateau) : 맨션(Mansion)이라고 하는데 영주나 지주의 대 저택 또는 호화저택을 지칭했으나 오늘날은 관광지의 아담한 소규모의 숙박시설이다(그림 3-28).

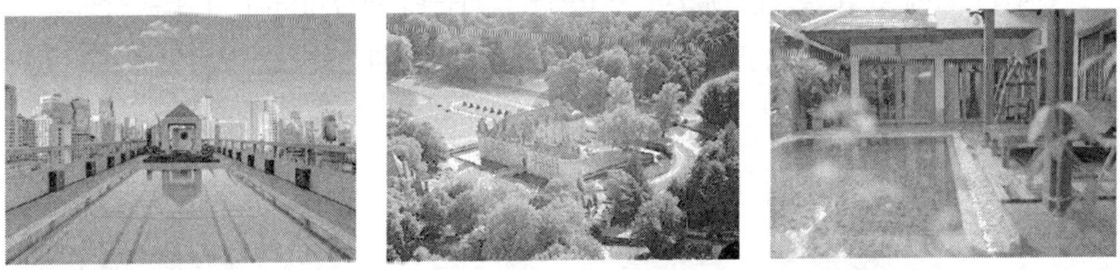

(a) 샤토 드 방콕 (b) 샤토 데스클리몽 (c) 샤토 파타야

[그림 3-28] 숙박업소의 종류 중 샤토(Chateau)

⑭ 캠핑(Camping) : 야외에서 휴식과 레크리에이션 활동을 할 수 있고 텐트(Tent)나 캐빈(Cabin)을 이용하여 야영할 수 있도록 설비되어 있는 지역으로 화장실, 수도시설, 전기시설, 오물처리장이 갖추어져 있다(그림 3-29).

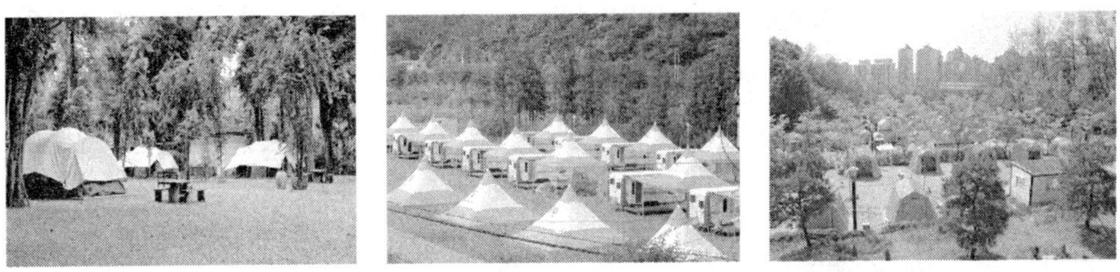

(a) 혼슈 캠핑장 (b) 도림사 오토 캠핑장 (c) 강동 그린웨이 가족캠핑장

[그림 3-29] 숙박업소의 종류 중 캠핑(Camping)

⑮ 방갈로(Bungalow) : 열대지방의 건축 형태의 일종으로 주로 목조 2층 건물이다. 아래층은 없고 원두막처럼 생겼는데 지붕은 경사가 심하다(그림 3-30).

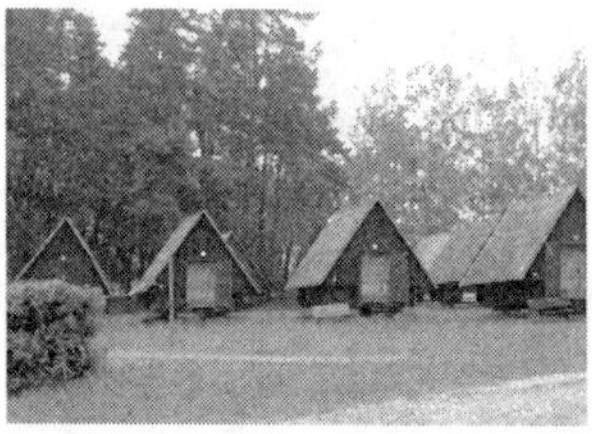
(a) 스와피에 있는 방갈로

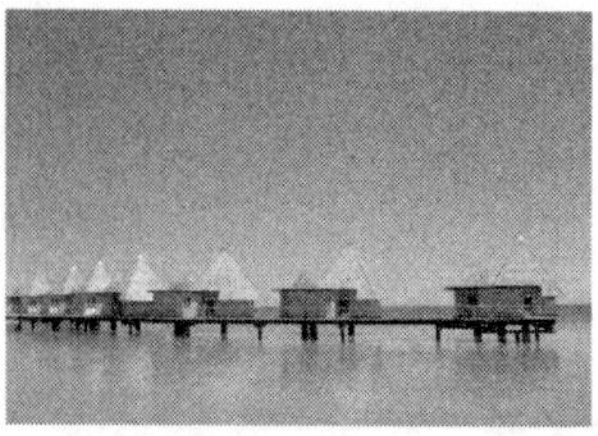
(b) 코랄팜 리조트의 수상 방갈로

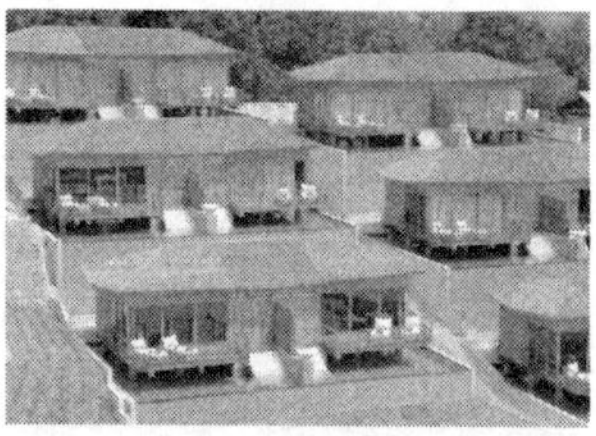
(c) 몰디브에 있는 방갈로

[그림 3-30] 숙박업소의 종류 중 방갈로(Bungalow)

⑯ 커티지(Cottage) : 초가 형태의 소규모 단독 숙박시설로서 1동당 1가족 소규모 단체객의 투숙에 적합하며, 고급숙박시설에 비해 모든 면에서 뒤떨어지거나 아담하고 조용한 분위기 속에 휴양, 휴가, 레크리에이션을 즐기는데 나름대로의 장점을 가지고 있으며, 건물이 일정한 거리로 떨어져 있어서 프라이버시와 정숙을 보장받을 수 있다(그림 3-31).

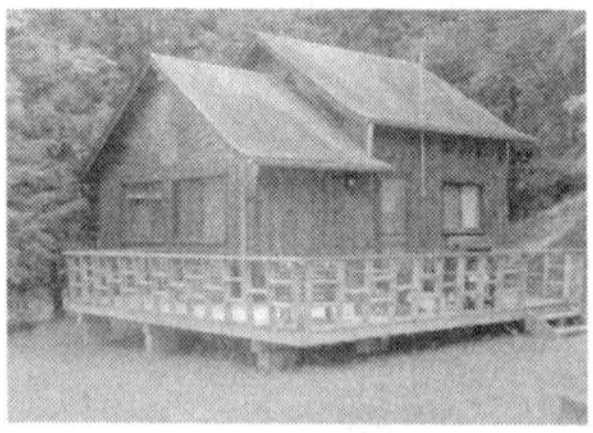
(a) 와일드 우드 커티지 리조트

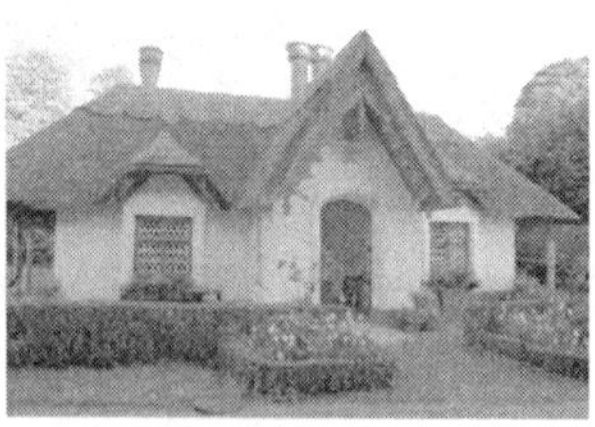
(b) 칼라니 국립공원에 있는 커티지

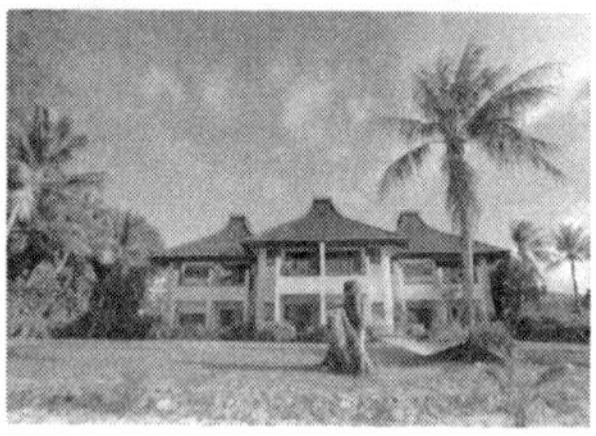
(c) 사이판에 있는 커티지

[그림 3-31] 숙박업소의 종류 중 커티지(Cottage)

⑰ 빌라(Villa) : 일반적으로 별장이라고 한다. 개인이 자기 가족 전용을 위해 소유하고 있는 경우와 관광객에게 개방하여 숙박시설로 제공하는 경우가 있다. 일반관광객을 위한 숙박시설로서의 빌라이다(그림 3-32).

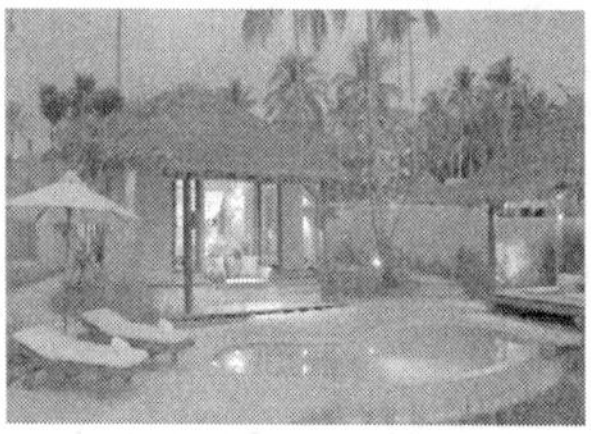
(a) 식스센스 생츄어리 풀빌라

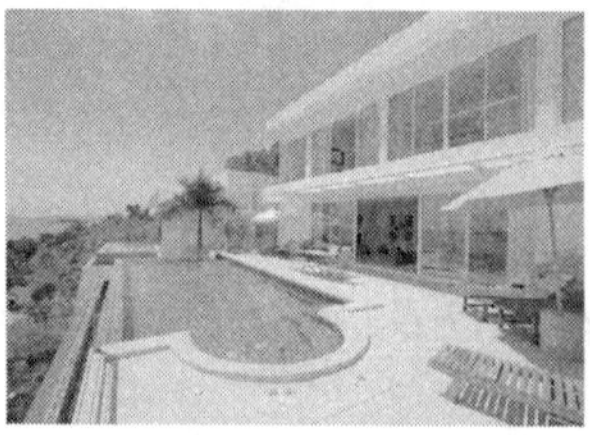
(b) 부산 화이트 하우스 풀빌라

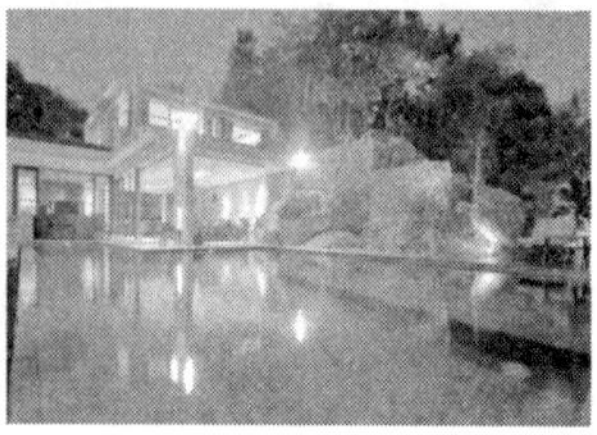
(c) 청주 풀빌라

[그림 3-32] 숙박업소의 종류 중 빌라(Villa)

3) 숙박업의 기능과 특성

숙박업의 기능과 특성에서는 민박(Home Visit System), 숙박업의 특성을 다룬다.

(1) 민박(Home Visit System)

숙박과 식사 그리고 안전이 숙박업의 고유한 기본 생활기능이며, 오늘날 숙박업은 다양한 기능을 구비하면서 인간 이동을 위한 '수단'이 아닌 '목적'이 되었다. 현대의 숙박업 기능을 다음과 같다.

① 정신적 휴양의 기능 : 일상권에서의 안락함과 편안함을 유지하면서 기분 전환이라는 비 일상권이 동시에 유지되어야 한다.

② 숙식의 기능 : 숙식은 고유한 기능이다.

③ 보호의 기능 : 관광객의 안전이다.

- 호텔 내에서 신변안전은 물론이며 가정으로 돌아갈 때까지 관광객이 안전을 유지하면서 다양한 활동에 참가 할 수 있도록 제반 조치를 취하는 것이 필요하다.

④ 사교와 교류의 기능 : 호텔에서 각종 국제회의와 이벤트 개최가 활발해지면서 사람들에게 인적 · 물적 교류의 장이 되고 있다.

- 시설과 장비 등의 하드웨어와 행사 진행 운영에 따른 소프트웨어에 해당하는 기술이 요구되고 있다.

⑤ 정보제공의 기능과 비즈니스 지원의 기능 : 숙박객에게 각 활동에 전념할 수 있도록 지원하기 위해서 관광정보와 그 지역의 정보를 제공해야 한다.

- 첨단 · 통신장비 등을 겸하여 비즈니스를 위한 지원도 이루어져야 한다.

⑥ 여가활동의 기능 : 숙박업은 여행 · 관광을 위한 '수단'이 아닌 '목적'이 되어야 한다.

- 호텔 자체가 관광목적지가 될 수 있도록 다양한 여가활동의 기능을 갖추어야 한다.
- 최근 들어 각종 스포츠시설은 물론이며 미술관, 박물관을 갖추어 문화 활동의 중심적 명소가 되고 있는 세계적인 호텔이 출현하고 있다.

(2) 숙박업의 특성

비 신축성, 다기능성, 다양한 분야의 전문 인력이 필요, 높은 고정비, 계절성, 비 보관성 상품, 사전평가의 불가능성, 다인자성상품, 비전매성 상품, 공공성 상품 등이 있다.

① 비 신축성 : 호텔의 객실 수나 부대시설의 수용력을 상황에 따라 조정할 수 없다.

② 다기능성 : 숙박업 기능은 관광지에서 가정의 역할 즉 관광객의 신변 안전과 숙식이라는 가장 기본적 기능 외에도 관광객이 체재하는 동안 모든 활동을 지원해야 하는 복합기능을 수행해야 한다.

③ 다양한 분야의 전문 인력이 필요 : 숙박업의 다양한 기능을 위해서는 다양한 분야의 전문 인력이 요구된다.

- 각종 외국어를 비롯하여, 레저 · 스포츠, 요리, 홍보 · 광보, 정보수집, 각종 첨단 장비운영, 국제회의 전문 인력, 레저및 다양한 분야의 인력을 필요로 하는 곳이다.
- 숙박업은 단순 근로에서 전문직의 인력까지 고르게 흡수할 수 있는 것이 특징이다.

④ 높은 고정비 : 숙박업의 경우 토지 · 건축비를 비롯하여 각종 고정비가 높은 것이 숙박업의 특징이다.

- 초기 투자자본이 많은 것도 사실이다.
- 최근 들어 관광객의 다양한 욕구에 부응하기 위한 첨단장비와 기술, 시스템의 구축으로 인하여 고정비의 비율이 더욱 높아가고 있다.

⑤ 계절성 : 성수기와 비수기의 변동성이 크다.

- 주말과 주중의 수요변동 역시 큰 편이다.
- 수요의 편중 현상을 보완하기 위해 각종 할인제와 패키지 상품을 기획하게 된다.

⑥ 비 보관성 상품 : 수요와 공급이 동시에 완결되는 상품이므로 보관이 불가능한 특성을 갖고 있다.

⑦ 사전평가의 불가능성 : 다른 관광상품과 마찬가지로 하나의 경험이며 과정이다.

- 고객이 직접 시설을 이용해보기 전에는 평가가 거의 불가능하다.
- 평소 호텔에 대한 이미지나 각종 사전정보에 의존하여 시설의 이용 여부를 결정한다.

⑧ 다인자성 상품 : 인적 서비스, 물적 서비스, 시스템(System)적 서비스, 정보적 서비스, 금융적 서비스 등의 제 인자가 결합 되어 판매되는 다인자성 상품이다.

⑨ 비 전매성 상품 : 일정한 장소 내에서만 호텔 등과 같은 가치재를 생산 · 판매하는 것이므로 다른 장소에 시장성이 좋아도 이동하면서 판매할 수 없는 상품이다.

⑩ 공공성 상품 : 이윤추구에만 급급할 수 없는 요인, 즉 국가적 차원에서 국제적 위신을 지켜야 하는 공공성을 갖고 있는 상품이다.

3. 숙박업의 조직구성과 기능

숙박기업은 경영조직의 목표 달성을 위하여 조직의 구성과 계층의 설정이 필요하다.

1) 조직의 구성

모든 숙박기업 조직은 종사원 개인의 생산활동을 조정하고 통제하는 경영자의 이원화된 구성 체계가 필요하다. 이는 서비스 부문과 관리 부문으로 나눠볼 수 있는데, 서비스 부문은 Line조직이고, 관리 부문은 Staff조직이다.

- 서비스 부문은 호텔의 규모나 성격에 따라 달라질 수 있다.
- 관리 부문은 지배인 제도에 따른 조직, 판매, 기획부서를 강화시키고, 작업을 표준화하여 책임제를 확립하고 보고 제도를 확립한다.

2) 조직의 계층

각 조직에 따라 목표가 있으며, 궁극적으로 각 조직과 계층은 경영비젼에 의하여 상호 연결된 경영목표 체계를 형성한다.

- 목표 계층은 조직의 목적에 따라 전체 조직구조를 구성하게 되며, 조직의 의사결정은 조직의 전체목적에 따라 체계적으로 조성된다.
- 모든 조직계층은 성과측정을 위한 표준을 설정하는 데 기초를 제공한다.

(1) 조직의 기본 구성은 안전보안부, 임원위원회

임원위원회(Executive Committee), 인사&총무부(Human Resource&General Affairs Division), 관리 부분(Back Office & Management Division), 안전보안부(Security Division), 판촉부(Sales & Marketing Division), 오락연회 부문(Entertainment and Banquet Division), 식음료부(Food&Beverage Division), 조리부(Culinary Division), 객실부(Front of Division), 시설부(Engineering Division)가 있다.

① 임원위원회(Executive Committee) : 조직의 임원들이 모여서 조직의 대·소사를 정하기 위해 만든 위원회

② 인사 & 총무부(Human Resource & General Affairs Division) : 조직원들의 인사와 조직에 필요한 물품 및 다양한 일을 하는 부서

③ 관리 부분(Back Office&Management Division) : 조직의 전체적인 부분을 관리하는 부서

④ 안전보안부(Security Division) : 조직의 안전과 조직의 정보가 외부로 유출되는 것을 방어하는 부서

⑤ 판촉부(Sales & Marketing Division) : 조직내의 정보를 사보를 통해 전하는 부서

⑥ 오락 연회부문(Entertainment and Banquet Division) : 엔터테이너와 관련된 일을 전담하는 부서

⑦ 식 음료부(Food&Beverage Division) : 손님들에게 양질의 음식과 음료수를 전문적으로 관리하고 제공하는 부서

⑧ 조리부(Culinary Division) : 양질의 음식을 만드는 부서

⑨ 객실부(Front of Division) : 손님들이 사용할 객실을 준비하고 손님이 나간 방을 청소하는 것을 관리하는 부서

⑩ 시설부(Engineering Division) : 건물의 시설을 관리하는 부서

(2) 기본 구성을 세분화

임원위원회(Executive Committee), 인사&총무부(Human Resource & General Affairs Division), 판촉부(Sales & Marketing Division), 오락연회 부문(Entertainment and Banquet Division), 관리 부분(Back Office & Management Division), 안전보안부(Security Division), 시설부(Engineering Division), 객실부(Front of Division), 조리부(Culinary Division), 식음료부(Food & Beverage Division) 등이 있다.

① 임원위원회(Executive Committee)

㉠ 총지배인실 : 총지배인에게 배정된 방

㉡ 임원실 : 임원들에게 배정된 방

② 인사 & 총무부(Human Resource&General Affairs Division)

㉠ 인사부 : 선발, 채용, 이동, 퇴사, 경력관리, 업적관리, 급여 관리, 포상관리

㉡ 총무부 : 복지관리, 후생 관리, 대관업무 관리, 직원식당 등을 관리

㉢ 교육부 : 신규채용 교육, 기존직원 교육, 특별교육 등을 관리

③ 판촉부(Sales & Marketing Division)

㉠ 판매 촉진부 : 판매를 촉진하고 전략을 세우는 부서

㉡ 홍보부 : 기자 관리, 기사 배포, 제휴 활동, 고객관리 등을 하는 부서

④ 오락 연회 부문(Entertainment and Banquet Division)

㉠ 회원 관리 : 호텔의 손님들의 인적 사항 등을 만들어서 관리

㉡ 부대시설 관리 : 기본이 되는 건축물에 덧붙어 있는 시설

⑤ 관리부(Back Office & Management Division) : 객실 예약 업무와 판매, 손님 접대, 회계, 홍보등 호텔 관리 업무의 계획을 세우고 조정, 호텔리어의 관리와 고객 유치를 위한 신상품 개발 업무 등도 담당하는 부서이다.

⑥ 안전보안부(Security Division) : 시설 안전, 시설물의 안전관리를 하는 부서이다.

⑦ 시설부(Engineering Division) : 호텔 건물과 시설의 보수 및 유지를 위한 기술적 업무를 수행하는 부문을 호텔에서 시설부(영선부)가 있고, 전기실, 기관실, 목공실 등으로 편성되어 있으며 호텔의 방화관리, 안전관리를 담당한다.

⑧ 객실부(Front of Division) : 프런트 오피스(Front Office)와 하우스 키핑(House Keeping)은 호텔의 가장 핵심적인 상품인 객실과 관련된 모든 관련 부서를 총괄하는 부서로써, 크게 시비스를 총괄하는 프론트와 객실을 담당하는 하우스 키핑을 주축으로 한다.

㉠ 프런트 데스크(Front Desk) : 호텔 로비에 위치한 고객 안내센터, 고객이 호텔에 방문했을 때 가장 먼저 호텔에 대한 경험을 하는 부서이다.

- 체크인과 체크아웃을 주 업무로 하는 프론트 데스크는 전위적인 서비스가 가능함을 표방하는 호텔의 특성에 맞게 프론트 업무 외에 고객들의 다양한 요구를 만족시키도록 다양한 역할을 수행하고 있다.

㉡ 관리 안내 서비스(Concierge) / 벨 데스크(Bell Desk) : 벨 데스크에는 호텔 입구에서 고객을 환대하는 도어맨과 고객의 체크인/아웃 시 손님들의 짐을 맡아주거나 짐을 방안에 옮겨주는 일을 한다.

- 컨시어지는 기본적으로 호텔 주변 지역의 안내를 담당하는 부서라고 할 수 있다.
- 호텔 주변의 레스토랑, 편의시설, 공공시설에 대한 해박한 지식은 물론 고객이 필요한 것(예 쇼핑, 관광 등)들에 대한 문의 사항에 대하여 즉시 해결책을 제시할 수 있는 순발력을 요구한다

㉢ Guest Service(고객서비스) : 고객관리팀은 호텔에 투숙하거나 방문한 고객들의 편의를 위해 각종 서비스를 수행하는 부서이다.

- 고객관리팀의 주 업무 : 고객관리, Guest Relation, VIP 고객 전담, 각종 컴플레인 해결 등이 있다.

㉣ 사설 교환기(Private Branch Exchange : PBX) / 비즈니스 센터(Business Center) : 사설 교환기 부서는 호텔 대표전화로 걸려온 전화를 각각의 해당 부서에 연결해주는 기본적인 단순 업무뿐만 아니라, 고객의 객실에서 서비스를 요구하고자 호텔에 전화

할 때 연결되는 직통 고객서비스 전담센터로써의 역할을 수행한다.

- 비즈니스 센터는 고객의 편의를 위해 각종 비지니스 업무를 수행하는 부서이다.
- 투숙객을 위한 서비스센터이며, 복사, 스탠, 프린트와 같은 기본적인 사무업무부터 우편발송, 번역, 타이핑 등의 업무를 수행한다.
- 회의실을 대여해 주고 회의 진행을 도와주며, 항공기, 기차, 공항버스와 같은 교통편 등 호텔 내, 외의 각종 비즈니스 정보를 제공해 주면서 고객의 편의 제공과 호텔 수익 창출도 담당한다.

ⓜ 당직데스크(Duty desk) : 호텔은 24시간 잠들지 않는 곳이다.

- 많은 일들이 기약 없이 발생하며, 모든 일들에 대한 구체적인 접수창구가 당직데스크이다.

ⓑ 예약 데스크 & 오퍼레이터(Booking Desk & operator) : 호텔을 방문한 고객이 필요로 하는 모든 서비스를 제공하고, 호텔 시설 안내 외에 현지 여행정 보를 얻거나 택시를 예약하는 등 관광지, 교통, 식사, 쇼핑 등의 도움을 받을 수 있다.

ⓢ 나이트오디터(Night ohditeo) : 야간 결산 또는 야간감사이며, 호텔리어는 프론트 캐셔와 식·음료부문, 객실부문, 기타 부문의 당일 매상 수입을 마감하여 최종 결산 및 검토를 하는 분야이다.

ⓞ 프론트 캐셔(Front Cashier) : 숙박객의 계산관리, 수납하는 직원이고, 고객이 등록카드에 사인을 하면 영수증이 발생하는데, 객실 요금과 식·음료 매상을 확인한다.

ⓙ 하우스키핑(House keeping : 주택의유지) : 객실 정비의 업무를 보면 객실 청소와 객실의 설비, 가구, 비품류의 정비, 객실용의 린넨류, 소모품류의 관리하는 부서이다.

- 객실(Floor) : 가장 중심이 되는 부서로, 매일 고객이 투숙하는 객실의 청소와 관리를 담당하는 부서
- 일반 구역(Public Area) : 호텔에서 객실을 제외한 모든 부분, 즉 공공장소에 대한 청소와 시설관리 및 유지를 담당하고 있는 부서
- 세탁(Laundry) : 세탁부서는 호텔의 모든 세탁을 총괄하는 부서로써, 호텔의 규모나 경영 방식에 따라 모든 세탁을 직접 처리하는 경우도 있으며, 일부만 처리하고 외부업체를 통해 대행하는 경우
- 유니폼부서(Uniform / Linen) : 세탁부서가 세탁을 주 업무로 한다면, 유니폼부서는 세탁물들의 총체적인 관리를 담당하는 부서이며, 직원들의 유니폼을 종류에 따라 분류하고, 교환해주며 린넨류의 노후상태, 재고관리, 감독 등을 책임지는 부서

ⓒ 이그제큐티브 라운지(Executive Lounge) : Concierge Level / Club Lounge 등의 다양한 이름이 있으며, 이그제큐티브 라운지는 이그제큐티브 객실층(Executive Floor)에 투숙하는 고객들을 위한 프라이빗 라운지이다.

- 일반객실보다 상위 카테고리의 객실층으로, 일반층과 구분된 층에 위치하고 있으며, 일반적으로 호텔 상층에 위치하는 것이 특징이다.
- 호텔에 따라 다르지만, 객실의 배치나 인테리어가 조금씩 다르며, 이그제큐티브 층에 투숙하는 고객이 전용으로 사용할 수 있는 이그제큐티브 라운지가 별도로 마련되어 있다.
- 이그제큐티브 라운지는 일반적으로 오전 6시부터 자정까지, 혹은 상위 카테고리의 호텔에 따라 24시간 운영하는 경우도 있다.
- 아침 식사부터 애프터눈티와 커피, 간단한 핑거푸드가 제공되며, 저녁에는 이브닝 칵테일이 무료로 제공된다.
- 체크인/체크아웃을 비롯한 각종 비지니스 서비스(복사, 스캔, 프린트 등)와 컨시어지 서비스(비행기 /열차 티켓 구매대행, 지역 레스토랑 예약대행 등)도 겸하고 있어 이그제큐티브 객실에 투숙하는 고객들을 위한 모든 서비스를 제공한다.

㉠ 헬스 클럽 & 스파(Fitness Center & Spa) : 피트니스 센터와 스파는 호텔의 부대시설인 피트니스 센터(Gym, 실내외 수영장, 사우나 시설)와 스파(마사지, 스파시설)로 호텔에 투숙하는 투숙객을 위한 서비스 제공을 주목적으로 하고 있다.

- 호텔에 따라 피트니스 센터와 스파시설을 객실부와 별개로 취급하는 경우도 있으나, 객실부에 소속되어 있는것이 일반적이다.

⑨ 조리부(Culinary Division)

㉠ 메인 주방 : 요리사가 메인 요리를 만들기 위한 장소

㉡ 식당별 부속 주장(한 · 일 · 중 · 양 · 뷔페) : 요리사가 각 나라별 음식을 뷔페식으로 준비한 곳

㉢ 연회장 주방 : 연회장에 쓰일 간단한 요리를 만드는 곳

㉣ 육류 담당부서(Butcher) : 요리에 쓰일 육류를 총괄하는 곳

⑩ 식음료부(Food & Beverage Division)

㉠ 한식, 일식, 양식, 중식, 뷔페 식당 : 각 나라별 음식을 먹을 수 있도록 뷔페식으로 차려 놓은 곳

㉡ 주 장 : 메인이벤트를 하는 장소

㉢ 나이트클럽 : 다른 사람들과 춤을 추면서 같이 즐기는 곳

㉣ 연회장 : 사람들이 대화하기 위해 모이는 곳

㉤ VIP 라운지 : VIP들만 따로 모이기 위해 만들어 논 곳

3) 숙박업 조직의 기능

숙박업 조직의 기능은 라인조직(Line Organization), 기능조직(Functional Organization),

라인 및 기능조직(Line & Functional Organization), 직원조직(Staff Organization), 라인 및 직원조직(Line & Staff Organization) 등이 있다.

① 라인조직 : 숙박기업 내의 직위를 기준으로 구성된 조직이다.

• 관리자와 노무자 사이의 관계가 하나의 직선처럼 연결되어 있고 직접 상사에 대해서만이 책임을 지고 권한을 행사할 수 있는 부문 관리기능이며, 비교적 중 · 소규모 숙박기업에서 많이 사용한다.

② 기능조직 : 경영기능의 수평적 분화를 명확히 하고 숙박기업 내의 각 부서들의 기능적 역할을 중심으로 하여 구성된 조직이다.

• 각 부서의 기능적 특성에 맞는 고유의 업무 수행능력에 초점을 맞춘 형태이다.

③ 라인 및 기능조직 : Line조직은 지휘와 명령의 통일성을 유지하고 조정의 원리를 확보하는 반면, 수평적 분화에 의한 책임과 권한을 확립하여 위임의 원리를 충분히 받아들이려는 조직기능

④ 직원조직 : 경영활동의 원만한 업무수행을 돕고 각 부문 간의 조정을 도모하여 최고 경영자를 보좌하기 위한 조직기능

⑤ 라인 및 직원조직 : Line 조직의 결정 · 명령 · 집행에 관한 것과 Staff조직의 조언, 권고, 자문, 서비스를 상호 보완 · 의존하는 관계의 조직형태 기능

4) 숙박업 조직의 원칙[18]

전문화의 원칙, 책임과 권한의 원칙, 명령 일원화의 원칙, 감독 범위 적정화의 원칙, 직능화의 원칙, 계층 단축화의 원칙, 조정의 원칙, 적재적소의 원칙, 사기 함양의 원칙, 권한위임의 원칙, 탄력성의 원칙이 있다.

① 전문화의 원칙 : 조직의 각 구성원이 가능한 한 특수화된 업무를 전문적으로 담당함으로써 경영활동의 능률을 증진시키고자 하는 것

② 책임과 권한의 원칙 : 조직을 구성하는 각 구성원에게 업무를 분장함에 있어서 그 상호관계를 명백히할 것을 강조하는 원칙

③ 명령 일원화의 원칙 : 라인에 따라 한 부하는 언제나 한 사람의 상사에게만 명령을 받아야 하는 원칙

18) 숙박업 조직의 원칙 : 호텔 인적자원관리, 원융희 외, 대왕사, pp.134~137, 2009.

④ 감독 범위 적정화의 원칙 : 합리적인 업무수행을 위한 범위
⑤ 직능화의 원칙 : 합리적인 메뉴얼화에 의한 객관적으로 직능별, 직무별 업무를 수행
⑥ 계층 단축화의 원칙 : 조직의 활성화를 위해서는 명령 · 전달의 신속 정확한 전달을 위해서는 계층은 단축화
⑦ 조정의 원칙 : 조직의 목적을 효율적으로 담당할 수 있도록 하기 위하여 각기 분화된 경영활동을 호텔 전체의 관점에서 적절히 조정 · 통합
⑧ 적재적소의 원칙 : 조직에 걸맞는 사람을 선발하여 가장 이상적인 조직을 운용
⑨ 사기 함양의 원칙 : 부하들의 사기를 높일 수 있도록 관리
⑩ 권한위임의 원칙 : 담당자에게 권한과 책임을 위임하여 고객만족도를 높임
⑪ 탄력성의 원칙 : 환경변화에 적응할 수 있도록 과감한 조직 개편

4. 숙박업 예약시스템 이해

예약은 고객과의 사이에 이루어지는 업무로, 숙박고객들의 수요를 적절히 관리하고 효율적으로 처리하여 수입을 극대화시키는 일이다. 숙박기업은 객실 판매를 최우선으로 하고, 고객을 만족시겨 주고, 수익성을 얻기 위해서 숙박고객의 예약을 취급할 때 효과적인 절차와 예약시스템을 유지하고, 고객의 안전과 편의성을 위하여 사전 예약시스템을 도입하고 최대한 효율적인 서비스를 제공한다.

1) 부대시설 홍보사례

차별화된 호텔경영 측면의 부대시설 홍보사례는 〈표 3-26〉과 같다.

〈표 3-26〉 차별화된 호텔경영 측면의 부대시설 홍보사례

Hardware	Software
• 첨단의 IT 설비 및 서비스 완비, 환경을 고려한 폐기처리시설 설치 • 쾌적한 공기를 위한 최신 환기시스템, 건강을 고려한 최신 청정수시스템 • Business Meeting을 위한 세미나실 및 다양한 형태의 Business Function을 위한 공간 • 국제기준을 능가하는 최상의 객실 Interior, 도심의 Land Mark의 건물 • 현지에서 원격업무가 가능한 Business center 시설 • 중국인의 다양한 사회적 모임을 위한 안락하고 품위 있는 만남의 공간 • 한국적 Sauna 시설, 유럽식 고품격 유희 공간(Bar) • 자체적으로 생산되는 광천수를 활용 차별화된 Sauna 운영 • 야외 Wedding Hall 및 부대시설을 갖춘 현대적이고 다양한 기능의 호텔	• Time-value를 적용한 적시 서비스 제공, 한국적 예절 및 응대서비스를 통한 감성적인 서비스제공 • 24시간 Room서비스 등을 통한 All time 서비스제공, 중국어 등 해외 여행객과의 언어소통을 위한 인원운영 • 호텔 운영인원에 대한 철저한 정기적 서비스교육실시, 객관적이고 합리적인 호텔운영 관리감독

2) 업무 흐름과 시스템 유형

예약부서에서 이루어지는 업무의 흐름과 시스템 유형[19]은 [그림 3-33]과 같다.

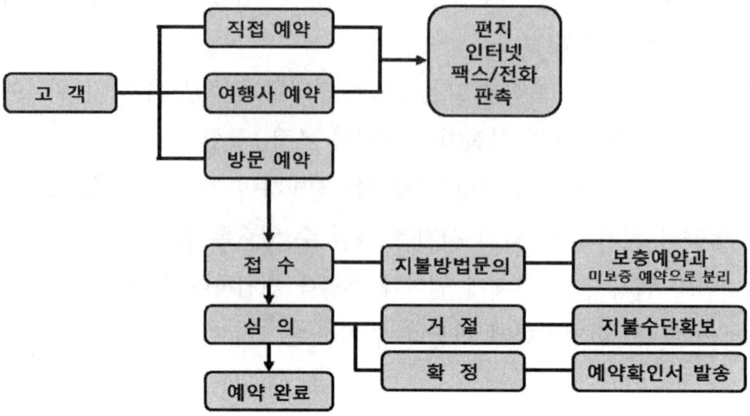

[그림 3-33] 예약의 프로세스

3) 예 약

예약을 접수할 때는 항상 세심하고 정확하게 하여야 하고, 예약 접수시 고객 유형별 예약접수를 정확하고 세밀하게 접수하여야 한다. 예약은 여러 가지 방법으로 접수가 된다(표 3-27).

〈표 3-27〉 예약은 여러 가지 방법을 통하고 예약접수내용

고객 유형별 예약접수내용	① 도착일자 ② 출발 일자 ③ 과거사용 여부 ④ 객실수 ⑤ 투숙객 인원 및 객실 종류 ⑥ 객실 요금 ⑦ 성별 및 이름 ⑧ 지불 조건 ⑨ 도착시간 및 교통편 ⑩ 예약자 및 회사 ⑪ 연락처 ⑫ 특이사항 ⑬ 예약 접수일 및 접수인
호텔예약관리	① 직접 예약은 단체의 규모가 크거나 연속적으로 이루어지는 시리즈 형일 때 적합 ② 호텔 특약점을 이용하는 방법, 지상 수배업자를 통한 방법
호텔예약시 통보할 사항	① 단체와 여행사명 ② 숙박 년 · 월 · 일 ③ 도착편 및 시간

19) 호텔서비스실무론, 김춘호 외, 세로미, p.115, 2007.

	④ 인원 ⑤ 객실 형태 ⑥ 희망 객실수 ⑦ 식사 종류 ⑧ 숙박료 ⑨ 지불방법
객실 요금	① 인 바운드에서 가격결정에 가장 주의할 것은 호텔의 투숙 요금이고, 일반적으로 호텔 요금은 싱글과 더블, 트윈에 의해 나누어지며, 식사의 포함 여부에 의해 가격이 결정된다. ② 호텔의 경영방식, 호텔의 숙박형식에 따라 객실 요금의 종류를 분류한다. - American plan : 객실료에 식사 요금을 포함하는 요금제도 - European plan : 식사를 포함하지 않은 객실료만의 요금제도 - Continental plan : 객실료와 조식 포함의 요금제도 - Dual plan : american plan & european plan 병행사용
호텔예약시 주의사항	호텔 예약 확인자의 직책 및 성함을 명시하고, 전화상으로 예약을 하였더라도 예약확인서를 반드시 수령해야 한다. 호텔 도착시간에 주의해야 한다.
호텔예약 취소료	① 호텔의 예약을 취소하거나 단체인원이 현서히 감소했을 때는 취소료, 즉 위약금을 지불해야 하나 천재지변이나 항공기, 선박, 열차의 불착 또는 지연 시에는 취소료가 면제된다. ② 호텔 예약 취소료는 숙박약관에 의거, 단체의 규모와 예약 취소일을 감안하여 적용되며, 호텔에 따라 다소 차이가 있다.

4) 예약취소

숙박업체의 숙박약관 및 국제호텔 약관에 따라서 예약취소를 접수 처리한다.

5) 예약변경

고객이 투숙하고자 하는 날의 객실 상황을 고려하여 예약변경을 한다.

6) 객실 예약의 통제 및 초과 예약

예약의 통제는 날씨, 항공기 파업, 비행 취소 및 연착, 불가항력의 경우를 제외하고는 예약현황을 정확히 파악하여 효율적인 객실 판매를 하도록 하는 객실에 예약상황을 조정하는 것이다.

- 초과 예약을 받을 때에는 인근 호텔의 예약상황, 일정기간 동안의 워크인(Walk-In) 고객의 빈도, 과거의 No-show 및 취소 비율 등을 고려하여 판매 가능한 객실 수의 이상을 예약을 받을 수 있다.

7) No-show 처리

No-show는 예약을 하고서 나타나지 않는 고객이며, 이러한 상황이 발생하면, 객실 상황에 따라 적절한 조치가 필요하다.

8) 예약확인

고객에 의해 예약이 이루어지면 적어도 일주일 전에 예약시 받은 연락처를 통해 예약확인을 하면, No-show(나타나지 않는 손님) 방지 및 예약통제를 위해 꼭 필요하다.

9) 예약의 일반적인 원칙

숙박기업의 상품들은 저장했다가 다시 판매할 수 없는 상품이며, 예약과정 중에 고객의 요구가 달라질 수 있다.

- 성수기의 경우 고객의 예약취소나 No-show(예약한 고객이 도착시간에 나타나지 않을 경우) 시 숙박기업은 큰 타격과 혼란을 겪을 수 있기에 숙박약관 동의제도를 이용해 객실 기본요금의 10[%]가량을 예약금으로 받거나, 성수기의 경우 선불을 요구하기도 한다.

① 예약변경과 예약취소가 발생한 경우 : 예약담당자는 즉시 도찰일, 객실 종류, 객실 수 등의 변경사항을 확인하고, 예약 카드를 재정하고 예약과 취소의 혼동이 있을 수 있으므로 신속하고 정확하게 처리한다.

② 숙박기업의 초과 예약 : 고객에게 큰 불편함을 주며, 때로는 고객으로부터 위약금을 청구당하기도 한다.

- 숙박기업에서 MICE(Meeting Incentive Conference Exhibition)와 같은 단체의 예약을 받는 경우가 발생하는데, 이때 회의주최자, 세미나담당자, 주관여행사, 관광산업체 등과 긴밀히 접촉하여 객실 타입, 가격, 식사비용 및 여러 숙박기업에 대한 부대시설 사용에 대한 정보처리에 세밀한 주의를 기울여야 한다.

③ 회의단체의 경우 : 단체의 성격, 단체담당자, 회의 진행시의 협조 사항, 정기적인 예약, 고객명단목록을 작성 확인을 비롯하여 예약인원 및 기타 상황 변동시 신속한 대처 능력이 요구된다.

④ 관광단체의 경우 : 숙박, 교통, 식사 및 다양한 사항을 포함하여 계약을 하므로 조정 상황표를 항상 체크하여 날짜, 희망객실 수, 여행목적, 지불 조건, 선·후불 유무관계, 예약과 관련된 서신 및 답신에 대한 체크에 철저한 주의를 기울여야 한다.

⑤ 예약부서에서는 확실한 예약보장을 위해 : 신용카드 결제의 경우 고객의 신용카드회사 이름, 카드번호, 만료 일자를 확인하고, 카드 신용조회를 통하여 유효한 카드 인지를 바로 확인한다.

- 현금 결제의 경우에는 사전에 예약금(Deposit)을 입금시키도록 하여야 한다.
- 상호거래를 위한 은행구좌 공지, Voucher시스템에 대한 사실 확인 등에 대한 꼼꼼한 처리가 요구된다.

• 숙박기업에서는 객실 판매를 증가시키고 예약을 효율적으로 관리하기 위하여 호텔고객, 호텔 고객시장, 예약통계와 같은 사항을 상세하게 기록하여 분석할 필요가 있다.

10) 예약경로 및 유형

예약경로 및 유형에는 예약사무소, 여행사, 편지, 팩스, 전화, 인터넷, 판촉부서, 컴퓨터 예약시스템이 있다.

① 예약사무소 : 호텔의 해외 및 국내 판촉사무소를 통해 예약한다.

• 고객에게는 신뢰할 수 있으며, 정확한 예약이 가능 하지만 비용적인 측면이 더 많이 들어 예약사무소의 역할이 미미해지고 있다.

② 여행사 : 호텔과 여행사 간의 사전 계약에 의해 예약이 이루어지는데 비수기의 경우 여분의 객실을 처분할 수 있다.

③ 편지 : 고객에게 여행지의 정보와 같이 안부를 물어보는 편지를 보내면서 충성도 높은 고객 확보에 도움을 준다.

④ 팩스 : 전화상의 단점을 극복할 수 있으며, 고객에게 직접 문서를 보냄으로서 좀 더 구체적이고 정확한 예약이 가능하다.

⑤ 전화 : 가장 많은 부분을 차지하고 있으며, 신속하고 직접적인 대화를 통하기 때문에 상호간에 신뢰할 수 있으나, 의사소통의 문제, 시차, 전화비, 수치상의 기록이 힘들다.

⑥ 인터넷 : 홈페이지를 통해 호텔의 전반적인 정보와 객실 현황 및 예약을 처리하고 있다.

• 실시간으로 예약을 할 수 있고 좀 더 구체적인 호텔 정보를 획득할 수 있으며, 선택의 폭이 넓지만, 개인정보의 유출 등의 단점도 보완해야 한다.

⑦ 판촉부서 : 호텔의 예약 부분 중에서 가장 많은 부분을 차지하고 있다.

• 판촉부서는 기업이나 관공서와 계약을 맺고 일정한 할인율 적용이나 특별서비스를 제공하여 예약을 받는다.

⑧ 컴퓨터 예약 시스템 : 세계 유명 항공사에서 보유하고 있는 컴퓨터 예약시스템(Computerized Reservation System : CRS)과 광역 유통시스템(Global Distribution System : GDS)에 의한 예약방법이다.

• CRS는 판매와 경영을 목적으로 하는 호텔예약 시스템이고, GDS는 세계 각국에서 사용되고 있는 네트워크 제공 상품과 기능의 유통을 위한 한 개 이상의 CRS 체제이다.

5. 숙박시설의 예약관리

호텔로 대변하는 숙박시설은 여행객에게 숙면과 식사에 관계되는 서비스를 제공함으로써 체류와 휴식을 가능케 해 준다.

- 여행객들은 여행 중 목적지에서 체류할 호텔 객실의 확보를 항공기좌석 만큼 매우 중요시한다.
- 여행업에 있어 숙박시설의 수배는 여행을 성공시키는 관건 중의 하나이다.

6. 교통수단 수배관리

교통수단은 여행 일정에 따라 수배해야 하지만, 교통기관의 수배가 정확히 되지 않으면 일정을 바꾸어야 하는 경우가 발생하기 때문에 외국 관광객들이 이용하는 주요 교통기관의 수배는 중요하다.

- 주요 교통수단으로는 전세버스, 렌터카, 열차, 선박, 항공기 등이 있다.

7. 관광교통의 이해

관광 현상의 측면에서 '관광객이 일상생활을 떠나 반복적이며 체계적인 교통기관을 이용하여 관광 대상을 통하여 이루어진 문화 · 사회 · 경제적 행위'라 정의하는 것을 관광교통이라고 한다. 관광객이 일상생활을 떠나 반복적이면서 체계 있고 관광성이 있는 교통기관을 이용하여 관광자원을 찾아가면서 경제적 · 사회적 · 문화적 현상이 내포된 이동행위라고 정의할 수 있다.

1) 관광 교통수단과 시설

관광 교통수단과 시설, 운임, 관광 서비스를 살펴본다.

① 교통수단 : 자동차, 열차, 선박, 항공기, 캠핑카, 렌트카, 관광버스 등 [그림 3-34]와 같다.

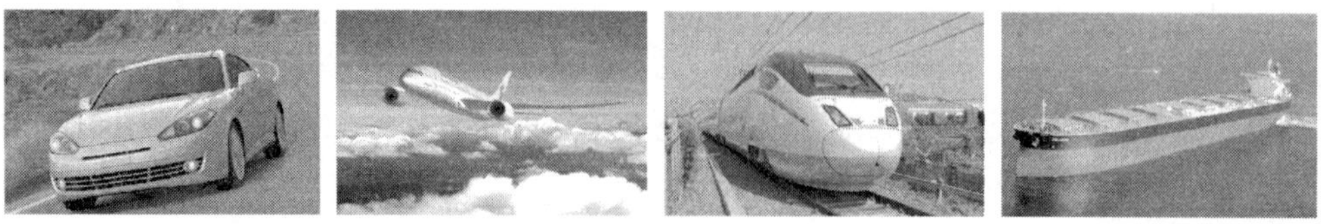

(a) 자동차 (b) 비행기 (c) 열차 (d) 배

[그림 3-34] 관광의 교통수단

② 관광교통시설 : 공항, 항만, 역, 관광주차장, 마리나, 오토 캠핑장, 도로, 철도, 해로 등 [그림 3-35]와 같다.

③ 운임 : 일반운임, 패키지 운임, 성수기와 비수기 운임 등이 있다.

④ 관광 서비스 : 인적 · 물적 자원이 있다.

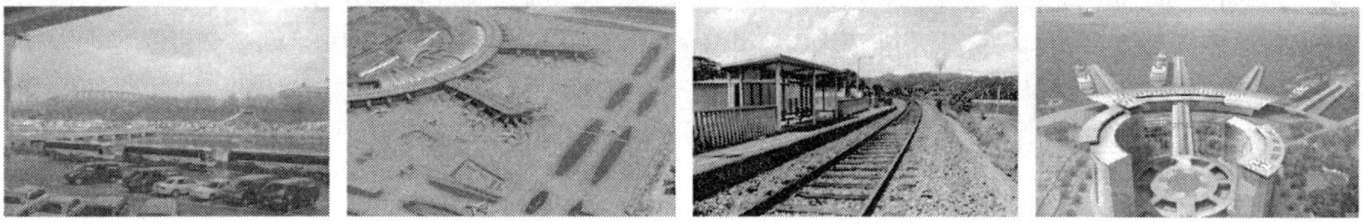

(a) 주차장 (b) 공항 (c) 기차 (d) 항만

[그림 3-35] 관광의 교통시설

2) 관광교통의 기본적 성격

수용의 편재성, 무형제, 독점성, 자본의 유혹성이 있다.

① 수용의 편재성 : 관광교통 수요는 시간적 · 지역적으로 커다란 파동을 일으킨다.

- 성수기와 비수기의 편재성도 강하게 나타난다.

② 무형재 : 관광교통 용역은 즉시재 또는 무형재라 한다.

- 관광교통서비스가 생산되고 있는 순간에 소비되지 않으며 실효를 거둘 수 없다.
- 생산즉 소비, 소비 즉 생산의 성격을 띠고 있기에 생산된 재화의 저장이 불가능하다.

③ 독점성 : 일정한 노선을 확보하고 있는 관광교통사업은 당초부터 자연적 독점형태의 성격을 띠고 있다.

- 대체 교통기관이 없을 경우에는 운임이 크게 인상되었다 해서 그 교통기관을 이용하지 않을 수 없다.

④ 자본의 유휴성 : 관광교통 수요가 시간적 · 지역적으로 편재하고 있는 것을 성수기를 제외하면 적재력이 항상 남아 돌아간다는 것이다. 즉 자본의 유휴성이 크다.

8. 관광교통의 유형

관광 교통업은 이동을 위한 수단의 매체로 하여 사업행위를 영위하는 것이기 때문에 관광 교통의 유형은 철도운송업, 해운업, 항공업, 육상운송업이 있다.

1) 철도운송업

철도의 종류에는 지하철(Subway), 노면전차(Tramway), 가공철도(Ropeway), 모노레일(Monorail) 등이 있으며, 우리나라와 다른 나라의 관광철도 산업을 살펴본다.

> • 철도의 특성 : 거대자본의 고정성(차량설비, 통로설비, 동력설비 등)이며, 독점성, 공공성, 통일성, 신속성 등이 있다.
> • 관광열차 : 관광자를 목적지까지 열차로 신속, 쾌적, 안전하게 이동시키는 중간 매체로서의 역할과 열차 자체가 관광자에게 전 일정을 책임지는 상품으로서의 기능을 수행한다.
> • 관광열차의 종류 : 모노레일(Monorail), 강삭철도(Cable Car), 보통삭도(Ropeway), 특수삭도(Ski Lift) 등이 있다.

① 대한민국 : 관광철도로는 코레일팩, KR PASS, 한 · 중 공동승차권, 한 · 일공동승차권, 신혼열차, 바다열차, 유람선기차, 안보열차, 동굴탐사열차, 레일바이크시스템(문경, 정선, 섬진강, 기차마을 등), 계절관광 열차, 눈꽃열차, 주말 레저열차 등이 있다(그림 3-36).

> • 주요 관광지와의 연계수송 체계를 통해 여행의 편의를 증진시키고 수요를 창출한다.
> • 우리나라의 국내 관광열차의 문제점인 노선의 단순화, 연계 교통수단의 미흡, 관광열차 시설물의 낙후, 관광열차 상품의 단순성, 관광성 역사개발의 미흡, 시설 특성을 살린 서비스 부재 등이 지적되고 있다.

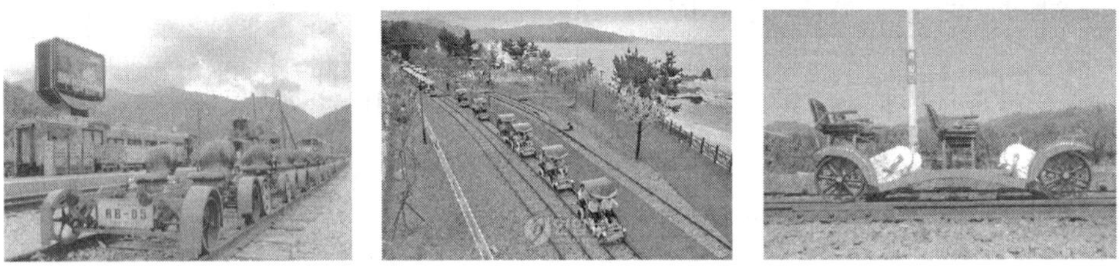

(a) 정선 레일바이크 (b) 삼척 레일바이크 (c) 경춘선 레일바이크

[그림 3-36] 우리나라의 관광산업

② 스위스 : 루체른은 등산철도(Cog Wheel), 케이블카(Aerial Cable Car), 곤돌라(Gondola), 유람선 등 연계를 통해 관광객 유치에 노력을 기울이고 있다(그림 3-37).

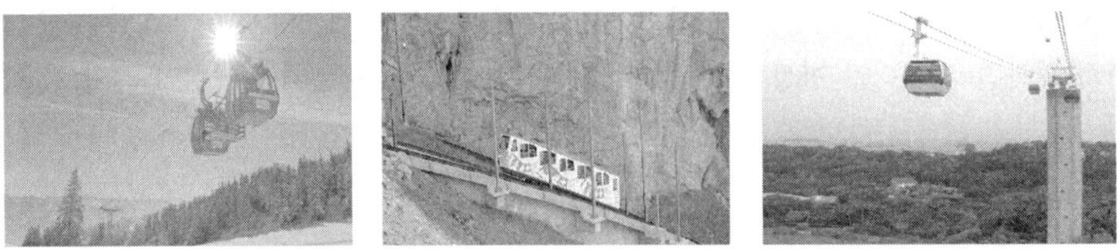

(a) 스위스 곤돌라 (b) 스위스 등산열차 (c) 일본 센토사성 케이블카

[그림 3-37] 스위스의 관광산업

③ 일본 : 하코네는 산악, 호수, 온천 등과 어우어진 지역 특성을 살려 등산철도, 관광버스, 케이블카와 로프웨이, 아시노코 유람선 등을 연계하여 다양한 관광교통 수단을 운용하고 있다(그림 3-38).

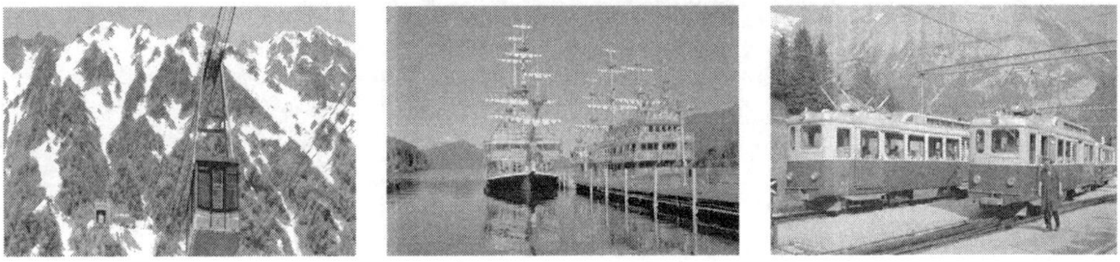

(a) 일본의 로프웨어 (b) 일본의 아시노코 유람선 (c) 스위스 등산철도

[그림 3-38] 일본의 관광산업

④ 호주 : 세계 3대 미항 중의 하나인 시드니의 경우 남 · 북쪽 해안과 연계한 페리(Ferry), 캡틴 쿡 크루즈와 같은 유람선 달링하버를 중심으로 한 모노레일, 26개 관광목적지를 대상으로 한 관광시티 버스 운영으로 관광 교통수단을 연계시키고 있다(그림 3-39).

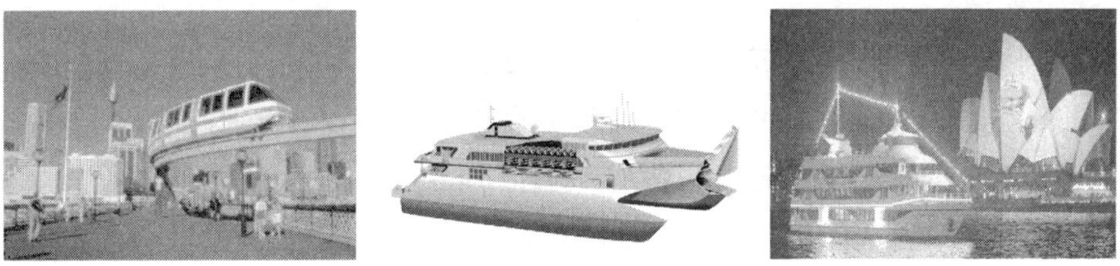

(a) 호주의 모노레일 (b) ferry 이미지 (c) 호주의 캡틴 쿡 크루즈

[그림 3-39] 호주의 관광산업

⑤ 파리 : 센느강과 연계한 유람선, 주 · 야간 관광코스로 시티버스를 운영한다(그림 3-40).

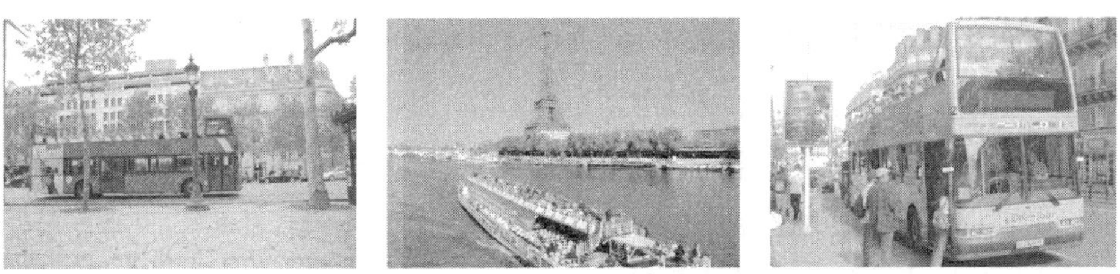

(a) 파리의 시티버스 (b) 파리의 센느강 유람선 (c) 파리의 시티버스

[그림 3-40] 파리의 관광산업

⑥ 홍콩 : 스탠리, 에버딘, 빅토리아 피크, 참사 추이를 중심으로 동·서를 연결시킨 트램, 란타우섬 중심의 케이블카 운용 등 교통수단을 이용하여 관광객의 편의를 증진시키고 있다(그림 3-41).

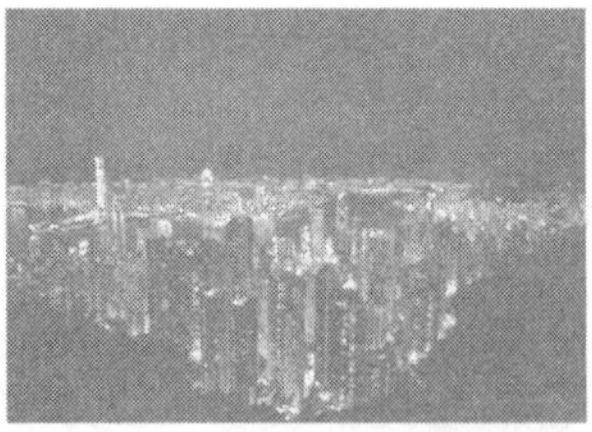
(a) 홍콩의 빅토리아 파크

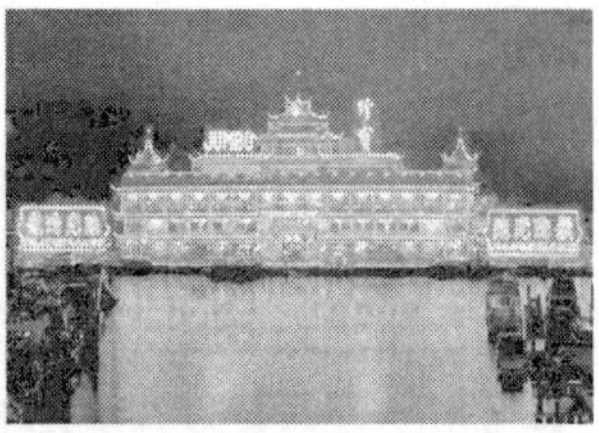
(b) 홍콩의 에버딘

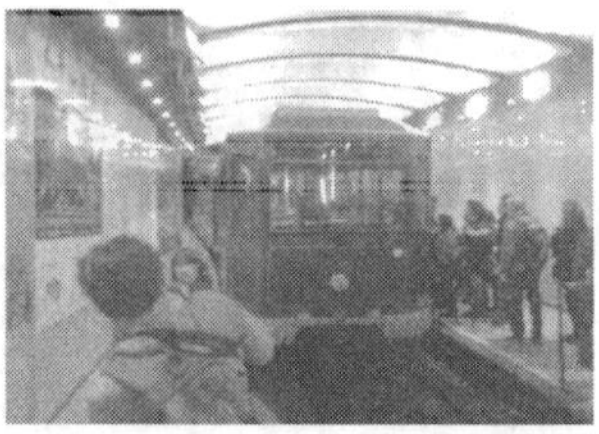
(c) 홍콩의 란타우,트램 연결 열차

[그림 3-41] 홍콩의 관광산업

2) 나라별 열차 산업

유럽의 열차시스템, 미국, 대한민국, 일본의 신칸센, 독일의 ICE, 스페인의 AVE, 프랑스의 TGV 등이 있다.

① 유럽의 열차시스템 : 유로피안 패스(European Pass), 내셔널 및 리저널 패스(National & Regional pass), 포인트 투 포인트 티켓(Point to Point to point Ticket), 프리미어 트레인(Premier Train), 호텔 트레인(Hotel Train) 등이 있다.
② 미국 : 미국(America)과 철도(Track)의 결합어인 암트렉(Armtrack) 시스템으로 46개주 500여개 도시를 연결하는 패스 시스템을 운영하고 있다.
③ 대한민국 : 고속철도(KTX)시스템과 같은 철도를 운영한다.
④ 기타 : 일본의 신칸센, 독일의 ICE, 스페인의 AVE, 프랑스의 TGV가 있다.

3) 철도 용도의 따른 분류

관광목적을 위한 철도로는 등산철도와 유람철도 등이 있고, 산악관광과 자연관광을 위한 것으로 모노레일(Monorail), 강색 철도(Cable Car), 보통 삭도(Rope Way), 특수 삭도(Ski Lift) 등이 있는데, 관광객용 철도는 일반철도에 비해 수송량의 획득범위는 한정되어 있고 여객 수입 이외에 화물 수입 등이 별도 없으며, 경기변동이나 기후에 의해 크게 영향을 받는 등 경제적으로 많은 위험을 안고 있다.

(1) 관광목적을 위한 철도

① 전세 여객 : 전세 여객 운송신청 시는 여행 일정·행로 등을 기입 하여 지방 철도청장

및 역장에게 제출하면 승일을 받을 수 있다.

② 단체여객 : 100인 이하의 단체는 역장의 승일을, 100인 이상의 단체는 지방철도청장의 승인을 받는다.

③ 코레일 팩 : 우리나라를 방문하는 외국 관광객을 위하여 만든 철도여행상품으로 코레일 팩 1장으로 서울의 특급호텔 · 서울역 · 관광목적지를 새마을호 특실을 이용, 통역안내원이 통행하는 패키지 상품 등이 있다.

④ 등산철도 : 등산객(登山客)을 위(爲)하여 관광(觀光) 겸용으로 부설(敷設)된 철도(鐵道). 산록(山麓)에서 산복(山腹) 또는 산복에서 산정(山頂) 부근(附近) 사이에 부설(敷設)한 것이다.

⑤ 유람철도 : 여행객들이 관광지를 보기 위해 타는 열차이다.

(2) 산악관광과 자연관광을 위한 철도

① 모노레일(Monorail) : 선로가 하나인 철도. 재래의 철도와 달리 높은 지주(支柱) 위에 콘크리트 제의 빔(beam)을 주행로로 하여 세로 방향으로 복열(複列) 시킨 고무 타이어 바퀴를 장비한 차량이 주행하는 것이다.

② 강색 철도(케이블 철도, Cable Car) : 철도는 선로의 구배가 가파르면, 레일과 바퀴 사이의 점착력(粘着力)에 의해 달리는 일반철도로는 운전이 불가능해진다.

③ 보통 삭도(Rope Way) : 공중에 설치한 밧줄에 운반기를 달아 여객 또는 화물을 운송하는 사업이다.

④ 특수 삭도(Ski Lift) : 특수한 목적으로 공중에 설치한 밧줄에 운반기를 달아 여객 또는 화물을 운송하는 사업이다.

4) 해상교통업

해상교통은 선박을 이용하여 일정한 목적지를 단순하게 왕복 운송하는 여객선(Passenger Ship)과 관광을 목적으로 하는 유람선(Cruise)으로 나눌 수 있다. 여객선을 일반여객선과 페리(Ferry), 호화여객선(Cruise)으로 구분하고, 유람선은 일반유람선과 호화유람선으로 구분할 수 있다. 한국 의료관광 고객의 경우 크루즈의 예약은 대부분 현지에서 이루어지고 있으며, 일본-부산을 잇는 여객선의 경우는 [그림 3-42]와 같다.

- 러시아-동해-일본 DBS크루즈와 러시아 환자들이 이용하는 러시아-동해구간 운항 DBS 크루즈가 있다.
- 해상교통은 요금이 저렴하고 대량 수송이 가능하고, 호화유람선의 경우 선내에 다양한 편의 시설과 안락하고 낭만적인 관광기능을 들 수 있다.

- 여객선이 여객의 수송을 주목적으로 하고 '크루즈여행'은 단순한 운송이라기보다는 '위락'을 위한 선박여행으로 숙박, 식사, 음주, 오락시설 등 관광객을 위한 각종 편의 시설을 갖춰 놓고 수준 높은 서비스를 제공하면서 승객들을 안전하게 원하는 관광지까지 운송하는 여행이다.
- 오늘날 크루즈는 과거 부유한 특권계층, 노년층의 전유물로 여겨지던 것과는 달리 다양한 계층과 연령을 포괄하고 있으며 선박들은 점차 대형화 추세로 가고 있다.

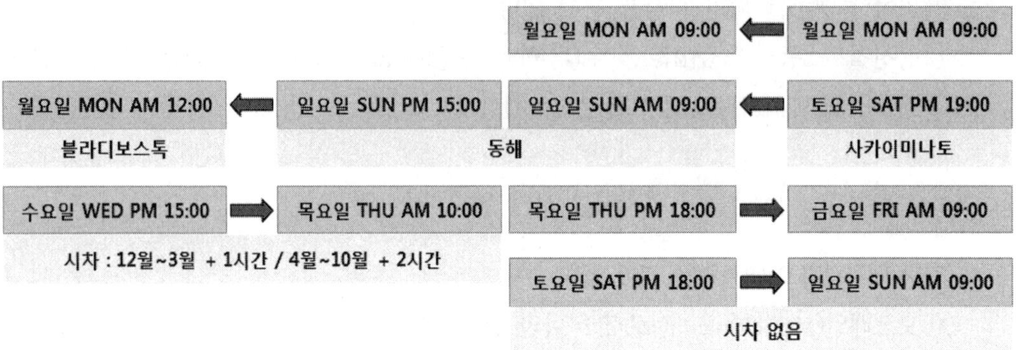

[그림 3-42] 운항일정

5) 크루즈 사업의 특징

크루즈는 관광객들이 편안하게 이용할 수 있도록 하는 고도의 방음·방진 기술과 고급 인테리어 기술이 필요한 고부가 가치선이다.

- 세계 선박 발주시장에서의 금액 기준으로 20[%] 이상을 차지하는 크루즈는 척당 선가가 5억~10억 달러에 달한다.

① 크루즈 사업의 개념 : 크루즈 여행은 강, 해상을 대상으로 한 SIT(Special Interest Tour) 성격이 강한 위락 선박여행으로, 선내에서의 다양한 여가활동과 항구방문 및 해안에서의 수상 레크리에이션활동 등을 통해 관광 욕구를 충족시키는 여행이다.

- 세계 크루즈 산업은 미국과 유럽의 대형 유럽선 산하 다국적 기업들에 의해 선도되고 있고, 아시아지역의 대표기업으로는 일본의 NYK, MOR, Japan, Cruise Line과 싱가포르의 Star Cruise사 등이 있다.

② 크루즈여행의 선택속성 : 종업원의 서비스 태도, 시설의 다양성, 크루즈 상품의 요금, 크루즈 경로의 매력도, 선상의 이벤트, 크루즈 선상의 숙박 서비스 등으로 구분하고 〈표 3-28〉과 같다.

〈표 3-28〉 크루즈 여행 선택속성

요인명	측정항목
크루즈 여행의 차원높은 서비스	• 종사원의 깨끗한 옷차림, 식음료의 질 높은 서비스, 고객에 대한 친절성 • 불편 사항 신속 처리, 선내 객실서비스 다양성
크루즈 여행문화 관리 속성	• 선상 유흥시설의 다양성, 다양한 레크리에이션 시설, 선상에서의 쇼핑 시설 • 선상 카지노 시설, 선상의 다양한 스포츠시설, 낭만적 독특한 분위기 • 해상의 기후 및 날씨, 크루즈 선박의 안정성
크루즈 경로 및 상품 속성	• 기항지의 관광매력도, 기항지의 자연 및 문화, 선상에서의 서비스 요금 • 동반자를 위한 부가서비스, 적정한 크루즈의 요금, 숙박의 안락함 • 크루즈에서의 선상 이벤트, 출항지까지의 교통수단, 광고 내용의 신뢰성

6) 해상교통의 분류

해상교통은 연안여객업, 카페리, 관광유람선과 같이 분류한다.

(1) 연안여객업

연안여객선은 육지와 인근 도서지방을 연결하는 선박으로 여행자를 비롯하여 주로 서민들이 이용하는 선박이다.

(2) 카페리(Car Ferry)

승객과 자동차를 함께 실어 나르는 배이다.

(3) 관광유람선(Cruise)

취항해역, 목적, 시기 등에 의해 각양각색 이지만 대체로 다음의 4종류로 구분한다.

① 오션 크루즈(Ocean Cruise) : 세계 일주, 태평양, 대서양횡단 등을 행하는 본격 크루즈이다.

② 레저 크루즈(Leisure Cruise) : 파티 크루즈(Party Cruise)나 미니 크루즈(Mini Cruise)라고 하는 1주일 정도의 단기 크루즈이다.

③ 전세 크루즈(Charter Cruise) : 여행사 등이 배를 전세 내서 여행 행사를 실시하는 해상대학 (海上大學)이나 문화탐방 여행, 역사기행 여행 등으로 이용하고 있다.

④ 리버 크루즈(River Cruise) : 라인강, 볼가강, 아마존강, 미시시피강 등에서 상하로 운항하는 선박여행이다.

7) 전세버스 운송사업

단체여객이나 관광자를 대상으로 하며 영리를 목적으로 출발지부터 목적지까지 이동시키는 자동차 운송사업 종류의 하나이다.

- 전세버스 운송상품의 형태 : 관광 전세버스(Charter Tour), 단체 관광(Inclusive Tour : ICT), 개별패키지 전세버스, 도시관광 버스, 연계교통 관광 등이 있다.
- 전세버스 운송사업의 특성 : 무형성, 자원과 자본의 편재성, 수요의 편재 등을 들 수 있다.
- 전세버스 : 대형과 중형 버스로 대별 할 수 있는데, 수배 담당자는 인원수에 따라서 수배를 적절히 하도록 한다.
- 수배를 완료 : 단체와 안내원 모두가 알 수 있도록 버스배차표를 작성 · 비치하여 단체입국 전일과 당일에 반드시 재확인을 하도록 해야 한다.

(1) 전세버스에 관한 예약사항

- 전세버스를 예약할 때는 다음과 같은 사항을 알려준다.
  - 계약자 단체명 및 성명
  - 승차 인원
  - 차종
  - 배차 차량의 수 및 일시
  - 배차장소
  - 해선지 및 일정
  - 요금 및 지불조건
  - 우천 시의 처지

(2) 전세버스의 요금

국내의 전세버스 요금 산출은 거리 운임 · 시간 운임으로 구성, 요금 적용은 차종별로 적용되는데, 대형을 기준으로 중형은 75[%], 소형은 50[%] 고속전세버스는 150[%]를 적용한다.

- 여행의 계절에 따라 성수기에는 할증요금을, 비수기에는 할인요금을 적용하고 있다.

8) 자동차 대여사업(Rent-a-car)

차를 빌려 준다는 뜻으로 Car-rental System으로 표현하고, 자동차를 이용하는 다양한 요구에 부응하여 자동차 자체와 수송시스템사업이다.

- 관광자 : 이용자 요구에 자동차 자체의 대여와 다양한 서비스 시스템 사업으로 정의한다.
- 자동차 대여업 : 철도, 항공기, 버스 등의 수송기관의 보완적 교통수단의 특성을 지니고 있으며, 대체 교통기관으로서의 기능을 발휘하고 있다.
- 경비절감 및 필요할 때마다 이용할 수 있다.

- 장거리 여행시 목적지에서 보조차(Second Car)의 기능을 담당한다.
- 인 바운드에 있어서 렌터카는 개별관광객들에게 주로 쓰이는 교통수단으로서 수배 담당자는 보험의 가입 여부와 차량의 상태 등을 충분히 확인하고 예약을 해야 한다.

① 자격조건 : 렌터카는 여행자들이 손수 운전해야 한다.

- 만 21세 이상 이어야 하며, 운전경력 만 1년 이상의 국내 또는 국제운전면허증을 소지하고 있어야 한다.

② 요금 : 우리나라의 렌터카 요금은 차종과 사용시간에 따라 차이가 있으며, 요금에는 차량 임차비 · 정비비 · 보험비가 포함되어 있다.

③ 예약 : 렌터카 회사에 따라 방법이 차이가 있기도 하지만 비슷하다.

④ 차량반납 : 처음 대여할 때 휘발유를 가득 채워 대여하며, 반납 할때에도 휘발유를 가득 채워 반납해야 한다.

9) 항공업

항공교통은 관광자와 관광목적지 사이에 가장 유효한 교통수단이다.

- 항공사 : 여객, 화물, 우편물을 운송해주는 대가로 항공료와 항공운임을 승객과 화물주로부터 받아 운영하는 사업이 항공 사업이다.
- 항공교통 : 안정성, 고속성, 정시성, 쾌적성을 들 수 있으며, 사업의 분류로 운항 형태에 따라 정기운항, 부정기운항으로 구분할 수 있다.
- 운송 객체 : 여객 운송사업, 화물 운송사업, 운송지역에 따라 국내 및 국내 운송사업으로 구분한다.
- 항공업 : 현대관광이 관광객의 대량 수송이라는 측면과 밀접한 관계를 유지하면서 발전해 왔는데 항공운송이 차지하는 비중은 매우 중요하다.

10) 항공운송업의 역사

항공운송업의 역사는 단계를 거치면서 발전을 하였다.

- 제2차 세계대전 전 : 1918년~1938년은 정기항공 노선의 유아기
- 제2차 세계대전 후 : 대량 항공 여행시대
- 1945년~1960년 : 기차와 선박이 자동차와 비행기로 교체
- 1960년대 : 항공료 할인으로 항공 여행 증가
- 1970년대 : 큰 동체의 제트 항공의 발전으로 Mass Tourism의 시대
- 항공기는 주요 국가 간(미국과 캐나다는 국내 운송 수단으로 이용) 교통 형태로 제2차 세계대전 후에 주목
- 항공기는 시간이 주요 요소인 상용 여행자에게 주요한 교통 형태로 등장
- 전세 항공편은 휴가 여행행태로써 유럽, 미국, 캐나다에서 점점 증가

- 최근 국제항공의 획기적인 발전에 따라 세계관광객의 항공 이용률이 증대
- SST(Supersonic Transport)의 출현과 끊임없는 기종 경쟁, 체질 개선, 서비스의 향상으로 관광객의 선호도가 증가

11) 항공운송 관계 단체

국제민간항공기구, 동양관광회사협회, 국제항공운송협회 등이다.

(1) 국제민간항공기구(International Civil Aviation Organization : ICAO)

세계 항공업계의 정책과 질서를 총괄하는 기구로서 UN 산하 전문기구로 1944년 12월 7일 시카고 국제민간 항공회의에서 국제민간항공협약(시카고협약)이 서명되었으며, 이후 정적으로 운영되다가 1947년 4월 4일 26개국이 동 협약을 비준함에 따라 정식 발족하였다.

- 사무국은 캐나다 몬트리올에 있으며, 국제 민간 항공이 안전하고 질서 있게 발전할 수 있도록 도모하며, 국제항공운송업무가 기회균등주의를 기초로 하여 건전하고 경제적으로 운영되도록 하기 위해 설립되었다.
- 국제민간항공기구(ICAO)의 목적은 다음과 같다.
  - 세계 전역을 통하여 국제 민간 항공의 안전하고 정연한 발전을 보장한다.
  - 평화적 목적을 위한 항공기의 설계와 운송기술을 장려한다.
  - 국제 민간 항공을 위한 항공로, 공항 및 항공시설 발전 촉진한다.
  - 안전하고 정확하며 능률적이고 경제적인 항공운송에 대한 세계 각국 국민의 요구에 부응한다.
  - 불합리한 경쟁으로 발생하는 경제적 낭비를 방지한다.
  - 체약국의 권리가 충분히 존중되도록 하고 체약국이 모든 국제항공 기업을 운영할 수 있는 공정한 기회를 갖도록 보장한다.
  - 체약 국간의 차별대우 금지하고, 국제 항공상의 비행의 안전 증진하며, 국제 민간 항공의 모든 부문의 전반적 발전을 촉진시킨다.

(2) 동양관광회사 협회(Orient Airlines Association : OAA)

1966년 필리핀 마닐라에서 대한항공을 포함한 아시아지역 6개 항공사의 사장들이 이 지역 내 항공사 간 협력을 목적으로 OARD(1967년) 설립을 결의하였다.

- 1970년 10월 제9차 회의를 계기로 기구 명칭을 OAA로 변경하였다.
- 대한항공, 일본항공, 케세이퍼시픽 항공, 중화항공, 싱가포르항공 등이 참여하고 있다.

(3) 국제항공운송협회(International Air Transport Association : IATA)

세계 각국의 민간항공회사 단체가 모여 1945년에 결성되었으며, 국제항공 운임의 결정이나 회사 간의 운임 대차의 결제를 한다.

- 본부는 캐나다의 몬트리올, 아시아지역 사무소는 방콕에 있다.
- 운임 등에 관한 협정은 연 2회 이상 개최되는 회의에서 결정되며 가맹 각사에 구속력을 행사할 수 있다. 일종의 국제카르텔이다.
- 국제항공운송협회(International Air Transport Association : IATA) 업무 내용은 다음과 같다.
  - 인류의 이익을 위하여 안전하고 경제적인 항공운송사업의 육성과 이에 관련된 제반 문제를 연구하고, 항공운송 업무 간의 협조체제를 구축하였다.
  - 항공사 간의 경험 · 정보 · 지식의 교환하고, 국제선 요율 선정에 따른 각 정부 간의 조정 매체 역할을 하였다.
  - 높은 수준의 효율적인 항공운송의 보장하고, 최저운임을 보장한다.

9. 관광교통의 특성

관광교통의 특성에는 수용의 시간적 · 지역적 재편성과, 내용상의 특성 수요의 시간적 · 지역적 재편성이 있다.

1) 수용의 시간적 · 지역적 재편성

교통수요는 시간적 · 지역적 요인에 따라 변화가 있어서 성수기(Peak Season)와 비수기(Off-Season)가 존재한다.

- 관광에 따른 교통기관의 이용이 관광 대상에 따른 지역적 재편성이 크다.

2) 기능상의 특징

유통 서비스의 창출 행위와 욕구 충족의 매개 행위가 있다.

- 유통 서비스의 창출 행위 : 이동행위 자체에 효과와 효용을 부여하고 서비스 개념을 도입하여 서비스 상품화로 질의 향상 모색, 이용증대를 꾀하는 행위이다.
- 욕구 충족의 매개 행위 : 일정한 욕구 충족을 위해 인간과 계획 간의 공간을 극복하기 위한 행위이다.

3) 내용상의 특성수요

시간적 · 지역적 재편성에는 무형재의 서비스 상품과 시한성이 있다.

- 무형재의 서비스 상품 : 교통수단에 의한 인간의 욕구 충족은 무형의 교통서비스를 근간으로 하는 사업이다.
- 시한성 : 일반적인 상품의 특성과 달리 교통용역(교통서비스)은 생산과 소비가 동시에 존재해서 성립된다.
  - 특정 시간에 이용치 않으면 상품가치가 소멸 되고 그의 가치성을 저장할 수 없다.

10. 관광교통 시스템의 기능

관광교통 시스템에서 가장 중요한 기능은 예약기능이다.

1) 전산예약 시스템의 기능

예약시스템에서 가장 중요한 요인은 신속, 정확, 친절 측면의 서비스 3대 요소와 시간적, 경제적 거리 단축이다.

- 관광교통 예약시 가장 중요한 사항은 관광교통의 예약을 통하여 관광목적지와 관광 행동의 범위와 폭을 넓히는 것이다.

2) 전산예약 시스템의 기능[20]

부대 서비스 예약기능이 있고, 좌석 예약기능이 있으며, 특별한 주의가 요청되는 운송 제한 승객 수송 준비기능이 있다.

- 고객의 특수사항 배려 기능이 있고, 수요와 공급을 조정하는 기능이 있으며, 여행정보 기능이 있고, 항공사의 수입을 제고시키는 기능이 있다.

3) 전산예약 시스템의 업무 분장

예약통제 업무, 예약접수 업무, 예약관리 업무, 출발 확인 업무가 있다.[21]

- 예약통제 업무 사항 : 항공편 스케줄을 입력하고 특별기를 요청하고, 좌석 조정 및 초과 예약 결정을 하고, 각 지점별 예약을 통제를 하고, 다른 항공사(Other Air Lines : OAL)와의 통신 메시지 처리를 한다.
- 예약접수 업무(General Sales)사항 : 여객의 예약접수 및 좌석 예약을 하고, 부대 서비스의 예약 및 여행정보를 제공하고, 요청사항 접수 처리 및 기타 정보를 안내하고, 특수여객 예약(Restricted Passenger Advice : RPA)접수를 한다.
- 예약관리 업무 사항 : 예약기록을 확인하고, 취소를 하며, 예약통계자료 종합분석을 하고, 예약시스템 기능 개선작업을 한다.
- 출발 확인 업무(Departure check) : 예약기록 확인 및 취소를 하고, 항공편 스케줄 변경사항을 통보하며, 공급좌석 최대 이용을 위해 초과 예약을 시행한다.

---

20) 전산예약 시스템의 기능 : 항공사 예약 실무, 이용구, 학문사, pp.11~12, 1999.
21) 전산예약 시스템의 업무 분장 : 항공사 예약 실무, 이용구, 학문사, pp.11~12, 1999.

4) 전산예약 시스템의 운용

GDS 시스템은 항공사, 여행업계, 여행자 모두에게 효율성이 극대화되는 체계적인 정보시스템이다.

- 항공사뿐 아니라 호텔, 크루즈사, 철도회사, 렌트카회사 등의 다양한 관광 관련 업체들과 협력하여 좀 더 많은 정보를 포함하게 되었다.
- 여행사와 항공사는 고객의 관리, 손익계산, 청구서 발생 등 각종 업무를 예약 관리용 단말기를 통해 처리할 수 있어 매우 편리하고 고객은 관광지의 기상 관련정보, 외화 시세, 관련 정보 등 전반적인 관광 정보와 생활정보까지 편리하게 이용할 수 있다.

(1) 항공사의 CRS

매출액은 물론 항공사의 생존 여부와 직결되는 문제로서 모든항공사들이 경쟁우위를 차지하기 위한 전략적 무기로 효율적인 CRS의 구축 및 활용에 사활을 걸고 있다.

- 정보통신 · 컴퓨터 산업 등의 발전으로 등장한 CRS는 호텔, 항공, 여행업뿐 아니라 모든 기업 등의 경영환경을 급속하게 변화시키고 있을 뿐만 아니라 호텔, 항공, 여행업뿐 아니라 모든 기업 등이 CRS를 통해 직 · 간접적으로 많은 이익을 도모하고 있다.
- 최근에는 미국, 유럽, 아시아의 시스템들이 기술적으로나 지역적으로 상호 호환 체계를 구축하여 어느 터미널로도 상호접속이 가능하게 되었고, 이용가능한 시스템으로는 SABRE, ABACUS, APOLLO/ GALILEO, SYSTEM ONE/AMADEUS 등이 있다.
- 각국의 항공사가 채택하고 있는 시스템은 PNR시스템이다.
- 항공 여행을 원하는 승객의 항공 여정(언제, 구간, 인원)을 비롯하여 호텔, 렌트카 등의 부대 서비스 예약 등의 정보가 저장 되어있는 여객 기록이다.
- 항공 여행을 하려는 승객은 PNR이 존재하여야만 실제로 항공편을 탑승할 수 있다.

(2) PNR 여정 작성의 특징

- PNR 작성에서의 필수 입력사항, 기본 지시어는 0 혹은 N
- 여정 작성은 항공 좌석 예약 요청, AVAILABILITY 조회 후 작성하고, AVAILABILITY 없이 직접 입력
- 좌석의 수와 승객의 수가 일치해야 한다(단, 만 2세 미만의 유아 승객은 좌석을 점유하지 않으므로 좌석 수에 포함 않됨).

11. 음식점의 수배관리

식당의 수배에서 고려해야 할 사항은 식당의 위생 및 청결, 메뉴, 종업원의 서비스 수준 및 외국어 구사 능력이며, 주차장 여부, 단체객 수용 가능 여부, 한국적인 분위기와 맛 등이다.

12. 외식업의 이해

외식업[22]은 고객의 요구에 음식이나 음료 등을 조리하여 다양한 식 · 음료 서비스를 동일한 장소 또는 내 · 외부에서 소비되도록 제공하는 업이며, 가정 밖에서는 식사와 스낵 그리고 음료의 테이크아웃 서비스를 준비하여 판매하는 업으로 정의된다.[23]

- 관광을 하는데 있어서 음식은 하나의 문화이자 엔터테인먼트로서의 역할을 한다.
- 관광을 하면서 음식을 먹음으로 이미지와 경험을 선사하는 중요한 요소이다.

1) 학자들의 외식업의 정의

① 국어 사전적 의미 : 국어학자인 이희승 박사는 "자기 집이 아닌 밖에서 식사하는 것"으로 설명한다. 이는 바로 집에서 만든 음식이 아니고 바깥에서 자신이 좋아하는 음식을 돈을 지불하고 사서 먹는 것이다.

② 미야에이지 : 내식 "가정 내에서 식사를 하는 것" 외식 "외부에서 식사를 하는 것" 이것은 외식을 가정 내와 외에서 식사하는 것을 구별하기 위해서 사용된 용어이다.

③ 도이토시오 : 외식은 가정 외에서 식사를 하는 행위이며, "외부에서 가져 온 채소와 식물은 물론, 가정 내에서 만든 음식을 가지고 다니는 초밥이나 도시락도 외식으로 보아야 한다)고 정의를 하였다.

④ 일본 외식산업 문제연구회 정의 : 국민의 식생활은 가정 내에서 음식을 만들거나 먹는 가정내 식생활과 가정 외에서 음식을 만들거나 먹는 가정 외 식생활이 있다. 바로 전자를 내식, 후자를 외식이라고 정의를 내렸다.

⑤ 한국음식업중앙회 : 소비자의 외식 행동에 일정한 시설과 식 · 음료 상품을 갖추고 고객의 욕구를 충족시키면서 경제적 이익을 추구하는 영업행위로 정의를 내렸다.

2) 외식산업의 범위

상업적 외식산업과 비상업적 외식산업으로 나누었다.

3) 외식산업의 분류

외식산업의 분류에서 업종과 업태는 다음과 같다.

---

22) 외식업의 정의 : 외식 경영학, 한경수 외, 교문사, 2005.
23) 외식업의 저의 : 한국 관광학회, 관광학총론, 백산출판사, p.422, 2009.

① 업종 : 영위하고 있거나 취급하고 있는 상품이나 메뉴의 대 분류상의 영업형태이며, 한식, 양식, 중식, 일식 등이다. 즉 어떤 요리를 제공하는가 이다.

② 업태 : 특정의 영업방식, 서비스 형태, 금액지불방식 등의 차이로 구분되며, 상품이나 메뉴의 소분류상의 영업 형태이다.

- 한 개 업종이 세분화되는 것을 업태라고 하는데, 양식은 업종에 해당되며, 커피숍, 패스트푸드, 패밀리 레스토랑 등은 각기 업태라고 한다.
- 업태는 식객단가, 메뉴구성, 식사 형태, 이용시간대, 출점입지 형태, 점포 규모, 투자 규모, 운영시스템 등의 차이로 구분된다.

③ 외식산업의 분류 : 업태는 Fastfood, Family Restaurant, Casual Restaurant, Family Restaurant 로 나누고 업종은 한식, 일식, 중식, 양식, 선술집 등으로 나눈다(표 3-29).

〈표 3-29〉 외식산업의 분류

업태 업종	Fastfood 메뉴 : 한정적 객단가 : 5천~15천 서비스 : 셀프 주류 : 판매 안함	Family Restaurant 메뉴 : 다양 객단가 : 1만~2만 서비스 : 풀 서비스 주류 : 한정 판매	Casual Restaurant 메뉴 : 폭 넓음 객단가 : 2만~5만 서비스 : 풀 서비스 주류 : 다양함	Family Restaurant 메뉴 : 한정 메뉴 객단가 : 5만 이상 서비스 : 풀서비스 주류 : 와인/고급
한식	한식류 분식점	놀부보쌈, 함흥냉면 대중한식점	늘봄공원, 삼원가든 한국관	석파랑, 가야랑 호텔 한식당
일식	장우동 장터국수	기소야 미도야	부산 횟집 일반 일식집	호텔 일식당
중식	중국집 체인점	일반 중식당	로터스 가든	호텔 중식당
양식	롯데리아 맥도날드, 버거킹	코코스	T.G.I 프라이 데이 마르쉐	호텔 양식당
선술집	투다리 포장마차	칸, 소주방 하이트광장	기린비어 벨라벨라	호텔의 클럽

4) 한국의 외식산업의 발달과정

한국의 외식산업을 살펴보면 다음과 같다.

① 초기 : 처음 숙박업과 그 출발을 같이 하였으며, 주로 여관을 숙·박업과 함께 주막 형태의 식당업도 겸하고 있었다.

② 19세기 : 19세기 후반부터 그 경계가 나뉘게 되고, 차츰 산업화가 진행됨과 동시에 외식산업 역시 발달하게 되었다.

③ 1960년대 : 전쟁으로 인한 식생활과 침체로 외식산업은 후반에 가서야 외식업이 등장하였다.

④ 1970년대 : 산업화는 외식산업에 있어서 서구화 바람이 일어났다.

⑤ 1980년대 : 다양한 서구식 브랜드 도입으로 다양한 업종이 도입되었고, 1980년대 들어와서 본격적으로 진행되었다.

- 맥도날드, 버거킹 등 서구 유명 패스트 푸드 업체가 들어오기 시작했고, 국내 업체와 치열한 경쟁을 치르기도 하였다.
- 1980년대 국민소득의 증가와 함께 외식산업 역시 정비례하여 발전하였다.
- 특히 고급스럽고 깨끗한 분위기의 매장 시설과 친절하고 독특한 서비스를 내세운 패밀리 레스토랑이 상륙하였고, 그 영향에 따라 한식 역시 브랜드화 되기 시작하였다.
- 한식과 중식을 중심으로 한 기업형이 아닌 자영업 형태의 음식점이 주종을 이뤘다.

⑥ 1990년대 : 다양한 프렌 차이즈가 생겨났으며, 패밀리 레스토랑을 중심으로 도입되었다.

13. 외식업의 유형과 특성

외식산업은 현금회전이 빠른 사업으로 체인화가 용이한 사업이며, 사교의 장소로서 각광을 받는 사업으로 도전적인 사업을 할 수 있고, 자신의 취미를 살릴 수 있는 사업이며, 인생을 즐기면서 할 수 있는 사업으로 무대 연출 사업으로 소자본으로 할 수 있다.

1) 외식업의 유형

미국의 외식업 분류, Walker(1999년)의 외식업 분류, 우리나라 외식업의 분류가 있다.

(1) 미국 외식업의 분류(코로나19 이후 가격 변동 있음)

미국 레스토랑협회(National Restaurant Association : NRA)는 외식업을 3종류로 구분한다.

- 음식 서비스 : 평균 단가 10[$] 이하이다.
- 풀 서비스 : 평균 단가 10[$] 이상이다.
- 제한된 서비스 : 패스트 푸드이다.

(2) Walker(1999년)의 외식업 분류

Walker는 패스트푸드 레스토랑, 패밀리 레스토랑, 테마 레스토랑, 민속 레스토랑, 캐주얼 다이닝 레스토랑과 같이 구분하였다.

① 패스트푸드 레스토랑 : 바쁜 사람들을 위한 '빠른 서비스' 타입이며, 이러한 식당에서는 제한되어 메뉴 종류와 극도로 표준화된 서비스의 방식을 채택하고 있다(그림 3-43).

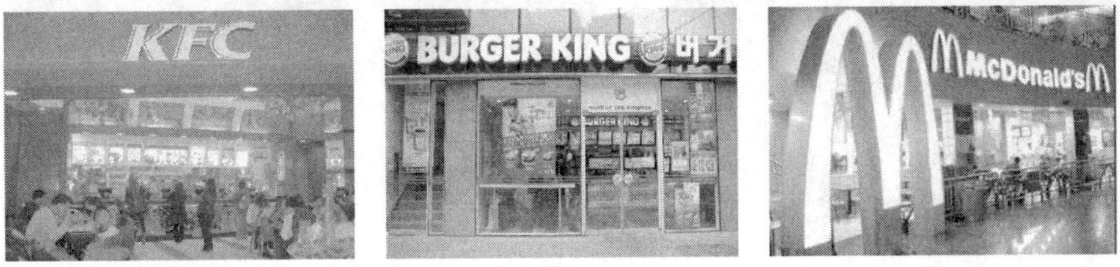

(a) KFC　　(b) 버거킹　　(c) 맥도날드

[그림 3-43] 패스트푸드점

② 패밀리 레스토랑 : 편안한 마음으로 들어갈 수 있는 레스토랑이다(그림 3-44).

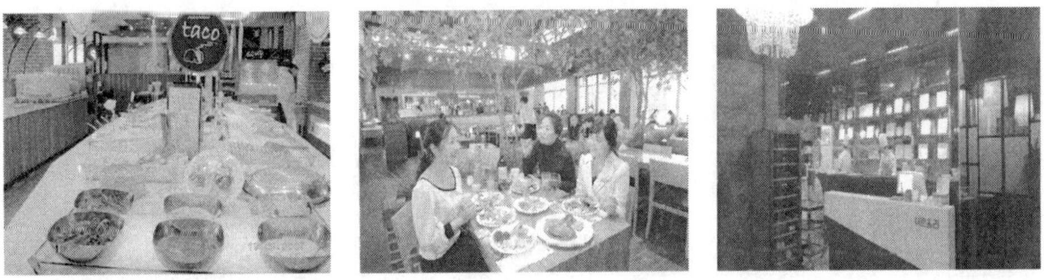

(a) 빕스 샐러드 바　　(b) 패밀리 레스토랑 전경　　(c) 이로울리 한정식 레스토랑

[그림 3-44] 패밀리 FP스토랑

③ 테마 레스토랑 : 점포 내의 장식이나 집기 따위를 테마에 따라 통일 정비하여 이용 가치를 높인 레스토랑이다(그림 3-45).

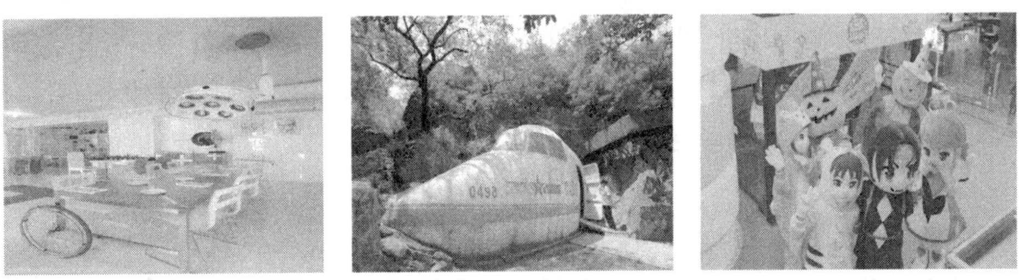

(a) 병원 테마 레스토랑　　(b) 군사 테마 레스토랑　　(c) 게임 테마 레스토랑

[그림 3-45] 테마 레스토랑

④ 민속레스토랑 : 그 나라 · 지역의 전통음식을 먹을 수 있는 레스토랑이다(그림 3-46).

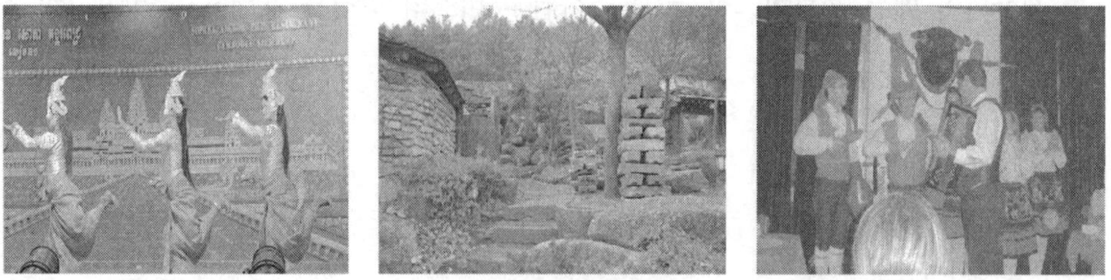

(a) 소피아 앙코르 피치 레스토랑 (b) 대전 민속 레스토랑 (c) 파두 민속 레스토랑

[그림 3-46] 민속 레스토랑

⑤ 캐주얼 다이닝 레스토랑 : 편안한 마음으로 들어갈 수 있는 레스토랑으로 패밀리 레스토랑보다도 고급스럽고 젊은 층의 고객을 겨냥 하고 있다(그림 3-47).

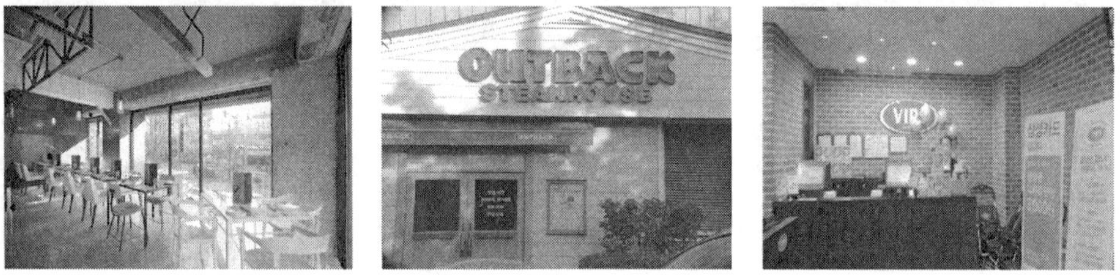

(a) 블랙스미스 레스토랑 (b) 아웃백 레스토랑 (c) 빕스 레스토랑

[그림 3-47] 캐주얼 다이닝 레스토랑

(3) 우리나라 외식업의 분류

우리나라는 1980년대 후반에 접어들면서 외식산업에 대한 인구가 활발하게 진행되었고, 점차 발달하기 시작하였다.[24] 그러나 외식산업에 대한 정확한 개념이 정립되지 않았고, 정부 주도하에 통계청에서 외식업에 대하여 분류체계를 구분하였으며, 그래서 한국표준산업분류에 의한 외식업의 유형을 적용하고자 한다.

(4) 식당업(5521)

가게에서 음식 등을 만들어 파는 영업으로 우리나라에 존재하는 모든 음식점이다.

① 한식점 업(55211) : 한국 음식을 파는 식당으로, 한식의 학술적으로는 '대한민국에 전해 내려오는 조상 고유의 음식'이라고 한다. 대한민국 농수산물을 주원료로 가공되어

24) 우리나라의 외식 산업의 발전 : 외식산업 경영의 창업, 전영직 외, 백산출판사, 2008.

오래전부터 이어져 오는 우리 고유의 맛, 향 및 색깔을 내는 식품이다(그림 3-48).

• 대표적인 한식으로는 '김치'가 있으며, 비빔밥, 불고기 등은 이미 세계 여러 나라에 알려져 있다.

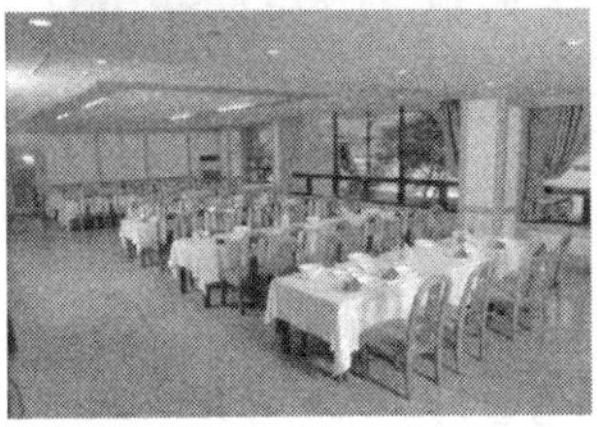
(a) 창평한식당

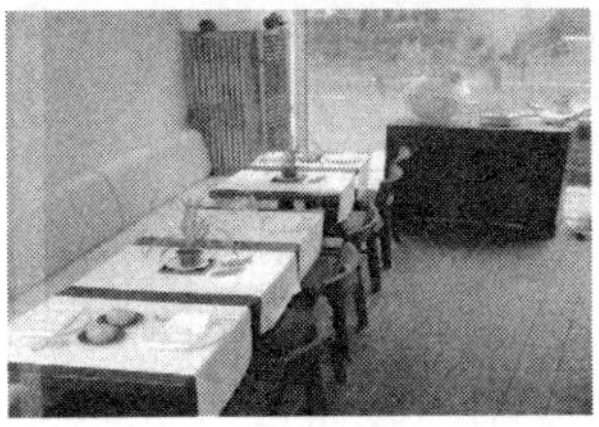
(b) 프랑스의 한식당인 Gwon's Dining

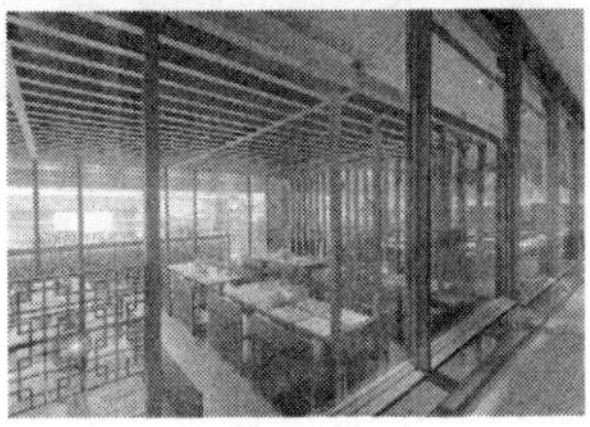
(c) 런던 한식당

[그림 3-48] 한식점

② 중국 음식점업(55212) : 중국 음식을 파는 식당으로, 중국 사람은 중국 음식을 다 먹어보기도 전에 죽는다 할 정도로 역사와 함께 조리법이 광범위하게 발달하였다(그림 3-49).

• '중국 8대 요리'25)라고 하여 수많은 중국 음식들 중 군계일학이라고 평한다

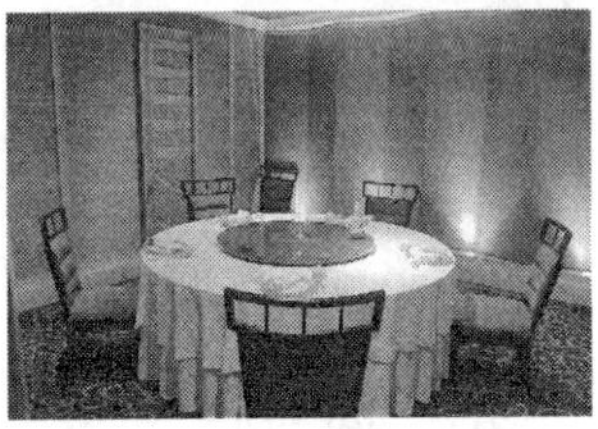
(a) 중식당 취홍 룸 원형 테이블

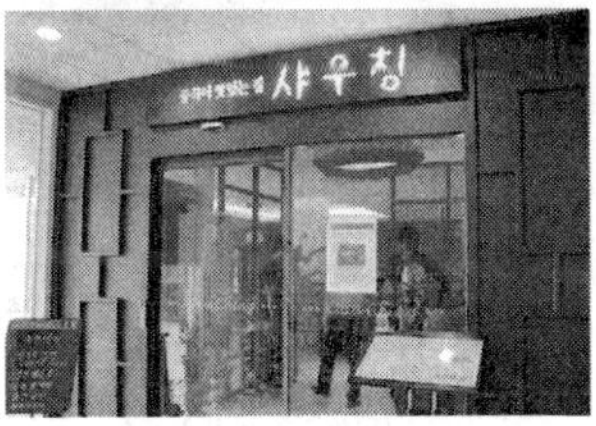

(b) 중식 레스토랑

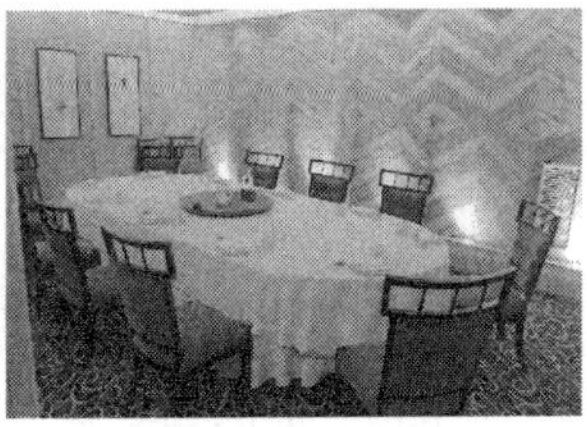
(c) 중식당 취홍 룸 테이블

[그림 3-49] 중국음식점

③ 일본 음식점업(55213) : 일본 음식을 파는 식당으로, 일본 전통 음식은 크게 관서요리, 관동요리로 나뉜다(그림 3-50).

• 현대에 이르러 교통수단과 요리 기술의 발달로 지역적 음식 특징은 거의 없어지고 있다.
• 일본도 사계절의 구분이 뚜렷하여, 계절마다 음식의 조리법이 다양하게 발달하였고, 섬나라의 특성상 어류 요리가 발달하였다.
• 대표적인 음식은 '사시미(생선회)', '초밥(생선초밥)', '미소시루(된장국)', '야끼모노(구운요리)', '소바(메밀국 수)' 등이 있다

25) 중국 8대 요리 : ① 광동요리, ② 절강요리, ③ 산동요리, ④ 강서요리, ⑤ 호남요리, ⑥ 사천요리, ⑦ 복건요리, ⑧ 안후이요리로 중국을 대표 하는 8대 요리이다. (http://kr.people.com.cn/ 참조)

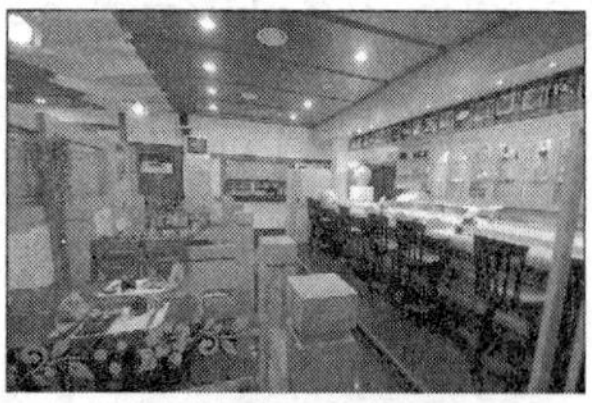

(a) 일식집 해원

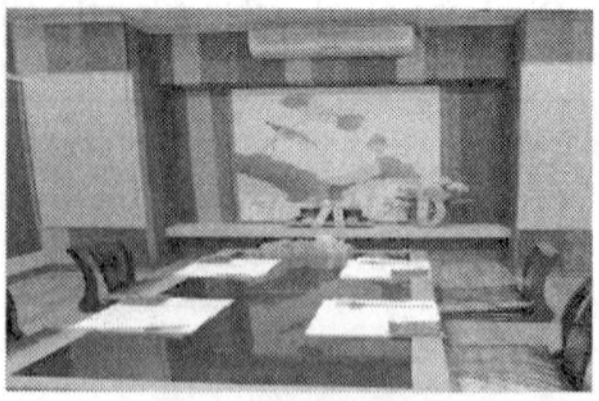

(b) 일식집 해산

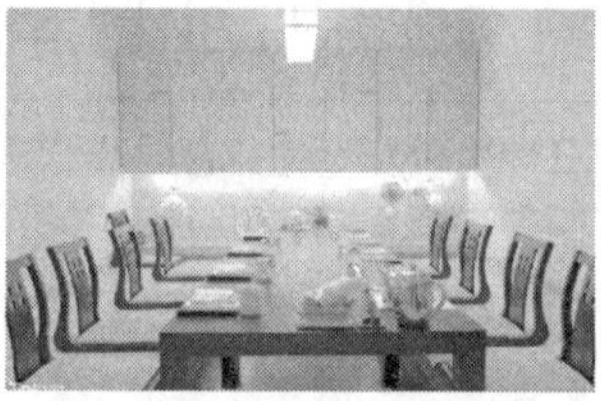

(c) 일식집 미가미

[그림 3-50] 일본음식점

④ 서양 음식점업(55214) : 서양 음식을 파는 식당으로, 유목생활을 하던 서양 문화권에서는 육류가 발달하였다(그림 3-51).

- 육류와 함께 유제품의 발달도 이루어 졌으며, 육류의 많은 섭취로 인해 식생활에 술이 일반화 되었으며, '와인', '포도주'등이 발달되었다.
- 서양음식에 향신료를 빼놓을 수 없으며, 요리에 향신료와 양념으로 그 나라의 음식의 특징이 되었다.
  - Appetizer(전체요리) → Soup(스프) → Fish(생선요리) → Main dish(메인요리) → → Salad(샐러드) → Desert(디저트) → Beverage(음료) 순

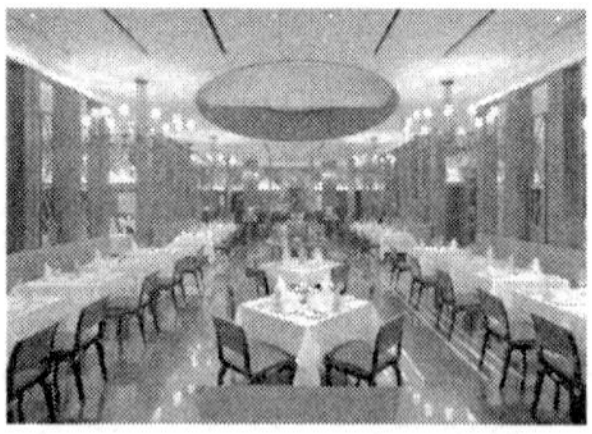

(a) 더 파리스 그릴

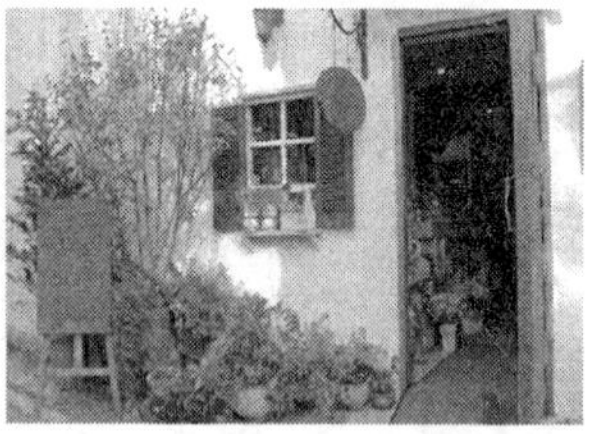

(b) 인나비니

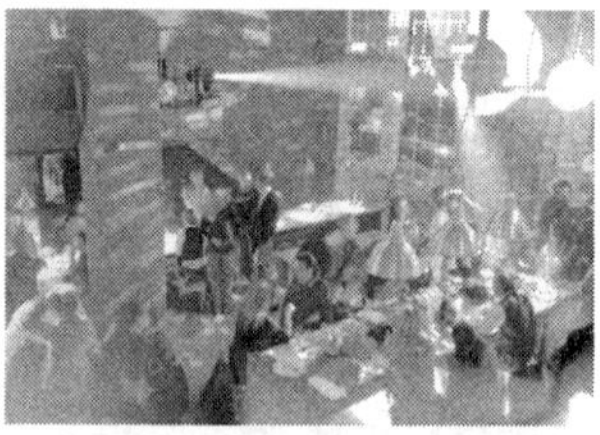

(c) 이바노

[그림 3-51] 서양음식점

⑤ 음식 출장 조달업(55215) : 출장 뷔페 등으로 주방이 없는 곳에서 계획된 요리를 제공하는 종합 푸드, 서비스이다(그림 3-52).

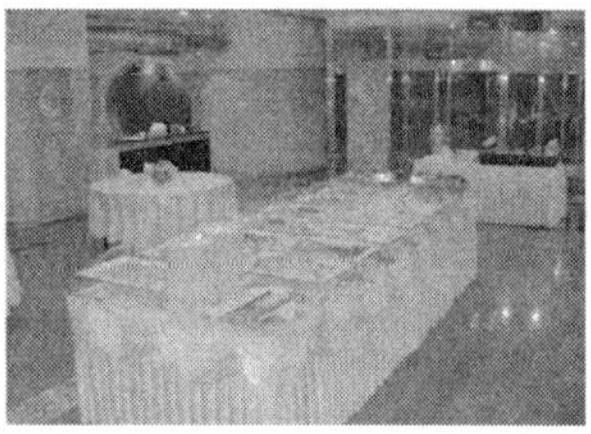

(a) 드림힐 출장뷔페

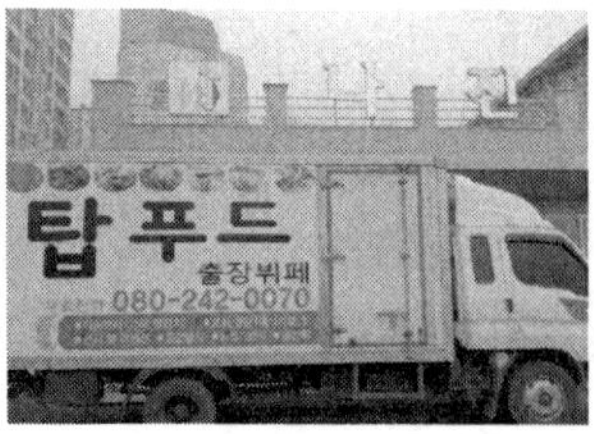

(b) 출장 뷔페 차량

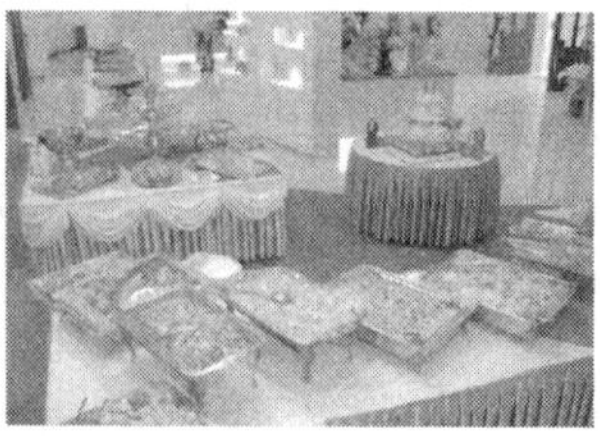

(c) 구미 출장뷔페

[그림 3-52] 음식출장조달업

- 학생들의 '단체 급식'도 음식 출장 조달업 중 포함되며, 현장에서 직접 요리하여 신신하고 따뜻한 음식을 제공할 수 있는 장점이 있다.

⑥ 자급식 음식점업(55216) : 여러 가지 음식을 큰 식탁 위에 차려 놓고 손님이 스스로 선택하여 덜어 먹도록 한 식당이다. 자급식 음식점은 뷔페(Buffet)라고 한다(그림 3-53).

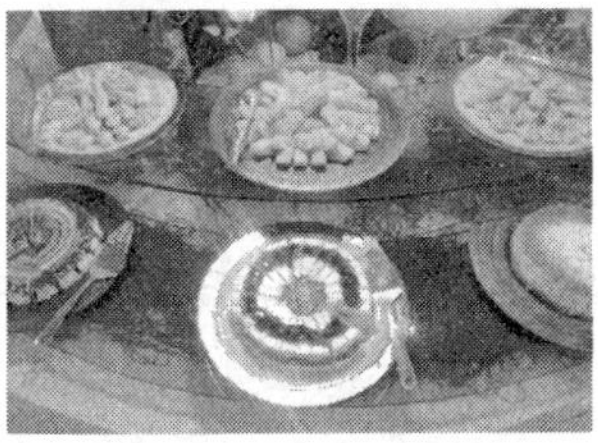

(a) 디누보

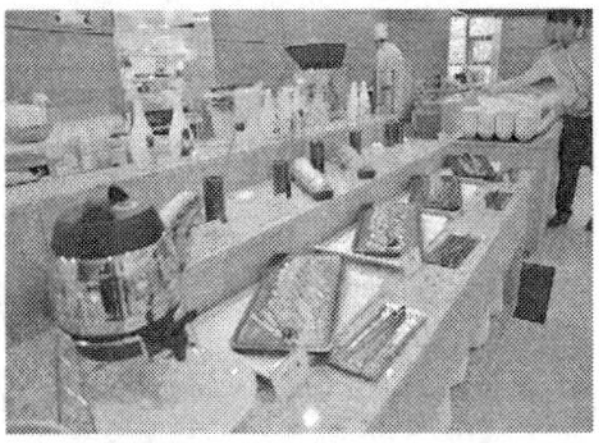

(b) 오클러스

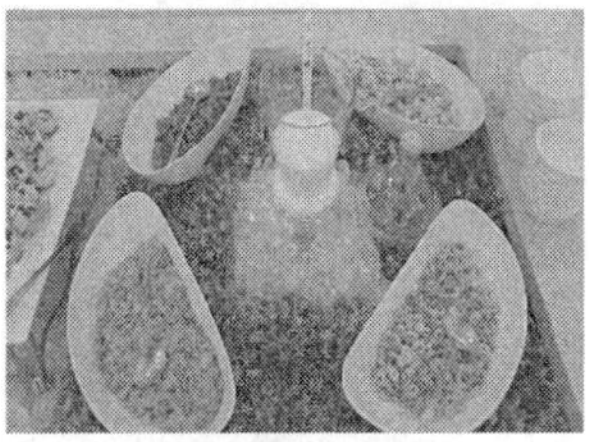

(c) 벨라오스틴

[그림 3-53] 자급식음식점업

⑦ 간이체인 음식점업(55217) : 프랜차이즈 음식점으로 자기의 상표, 상호의 사용권과 제품의 임대 또는 매매 권리 등을 프랜차이즈에게 주고 그에 따른 적정의 수수료를 받는 계약이다(그림 3-54).

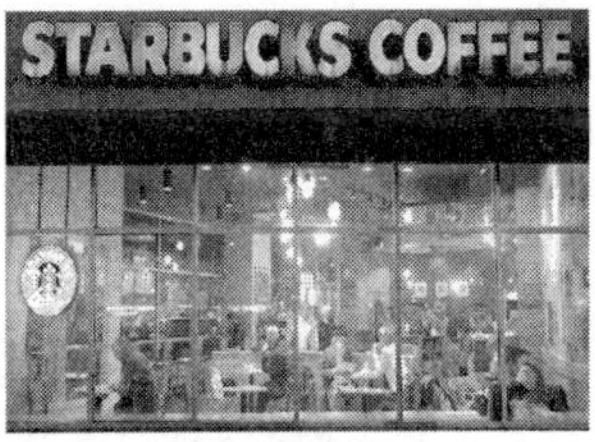

(a) 스타벅스

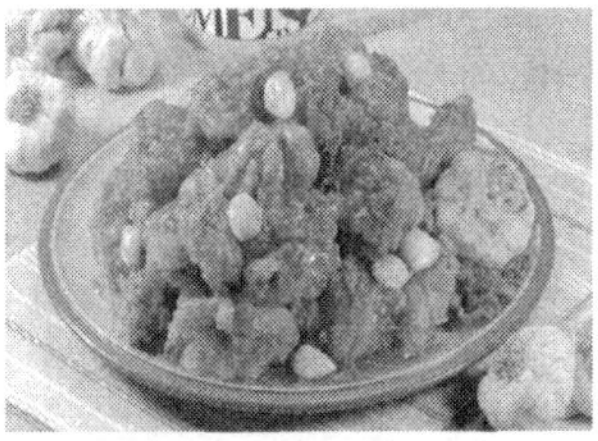

(b) 페리카나 통닭집

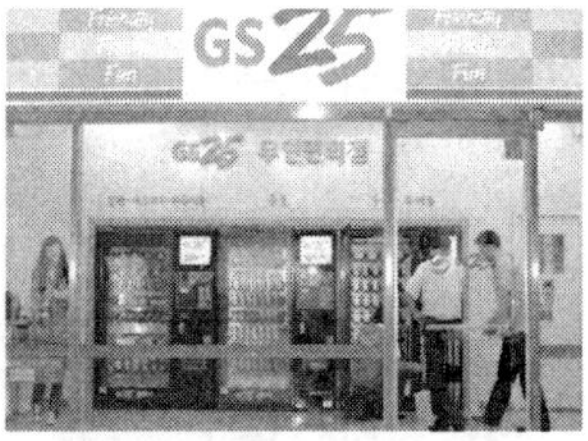

(c) 간이 무인 편의점

[그림 3-54] 간이체인음식점

⑧ 기타 미분류된 음식점(55219)이 있다.

(5) 주점업(5522)

우리나라에 존재하는 모든 술을 파는 가게로 구체적으로 대포집, 선술집, 간이 주점 등과 같은 접객시설을 갖추고 대중에게 술을 파는 산업활동을 주점업으로 분류하고 있다.

① 일반유흥 음식점(55221) : 일반적으로 술을 마시고 음식을 먹을 수 있는 주점(그림 3-55).

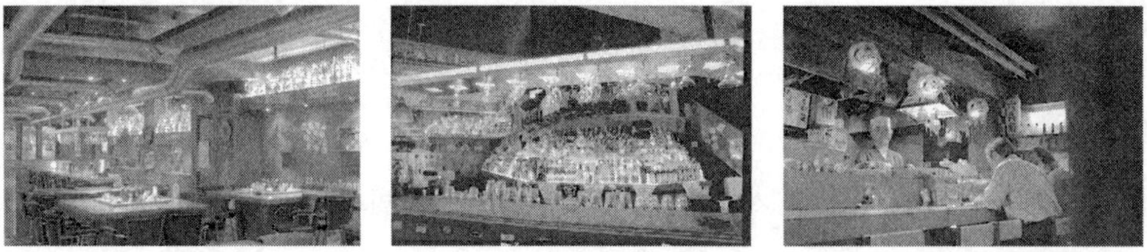

(a) 호프집 (b) 와인바 (c) 선술집

[그림 3-55] 일반유흥음식점

② 무도유흥음식점(55222) : 춤을 추면서 음식을 먹고 술을 마실 수 있는 주점(그림 3-56)

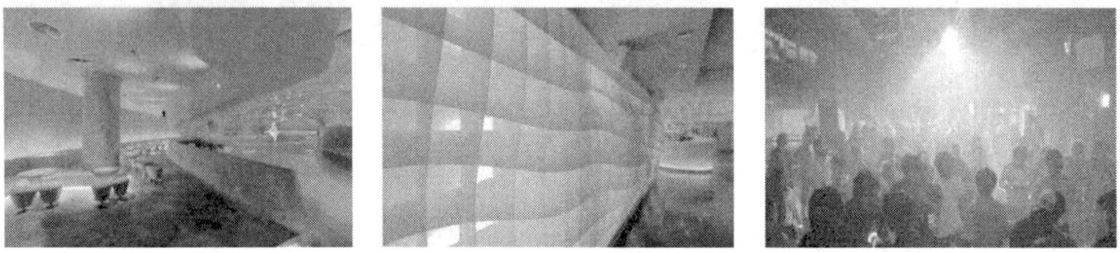

(a) 나이트 (b) 스페인 나이트 클럽 (c) 서울의 클럽

[그림 3-56] 무도유흥음식점

③ 한국식 유흥주점업(55223) : 한국 전통 술집(그림 3-57)

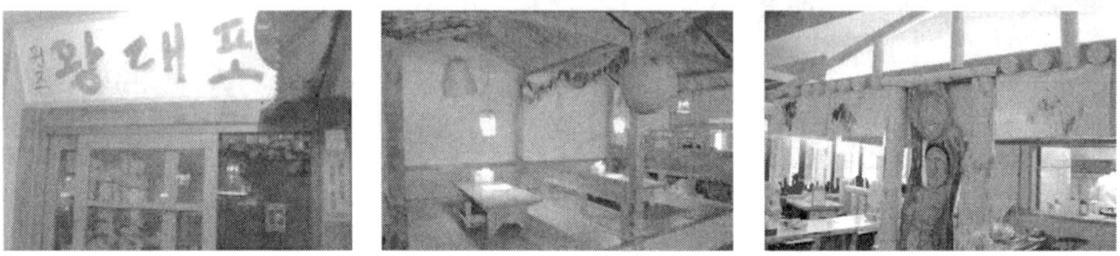

[그림 3-57] 한국식 유흥주점업

④ 극장식주점업(55224) : 극장에서 영화를 보면서 술을 마시고 음식을 먹는 곳(그림 3-58)

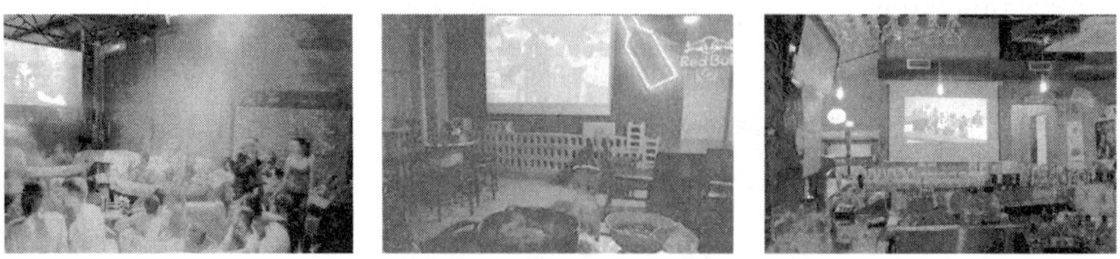

[그림 3-58] 극장식주점업

⑤ 외국인 전용 유흥주점업(55225) : 기본적으로 식품 위생법에 의하여 유흥주점으로 허가를 받고, 단지 관광진흥을 위해 지정제도만 있다(그림 3-59).

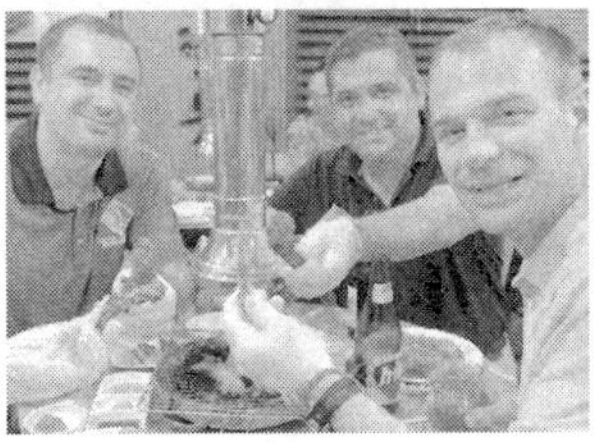
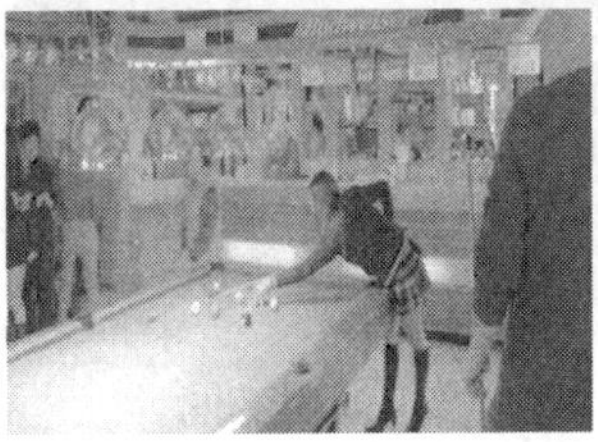
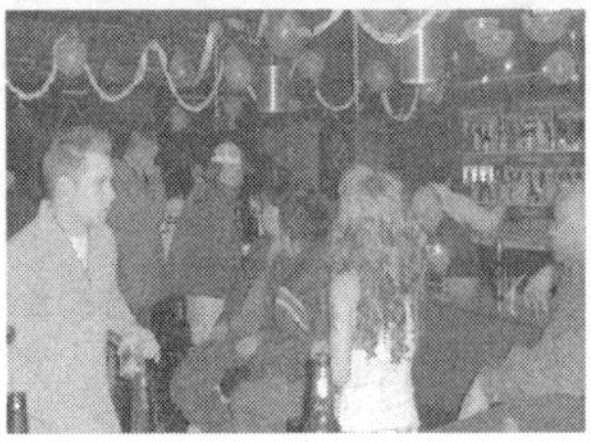

[그림 3-59] 외국인전용 유흥주점업

⑥ 기타 미분류된 주점업(55229)은 [그림 3-60]과 같다.

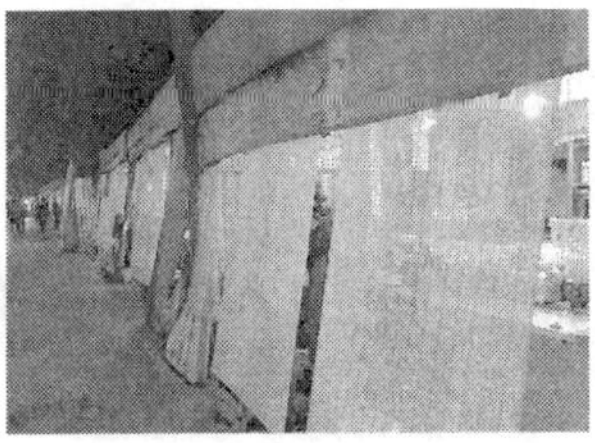
(a) 길거리 포장마차

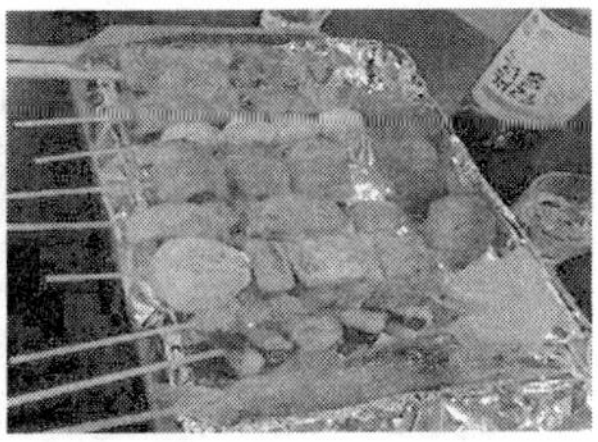
(b) 꼬치 전문 주점

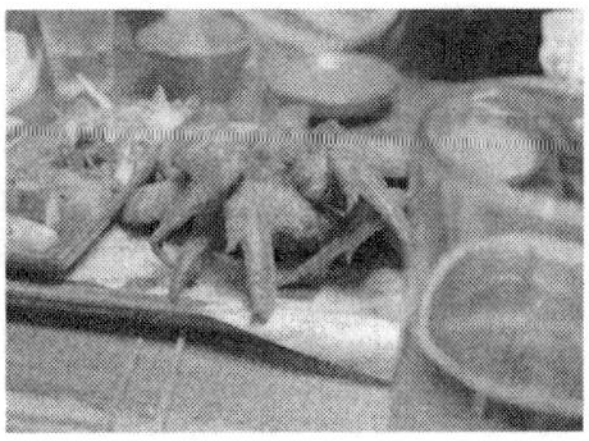
(c) 치킨 전문 주점

[그림 3-60] 기타 미분류된 주점업

(6) 다과점업(5523)

다과업은 우리나라에 존재하는 모든 제과점이다.

① 제과점업(55231)은 빵을 만들어 판매하는 곳(그림 3-61)

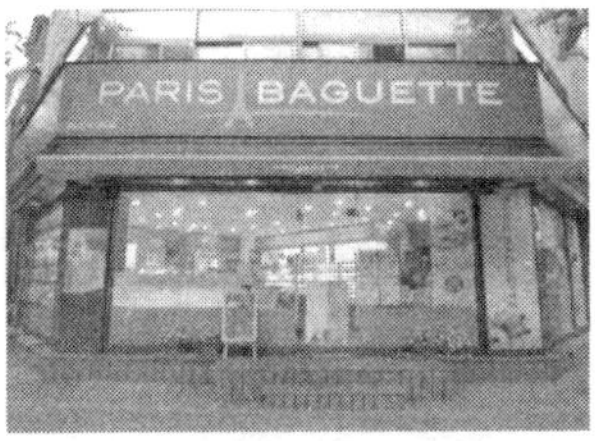

(a) 파리바게트

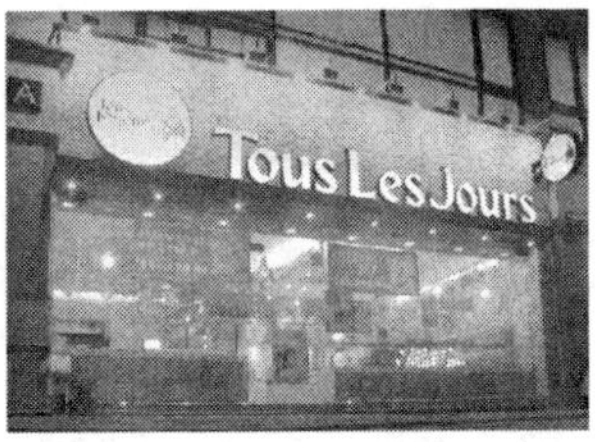

(b) 뜨레쥬르

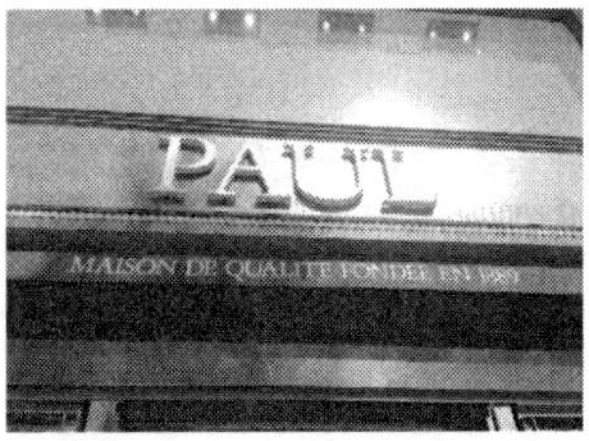

(c) 프랑스 파리 베이커리 체인점

[그림 3-61] 다과점

② 다방업(55232) : 손님들에게 차와 음료를 제공하는 곳(그림 3-62)

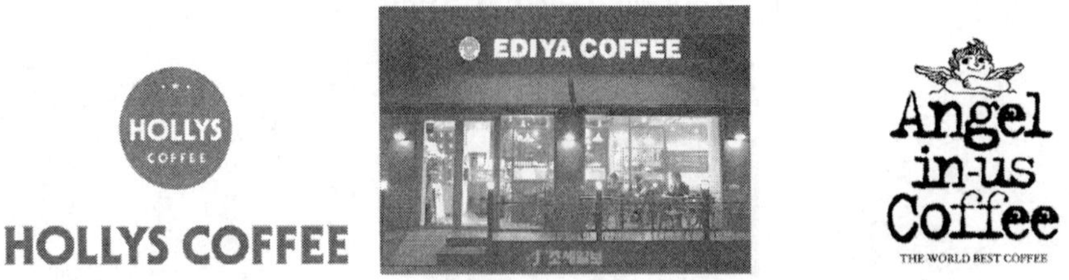

(a) 할리스 커피 (b) 이디야 커피 (c) 엔젤리너스 커피

[그림 3-62] 다과점

③ 미분류 다과점업(55239)은 [그림 3-63]과 같다.

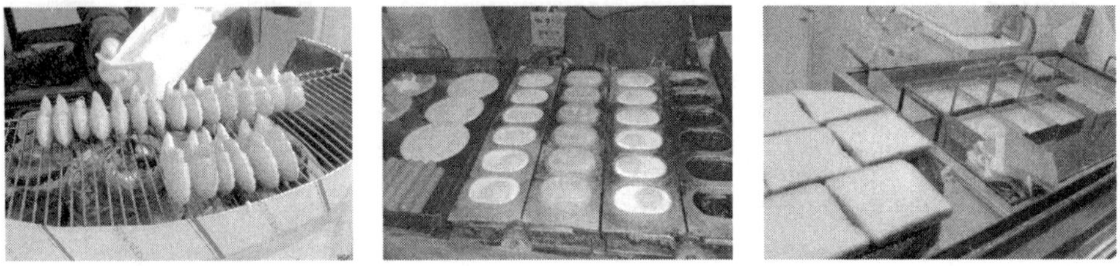

(a) 길거리 붕어빵 (b) 길거리 계란빵 (c) 길거리 토스트

[그림 3-63] 미분류 다과점업

(7) 기타 분류되지 않은 업종

기타 분류되지 않은 업종은 위에 내용에 포함되어 있지 않는 가게이다.

① 자동차 판매기로 판매하는 경우(5259)가 [그림 3-64]와 같다.

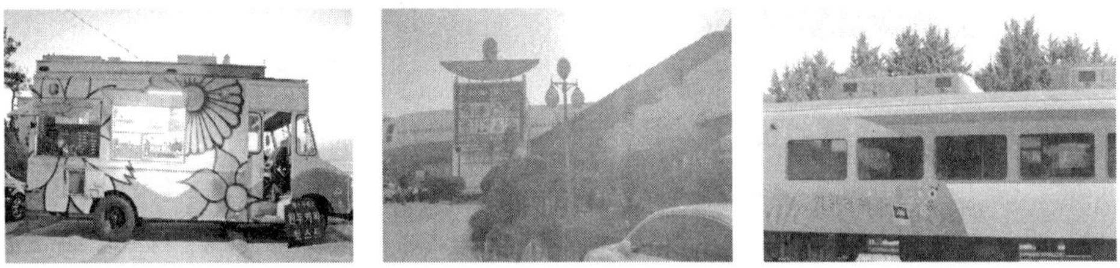

(a) 자동차 카페 (b) 비행기 카페 (c) 기차 카페

[그림 3-64] 자동차 판매기로 판매

② 숙박업에 결합되어 따로 식당으로 운영하지 않는 식사 제공활동(그림 3-65).

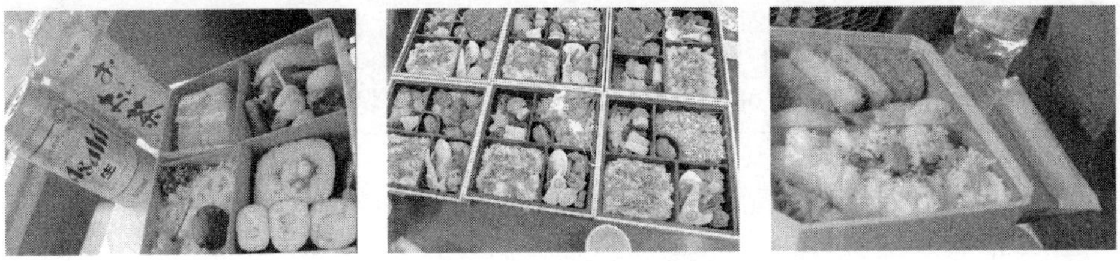

[그림 3-65] 숙박업에 결합되어 따로 식당

③ 철도 운수업체에 통합 운영하는 식당차 운영(6010)은 [그림 3-66]과 같다.

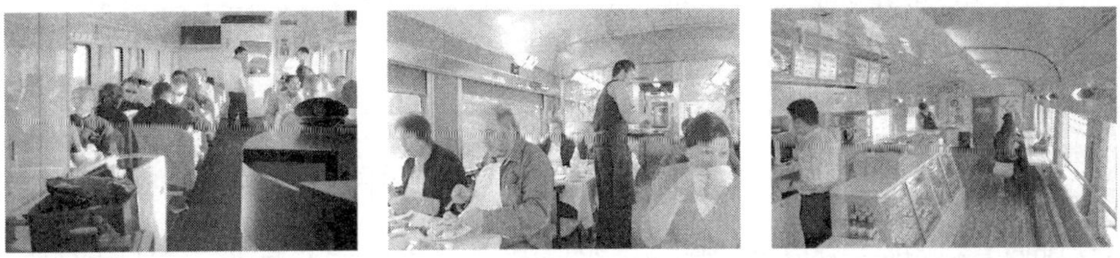

(a) 티벳 기차 식당차　　(b) 캐나다 기차 식당차　　(c) 무궁화 기차 식당차

[그림 3-66] 철도 운수업체에 통합 운영하는 식당차

④ 조리사만을 공급하는 경우(7419)는 [그림 3-67]과 같다.

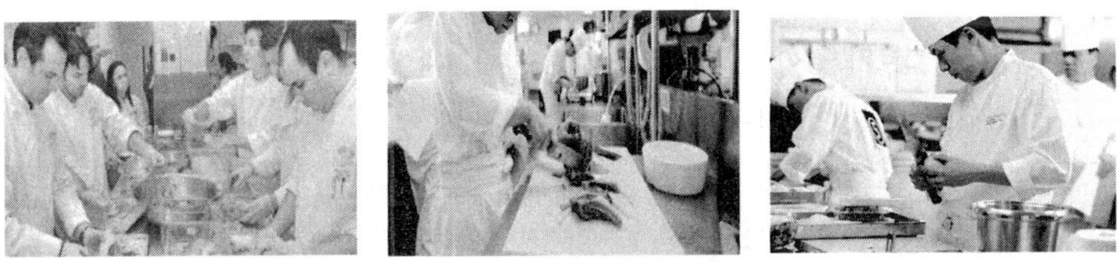

[그림 3-67] 조리사만을 공급

2) 외식업의 특성

고객의 주문에 의하여 음식과 음료를 조리 및 준비하고 음식과 음료를 인적 서비스와 함께 제공하는 접객을 외식산업이라고 한다. 이는 사회문화와 고객의 욕구 변화에 대응하는 건강식 메뉴 개발, 메뉴의 다양화, 수준 높은 서비스 제공, 인적 관리, 마케팅전략 등을 효과적으로 운영해야 하는 특성을 가지고 있다.

- 외식산업 연구에서는 주요 성공 요인은 다음과 같다.
  - 외식산업의 특성을 고려한 상품, 차별화된 메뉴를 만든다.
  - 입지에 경쟁력이 있어야 하고, 실·내외 장식, 주차시설 등 효율적인 설계를 해야 한다.
  - 경영관리·서비스 능력이 있어야 하며, 양질의 서비스, 청결함, 합리적인 가격, 즐거운 분위기가 되어야 한다.

3) 외식업 사업

외식은 집이 아닌 외부의 식음 서비스를 이용하는 행위이고, 외식업은 식음 서비스를 제공하는 일이다.

- 외식업은 동시에 서비스업이며, 생산과 소비가 동시에 일어나므로 스피드와 프로세스가 필요하다.
- 고객이 일정하지 않아서 고정고객 즉 단골 고객을 얼마나 확보하느냐가 사업의 성패에 영향을 준다.
- 가장 중요한 것은 입지선정이다.

① 인적 의존 사업 : 근로 집약적인 사업이기 때문에 사람에 의한 영업활동에 의존한다.

- 서비스산업의 특수성에 맞는 서비스기술 개발, 서비스의 향상, 서비스 매뉴얼화 등 투자와 연구가 수반되어야 한다.

② 입지사업 : 점포 위치를 최우선적으로 고려하고, 점포의 위치가 업소 운영의 관건이 된다.

- 매출액, 업태 결정의 중요한 요소이다.

③ 소비자의 기호가 강하게 영향을 미치는 사업 : 외식업은 소비산업이며, 소비자의 존재를 전제로 하는 산업이다.

- 외식업의 발전과정이나 시장동향을 분석해 볼 때 업계 측면에서 마케팅 전략이나 계획적 경영 스타일보다는 소비자의 의식구조, 식생활 패턴의 변화, 국민소득의 증가에 따른 가처분소득의 증대, 소비자의 생활방식과 기호에 영향을 받아 발전해왔다.
- 소비자의 라이프 스타일의 변화에 맞게 외식업 경영전략이 변화 되어 왔다.[26)]

④ 독점기업이 지배하지 않는 모방성 사업 : 외식산업은 일반 제조업과는 달리 독점적 시장지배가 불가능한 사업이다.

- 업소 규모의 대형화에 한계가 있으며, 소비자들의 다양한 욕구를 어느 한 기업의 특정 메뉴로 충족시키기 어렵기 때문이다.

---

26) 전영직 외, dkva의 교재에서 인용

⑤ 매뉴얼화 사업 : 시스템 위주의 전문성이 요구되는 사업이다.

- 외식업의 특성상 생산과 소비의 동시성을 지향해야 하고, 원가 절감과 서비스의 수준을 제고 하여야 하며, 업장의 특성에 맞는 차별화를 위해서는 매뉴얼화가 필요한 사업이다.

4) 프랜차이즈 시스템

외식사업은 프랜차이즈 산업 전체의 한 부문인 동시에 외식산업 경영시스템의 한 부문으로 서비스산업의 큰 범위 내에서 고객을 만족시켜주고, 그에 대가인 경영성과를 통하여 기업의 이윤을 추구한다.

- 외식산업은 서비스산업으로서 일반산업과 달리 프랜차이즈 시스템화라는 특성을 가지고 있다.
- 프랜차이즈 시스템은 이미 미국이나 일본에서 성공한 비즈니스 형태이다.

(1) 프랜차이즈산업 변화의 주요 요인

사회적 요인, 경제적 요인, 문화적 요인, 기술적 요인과 연계하여 여러 분야의 산업을 성장시킨 사례를 통하여 파악할 수 있다.

(2) 외식산업 프랜차이즈 시스템

기업과 사회 전반의 구조조정 분위기에 편승한 예비 창업자 증가 및 정부의 프랜차이즈 육성정책으로 다른 산업과 비교해 보면 사업환경이 비정상적으로 빠르게 변화되었으며, 사업자 간의 경쟁 심화로 인한 매출 폭의 감소로 외식산업 전체의 이익성장률은 둔화된 실정이다.

- 외식산업의 비약적인 발전과 성장에도 불구하고, 한국의 외식산업 프랜차이즈 시스템은 가맹본부와 가맹점주 상호 간에 지속적인 관계를 통한 질적인 성장이 이루어지지 못하는 실정이다.

외식업 프랜차이즈시스템 성과결정과 관련된 연구이론은 〈표 3-30〉과 같다.

〈표 3-30〉 외식업 프랜차이즈 시스템에 대한 이론

연구자	연구주제	연구결과 및 연구요약
Zeller, Achabal & Brown (1980)	패스트푸드 프랜차이즈 시스템에 있어서 시장침투와 고객수요에 관한 연구	• 잠재수요 모델을 통해서 일정 지역의 잠재수요량과 고객욕구의 다양성을 가지고 프랜차이즈가맹점 설치 여부를 결정한다. • 잠재수요량과 고객 욕구의 다양성을 고려하지 않은 상태에서 가맹점 설치를 결정할 경우 시장침투가 어려워져 가맹점 간의 갈등 요인이 된다. • 잠재수요 및 고객욕구의 다양성이 패스트푸드점 가맹을 위한 우선적 조건이 된다.

연구자	연구주제	연구결과 및 연구요약
Douit (1984)	미국 내 패스트푸가맹점을 독립 소매점과 프랜 차이즈 가맹점 으로 구분하여 성과에 영향을 주는 주요 요인 연구	• 프랜차이즈가맹점과 독립 소매점 사이에 성과의 차이는 발견할 수 없었으나 서비스 제공방법과 자본에 있어서 프랜차이즈가맹점이 독립 소매점 보다 우수한 성과를 보인다. • 독립 소매점보다 가맹점이 서비스 제공 방법이나 근로력, 자본의 조달 능력 면에서 우수하므로 프랜차이즈 시스템의 효과적인 운영의 필요성을 제시하였다.
김근배 (1999)	프랜차이즈 본사의 경영능력과 가맹점 만족도에 관한 연구	• 프랜차이즈 만족에 영향을 주는 요인으로 가맹점 개점 지원, 상품공급 능력, 영업 지원, 문제 해결능력, 직영점 운영 경험 유무 등을 제시하였으며, 외식사업의 경우 식자재 물류체계의 구축 여부가 중요한 영향요인으로 작용함을 밝혔다.
신장훈, 김민철, 김을성 (2000)	프랜차이즈가맹점 재계약 의도의 결정요인에 관한 연구	• 본부입장에서 직접 제공하는 식자재와 완전 제품의 관리를 통해 전체 가맹점들의 동일한 음식맛과 수준을 유지하여야 고객 만족을 얻을 수 있으며, 가맹점 입장에서 본부의 일정 품질 이상의 식자재를 저렴하게 안정적으로 공급받는다. • 본부에서 제공되는 것들이 가맹점의 성과와 만족에 영향을 미친다.
김소영 (2003)	외식산업 프랜차이즈가맹점의 성과 결정요인에 관한 연구	• 본부 특성, 가맹점 특성, 관계 특성, 고객 특성, 경쟁특 성, 성과, 만족, 재계약으로 구분하여 만족과 인과 관계모형을 설정하여 만족 요인변수가 프랜차이즈가맹점의 만족에 얼마만큼 영향을 주고 있는지를 분석하였다. • 연구 결과 가맹점의 입지, 경쟁특성 등이 가맹점의 성과에 인과관계가 있다.
고재윤, 이상건 (2004)	프랜차이즈 시스템의 영향력이 가맹점의 만족에 미치는 영향에 관한 연구	• 직접영향으로 명령, 위협, 조건부 보상, 법적소원 등을, 간접적 영향력으로 권유, 동기부여, 정보교환 등을 요인화 하였으며, 아무리 본사의 영향력이 크다고 하더라도 본사와 가맹점과의 관계가 인간적인 관계성격을 지녀야 시스템의 활성화를 기여할 수 있다.

(3) 외식 프랜차이즈 시스템 측면에서 가장 중요한 평가요소

① 본사 경영 : 본사 경영자의 능력과 마인드, 조직 및 인적자원의 구성, 경영전략(사업의 실현성, 경영의 목표 달성 가능성, 경영기법 등), 사회 환경에 적합한 사업 전망 및 경영성과(수익성, 생산성, 효율성 등), 본사의 사업 기반의 안정성 및 지속성 등이 있다.

② 마케팅 : 차별성 고객 선호도 자산가치 등의 서비스 및 브랜드화, 개발팀 운영 연구 투자 기술력 확보, 전문 인력, 연구 장비 등의 연구개발, 상품별 사이클 분석, 기획 수준, 광고, 광고 홍보 전담팀, 전력 예산 · 홍보 · 광고물 등이 있다.

③ 운영시스템 : 가맹점의 조직 및 인사관리 시스템, 점포개발 시스템(사업 타당성, 점포 컨셉, 이미지, 가격전략 등), 식자재의 공급(공급기간, 배송시간 신속성, 식자재 개발),

재고관리(교환, 재고방지), 물류시스템(자체 물류 시스템 보유, 과학화, 입·출고관리, 공동물류, 효율성 분석 등), 정보화 시스템(가맹점과의 네트워크, POS, CRM, 각종 관리, 전자주문, 정보화 등), 교육훈련 시스템(본부요원의 직능교육, 핵심 인재양성, 장기 교육계획 등, 법률 및 점포계약 관계(계약의 공정성, 본부 및 가맹점 간의 계약사항 등)이 있다.

④ 가맹점 운영 매뉴얼 : 점포관리 매뉴얼(영업과 관련된 매뉴얼), 품질관리 매뉴얼(상품과 재료 관련매뉴얼), 접객 서비스 매뉴얼(서비스, 고객 만족 등), 판매 및 회계 관리 매뉴얼(주문 및 판매, 계산, 매출 정산, 회계장부 관리 등), 고객 불평 처리 매뉴얼, 상품주주 발주매뉴얼(매입, 검수, 선입선출, 수량, 품질 지침서 등)이 있다.

⑤ 가맹점 지원 : 가맹점 지원정도(개점 전후 관리, 정보, 운영지표, 세무회계 관리, 판촉물 지원, 시장조사 지원, 고객 만족, 문제해결 등), 가맹점 슈퍼 바이저 운영지원(정기 순회 지원 및 지도), 상품공급률 및 지원(공급기준 명확성, 상품 자율성 보장, 상품관리 등), 가맹점 개점시 계약 및 법률관계 지원, 본사와의 원활한 의사소통 등이 있다.

⑥ 교육 부문 : 가맹본부 교육(업무수행을 위한 본부사원) 및 가맹점 교육(점주, 종사원), 매뉴얼 수행, 지속적이고 정기적인 가맹점 교육 프로그램, 예비창업자 교육(사업 타당성 분석 교육 등)이 있다.

⑦ 점포 성장 : 지역본부 개념의 직영점포의 증설, 가맹점 간 상권이 보장되는 프랜차이즈 가맹점포의 증설, 기존 가맹 점주에 의한 증설, 직영과 프랜차이즈 복합형태 증설 등이 있다.

⑧ 동질성 : 가맹점별 상품의 동질성, 가맹점별 서비스의 동질성, 가맹점별 운영매뉴얼의 동질성, 가맹점별 시설 집기 비품의 동질성 등이 있다.

⑨ 지역 적응 : 지역경제 사정을 고려한 가격정책, 지역의 여러 가지 재료공급, 지역 종사원의 고용, 지역에 적합한 자체 마케팅전략 등이 있다.

⑩ 시스템 적응 : 점주, 전문가의 새로운 아이디어 산출, 새로운 아이디어의 실험과 평가, 새로운 아이디어의 실행 의사결정, 새로운 아이디어의 시장반응을 분석해야 한다.

⑪ 고객 평가 : 고객의 상품 및 품질 평가, 고객의 인적 서비스 평가, 고객의 물리적 서비스(시설, 집기비품 평가), 고객의 가맹본부 이미지 평가 등을 고려하고 있다.

14. 국가별 외식문화의 특성

세계에는 많은 음식문화가 있으며, 크게 동양의 음식과, 서양의 음식으로 분류한다. 동양에서는 동북아시아, 동남아시아가 있고 서양에서는 유럽, 북미, 중남미가 있다. 이외에도 아

랍권의 음식문화, 아프리카의 음식문화이다.27)

1) 동양의 식문화의 특성

아시아 대륙은 넓은 만큼 지역에 따라 식생활의 차이가 크고, 지역에 따른 음식 문화의 특성구분이 뚜렷하다.

- 다양한 기후가 나타나며, 계절풍의 영향으로 농업이 가장 중요한 경제활동이다.
- 실제로 아시아인 60[%] 이상이 농업으로 생계를 꾸려나가고 있으며, 농산물이 아시아 수출품의 대다수를 차지할 정도로 영향력이 커 생활 형태는 곡류를 주식으로 하는 식습관(밥, 국수 등 다양한 활용)이다.

(1) 동북아시아

한국, 중국, 일본의 음식문화가 두드러지는데 세 나라의 음식문화는 다음과 같다.

① 한국 : 한 상 차리기가 상당히 발달했으며 '정'이라는 이유로 숟가락과 젓가락이 한 접시로 오가는 문화가 있다(그림 3-68).

- 주식은 역시 쌀이다.
- 싱거운 맛을 좋아하지 않고 담백하거나 구수하고 맵고, 짠 음식을 좋아한다.
- 식혜, 김치 등 발효음식을 즐긴다.

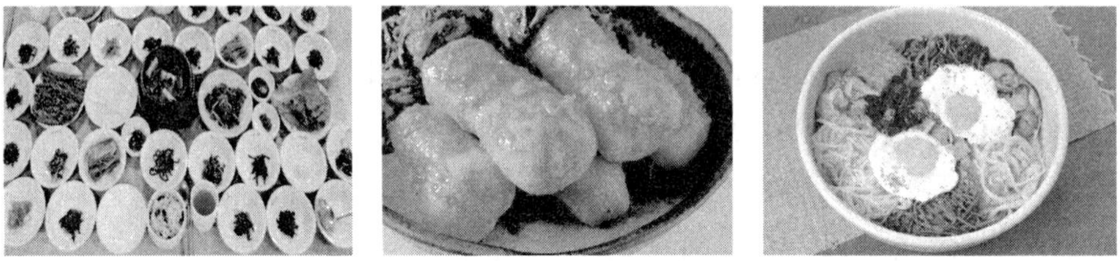

(a) 한식 (b) 한국의 김치 (c) 한국의 비빔밥

[그림 3-68] 한국 요리

② 중국 : 다양한 식재료를 갖고 있고 먹는 국가이다(그림 3-69).

- 중국 사람들도 기본은 한상 차리기이지만 좀 비싼 곳은 코스요리가 즐비해 있다.
- 날것과 맛이 담백한 것을 별로 좋아하지 않으며, 기존의 것을 피하려고 새로운 맛을 좋아하는 민족이다.
- 중국이 차의 원산지라 하지만 차 마시는 문화는 많이 발달하지 않았고, 식사의 일부분 정도로 그쳐있다.
- 주로 젓가락을 사용하며 숟가락도 가끔 쓴다.

---

27) 국가별 외식문화의 특징 : 마빈 해리스의 〈음식 문화의 수수께끼〉, 임상래 외 2명의 〈중남미 사회와 문화〉, 맥킨토시 일레인의 〈미국의 음식문화〉, 최병헌의 〈미국문화와 사회〉 교재를 참고하여 저자가 재 정리하였다.

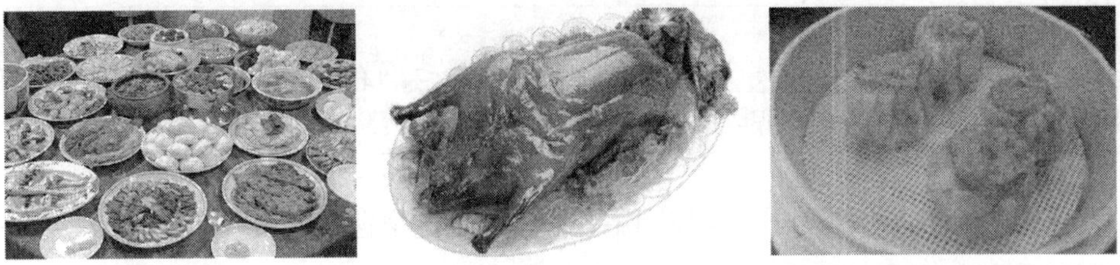

(a) 만한전석　(b) 북경오리구이　(c) 중국 딤섬

[그림 3-69] 중국 요리

③ 일본 : 요리에 기교가 부족하다. 하지만 '생' 요리 문화가 발달했다(그림 3-70).

- '생' 요리는 회와 샐러드 같은 것만 가리키는 것이 아닌 재료의 맛을 최대한 끌어내는 그런 요리가 발달되어 있다.
- 사면이 바다인 까닭에 해산물이 요리재료로 많이 사용된다.
- 주식은 쌀과 밀, 생선이다.

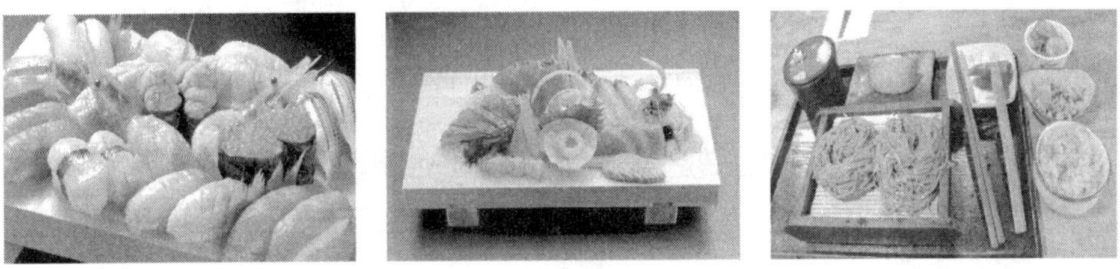

(a) 초밥　(b) 회　(c) 소바

[그림 3-70] 일본 요리

(2) 동남 아시아

베트남, 태국, 필리핀의 음식문화가 두드러지는데 이 세 나라의 음식문화는 다음과 같다.

① 베트남 : 주된 양념은 장류이다(그림 3-71).

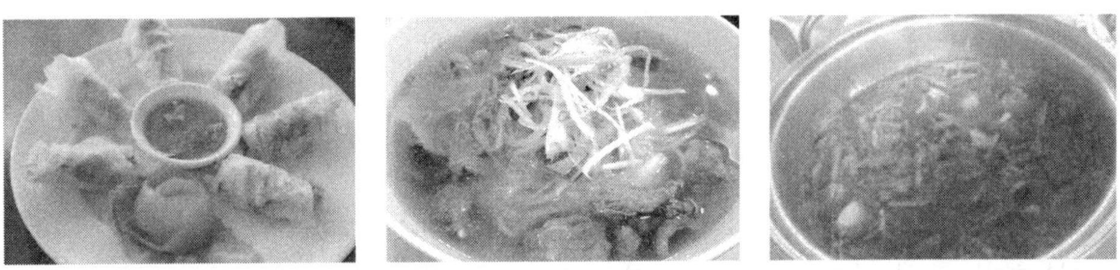

(a) 베트남 월남쌈　(b) 베트남 쌀국수　(c) 베트남 러우

[그림 3-71] 베트남 요리

- 음식의 맛은 대체적으로 달다.
- 북부지역의 겨울은 점퍼를 입어야 할 정도로 서늘하다 못해 추운 곳이다.
- 남부 보다는 음식이 덜 달고 덜 시면서, 간이 약해서 담백한 맛이 특징이다.

② 필리핀 : 미국 식민지배의 경험 때문에 미국과 식생활이 비슷하다(그림 3-72).

- 육류가 아니고 밀과 쌀이 주식이다.
- 젓가락을 가장 많이 사용한다.

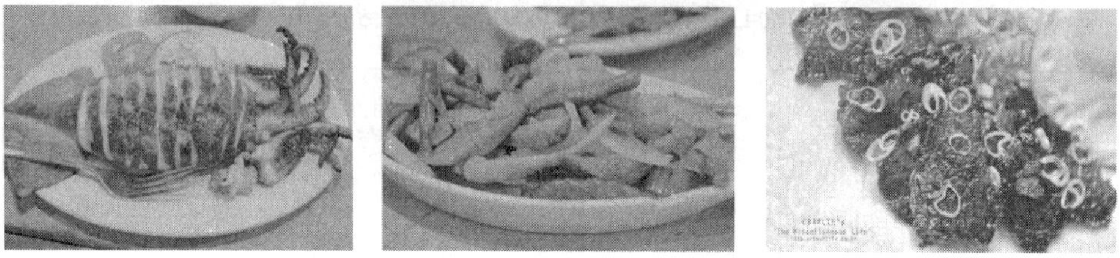

(a) 스퀴드 이하우 (b) pinakbet (c) 비프 타파

[그림 3-72] 필리핀 요리

③ 태국 : 독특한 음식문화는 향기를 통해 전해져 온다(그림 3-73).

- 코코넛 열매의 달콤한 향기와 마늘, 생강 잎 등의 향신료가 듬뿍 들어가 독특한 향기의 요리 등 매운 맛이 특징이다.

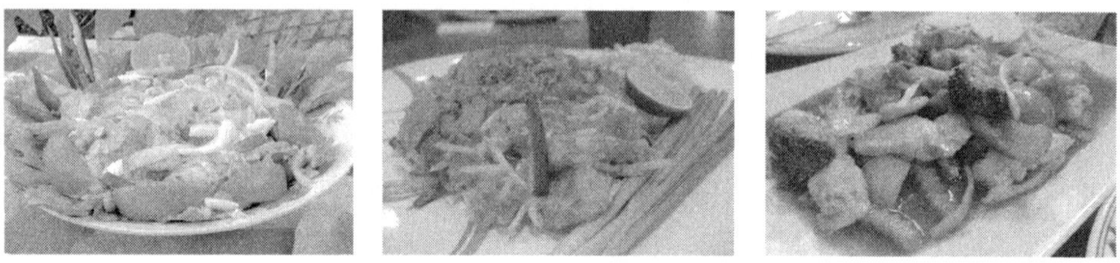

(a) 얌 (b) 팟 (c) blue siam

[그림 3-73] 태국 요리

2) 서양 식문화의 특성

향신료의 사용이 다양하고, 음식에 소스를 곁들이고 오븐을 사용하는 건열조리 방법을 많이 이용한다. 또한 상차림이 시간 전개 형이며, 음식에 따라 식기가 다르며, 재료의 분량과 배합이 과학적이다.

(1) 유 럽

서 · 남유럽 국가, 동 · 북유럽 국가로 나누고 이 나라들의 요리는 다음과 같다.

① 서 · 남유럽 국가 : 영국, 프랑스, 독일, 이탈리아, 스페인 요리가 가장 두드러지는데, 이 나라의 요리들은 다음과 같다.

㉠ 영국 : 프랑스인들은 영국 음식을 두고 '혀에 대한 테러'라고 까지 비하할 정도로 영국의 음식은 유럽에서 맛없기로 유명하다(그림 3-74).

- 영국 요리를 표현한다면 '단순하다'는 것이고, 요리방법은 삶거나 오븐에 넣어 익히는 것이다.
- 영국인들은 요리할 때 조미료를 거의 사용하지 않고 먹을 때 소금이나 후추 등의 향신료를 기호에 따라서 사용한다.

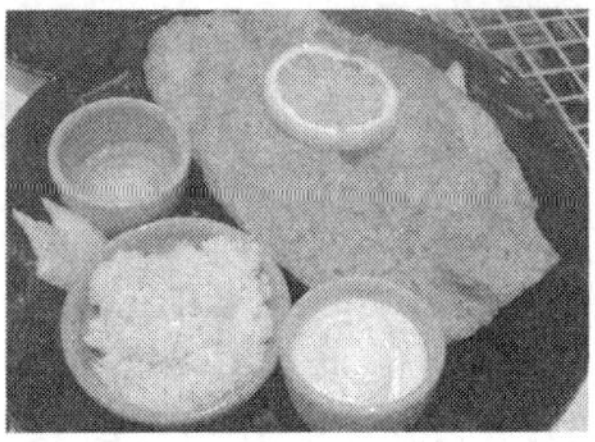

(a) 피쉬칩스

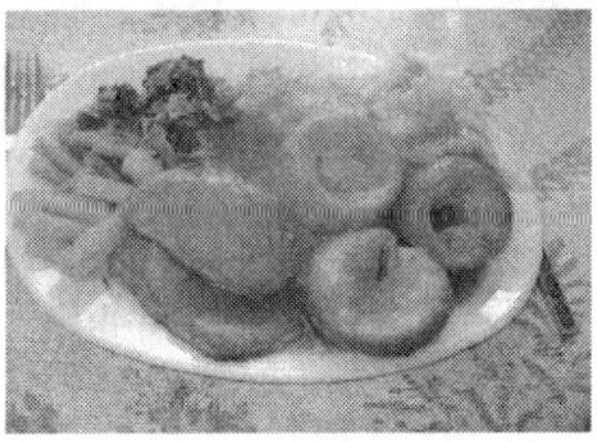

(b) 요크셔 푸딩

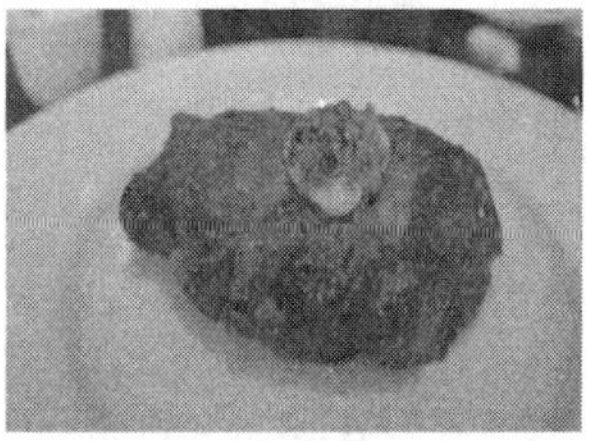

(c) hereford ribeye

[그림 3-74] 영국 요리

㉡ 프랑스 : 제과기술이 발달하여 주식이 빵과 더불어 수십 가지의 양과류가 일상화되어 있다(그림 3-75).

- 섬세한 맛이 특징인 프랑스 요리에서 가장 중요한 역할을 하는 것은 소스이다.
- 소스는 종류가 몇 백 가지나 될 정도로 다양하며 한 가지 음식에도 소스가 2~3가지씩 들어가 경우가 많다.
- 전채요리(Hors d'oeuvre)의 다양함도 빼놓을 수 없는 특징이며, 각 지방의 특산 요리도 많이 발달 되어 있다.

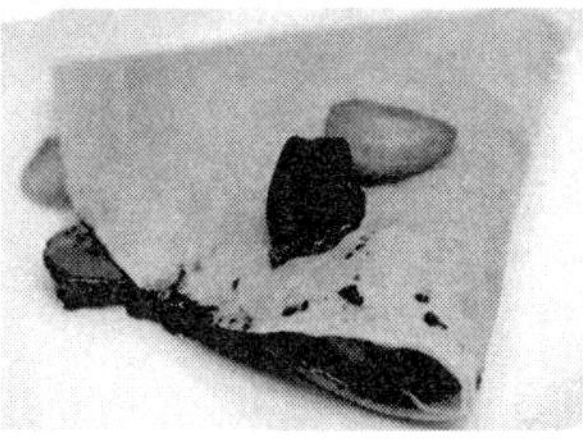

(a) 크레이프

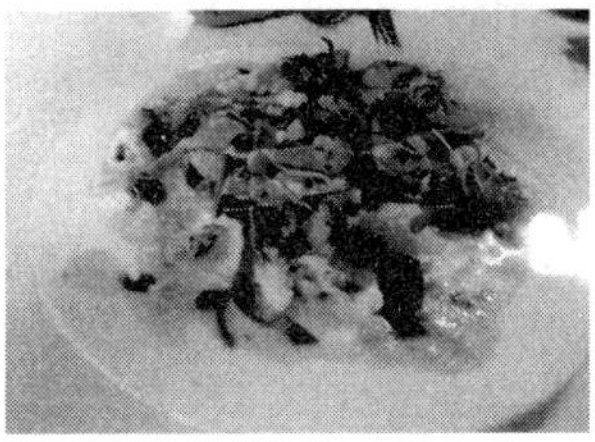

(b) 라코치즈 샐러드

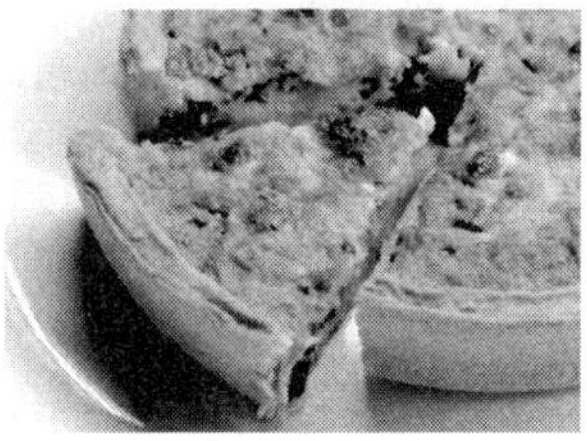

(c) 키슈

[그림 3-75] 프랑스 요리

㉢ 독일 : 전통적인 요리와 현재의 음식의 두 가지 두드러진 요리 문화가 있다(그림 3-76).

- 첫째 : 전통적인 요리로, 소시지, 아이스바인이라고 하는 돼지 허벅지살 요리, 경단, 감자샐러드, 슈페뷔빵, 사우어크라우트, 흑빵이 이 범주에 속하는데 독일이 춥고, 습한 날씨를 견디게 만들어 준다.
- 둘째 : 현재 요리로 가금류, 버섯, 민물고기, 달콤한 버찌, 온갖 열매, 딸기, 녹색 채소, 다닥냉이, 콩류, 양상추들이 풍부한데, 이 풍부함은 세상 어느 나라에서도 찾아보기 어렵다.
- 정확함을 좋아하는 독일인의 성격은 요리에서도 그대로 반영이 되고 있다.

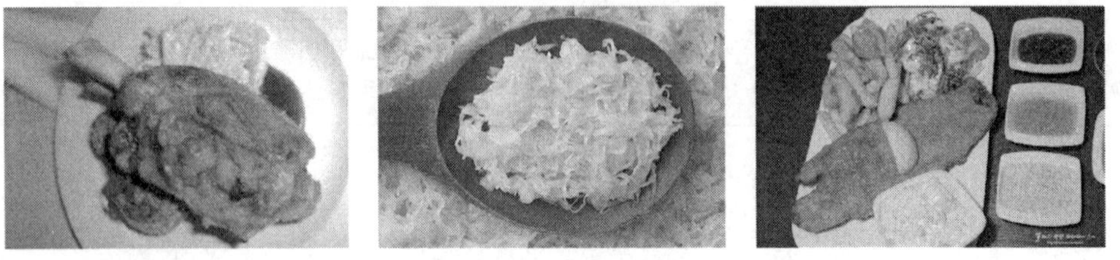

(a) 슈니첼 (b) 자우어크라우트 (c) 슈바인 학센

[그림 3-76] 독일 요리

㉣ 이탈리아 : 요리는 크림을 많이 써서 열량도 높고 좀 느끼한 편이다(그림 3-77).

- 이탈리아 사람들은 근사한 식당에서 식사하는 것보다는 집에서 온 가족이 엄마가 한 요리를 먹는 것을 더 선호하며, 일반적으로는 가정요리가 오히려 더 훌륭하다.
- 친구들끼리 모여 조촐한 파티를 할 때에도 집에서 손수 구운 케이크를 가져오곤 하는데, 여자든 남자든 서로 좋은 요리법에 대해 이야기하는 것을 굉장히 즐기는 편이다.

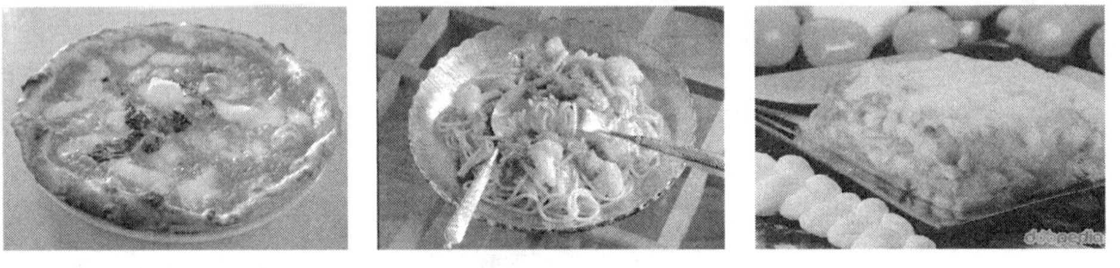

(a) 피자 (b) 스파게티 (c) 라자냐

[그림 3-77] 이탈리아 요리

㉤ 스페인 : 스페인 요리의 특성 하나가 다양성이다(그림 3-78).

- 고기와 야생 고기, 생선이나 해산물 등을 스페인 전역에서 나는 각양각색의 채소들과 조리하는 그 종류와 방법이 풍부하다.
- 스페인은 와인, 치즈, 햄, 소시지 그리고 과일도 종류가 다양하며, 특히 올리브유의 사용은 지역별로 서로 요리와 식습관이 다른 가운데서 스페인 전역에 걸쳐 공통된 특성이라 할 수 있다.

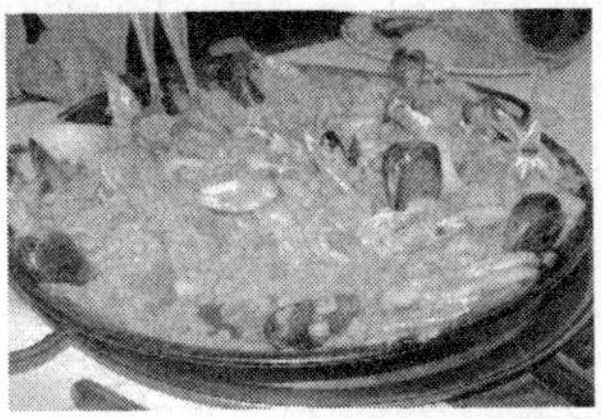
(a) 파에야

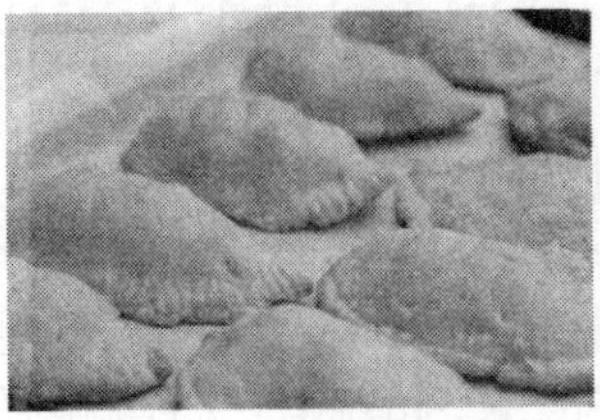
(b) 엠빠나다

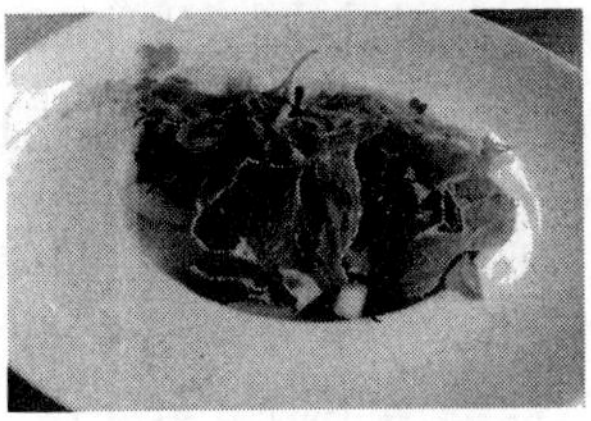
(c) 하몽 세라노

[그림 3-78] 스페인 요리

② 동·유럽 국가 : 러시아, 루마니아, 불가리아, 그리스, 터키 요리가 가장 두드러지는데, 이 나라의 요리들은 다음과 같다.

㉠ 러시아 : 빵과 고기가 주식이며, 추운 자연환경 때문에 주로 지방질이 많은 고기를 선호하는데 이러한 이유로 돼지고기가 소시지에 비하여 훨씬 비싸다(그림 3-79).

- 물이 안 좋기 때문에 대용으로 차(러시아어로 '차이')를 주로 마신다.
- 과거 러시아인들은 겨울에는 과일을 거의 먹을 수 없었으므로, 과일을 냉동 저장하여 겨울에 먹었다.

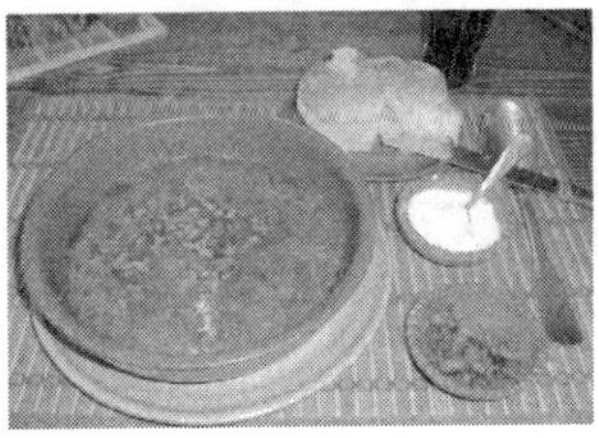
(a) 보르시 스프

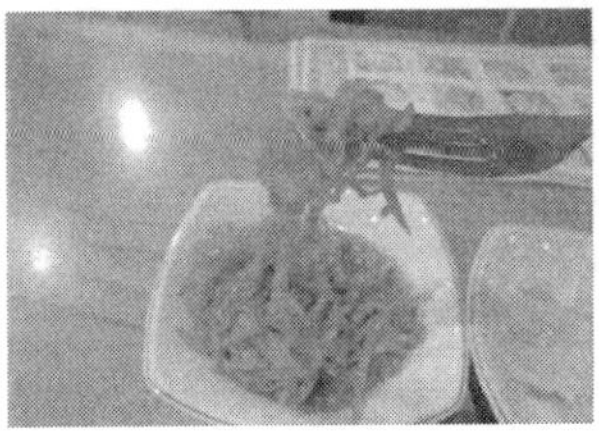
(b) 마르꼬프 빠 까레이스키

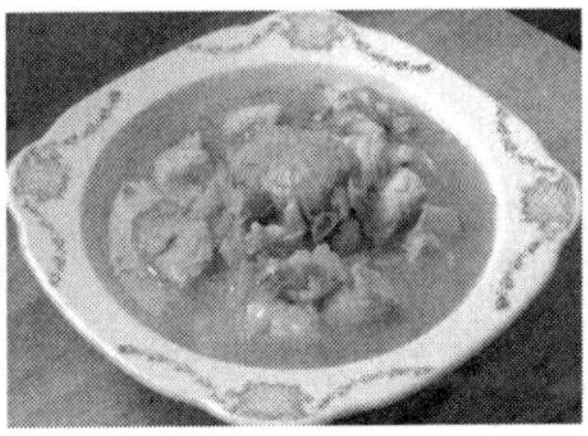
(c) 우하 스프

[그림 3-79] 러시아 요리

㉡ 루마니아 : 주식은 빵이고 옥수수 죽을 많이 먹는다(그림 3-80).

- 음식의 맛에 있어 가장 큰 특징은 신맛을 들 수 있다.
- 거의 모든 루마니아 음식에 식초가 양념으로 첨가된다.

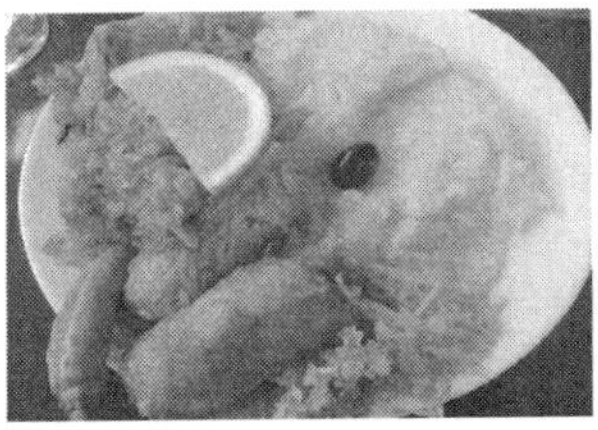
(a) 마말리가

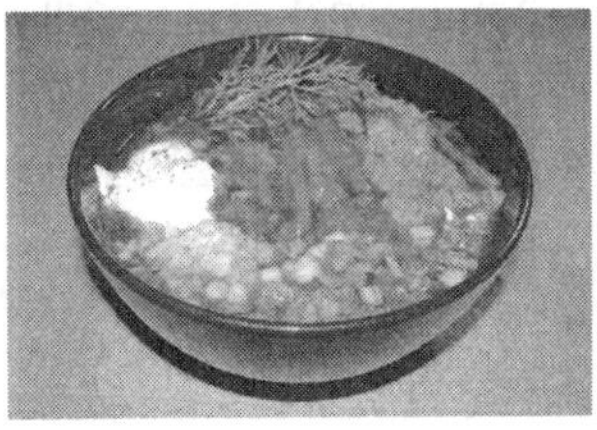
(b) 보르시

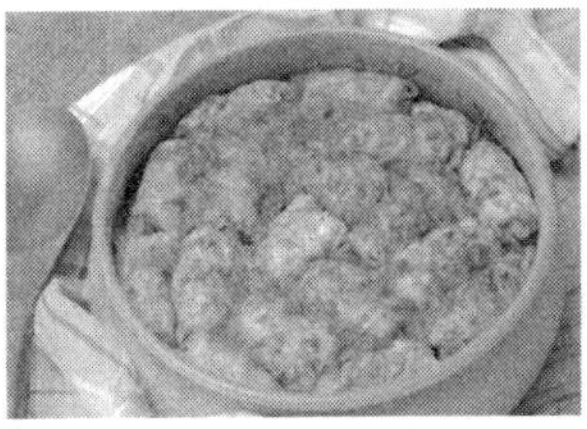
(c) 사르말레

[그림 3-80] 루마니아 요리

㉢ 불가리아 : 세계적으로 유명한 농업 국가이므로 신선한 채소와 고기를 이용한 음식이 풍부하다(그림 3-81).

- 요리의 특징은 약한 불로 푹 익도록 찌는 것이며, 부드럽고 섬세하게 맛을 낸 램이나 송아지고기는 별미이다.
- 맛있는 요리는 치즈와 와인을 곁들이는데 '시레네'라고 하는 흰 양의 치즈는 불가리아에서 가장 인기 있는 치즈이다.
- 요구르트는 불가리아가 또한 식사 시에는 물 대신에 맥주나 음료수를 마신다.

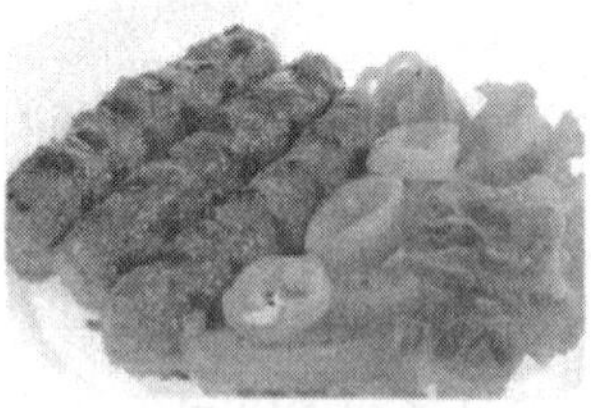
(a) 케바프체

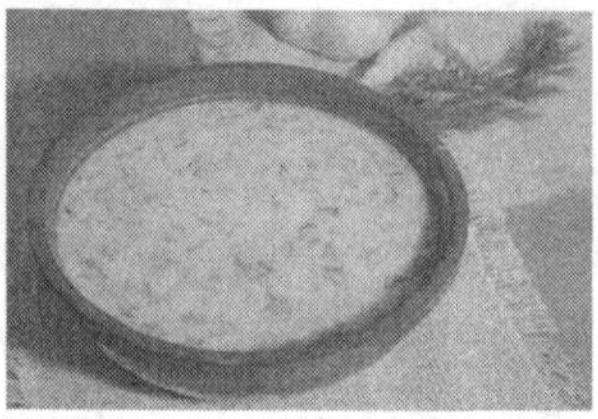
(b) 타라토르

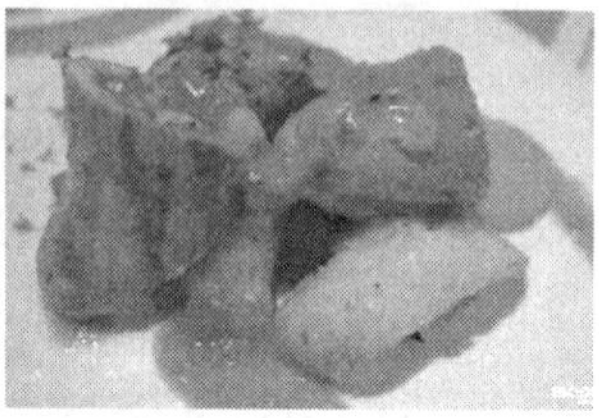
(c) 스빈스코브레타노

[그림 3-81] 불가리아 요리

㉣ 그리스 : 유럽 문화의 시초인 그리스 음식은 프랑스 · 이탈리아와 함께 서양의 3대 요리이며, 특히 해산물 요리와 각종 채소를 주재료로 한 음식들은 다른 지역에 비해 무척 발달 되어 있다(그림 3-82).

- 그리스 요리는 화려하진 않지만 재료에 관하여 신선한 것만을 사용한다.
- 채소는 싱싱하며, 어패류는 갓 잡은 것을 재료로서 사용한다.

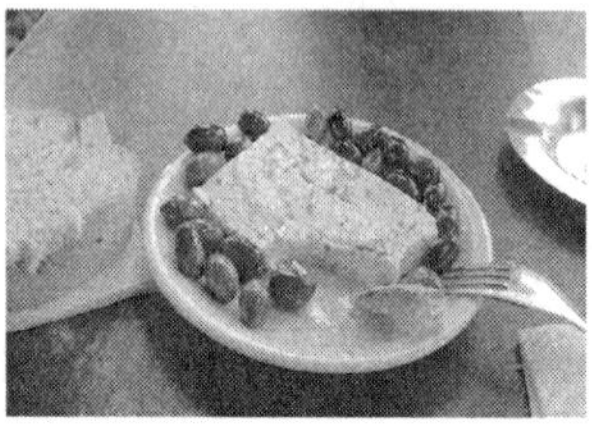
(a) 페타치즈

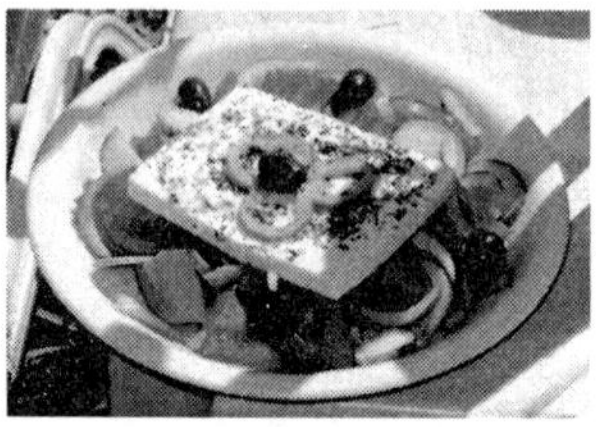
(b) 절인 올리브

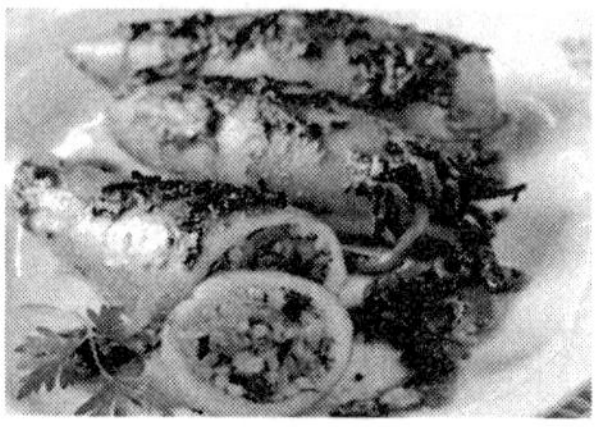
(c) 칼라마라키아

[그림 3-82] 그리스 요리

㉤ 터키 : 터키 요리는 향신료와 향미 채소가 많이 들어간다(그림 3-83).

- 대표적으로 소스는 토마토소스로 음식점에 가면 빨간빛깔의 요리가 눈에 띄는데, 이것은 익힌 토마토를 넣고 끓인 양고기와 콩 요리이다.
- 대표적인 요리는 '케밥'을 들 수 있다.

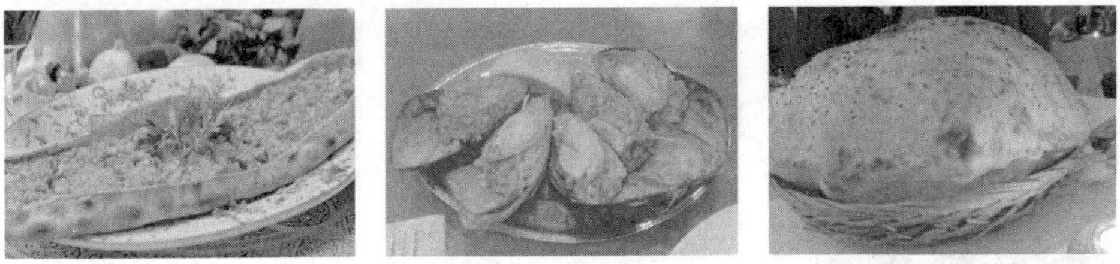

(a) 케밥 (b) 마디예 돌마 (c) 라와시빵

[그림 3-83] 터키 요리

③ 북미 : 캐나다와 미국으로 나눠지는데 이 나라의 음식은 다음과 같다.

㉠ 캐나다 : 이민자들의 구성이 다양한 캐나다는 요리에서도 그 색깔이 드러난다(그림 3-84).

- 토론토나 몬트리올 등의 대도시에는 특히 많은 나라의 사람들이 모여 살기 때문에 각국의 음식을 전통으로 즐길 수 있다.
- 요리의 천국이라고 할 정도여서 프랑스 요리, 이탈리아 요리, 멕시코 요리, 그리스 요리 등은 물론이고 중국요리에서부터 일본요리, 베트남 요리, 한국 요리 등 동양 요리도 풍부하게 만날 수 있다.
- 게다가 많은 국적의 요리들이 접한 콤비네이션 형식의 복합적인 요리들도 가끔 만날 수 있는 것도 캐나다 음식의 특징 중 하나이다.
- 술은 독한 것보다는 주로 맥주나 와인을 많이 먹는데, 바(Bar)나 펍(Pub)에 가면 20~100여 송류의 맥주를 다양하게 즐긴다.

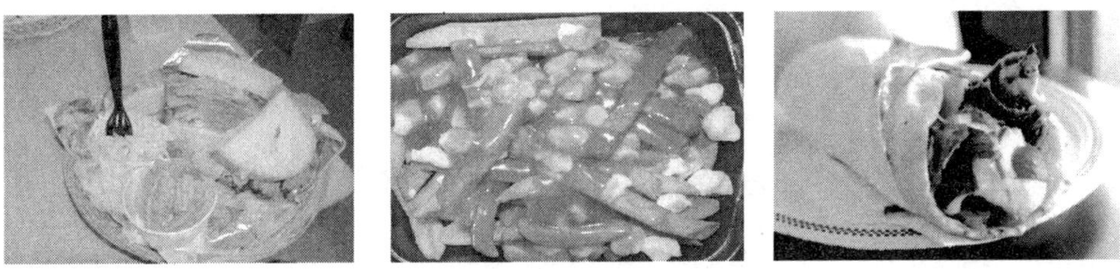

(a) 샌드위치 (b) 푸틴 (c) 돈에어

[그림 3-84] 캐나다 요리

㉡ 미국 : 빠르고 바쁜 생활에 맞추어 음식의 능률성을 중요시한다(그림 3-85).

- 다양한 인종이 섞여 있는 미국은 그만큼 음식도 다양하다.
- 짧은 역사와 다양한 인종이 공존하는 미국은 뚜렷한 음식문화의 특징이 없다.
- 미국 음식은 육류 위주이고, 1인분 량이 매우 많으며, 매우 달고 기름진 후식을 선호하는 경향이 있어서 비만이나 성인병으로 고생하는 사람들도 많지만, 요즘은 점차 건강을 생각하는 식생활 패턴으로 변화하고 있다.
- 간편성과 실용성을 강조하는 문화적 특성으로 통조림이나 즉석식품같은 가공식품 등을 많이 사용한다.

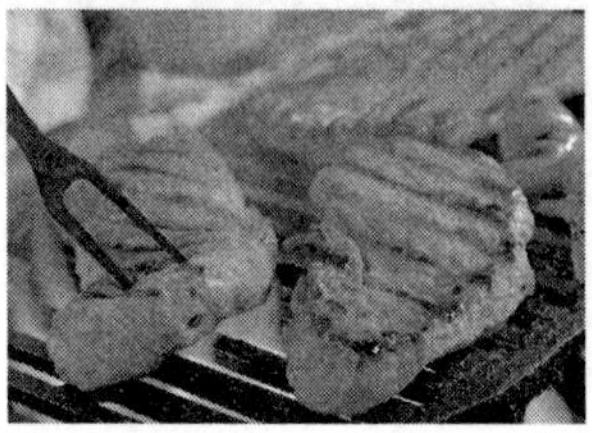

(a) 스테이크

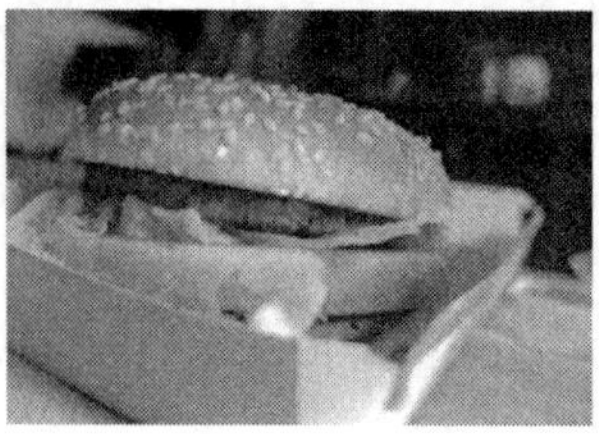

(b) 햄버거

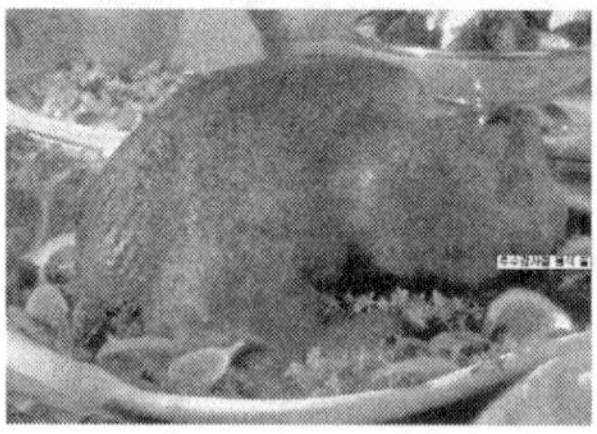

(c) 칠면조 통구이

[그림 3-85] 미국 요리

④ 중남미 : 멕시코와 브라질로 나눠지는데 이 나라의 음식은 다음과 같다.

㉠ 멕시코 : 역사적, 문화적으로 퓨전화된 음식 형태를 보여주고 있다(그림 3-86).

- 멕시코의 음식은 우리 입맛에도 잘 맞는데 이는 곡물과 육류가 어우러져 있고, 음식 재료에 고추를 즐겨 사용했기 때문이며, 칠리, 파, 마늘을 많이 사용하여 자극적이고 매콤한 맛을 내며, 향신료를 이용하여 음식에 독특한 향을 가미한다.

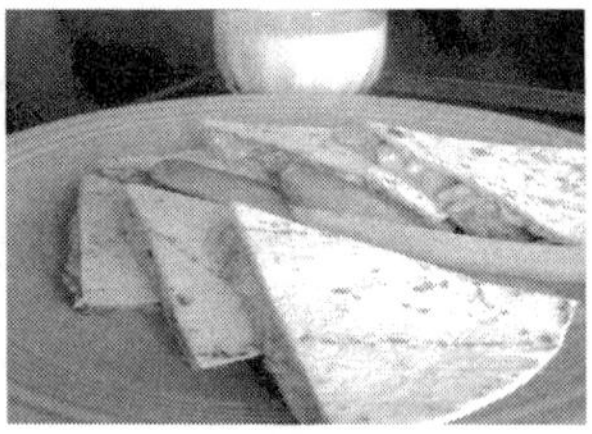

(a) 퀘사디아

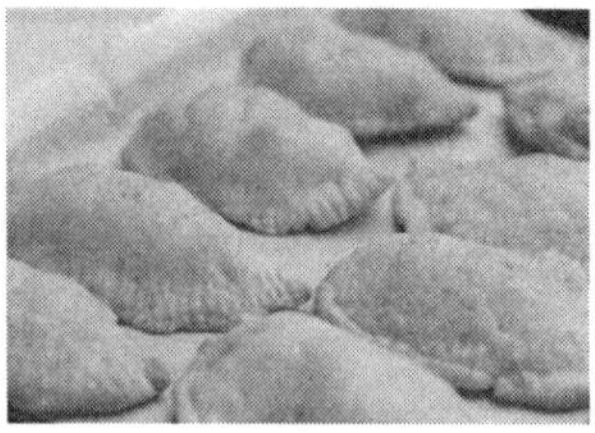

(b) 엠파나다

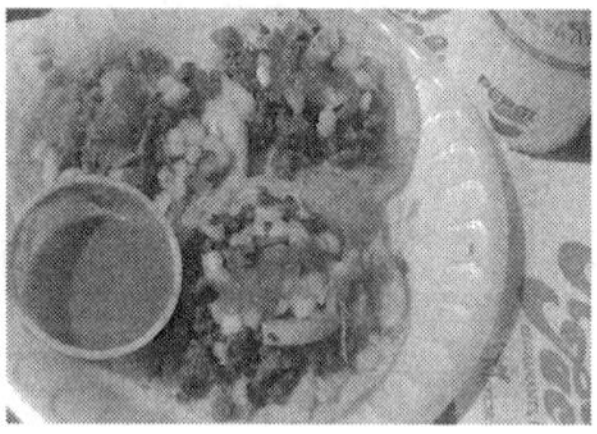

(c) 타코

[그림 3-86] 멕시코 요리

㉡ 브라질 : 브라질의 음식은 흑인 노예들로부터 유래된 것이 많다(그림 3-87).

- 브라질 식사는 대체로 짜고, 올리브유를 많이 섞어 조리하는데 이는 열대국이라는 지리적인 배경으로 인해 땀으로 빠져나간 염분을 보충하고 식물성 지방을 섭취하기 위해서이다.

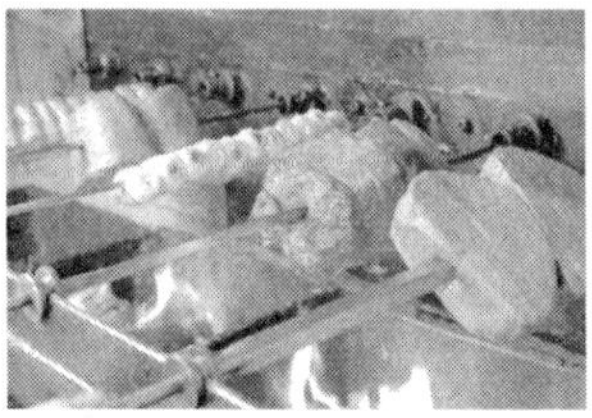

(a) 슈하스코

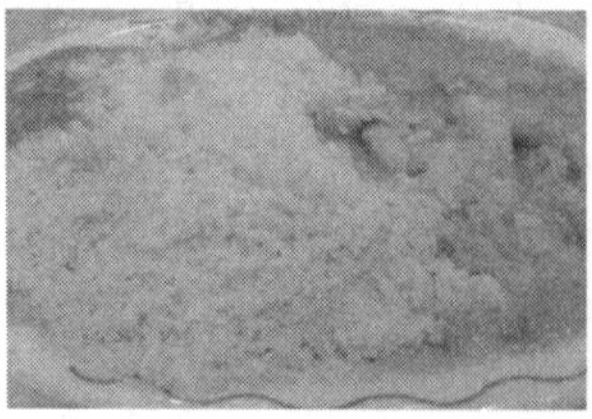

(b) 모께까

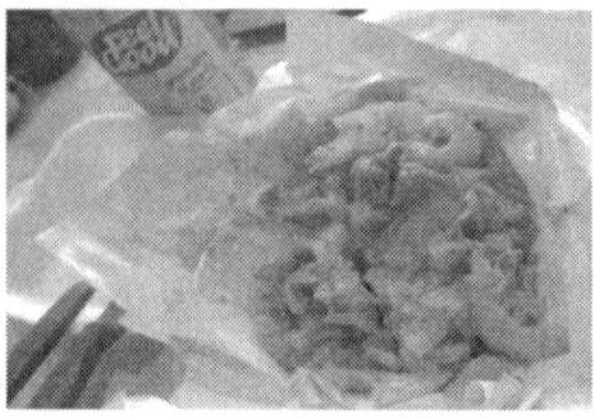

(c) 아까라제

[그림 3-87] 브라질 요리

3) 아프리카 식문화의 특징

아프리카 사람들은 그들의 환경에 맞게 식생활을 영위하고 있고, 아프리카 대륙이 광대하여 여러 기후가 나타나며, 각 부족의 생활방식에 따라 다양한 음식문화가 존재한다.

① 빅토리아 호수 연안의 열대우림 지역 : 열대 우림지역에서 가장 쉽게 구할 수 있어서 주식은 바나나이다(그림 3-88).

- '마토케'(Matoke)라는 바나나를 삶거나 쪄서 먹어야 하며, 맛은 바나나와 감자의 중간 정도 맛의 특이한 바나나이다.
- 보통 양배추, 토마토, 양파 등을 넣고 끓인 수프와 함께 먹는다.

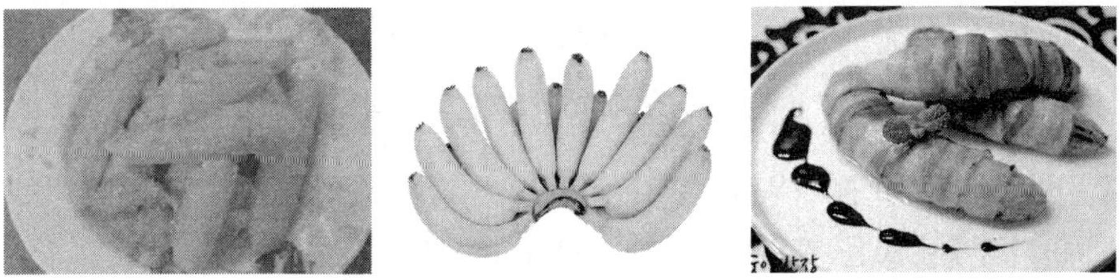

(a) 마토케 (b) 바나나 (c) 바나나 요리

[그림 3-88] 열대우림 지역

② 케냐 고원 지역의 키큐유족 : 콩과 옥수수 주식, 케냐 고원 지역은 비옥한 토지를 차지하고 살고 있는 키큐유족은 콩과 옥수수가 주식이다(그림 3-89).

- '우갈리(Ugali)'라는 음식인데 키큐유족뿐만 아니라 아프리카 전체에서 가장 흔한 음식이다.

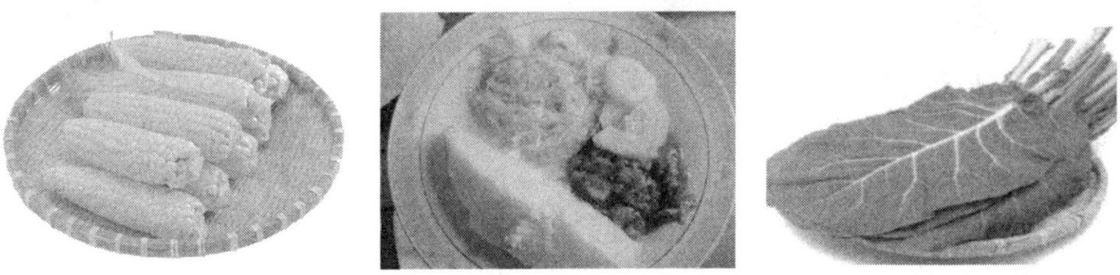

(a) 옥수수 (b) 우갈리 (c) 수쿠마

[그림 3-89] 키큐유족의 음식

③ 해안에 사는 스와힐리인 : 해안에 사는 스와힐리인들은 해안가에 있는 코코넛 열매를 이용해서 밥을 하고, 활리에 튀긴 생선과 소고기 수프인 '카랑가(Karanga)' 등과 함께 먹는다(그림 3-90).

- 스와 힐리인들은 독실한 이슬람 신자인데 '라마단'이라는 단식 기간이 끝나는 날, 잔지바르의 야시장에서는 음식 축제가 벌어진다.
- 삶은 문어(Pweza), 양고기 꼬치구이(Mshikaki)등을 사탕수수 주스와 함께 먹는다.

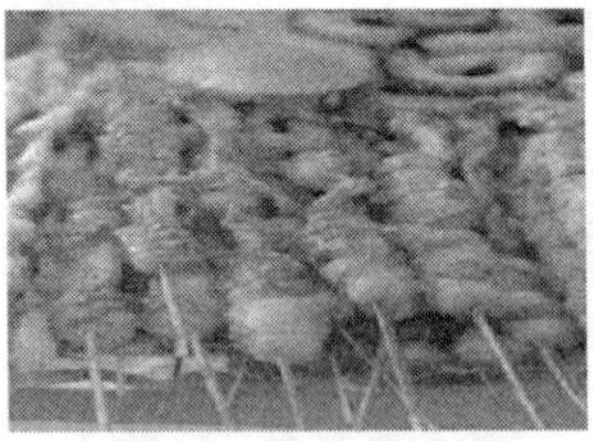
(a) 삶은 문어

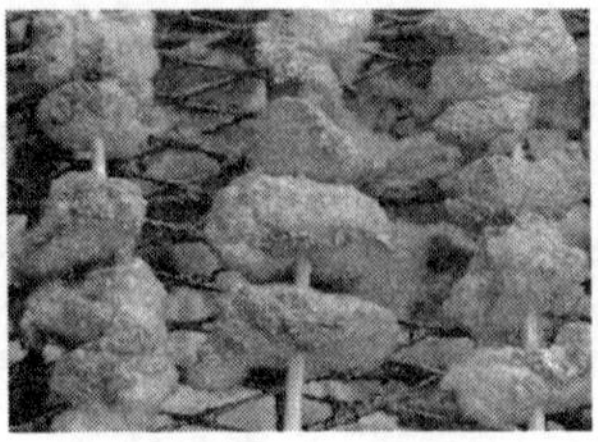
(b) 양고기 꼬치구이

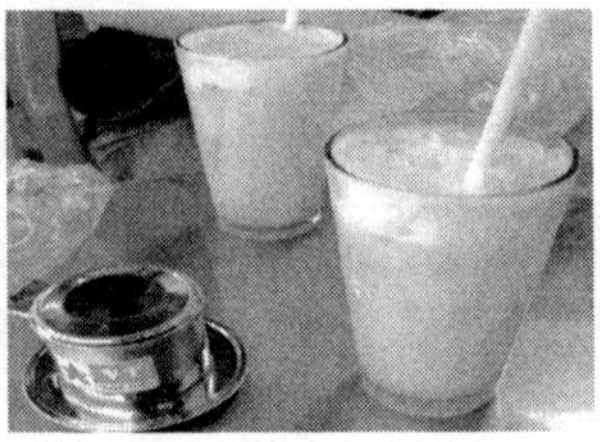
(c) 사탕수수 주스

[그림 3-90] 스와힐리인의 음식

④ 사바나 지역 : 소를 키우며 살아가는 마사이족, 삼부루족 등 건기와 우기가 뚜렷한 사바나 지역에서 소를 키우며 살아가는 부족이다(그림 3-91).

- 식생활은 소가 차지하는 비율이 매우 크다.
- 우유와 소, 염소의 고기는 그들의 주요한 식량이다.

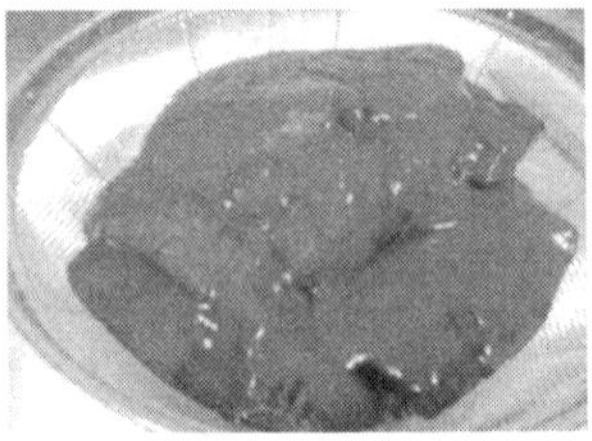
(a) 소의 피

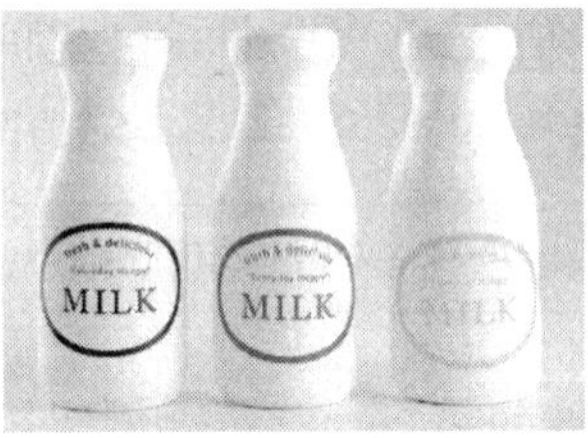

(b) 우유

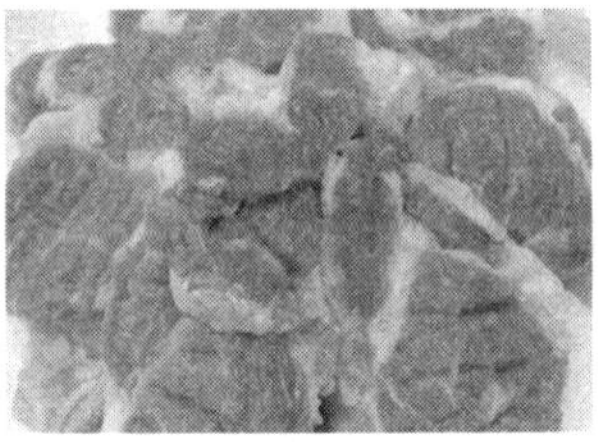
(c) 염소고기

[그림 3-91] 마사이족과 삼부루족 등 기타부족의 음식

⑤ 영국, 인도, 아랍의 영향을 받아서 생긴 음식문화 : 동부아프리카 지역의 사람들은 '차이(Chai)'라는 차를 마시는데, 우리의 홍차와 같고, 우유와 설탕을 곁들여 마시며, 해안 지역에서는 생강을 차에 넣기도 한다(그림 3-92).

- 인도의 음식 : 밀가루 반죽을 후라이팬에 구운 '챠파티(Chapati)', 양고기에 갖은 양념을 한 후 밀가루로 싸서 튀김 만두같이 만든 '싸모싸(Samosa)' 등이 있다.
- 쌀을 소고기, 양고기, 닭고기 등의 고기와 양파, 고추 등의 양념과 함께 볶은 '필라우(Pilau)', '비리아니(Biriani)' 등의 음식은 아랍의 영향을 받은 것이다.

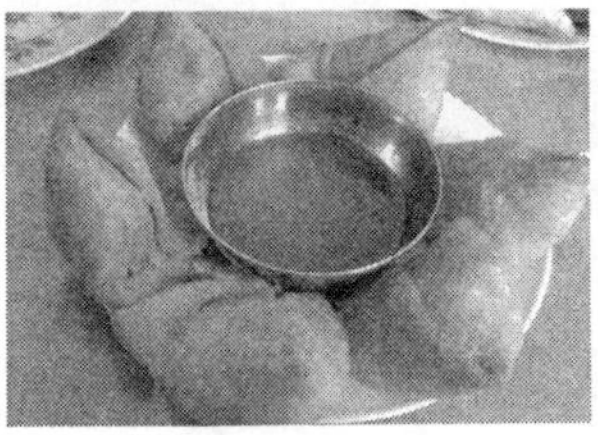
(a) 싸모싸

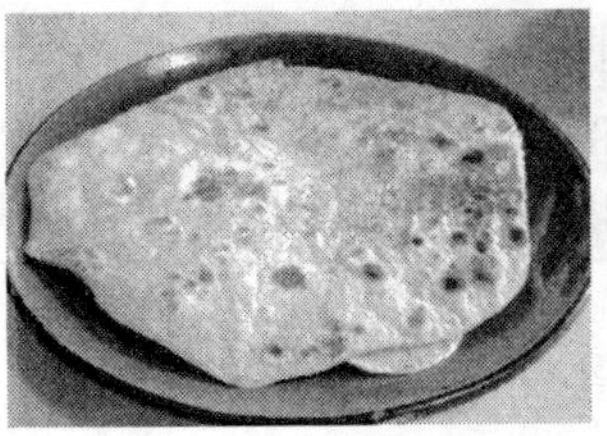
(b) 차파티

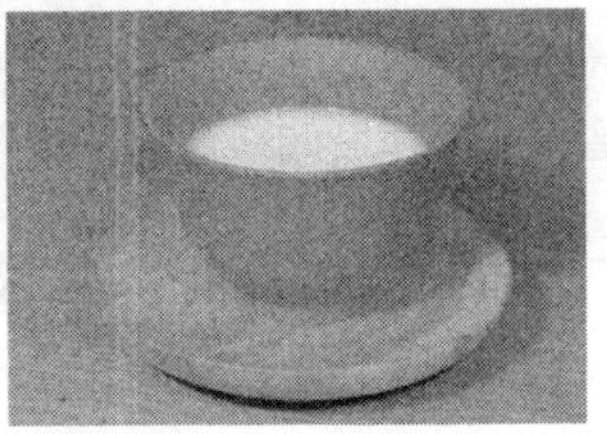
(c) 차이

[그림 3-92] 영국, 인도, 아랍의 영향을 받은 음식

4) 오세아니아 및 태평양 섬 국가들

호주, 하와이, 괌으로 나눠지는데 이 세 나라의 음식은 다음과 같다.

① 호주 : 오세아니아 사람들은 단순히 배를 빨리 채우기 보다는 가족과 또는 친구와 대화를 나누며 여유 있게 음식을 즐긴다(그림 3-93).

- 음식은 고기 요리가 주를 이루며 해산물도 인기가 있고 다양한 과일, 치즈와 함께 술을 빼놓을 수 없다.
- 호주인들은 집밖 야외에서 식사하는 것을 무척이나 좋아한다.
- 호주인들은 여전히 전통적인 방식의 불에 구운 소고기나 새끼 양, 돼지고기의 맛을 좋아한다.

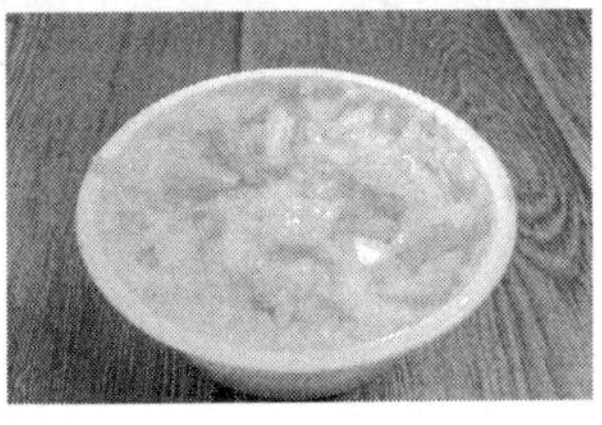
(a) 코울슬로

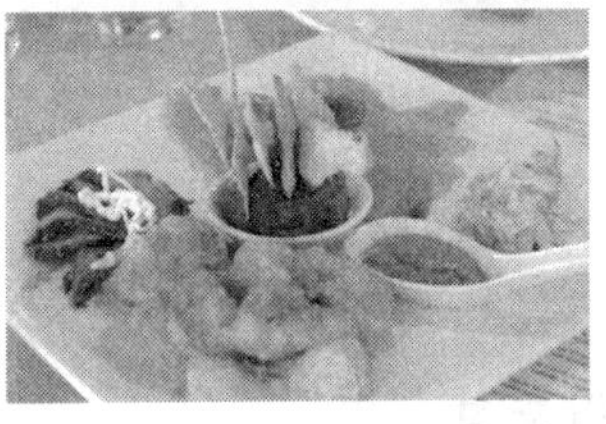
(b) 아뮤 간 요리

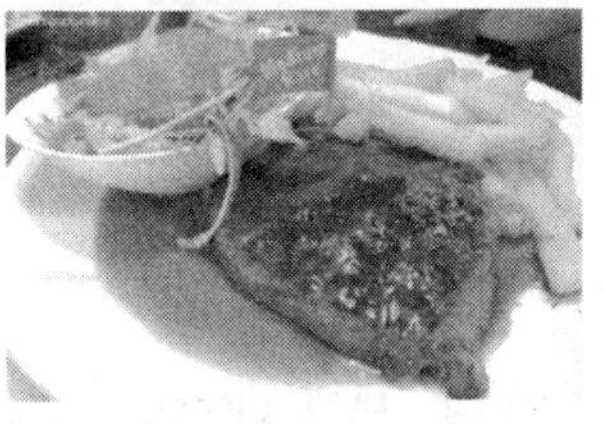
(c) 캥거루 스테이크

[그림 3-93] 호주 요리

② 하와이 : 전통음식은 카우카우라고 하며, 조리된 요리는 카피하키, 끓인 것은 카오라라고 한다(그림 3-94).

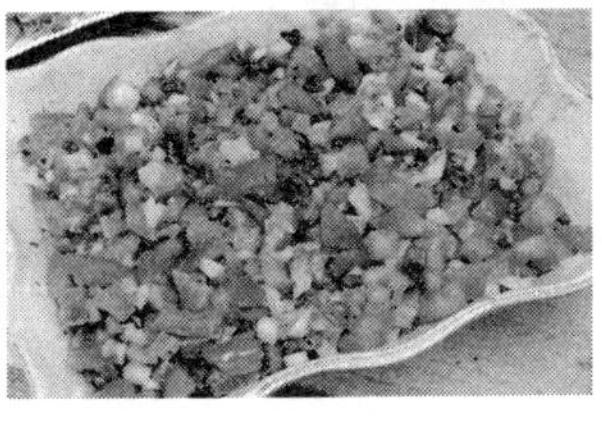
(a) 로미살몬

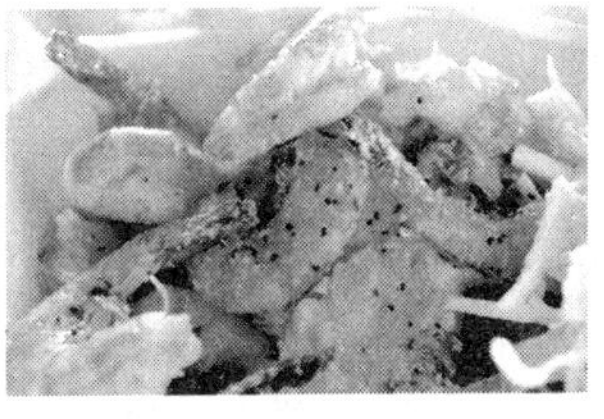
(b) 하와이 새우요리

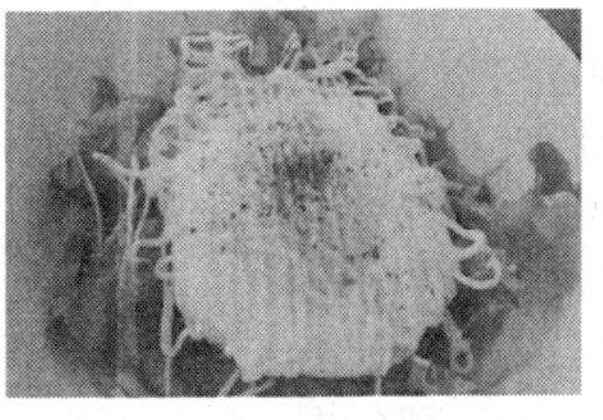
(c) 로코모코

[그림 3-94] 하와이 요리

- 하와이의 해물 요리는 적절한 가격에 풍부한 요리를 즐길 수 있다.
- 일단 주식으로는 감자 같은 포이(Poi)가 있다.
- 타로 잎에 돼지고기를 싸먹는 라우라우(Laulau)와 샐러드인 로미살몬(Lomi Salmon)이 있다.

③ 괌 : 문화는 복합적이라 할 수 있으며, 차모로족들의 대표적인 음식 중 레드 라이스라는 것이 있다(그림 3-95).

- 아나토라는 식물의 씨앗에서 붉은 빛을 내는 분말 가루와 베이컨을 넣고 만드는데, 붉은 빛을 띠고 레드 라이스라고 한다.
- 괌의 전통 닭고기 요리 켈라구엔, 필리핀 스타일의 국수 팬싯, 닭고기, 소고기, 생선 바비큐, 음식 등도 차모로족이 즐겨먹는 음식들이다.
- 한국의 김치처럼 망고나 파파야를 식초에 담가 먹는다.
- 음식의 특징 : 유럽, 동남아, 일본 등의 어울리지 않을 것 같은 음식들의 영향을 받아왔으며 그 결과 매우 독특한 소스를 사용한다.

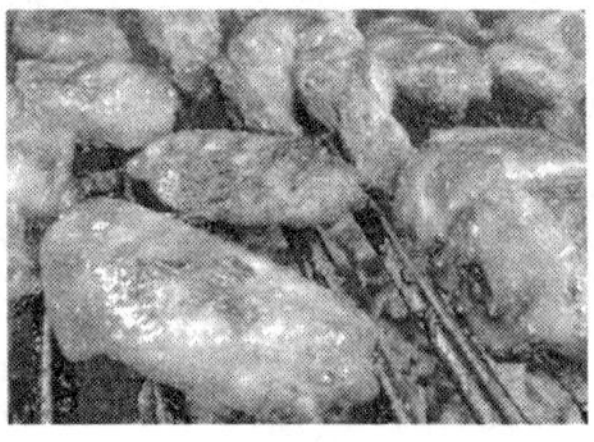
(a) 켈라구엔

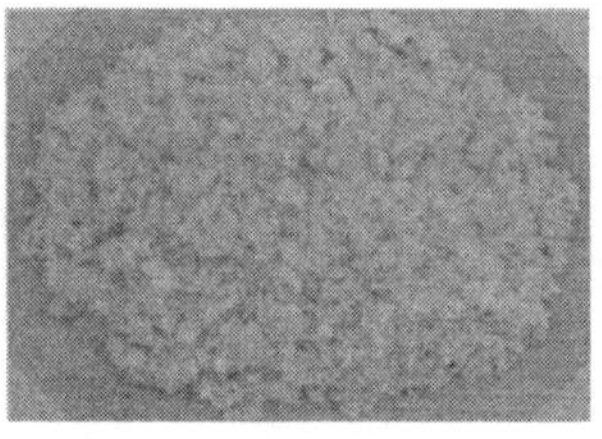
(b) 레드 라이스

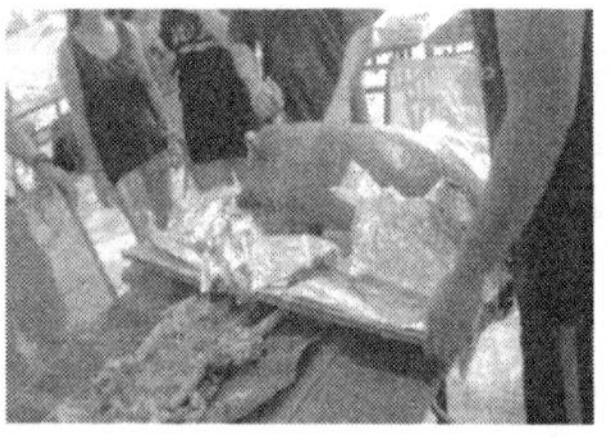
(c) 통돼지 바베큐

[그림 3-95] 괌 요리

5) 남 · 북극 지역의 식문화의 특성

에스키모, 이누이트족의 음식문화는 에스키모, 즉 '날고기를 먹는 사람들'이라는 어원과 같이 날씨가 매우 추워서 익혀 먹지 못하는 자연환경 때문에 대부분의 음식을 날것으로 먹는다.

- 바다표범이나 물개를 잡는 수렵 생활을 하고 있으며, 에스키모인들의 주식은 사냥한 동물의 고기인데, 식생활을 가질 수밖에 없었던 것은 온도가 매우 낮은 추운 날씨 때문에 연료로 쓸 만한 땔감도 없고 불을 피울 수가 없기 때문에 날고기를 먹을 수밖에 없는 것이다.
- 사람은 여러 가지 영양소를 고루 갖추어 먹어야 건강하게 살아갈 수 있는데, 에스키모는 음식은 날생선이나 날고기밖에 없으며, 건강을 유지할 수 있는 것은 에스키모는 채소나 과일 대신 날고기를 먹기 때문에 비타민 걱정이 없다.
- 날고기에는 비타민이 고스란히 살아 있기 때문이지만 고기를 굽거나 삶으면 열이 비타민을 파괴하기 때문에 이런 날고기가 에스키모인에게 건강에 도움을 주고 영양소를 공급하는 중요한 식사이다.

제4장

고객만족도 관리하기

01 고객만족도 관리

02 의료관광 상품만족도 관리

01 고객만족도 관리

우리에게 질문으로 고객이 누구인가? 라고 물으면 대부분 '상품이나 서비스를 구매하는 자' 혹은 '가치를 소비하는 자' 등 최종 소비자(환자)를 생각하는데 고객의 범주에 있어 가장 좁은 범위이다.

1. 조사계획 수립

의료기관은 아픈 사람, 환자를 고객으로 인식하였던 예전 개념에서 건강한 사람, 건강을 오래 유지하고 싶은 사람까지 고객의 범위는 확대하였다. 내부고객인 직원과 지원업체를 포함하여 광의의 개념으로 인식하고 있으며, 고객은 의료기관이 존재하는 기반이며 그들에게 제품과 서비스를 제공하는 것이 아니라 의료기관이 제공하는 기회를 주는 혜택의 제공자이다.

1) 고객만족의 개요

고객의 욕구를 파악하고 서비스 제공이 만족을 이끌어낼 수 있을 때 실현가능하고, 만족은 사전적으로 'SATIS(충분)+FACERE(만들다)' 라는 라틴어에서 유래되어 '성취하거나 무엇을 채우다'이다. 〈표 4-1〉은 고객만족 요소이다.

〈표 4-1〉 고객만족 요소

하드웨어적 요소	소프트웨어적 요소	휴머니즘 요소
병원 건물, 진료 장비, 주차장, 부대시설 등	진료 절차, 예약, 대기시간, 병원 정보, 사회공헌 정도	직원들의 복장, 언행, 친절, 업무처리 능력 등

2) 고객만족 경영

고객만족을 위한 경영이 기업의 중요한 이념이 되면서 기업은 최우선적으로 고객서비스를 핵심요소로 고려하게 되었고, 기업의 목표 또한 고객지향적인 제품생산으로 방향이 바뀌게 되었다.

- 우리나라의 의료서비스는 고객들의 의식변화가 의료환경의 질적 변화를 가져오게 만든 중요한 요소로 작용하게 되었다.
- 고객의 수준과 소득이 높아지면서 의료서비스에 대한 기대 수준과 의료서비스에 대한 요구 수준이 과거에 비해 상당히 높아졌다.

3) 고객만족의 평가요소

고객만족도 개념은 상당히 다면적이고 복합적인 속성들을 가지고 있는데 복잡한 속성을 제대로 반영할 수 있는 고객만족도를 측정하는 것은 매우 중요하고도 어려운 문제이다. 〈표 4-2〉는 각 의료기관들에 따라 고객만족도 구성 요소들을 나열한 것이다. 의료기관의 특성과 상황에 맞게 구성 요소들이 달라지는 것을 확인할 수 있다.

- 고객만족도의 총괄 지표로서 의료기관에서 받은 서비스에 대해 전반적인 만족도를 측정하는 경우가 많은데, 이런 형태의 지표는 타당성과 유용성이 낮다.
- 전체적인 만족도를 측정 하기 보다는 서비스 항목별로 만족도를 측정하는 것이 더 정확하고, 미래에 만족도를 높이기 위한 대안을 모색 하는데 유용하게 이용할 수 있다.
- 고객만족도를 구성하는 요소들을 정하는 문제 외에도 동일한 구성 요소라도 측정하는 항목에 따라 차이가 있고 의료기관의 규모나 특징에 따라 탄력적으로 선택하여 측정할 수 있다.

〈표 4-2〉 고객만족도 평가요소

연구자	고객만족도 구성요소
hall & doman(홀, 도먼)	시설, 접근성, 친절성, 사회 · 심리적 문제에 대한 고려, 의료의 질, 결과, 의료의 지속성.
the health policy advisory unit (보건 산업 자문기관)	의료와 정보 시설, 무형적 환경, 식품의 양, 간호 서비스 예약 진료
steiber & krowinski (슈타이버, 크로빈스키)	접근성 편의성 자원의 유용성, 쾌적한 주변 환경, 친절성, 정보수집, 정보 제공, 의료의 지속성
strasser & aharoni (스트라서, 아하로니)	구조(물리적 환경, 접근성, 경제성) 과정(기술 능력, 적정성, 친절성 : 인간적인 상호관계, 태도, 응답)
ware et al	물리적 환경과 유용성, 접근성 · 편리성, 경제성, 기술적인 질, 결과, 지속성

4) 고객만족 평가에 대한 접근방법

고객만족을 평가하는데 가장 일반적으로 활용해온 방법은 각 평가 항목들에 대한 고객들의 평가 수준을 점수화하는 방법이다.

① 평가 : 리커트척도를 사용하거나 100점 만점의 점수로 환산하여 절대적 수준을 비교하면, 측정이 용이하나 기대이론에 입각한 고객의 기대를 반영하지 못하고 있으며, 상대적 평가의 성격을 갖기 때문에 측정된 만족도만으로는 고객들의 의료서비스에 대한 평가 이유를 파악하기 어렵고 지나치게 단면적이라는 제한점이 있다.

② SERVQUAL[28] 모형 : 기대와 지각 수준 간 차이가 큰 분야 중심으로 개선의 노력을 집중하는 등 대안의 우선순위를 결정하는데 유용하다.

- 5개의 차원으로 구성되어 있으며 Babacus 등이 의료기관에 적용한 예는 시설, 장비 인력 등 외형적 차원은 의료기관의 장비. 시설 외형, 직원들의 외모가 있다.
- 서비스에 대한 신뢰성 차원은 약속된 서비스 시간의 준수, 환자에게 문제가 생겼을 때 대처 태도, 진료비 청구의 적절성이 있다.
- 고객에게 즉각적인 서비스를 제공하는지에 대한 반응성 차원은 직원들이 예정된 서비스를 미리 환자에게 알려 주는지 여부, 즉각적인 서비스 제공, 환자에 대한 적극적 지원이 있다.
- 직원들의 예의 바른 태도와 능력을 묻는 보장성 차원은 환자의 안락함 정도, 직원들의 지식, 태도, 근무 여건이 있다.
- 고객에 대해 주의를 기울이는 정도로서 동정심은 직원들의 환자에 대한 관심도, 최선을 다하는 태도이다.

2. 자료의 수집 및 분석방법

고객만족도를 조사하는 목적과 목표에 따라 조사내용과 방법이 달라질 수 있기 때문에 명확히 설정하는 것이 필요하다. 조사목적과 목표를 정하는 단계는 질문에 대한 답을 명확히 함으로써 구체화 할 수 있다.

1) 조사방법 결정

목표가 명확해지면 목표를 달성하기 위한 자료수집방법을 결정하여야 한다.

- 조사방법 : 다양한 사회조사 방법들을 활용할 수 있으나 조사의 정확성과 효율성을 높이기 위하여 예비조사 및 분석을 통해 미리 정보를 파악하고 이를 토대로 본 조사를 계획하는 것이 바람직하다.
- 각 서비스 과정들을 현재의 만족 수준을 파악하고자 할때에는 다수의 고객을 대상으로 설문조사를 할 수 있다.
- 만족 또는 불만족의 원인 등에 대해 심층적으로 파악하고자 할 때에는 일부 고객들을 대상으로 초점 집단 조사를 적용할 수도 있다.

2) 자료수집 계획 수립

자료수집방법이 결정되면 수집계획을 세우고 자료수집 시점, 조사대상자 범위와 규모, 조사요원 모집, 조사표 개발 등이 포함된다.

---

28) SERVQUAL : 제이탐, 파라수라만 & 베리에 의해서 80년대 중반 개발되었다. 원래 서비스 품질의 10개의 측면에 대해 측정하는 것이다.

- 자료수집을 설계하는 단계에서 다음과 같은 사항들을 고려한다.
  - 상황적 변이 : 조사환경의 쾌적성 등과 같은 환경적 변수들에 따라 응답 수준이 달라질 수 있기에 가능한 보편적 상황을 평가할 수 있는 시점을 선택하며, 응답 내용 역시 일반적 수준을 감안하여 응답하도록 유도한다.
  - 응답자 편견 : 조사를 받는 고객의 상황에 따라 응답 내용이 달라질 수 있다.
  - 설문 항목이 너무 많으면 응답을 성실하게 하지 않을 수 있기에 여러 사항을 고려하여 설문 대상자 설정과 설문지를 구성하여야 한다.
  - 직원이 직접 면접조사를 실시할 경우 다양한 반응을 직접 관찰할 수 있으나 직원을 의식하여 솔직한 답변을 하지 않는 경우가 많으므로 조사자 선정에도 주의가 필요하다.

3) 자료수집과 저장

실제로 조사를 실시하고 수집된 자료를 저장하는 과정이다.

- 자료수집 과정에서 충분한 조사시간과 신뢰성 있는 답변이 나올 수 있도록 환경을 배려하는 것이 필요하다.
- 자료의 저장은 지속적으로 주기적으로 고객만족도 조사를 실시할 것이라는 전제하에 체계적인 데이터베이스를 구축하고 다른 경영정보와 연계하여 저장, 관리하는 것이 바람직하다.

4) 자료분석과 결과 정리

자료분석은 기술분석 중심으로 정리한 후 각종 도표 · 막대그래프, 원그래프, 산포도 등을 이용하여 나타내고자 하는 사실을 강조한다.

- 시간에 따른 추이를 살펴보는 것이 매우 중요하며, 가능한 보고양식을 고정시키고 동일한 지표들을 추적하는 노력을 한다.

5) 자료결과의 해석과 대안 수립

조사결과가 정리되면 결과가 시사하는 바를 토의하고 이중 개선해야 할 과제들을 사안의 심각성에 따라 담당부서별, 소요재원별, 소요기간별로 분류하여 사업 우선순위를 정한 뒤 실행계획을 수립하여 실천한다. 자료수집 방법으로 다양한 방안들이 강구되고 있다.

(1) 정량적인 방법

고객들을 대상으로 구조화된 설문지를 이용하여 자료를 수집, 분석하는 방법이다. 이들 방법은 자료분석과 결과를 판단할 수 있는 객관적인 척도가 있기에 정보해석이 용이하여 가장 일반적으로 쓰이는 방법들이다.

> • 조사도구인 설문지의 신뢰성이나 조사방법의 타당성이 제대로 확보되지 않는 한 결과의 의미가 떨어질 수 있는 문제점이 있다.
> • 정량적인 조사방법 : 설문조사 방식에 따라 구분할 수 있다.
> - 자기 기업식 설문조사 : 고객이 직접 설문을 읽고 작성하는 방법으로 고객의 솔직한 의견을 수렴할 수 있는 장점이 있는 반면, 설문지 작성 요령과 내용을 이해할 수 있는 대상자에게만 가능하고, 설문 내용을 이해하는 과정에서 고객 개개인의 주관성이 개입되어 원래 의도와는 다른 응답이 나올 수 있는 점도 제한점의 하나이다.
> - 면접 설문조사 : 조사자가 고객을 직접 면회하면서 설문지에 포함된 내용을 조사하는 방법이며, 설문 내용을 정확히 이해시킴으로써 설문 작성의 주관성을 극복할 수 있고 설문의 완결성도 높일 수 있으나 조사자가 직원일 경우 실제 평가보다 긍정적인 방향으로 답변하는 응답의 왜곡을 초래할 수 있다.
> - 우편전화 설문조사 : 의료서비스 이용 후 귀가한 고객들에게 우편 또는 전화로 이용에 대한 만족도를 조사하는 방법으로 역시 고객의 솔직한 의견을 수렴할 수 있으나 설문작성의 주관성과 관련된 문제가 야기될 수 있고 다른 조사 방법에 비해 응답률이 낮을 가능성이 있다.

(2) 질적인 방법

의료기관 이용에 대한 의견을 서면이나 구두로 물어 보는 것으로서 계량적인 척도를 사용하지 않고 일정한 틀 없이 자유롭게 의견을 표현하게 함으로써 심층적이며 솔직한 의견을 수렴할 수 있다.

① 질적인 방법은 의료이용에 대한 부정적인 견해를 정량적인 방법보다 잘 반영할 수 있는데 실제로 양적인 조사에서 만족도가 높게 측정된 경우도 질적인 방법으로 조사하면 다소 낮을 수 있다.

> • 질적인 연구방법 : 고객의 경험을 실제 상황 그대로 파악할 수 있으며, 고객이 느끼는 감정적 · 인지적 반응을 정확하게 전달할 수 있기에 적극적으로 활용한 필요가 있다.

② 의료기관에서 고객만족도를 측정하기 위해 활용할 수 있는 질적인 조사방법은 다음과 같다.

> • 직접 관찰, 참여자 관찰 : 제3자 또는 서비스 제공자가 서비스 제공과정에서 고객의 행동을 관찰함으로써 고객의 서비스 평가 태도를 간접적으로 파악하는 방법이다.
> • 개방형 설문조사 : 개방형 설문을 통해 고객이 서비스 평가를 직접 기술하도록 하거나 고객의 의견을 면접조사를 하여 정리한다.
> • 사건 중심의 면접조사 : 서비스 제공과정에 문제가 생겼거나 고객이 제기하는 문제를 의료기관 차원에서 검토할 필요가 있을 때 관련 고객들에게 심층 면접조사를 하는 방법이다.
> • 불만사례 분석 : 불만 창구 또는 고객 불만 신고함에 접수된 불만 사례들을 모아 분석하는 방법이다.
> • 초점집단 조사 : 질적인 조사방법 중 비교적 체계적이고 심층적으로 정보를 수집하는 방법으로서 많이 활용되고 있는 방법이다.
> - 대상 의료기관을 이용한 경험이 있는 고객과 보호자 중에서 일정수를 선발하여 6~8명의 소집단을 구성한 후 미리 준비된 조사 항목에 의해 참석자들의 의견을 자유스럽게 듣는 방법이다.
> - 표본선정의 대표성이 없으므로 그 결과를 일반화하기 어렵다는 제한점이 있으나 질적인 조사가 갖는 장점을 모두 내포하고 있으므로 의료기관 이용에 대한 고객들의 의견을 탐색하거나 의료이용과 관련된 가설을 유추하는데 매우 유용하다.

3. 고객만족도 조사

고객이 어느 상품을 구입 했을 때 구입한 상품과 서비스에 어느 정도 만족하고 있는가를 중요시하는 마케팅 수법으로 상품에 대한 고객의 만족도, 또는 소비자 만족도라고 한다.

- 종합적으로는 상품의 공급부터 고객이 기대한 만족도, 실제로 느낀 만족이 어느 정도 높은가 하는 것이다.
- 고객만족도(Customer Satisfaction Taste : CST)가 높으면 고객에 의한 동일 상품의 구매율도 높아진다.
- 회사의 제품이나 고객의 만족 정도를 파악하기 위하여 실시하는 것이 고객만족도 조사표이다.
- 고객만족도 조사표에서 가장 중심적인 내용은 설문 질문이며, 고객이 직접 기입 할 수 있도록 구체적으로 기록하여 놓은 것이 고객만족도 조사표의 특징으로, 이에 대한 실무방법을 살펴본다.

1) 조사 이유

고객의 기대와 욕구에 대한 만족도를 지표로 도출하고 자사와 경쟁사 간의 위치를 파악한다.

2) 조사의 3대 원칙

① 계속성 : 고객만족도 조사는 정기적인 조사일 때 의미가 있다.

- 계속성의 원칙을 가지고 있으면 시기적 비교가 가능하며 만족도와 문제점의 시기를 비교 파악할 수 있다.
- 분기와 월 단위로 지속적인 조사가 이루어져야 한다.

② 정량성 : 항목 간에 수치 비교가 가능해야 한다(표 4-3).

- 고객만족도를 정량적으로 파악하기 위해서는 질문 항목 당 3~5개의 응답 항목을 만들어서 선택하는 것이 일반적이며, 응답항목에 따라 점수를 통해 정량화할 수 있다.

〈표 4-3〉 정량화된 응답항목별 점수표

매우 불만족	불만족	보통	만족	매우 만족
1	2	3	4	5

③ 정확성 : 정확한 조사, 통계, 분석이 이루어져야 한다.

- 소비자 실태가 정확히 이루어질 수 있도록 신뢰할 수 있는 통계 결과를 얻을 수 있도록 한다.

3) 조사절차

① 필요성 분석 : 고객만족도를 조사할 필요 여부를 분석

② 조사설계 : 조사내용을 설계

③ 실사(Field work) : 실제로 조사업무를 수행
④ 분석과 해석 : 실사 결과를 분석하고 해석
⑤ 고객서비스 전략 수립 : 분석 결과에 따라 고객서비스 전략을 수립

4) 설문지 조사방법

설문지 작성 단계(그림 4-1, 표 4-4)는 다음과 같다.

① 1단계 : 필요한 정보의 결정 → 조사목적과 내용 등 정보획득
② 2단계 : 설문지 유형의 결정 → 개인면접법, 우편조사법 등
③ 3단계 : 세부조사 내용의 결정 → 쉽고 간단명료, 명확성 등
④ 4단계 : 질문 유형의 결정 → 객관식, 주관식 등
⑤ 5단계 : 질문용어의 결정 → 단순한 용어 사용 등 명확성
⑥ 6단계 : 질문순서의 결정 → 쉬운 순서로 논리적으로 배열
⑦ 7단계 : 설문지 인쇄 형태 및 구도의 결정 → 거부감 해소, 수용도 제고

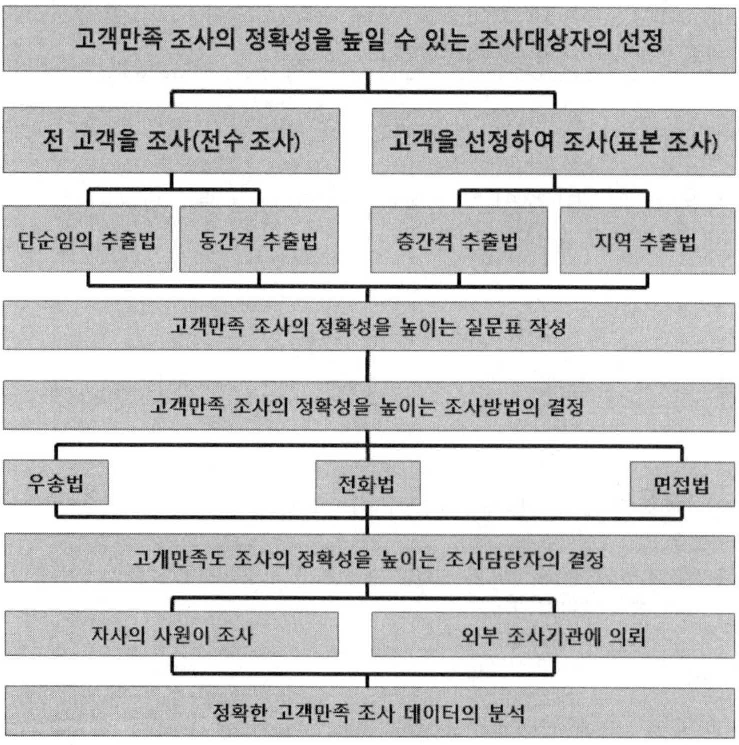

[그림 4-1] 고객만족도 조사의 절차

⑧ 8단계 : 사전 테스트(pre-test) → 문제점 검토, 보완

⑨ 9단계 : 수정 및 최종 설문지의 준비 → 조사의 신뢰성 확보

〈표 4-4〉 설문지 구성방식의 장단점

구 분	Top Down 방식	Bottom Up 방식
설문지 구성 형태	핵심사항을 먼저 경정하고 세부사항 Break Down	세부사항을 나열한 다음, 관련 있는 사항끼리 그룹화하여 핵심을 파악
장점	파악하고자 하는 사항을 다각적으로 검토	문제의 나열로 핵심 사항을 파악하므로 초보자라도 쉽게 구성
단점	자신의 업무에 대한 해박한 지식이 필수적임	조사하고자 하는 내용을 나열하여 구성하므로 시간적 제약

4. 고객만족도에 영향을 미치는 요인

고객만족도는 다양한 요소들로 구성되며, 자극을 인지하고 평가하는 과정에 다양한 요인들이 영향을 미칠 수 있다.

- 고객의 사회 · 인구학적 요인, 육체적 · 정신적 상태, 의료에 대한 태도와 기대, 의료를 제공하는 조직의 구조적 특성, 의료의 기술적 측면, 의료의 결과로 구분하여 설명하였다.

1) 고객의 특성

비슷한 유형으로 나누어 일반적인 특성을 알아내면, 적절한 마케팅 활동을 할 수 있어 미리 고객에 대한 사전 지식을 수집하고 이를 분석하여 마케팅 전략을 수립한다.

① 사회 · 인구학적 특성 : 의료서비스에 대한 만족도와 가장 밀접한 관계를 보인 변수는 연령과 성이다.

- 많은 연구에서 연령과 의료서비스에 대한 만족도는 비례하지만 간호서비스에 대한 만족도와는 유의미한 관계가 없다.

② 육체적 · 정신적 건강 상태 : 건강 상태의 변화는 의료서비스를 이용함으로써 나타난 산출물이다.

- 의료서비스를 받기 전의 건강 상태가 의료서비스에 대한 만족도를 판단하는 과정에서 매우 중요한 영향 요인이기 때문에 고객만족도를 해석하는데 건강 상태의 차이를 고려할 필요가 있다.
- 고객의 건강 상태와 의료서비스 만족도와의 관계를 연구한 논문들을 검토한 결과, 건강 상태가 좋을수록 의료서비스에 대한 만족도는 높았다.

③ 의료서비스에 대한 태도와 기대 : 일반적으로 의료서비스에 대한 고객들의 기대수준이 만족도에 미치는 영향은 크지 않다.

- 기대 수준이 낮았던 고객일수록 만족도가 높았으며, 비현실적인 기대 수준을 가진 고객은 만족도가 낮았음을 보고하였다.
- 고객의 의료서비스에 대한 기대는 복합적인 속성을 가지고 있으며, 고객의 개인적 특성, 과거의 의료 이용 경험, 고객의 사회 · 문화적 가치관 그리고 의료서비스를 받는 상황에 따라 기대 수준이 달라질 수 있기에 기대와 고객만족도와의 관계를 규명 하는데 있어 이들 요인들이 고려되어야 한다.

2) 의료의 구조적 특성

의료기관의 특성과 의료비를 조달하는 방법에 따라 의료서비스에 대한 만족도가 달라질 수 있다. 외래서비스의 경우 그 영향력이 크고, 자율적이고, 다른 의료기관들과 의사소통이 원활한 의료 기관에서 진료를 받는 고객들의 만족도가 높으며, 자율성이 보장되는 의사로부터 의료서비스를 받을수록 만족도가 높다.

- 의료공급자의 특성과 고객만족도 간의 관계를 보면, 간호 서비스에 대한 만족도나 의사에 대한 만족도가 높을수록 의료서비스에 대한 만족도가 높다.
- 의사와 간호사에 대한 만족도 중 간호사에 대한 만족도가 고객들의 전체적인 만족도에 더 큰 영향을 미친다.
- 보조적인 서비스에 대한 만족도도 고객들의 만족도에 영향을 미치지만 그 영향 정도는 크지 않다.
- 고객만족도는 의료에 대한 접근성, 이용 가능성 그리고 편리성과 양의 관계에 있다.
- 진료의 지속성 측면이 만족도와 관련이 있다.
- 재원 기간과 만족도 사이에 유의한 관계가 있다.

① 고객관계 관리(Customer Relationship Management : CRM)에 대한 기본적인 분류와 방법은 〈표 4-5〉와 같다.

〈표 4-5〉 CRM에 대한 기본적인 분류

분 류	세부적인 항목들을 분석
분석 (ANALYTICAL) CRM	• 영업, 마케팅, 서비스 측면에서 고객정보를 활용하기 위해 고객데이터를 추출 · 분석하는 시스템이다. • 사업에 필요한 고객시장 세분화, 고객 프로파일링, 제품컨셉 결정, 캠페인 관리, 프로모션 계획 등의 기획 및 방법에 대한 아이디어가 도출할 수 있다. • 고객데이터의 과학적인 분석을 위하여 데이터 마이닝 기술이 매우 중요한 이슈로 부각되었다.
운영 (OPERATIONAL) CRM	• CRM의 구체적인 실행을 지원하는 시스템이다. • 기존의 ERP(Enterorise Resource Planning) 시스템이 조직 내부의 관리 효율화를 담당하는 시스템이며, Operational CRM은 조직과 고객 간의 관계 향상, 조직의 전 방위 업무를 지원하는 시스템으로, 영업과 서비스를 위한 시스템이다.

분 류	세부적인 항목들을 분석
협업 (COLLABORATIVE) CRM	• 인터넷을 기반으로 한 비즈니스의 성장 및 오프라인 기업의 온라인화가 가속화되면서 인터넷에 대응하는 신 개념의 CRM이다. • 협업은 분석과 운영시스템의 통합을 의미한다. ㉥ E-비즈니스 환경에서 각 고객별로 차별화된 서비스를 제공하는 웹 개인화 서비스 시스템

② 3가지 큰 분류에서 나오는 세부적인 항목들을 분석하여 마케팅 전략을 수립해야 한다.

3) 기업의 고객관계 관리

1980년대 이후 글로벌화 개념에 입각하여 다국적 기업들의 등장으로 인해 공급자 중심의 경영개념에서 고객 중심, 고객 지향적 개념으로의 변화가 시작되었다.

- 통계에 따르면 고객 이탈을 줄일수록 기업의 수익은 늘어난다.
- 기업의 경우 신규고객 획득에 소요되는 비용이 기존고객 유지비용의 5~6배 정도로 예상된다.
- 합리적인 고객관리는 신규고객 창출을 위해 노력하는 것보다 기존고객 관리에 투자하는 것이 훨씬 더 효율적이다.

4) 병원의 고객관계 관리

오늘날 의료기관의 경영개념은 고객과의 장기적 관계형성을 중시하는 쪽으로 그 방향이 변화하고 있으며, 신규고객을 만드는 것보다 기존고객을 잘 관리해 고객으로 인해 다른 신규고객이 생기도록 하는 것이 경제적인 경영 전력이다.

- CRM의 성공적인 도입을 위해서는 특성에 맞는 다양한 채널로 고객과의 의사소통을 하고, 적절한 서비스 제공으로 고객이 병원 평생 가치로 보답하도록 유도해 내야 한다.
- CRM에서 가장 중요한 것은 고객이다.
- 성공한 의료기관이 되기 위해서는 고객과의 관계를 통합적으로 관리하는 CRM 시스템을 구축하는데 아낌없는 지원을 해야 한다.

① 고객관계관리(Customer Relationship Management) 중에서 고객만족도를 조사하는 방법의 3가지 원칙은 〈표 4-6〉과 같다.

〈표 4-6〉 고객만족도 조사의 3원칙

원 칙	3가지 원칙에 대한 설명
계속성의 원칙	• 고객의 만족도를 시간대 별로 비교 가능해야 한다(과거, 현재, 미래를 비교). • 고객의 요구는 주변 환경에 따라 항상 변하고 만족도 또한 제품의 향상, 에프터 서비스 향상 등에 따라 달라지기 때문이다.

원 칙	3가지 원칙에 대한 설명
정량성의 원칙	• 항목들 간 비교가 가능하도록 정량적인 조사가 이루어져야 한다. • '성능은 좋은데 디자인이 맘에 들지 않는다.' 등 문자열로 된 데이터로는 항목 간 비교가 불가능하다. • 고객의 의견을 수량적 데이터로 점수화하는 것이 필요하다.
정확성의 원칙	• 정확한 조사와 정확한 해석이 필요하다. • 설문조사의 경우 조사목적에 맞춰서 정확한 답변이 나올 수 있도록 신중하게 설계해야 할 필요성이 있고, 해석도 가급적 주관적인 생각을 배제해야 한다.

5) 환자의 만족도를 증가시키기 위한 전략

① 환자와 신뢰 구축 : 환자와의 처음 대면에서 신뢰를 구축하는 것은 매우 중요하다.

- 환자가 처음 대면시에 신체적 정신적으로 안전하지 않다고 생각하는 경우 그 후에 의료진이 어떠한 정보를 제공하더라도 환자는 제공된 정보를 습득하지 않는다.
- 환자와의 성공적인 신뢰 관계를 구축하기 위해서 의료진은 환자가 정신적으로 두려움을 느끼지 않도록 하는 기술을 지녀야 하며, 환자의 말에 귀를 기울이고 환자의 작은 행동이라도 주의를 기울여서 관찰하는 태도를 갖추어야 한다.

② 환자의 실제적인 요구 확인 : 많은 환자들이 입원 시에 필요로 하는 요구를 의료진이 적절히 사정하지 못하는 것에 불만족이 발생하며, 환자의 알려지지 않는 요구를 발견하는 것은 환자의 만족도를 증가시키는 중요한 부분 중 하나이다. 이러한 요구를 발견하기 위한 방법으로 간단하게는 개방형 질문으로, 환자에게 무엇을 필요로 하는지 직접적으로 물어보는 것이 있다.

- 환자와의 깊이 있는 대화를 유도할 수 있는 것이 신뢰도 형성에 도움을 줄 수 있고, 장기적인 관계 형성의 기초가 될 수 있다.
- 환자에게 의료진이 어떻게 도와줄 수 있는가를 표현하게 하는 것도 방법이 된다.

③ 상호간의 교류가 있는 대화법 사용 : 의료진은 환자에게 정보를 전달하는 방식의 일방적인 대화방법을 사용하면 환자와의 신뢰를 구축하기 어렵고 환자가 원하는 정보보다는 의료진이 전달하고자 하는 정보만 제공하게 된다.

- 의료진은 모든 환자와 관계 형성에 노력하고 단지 환자의 불만을 듣기보다는 즉각적인 해결방안을 모색하도록 한다.
- 환자들이 가지고 있는 문제점이나 잠재적 문제점이 환자의 일상생활에 어떻게 영향을 미치고 어떠한 결과를 초래하는지를 확인하며, 환자 자신의 질환이나 치료 등과 관련된 정보를 제공하도록 노력한다.

④ 환자에게 강요하지 않음 : 환자에게 치료나 간호를 강요하지 말고 그들의 의견, 문화적 배경, 종교, 신념 등을 고려하여 환자가 의료진에 의해 권고된 치료나 간호를 수행할 준비가 될 수 있도록 돕는다.

⑤ 추후 관리 : 의료진과 의료기관은 그들이 제공한 의료서비스가 기대하는 결과를 가져왔는지, 환자가 만족하는지 등에 대해 항상 추후 관리를 한다.

- 추후 관리방법 : 이메일이나 전화 면담과 현지의 협력 의료기관 활용 등이 있다.

5. 결과해석 및 보고서 작성

고객만족도 조사분석 결과 보고서는 의료관광산업의 성공적인 마케팅 전략 수립을 위한 방향을 제시할 수 있으며, 고객만족도 조사는 궁극적으로 의료기관이 지향하는 목표의 달성과 의사결정에 기여할 수 있도록 결과를 도출해야 한다.

- 분석된 고객만족도 정보는 효과적으로 활용될 수 있도록 조사 결과의 적용 가능성(고객만족 서비스 개선 및 개발)을 고려하여 타당성과 신뢰성이 확보되어야 한다.
- 고객의 요구사항 : 의료기관에서의 피드백을 통한 서비스의 개선으로, 고객만족과 질 관리 및 개선과 연결된다.
- 내부고객(직원)들의 여론을 얻기 위해서는 의료관광 사업을 추진하는 해당 부서에서 주장하는 것보다 만족도 조사 결과로 고객의 눈을 통해 보이는 의료기관의 모습이 오히려 내부 고객(직원)을 설득하는 데 효과적이다.
- 고객의 실질적인 요구를 파악할 수 있어 고위관리자의 의사결정에 영향을 미치기 때문이다.

1) 고객만족 개념의 이론적 근거

최근 소비자 주도 경제 시대를 맞이하여 고객만족의 개념은 중요하게 강조되고 있고, 서비스 기업들은 기업의 경쟁 우위를 확보하기 위하여 고객만족에 영향을 미치는 마케팅 믹스를 규명하기 위한 많은 노력을 기울이고 있다.

① 마케팅 근시(Marketing Myopia[29])의 재인식 : 오늘날 마케팅은 고객의 욕구와 필요를 충족시키고 구매자의 좋은 반응을 연속적으로 창출하는 데 있다.

- 과거에는 의외로 제품 지향적 기업이 많았다.
- 기업은 시장과 소비자가 요구하는 요인들을 간과했기 때문에 기업 성장의 둔화를 초래하였던 것이다.
- 제품의 일차적 욕구인 제품 자체뿐만 아니라 이차적 욕구의 속성인 기쁨, 만족, 가치 등을 결합하여 소비자 욕구에 부응하여야 한다.

---

29) Marketing Myopia : 레빗 교수는 기업이 자사의 제품시장 영역을 협소하게 규정지어 경쟁자의 범위를 파악하지 못하는 오류를 범하는 것으로, 마케팅 근시라고도 한다.

- 시장의 상황분석과 고객의 구매동기를 정확히 파악하여 마케팅전략의 수립에 반영하지 않으면 기업은 사양화된다.
- 제품의 일차적 욕구만 강조한 나머지 이차적 욕구의 중요성을 간과해서는 기업이 시대변화에 적응할 수 없을 것이다.

② 시어도어 레빗(Theodore Levitt)의 마케팅 매트릭스 이론 : 1969년 Levitt(레빗) 교수는 기업 성장을 위한 방법인 '마케팅 모델'이라는 논문에서 마케팅 매트릭스 이론을 밝혔다.

- 종전의 판매자 위주의 시장체제에서 오늘날 구매자 위주의 시장제체로 바뀌었다.
- 판매가 없이는 기업이 존재가치를 찾을 수 없으며 연속적인 자사 제품의 구매와 수용을 창출하지 않으면 기업의 유지 · 존속이 어려운 것이다.
- 나아가 수익성 있는 고객을 창조 · 유지 · 만족시키는 것이 기업의 기능이고, 곧 기업성공이라는 목적을 달성하기 위한 수단이다.
- 시장 지향적 · 고객 지향적 · 고객 감동적 기업경영체제가 시대적으로 요청되고 있다.
- 오늘날 새로운 마케팅을 지향하는 것은 고객지향주의, 고객만족주의, 고객창조주의이다.

③ Swan(스완)과 Combs(컴스)이론 : 제품은 기업을 대표하는 얼굴이라고 할 수 있으며, 제품 관리는 마케팅 믹스 전략의 첫째 요소가 된다.

- 제조업자의 손에 있을 때 제품이라고 하며, 유통업자의 손에 있을 때는 상품이라고 한다.
- 상품화전략은 경쟁적 · 차별적 독립성을 확보하는 관건이다.
- 제품은 구매자내지 잠재적 소비자가 가치를 부여하는 일체의 요소가 통합된 것이라고 할 수 있다.
- 제품의 일차적 욕구인 제품 자체뿐만 아니라 2차적 욕구의 속성들도 결합하여 소비자 욕구에 부응해야 한다.
- 고객의 만족은 주로 주변기능에 관련이 있고, 불만을 중심 기능의 결여와 관계가 깊다.
- 고객만족을 위해서는 중심 기능과 주변 기능을 동시에 향상시켜야 된다.
- 소비자는 주로 가격을 품질평가의 기준으로 사용하는 경우가 있다.
- 경쟁제품들 사이에 상당한 품질의 차이가 있다고 느낄 때와, 제품에 대한 지식이나 경험이 없을 때와 사회적 위신이나 체면에 관계가 있을 때, 제품평가에 불확실성이나 위험을 느낄 때에 가격이라는 정보요소가 제품 품질평가에 영향요소로 작용한다.

6. 환자만족도 제고를 위한 사후관리

환자가 퇴원 후 환자의 상태와 제공된 퇴원 지시사항에 대한 수행 정도를 확인하기 위해 미국을 비롯한 많은 국가의 의료기관에서는 추후 관리 전화(Follow up Call)를 시행하고 있다. 현재 국내 의료기관에서도 국내 환자를 대상으로 Follow up Call 또는 happy call 서비스 제도를 도입하여 사용하고 있다.

- 서비스 : 환자의 만족도를 향상하고, 환자의 퇴원 지시사항 수행 여부를 확인하여 퇴원시 제공된 교육 및 정보 중 불충분하였거나 환자와 보호자가 이해하지 못했던 내용에 대하여 추가적인 교육 및 정보를 제공할 수 있는 기회를 마련하고, 환자로 하여금 퇴원 지시사항 수행의 중요성을 재확인시켜 성실히 지킬 수 있도록 동기를 부여하여 재입원이나 환자 상태의 악화를 예방할 수 있도록 도와준다.
- 환자의 상태를 점검함으로써 입원 기간 중 환자에게 제공된 치료 · 간호의 결과를 확인 할수있는 기회를 제공한다.

① Follow up call에 포함되어야 할 구체적인 내용이다.

- 환자의 상태
  - 증상 호전
  - 통증
  - 기간 내 예정된 외래 방문 이외에 응급실이나 외래방문 여부
  - 식이
  - 운동 및 일상생활 활동 범위
  - 운동
  - 건강증진 활동(금연, 금주 등)
- 투약 및 자가 간호 수행
  - 투약 : 투약 이행 정도, 투약 시의 문제점, 부작용 발생 여부, 처방된 퇴원 약물 중 투약을 중지하거나 추가된 약물 유무와 이유
  - 자가 간호(상처간호, 배액관 관리 등) : 자가 간호 이행, 자가 간호시 문제점
- 외래방문 및 검사 일정, 외래 검사시 준비사항 숙지여부
- 기타문의 사항 및 상담에 관한 확인
- 고객만족 조사 사례(인터넷 이용)

〈표 4-7〉 환자만족도 조사 설문지(영문)

International Patient Satisfaction Survey

We would like to know how you feel about the services the hospital provides. So we can make sure we are meeting your needs.

Your responses are directly rseponsible for improving the hospital services. All response will be kept confidential and anonymous.

Thank you for your time

[Your Hospital Name Here]

General Information

☐ Age ___________ years
☐ Gender ☐ Male ☐ Female
☐ Nationality ___________
☐ Current Residence ☐ Korea ☐ Abroad(___________)
☐ Are you a policyholder of the National Health Insurance of Korea? ☐ Yes ☐ No
☐ How do you know about our hospital?
① Internet ② Newspaper or Magazine
③ Friends of Relatives ④ Medical Tourism Agency
⑤ Others ___________

Qusetion

Please circle how well you think hospital is doing in the following areas.

Items	Great (5)	Good (4)	Fair (3)	poor (2)	Very poor (1)
Quality of care					
Outcomes of treatment and care					
Quality of medical services/skill					
Quality of nursing service/skill					
Accessibility					
Convenience of reservations/scheduling					
Convenience of the admission process					
Convenience of the discharge process					
Convenience of the hospital's location					
Access to the hospital website					
Prompt return on calls					
Waiting Time					
Response time from the hospital staff					

Items	Great (5)	Good (4)	Fair (3)	poor (2)	Very poor (1)
Explains about the reason for delay					
Waiting time from initial contact to admission or visit					
Staff					
Physicians					
Takes enough time with you					
Explains What you want to know (diagnosis, test results, treatment plan, procedure/operation, etc.)					
Gives good advice and treatment					
Provides medical services with respect					
Manner and Attitude					
Nurses					
Friendly and helpful to you					
Provides medical services with rsepect					
Answers your questions appropriately					
Responding to nursing needs properly					
Manner and Attitude					
All others					
Friendly and helpful to you					
provides services with respect					
answers your questions appropriately					
Manner and Attitude					
Information/Education					
Provides hospital/facility information					
Provides adequate admission instruction					
Provides adequate discharge instruction					
Explains about procedure/treatment/care appropriately					
Explains about test results, dignosis, treatment/care plan, expected/unexpected outcomes of treatment/ care, and alternatives of treatment/care					
Provides adequate medication information					
Information provided by hospital staff is easy to understand					
Facility					
Ease of finding where to go					
Neat and clean building					
Comfort and safety					
Privacy					
Payment					
Explains about what you pay					

Items	Great (5)	Good (4)	Fair (3)	poor (2)	Very poor (1)
Provides the detail charged items					
Other services					
Keeping personal/medical information private					
Communication with hospital staff					
Provides care with cultural consideration					
Reporting system for complaints and inconvenience					
Appropriateness of the interval between meals					
Variety of the menu selection					
Meal delivery service					
Translation service					
Housekeeping/Linen service					
Transportation					
Registration service					
Laboratory/dignostic test service					
Overall Satisfaction					
Overall satisfaction in our services					
The likelihood of reusing our hospital service					
The likelihood of referring your friends and relatives to us					

Please write down freely all your comments or suggestions in following questions

◆ What do you like best about the hospital?

____

◆ What do you like least about the hospital?

____

◆ Please provide any suggestions for improvement of our services

____

Thank you for taking time to complete this survey. We will seek your views and comments as we improve our hospital services for international patients and families visiting 000 hospital. Please submit your response to nurse.

환자만족도 조사 설문지(영문번역 한글)

국제 환자만족도 조사

저희 병원에서 제공하는 서비스에 대하여 어떻게 생각하시는지 조사하고자 합니다. 이에 따라 귀하의 요구사항을 충족하고 있는지 확인할 수 있습니다.
귀하의 응답은 병원 서비스 개선에 직접적인 책임이 있습니다. 모든 응답은 기밀 및 익명으로 유지됩니다.

시간 내주셔서 감사합니다.

[병원 이름]

일반정보

☐ 나이 ____________
☐ 성별 ☐ 남자 ☐ 여자
☐ 국적 ____________
☐ 현재 거주지 ☐ 한국 ☐ 해외(____________)
☐ 대한민국의 국민건강보험 가입자이십니까? ☐ 예 ☐ 아니오
☐ 우리 병원을 어떻게 알고 오셨습니까?
① 인터넷 ② 신문 혹은 잡지
③ 지인의 친구 ④ 의료 관광 회사
⑤ 기타 ______________

질 문

다음 영역에서 병원이 얼마나 잘하고 있다고 생각하는지에 동그라미를 치십시오.

항 목	매우 우수 (5)	우수 (4)	보통 (3)	나쁨 (2)	매우 나쁨 (1)
진료의 질					
처치와 진료 결과(치료 및 관리의 결과)					
의료서비스와 기술의 질(의료서비스의 질/기술)					
간호 서비스와 기술의 질(간호 서비스의 질/기술)					
접근성					
예약의 편리성(예약/스케줄링의 편리함)					
진행의 편리성(입원 절차의 편의성)					
퇴원절차의 편리성					
병원 위치의 편리성					
병원 사이트 접근성(병원 홈페이지 접속)					
통화시 즉각적인 응답					

항 목	매우 우수 (5)	우수 (4)	보통 (3)	나쁨 (2)	매우 나쁨 (1)
대기시간					
병원 직원의 응답시간					
대기시 이유 설명(지연 이유에 대한 설명)					
첫 방문시 대기시간 (최초 접수부터 접수 또는 방문까지의 대기시간)					
직원					
의사					
충분한 진료 시간(충분한 진료 여부)					
알고 싶은 내용(진단, 검사 결과, 치료 계획, 시술/수술 등)을 설명					
좋은 조언과 치료법 설명(좋은 상담과 치료 여부)					
존중하는 치료(환자를 존중하는 치료 서비스)					
태도(매너와 태도)					
간호사					
친근함					
존중하는 서비스					
즉각적인 대답					
간호 요구에 적절하게 대응					
태도와 진행					
추가사항					
친근하게 도와줌					
서비스 제공					
적절한 대답					
태도					
교육 및 정보 제공					
병원시설 정보 제공					
입원방법 제공					
퇴원방법 제공					
치료에 대한 적절한 설명					
검사 결과, 진단, 치료/관리 계획, 치료/관리의 예상/예상치 않은 결과, 치료/관리의 대안에 대해 설명합니다.					
정보의 적절한 제공					
이해하기 쉽게 정보 제공					
시설					
이동시 찾기 쉬운 정도					

항 목	매우 우수 (5)	우수 (4)	보통 (3)	나쁨 (2)	매우 나쁨 (1)
청결함					
편안함 안전함					
개인정보 보호					
지불					
지불시 설명					
청구에 대한 안내 제공					
기타 서비스					
개인정보 유지					
직원과 의사소통					
문화에 따른 제공					
불만신고 시스템					
식사 간 적절한 시간					
다양한 메뉴 선택					
식사 배달 서비스					
번역 서비스					
하우스키핑					
운송					
등록 서비스					
진단 서비스					
전반적인 만족					
서비스 품질 만족					
병원 재 방문 희망 여부					
지인 추천 희망 여부					

다음 질문에 대한 모든 의견이나 제안을 자유롭게 적어주십시오.

- 병원에서 가장 좋은 점은 무엇입니까?

- 병원에서 가장 싫어하는 점은 무엇입니까?

- 서비스 개선을 위한 제안 사항을 제공해 주십시오.

시간을 내어 이 설문 조사를 완료해 주셔서 감사합니다. 000 병원을 방문하는 외국인 환자와 가족을 위해 병원 서비스를 개선하는 데 있어 여러분의 의견을 구하겠습니다. 간호사에게 응답을 제출하십시오.

7. 환자만족도 조사 사례

외국인 환자 · 보호자들의 의료기관 및 제반 서비스 이용에 대한 경험을 개별 면담, 전화, 이메일을 활용하여 파악하고, 서비스 향상을 위한 전략을 수립 하는데 활용한다.

- 환자만족도 조사 : 선진국의 병원들도 환자 퇴원 후 환자 만족도를 설문지를 통하여 조사하고 추가적 으로 전화 인터뷰를 통해 병원 이용기간 중, 퇴원 후 불편한점의 문제점 필요한 지속적인 간호의 제공 및 필요한 치료적 서비스를 올바르게 수행 하는지 여부를 확인하고 외국인 환자의 경우 문제 발생 시를 대비하여 커뮤니케이션 통로를 개방하여, 외국인 환자가 적극적으로 활용할 수 있도록 의료기관은 보다 적극적으로 환자나 보호자의 의료기관 이용에 대한 경험을 조사하고 의료서비스의 질 향상 활동에 적용한다.
- 외국인 환자의 환자만족도 조사 : 외국인 환자와 보호자의 기대와 요구에 대해 심층적으로 이해하고, 타 의료기관 및 다른 나라의 의료기관들이 외국인 환자와 보호자의 기대와 요구를 얼마나 잘 만족시키는지를 측정할 수 있다.
- 보건 산업진흥원 외국인 환자 Care Manual(Part I)에서 제시한 환자 만족도 향상을 위한 고려사항과 전략, 서비스 회복 방안, 환자 만족도 조사는 외국인 환자 만족도 조사시에 유용하게 사용될 수 있다.

① 서비스 혹은 상품의 개발 기준을 제공하고, 의료기관의 전략적 기초를 세우며, 방침을 정하고 의료서비스의 방향을 제시하는 자료로 사용하는 데에 그 목적이 있다(표 4-8).

〈표 4-8〉 의료서비스의 방향을 제시하는 자료

만족 요소	구체적 서비스	
접근성	• 전화를 이용한 접근의 용이함 • 안내등록 데스크의 편리함 • 신속한 등록 절차	• 리셉션 및 전화 응대자의 친절함 • 리셉션에서의 대기 시간 • 등록 대기실의 안락함
진료시스템	• 진료 시간 • 전화응대의 신속성 • 진료 대기 시간 • 임상병리 검사실의 대기 시간	• 진료 시간의 편이성 • 의사의 전화 응답 가능성 • 원하는 일정대로의 진료 가능성 • 방사선촬영을 위한 대기 시간
진료	• 환자의 편안을 위한 의사의 배려 • 의사가 하는 설명의 명확함 • 진단의 정확성 • 진단 및 검사와 결과의 용이함 • 간호사의 친절	• 환자의 질문에 대한 의사의 관심과 고려 • 의료기사의 배려와 친절 • 수술/시술의 전문성 • 환자 문제에 대한 간호사의 배려
시설 및 설비	• 출입구의 편의성 • 이동 동선을 위한 엘리베이터	• 대기실의 안락함
이용 진료비	• 체계적인 진료비 청구와 충분한 설명 • 의료 테스트의 기술력	• 의료기사의 친절함 • 임상병리사의 친절함
편의성	• 편의 시설 이용 • 의료 테스트의 기술력	• 주차의 편이성 • 임상병리사의 친절함
커뮤니케이션	• 진료 안내 • 전문통역	• 문서의 번역

8. 환자만족도 향상을 위한 고려사항

① 의료기관은 고객 이탈 방지에 대한 적절한 교육을 직원들에게 제공하고, 환자나 의료진을 응대하는 모든 부서의 사람들은 고객 이탈에 대해 훈련되어야 한다.

- 잠재적으로 이탈요인들과 행동을 알아내고, 불안해하는 환자를 안심시키는 의사소통 방법을 연구하며, 불만족스러워하는 환자의 상황을 신속히 해결해 주는 절차와 같은 교육이 필요하다.

② 환자 만족을 위한 의사소통 활동을 재확인하고, 환자 만족을 향상시키는 내부 조직의 상부부터 하부까지 더 많은 채널을 통한 환자와의 적극적인 의사소통 활동이 필요하다

- 환자나 보호자의 의료기관 이용 경험에 관한 의견(Complaint, Compliment, Comments)을 수집하는 것이다.
- 접근성이 쉬운 간편한 카드를 만들어서(Complaint Box)불만이나 칭찬 등 구별 없이 조직에 대한 현재의 개선점과 좋은 점에 대한 정보를 쉽게 모을 수 있다.
- 신뢰 깊은 병원장의 고객만족 서약문의 경우도 좋은 예가 되고, 테이블 텐트, 신문에 고객만족 사례투고, 환자를 위한 핫라인 전화 서비스 등이 도움이 된다.

③ 의료기관의 환자 만족 자료를 모으기 위한 체계 및 운영 방법을 검토하고, 공식 · 비공식적으로 고객의 피드백을 모이기 위해서는 단순히 우편 설문조사에 의존하기보다는 가능한 한 많은 방법을 동원하여 충분한 정보를 획득 하는 것이 중요하다.

④ 환자 만족도 개선을 위한 의료기관의 조직체계 방식이 신속하게 처리, 실행 가능한지를 평가하고, 의료기관의 주요 문제에 대한 관리자나 직원의 인지 정도를 평가한다.

- 조직에서의 주요 문제는 동기부여와 변화를 위해 필요한 존재이다.
- 병원장은 주요 문제를 인지하고, 더 나은 조직으로 발전해 나가기 위해서 조직원과 의사소통함으로써 동기부여와 변화를 위한 힘을 실어 준다.

⑤ 환자 만족도 등급을 평가하고, 의료기관에 대한 환자의 충성도는 얼마나 많은 고객들이 높은 등급의 만족감을 보이느냐와 밀접하게 관련 있다.

- 더 많은 충성도를 얻기 위해서는 환자 만족도의 등급을 높여야 한다.
- 가장 먼저 집중해야 할 고객층은 평균 이상의 만족도를 보이는 고객이다.
- 환자의 불만족 사항을 이야기해 줄 수 있는 의지가 있는 고객층이기 때문에 쉽게 그들의 만족도를 높은 등급으로 끌어올릴 수 있다.

⑥ 관리자와 직원들에게 고객을 위한 듣기 기술과 긴장 완화 훈련을 하고, 환자 만족을 선도하기 위해 의료기관 내에서 보상, 인지, 강화(Reward, Recognition, Reinforcement)가 잘 이루어지고 있는지 평가한다.

⑦ 리더가 서비스 요소들에 대해 균형 잡힌 인식을 갖고 있는지 확인하고, 환자만족을 위한 일관된 서비스 행동양식의 기준을 확인하며, 의료기관의 직원들과 환자 · 보호자 사이의 상호작용에 대한 행동양식 수준을 기준화한다.

02 의료관광 상품만족도 관리

1. 의료관광 상품만족도 조사

근래 들어 우리나라 의료관광 상품의 소비시장으로 극동 러시아 지역과 중국이 꼽히고 있다.

- 실제 한국관광공사에서 진행한 우리나라 의료서비스 상품에 대한 만족도는 5점 만점에 4.20(2009년 조사기준)으로 긍정적인 편이나 중국과 대만의 관계가 급속도로 진전되어 대규모 중국 신도시에 대만병원이 진출하고 있으며, 일본의 엔저 영향으로 우리나라 의료관광 상품의 경쟁력이 저하되고 있다.
- 의료관광 상품의 만족도 관리를 통한 경쟁력 향상이 우리나라 의료관광 상품의 숙제로 남게 되었다.

1) 의료관광 상품만족도 조사의 목적

〈표 4-9〉 의료관광 상품만족도 조사의 목적

참가 목적 및 참여 프로그램 분석	▶	의료관광 참가자들의 니즈 파악
참여 경로 및 동반자 유형	▶	의료관광 참가자 유형별 타게팅
의료서비스 및 관광서비스 만족도 분석	▶	의료관광 서비스에 대한 객관적 평가
재방문 및 추천의도	▶	향후 의료관광 서비스의 가능성 평가

2) 조사방법

2017년 극동러시아 지역 의료관광 상품만족도 조사(사례 1)

① 조사일시 : 2017년 4월 중순~2017년 5월 초

② 조사장소 : 블라디보스톡, 하바로브스크, 유즈노사하린

- 한국관광공사 주최 블라디보스톡 및 유즈노사하린 의료관광 설명회사의 설문조사
- 블라디보스토크, 하바로브스크, 유즈노사하린 직접 방문 인터뷰를 통한 인터뷰 결과 정리 및 설문지 작성

③ 조사 대상 : 극동 러시아 의료관광 에이전트, 여행사, 현지 의사, 병원 담당자 등

④ 표집방법

- 의료관광 설명회 개장 1시간 이전부터 조사를 시작
- 조사대상자 중에서 매 10번째 관람자를 안내요원이 설문지와 취지에 대하여 설명(단체일 경우 가능한 직전 설문 응답자와 다른 성별을 가진 관람자 1명을 선별하여 표집 하는 체계적 비확률표집 실시)
- 대기 중인 조사요원이 설문에 관한 개괄적인 설명과 함께 설문 작성을 유지, 설문이 끝난 후 소정의 기념품 제공
- 직접 방문 인터뷰는 3개 도시(블라디보스톡, 하바로브스크, 유즈노사하린)에 인터뷰 표 집계자가 각 회사로 방문담당자와 주변인들까지 의견을 수렴하는 폭넓은 인터뷰를 시행하여 정리함

⑤ 유효 표본 : 회수된 설문지 150부 중 불성실한 응답 6부를 제외한 144부를 본 분석에 사용함(유효 표본 98.7[%])

⑥ 분석방법 : 1차적으로 MS-Excel을 통해 자료 검증 후, 2차적으로 SPSS(ver.17.0)를 이용하여 자료 재검증 실시 후에 본 분석 실시(기술, 빈도분석, 검증, 교차분석, 표 4-10)

〈표 4-10〉 2017년 의료관광 경험자 만족도 조사

구 분	내용
조사방법	면접조사(Face to face interview)
조사대상	의료관광 참가자
조사지역	의료관광 해당병원(관광공사 지정)
유효표본	1544명
진행방법	구조화된 설문지를 이용한 자기기입식 방법
표본 추출방법	• 의료관광 인바운드 참가객 국가별 비례 할당 • 조사기관 샘플링 시스템에 의한 조사 • 관광공사 지정된 의료관광 기관 지점별 추출
조사기간	2017년 7월~12월
주요 조사내용	• 방문 주요 목적 및 동기 • 의료관광 정보획득 소스와 경로 • 의료관광 주요 정보 획득 기관 • 한국방문전 의료관광 활동 참여 계획 설립 여부 • 의료서비스 외 한국에서 참여한 관광활동 종류 • 한국 의료관광서비스 및 관광서비스 만족도 • 의료관광과 관련한 행동의도 • 향후 의료관광목적의 재방문시 참여 의료서비스 항목

3) 만족도 조사 지표관리 목록구분

① 의료관광 만족도 조사 설문참가자 인구통계
② 인구통계별 한국방문 주요 목적 및 의료서비스가 주목적인 구체적 방문 동기
③ 인구통계별 관광 활동이 주목적인 구체적 방문 동기및 의료관광에 대한 1차 정보획득 경로
④ 인구통계별 의료관광에 대한 2차 정보 획득 경로 및 의료관광에 대한 정보 제공 기관
⑤ 인구통계별 여행 전 의료서비스 계획 여부 및 의료서비스 이용시의 동반자 유형
⑥ 인구통계별 관광 활동 유형 및 의료서비스 평가
⑦ 인구통계별 의료관광 서비스 만족도 및 의료관광 서비스 추천 의도
⑧ 인구통계별 재방문시 원하는 의료서비스 및 한국방문 주요 목적
⑨ 의료서비스가 주목적인 구체적 방문 동기 및 의료관광에 대한 1차 정보 획득 경로
⑩ 의료관광에 대한 2차 정보 획득 경로 및 의료관광에 대한 정보 제공 기관
⑪ 여행 전 의료서비스 계획 여부 및 의료서비스 이용시 동반자 유형
⑫ 의료서비스 평가 및 의료관광 서비스 만족도
⑬ 의료관광 서비스 추천 의도 및 재 방문시 원하는 의료서비스

4) 만족도 지표 표현하기

〈표 4-11〉 의료관광 만족도 조사 설문참가자 인구통계

구 분		사례수(개)	[%]	구 분		사례수(개)	[%]
국적	일본	375	69.4	방문 기간 변경	1~5일	15	2.8
	러시아	64	11.9		6~10일	141	26.4
	미국	36	6.7		11~30일	46	8.6
	중국	22	4.1		1달~3달 미만	239	44.8
	캐나다	9	1.7		3달~1년 미만	91	17.0
	한국	8	1.5		1년 이상	2	0.4
	이집트	5	0.9	방문 총 횟수	1~5회	161	33.1
	영국	4	0.7		6~10회	60	12.3
	카자흐스탄	3	0.6		11~15회	47	9.7
	기타	14	2.6		16~20회	132	27.2
성별	여자	367	73.0		21~30회	84	17.3
	남자	136	27.0		31회 이상	2	0.4

구 분		사례수(개)	[%]	구 분		사례수(개)	[%]
연령	10대 이하	10	2.0	의료 서비스 목적 방문 횟수	0회	109	26.1
	20대	103	20.8		1~2회	262	62.7
	30대	95	19.2		3~4회	27	6.5
	40대	105	21.4		5~6회	8	1.9
	50대	105	21.2		7회 이상	12	2.9
	60대	48	9.7	총 여행 경비	500$ 이하	49	13.1
	70대 이상	29	5.8		501~1000$	135	36.1
학력	전문대 이하	190	42.8		1001~2000$	78	20.9
	4년제 대학 이상	219	49.3		2001~5000$	62	16.6
	대학원 이상	35	7.9		5001$ 이상	50	13.4
소득	1500$ 이상	90	26.8	의료 서비스 여행 경비	500$ 이하	133	36.7
	1501~3000$	111	33.0		501~1000$	92	25.4
	3001~4500$	64	19.0		1001~2000$	51	14.1
	4501~6000$	35	10.4		2001~5000$	42	11.6
	6001~7500$	14	4.2		5001$ 이상	44	12.2
	7501$ 이상	22	6.5				

5) 만족도 분석결과 작성하기(실제 작성사례)

① 한국방문의 주요 목적 : 의료와 관광이 방문의 주요목적 중 하나인가?

② 주목적별 구체적 방문동기 : "세부적으로 보면 의료서비스를 주목적으로 할 때 20대 이하의 경우 '성형외과'와 '피부과 진료'가 높게 나타났고, 30~50대 '건강검진'과 '한방과 진료'의 비율이 높게 나타났으며"이와 같이 구체적인 연령대와 임상과를 연결하여 분석하는 것이 중요하다.

③ 정보획득 경로 : 의료관광에 있어서 정보의 신뢰성이 중요하기 때문에 구전에 의한 마케팅 효과가 매우 높은 것으로 나타난다.

- 조사결과 연령대별로 다르게 나타날 수도 있기에 이를 정량적 방식으로 자세하게 기술해야 하며, 나아가서 경로별 차이점도 드러나게 기술할 필요가 있다.

④ 여행 전 의료서비스 계획 여부 : 의료관광 참가자들이 여행 전에 의료서비스를 계획한 경우에 해당하는지, 그 반대인지 등은 사전정보 제공의 유의성을 나타내므로 여기에

포인트를 맞추어 기술한다.

⑤ 의료서비스 이용시 동반자 유형 : 동반자 유무에 따라 의료관광 산업의 파급효과를 추측할 수 있기 다른 산업과의 융복합성을 추측하는 귀중한 자료로 쓰이게 된다.

⑥ 관광활동 유형 : 유형별 포인트를 구체적으로 기술한다.

• 국적별 선호도가 다를 경우가 많기에 이를 유념하여 기술한다.

⑦ 의료서비스 평가 : '직원의 친절도'나 '의료기관의 시설 수준' 등 구체적인 변수들을 나열하고 점수를 부과하는 방식이 가장 효과적인 기술법이다.

⑧ 관광서비스 평가 : 의료적 요소 이외의 관광적 요소와 그 외 기타 변수를 정량적 방식으로 기술하는 것이 일반적이다.

⑨ 의료관광 서비스 만족도 : 국적별 만족도가 임상과별로 차별화되고, 이를 조사시 명확히 설계하여 기술에 반영해야 한다.

⑩ 의료관광 서비스 만족도 : 의료관광의 연계성과 충성도, 향후 시장 창출까지 가늠할 수 있는 분야이다.

• 마케팅의 범주를 구성할 수 있으므로 구체적이면 구체적일수록 좋다.

⑪ 향후 재 방문시 이용을 원하는 서비스 : 비용 대비 투입을 기술하면 좋으나 이를 설계하는데 너무 많은 변수가 필요하므로 간단히 이와 비슷한 효과를 내도록 임상과 별 재방문 검진 의향을 기술하는게 효율적이다.

2. 한국 의료관광 만족도 조사

〈표 4-12〉 한국 의료관광객 만족도 조사

한국 의료관광객 만족도 조사

본 설문은 한국관광공사에서 실시하는 설문조사입니다.
앞으로 더 나은 한국 의료관광 서비스 제공을 위해 설문 결과를 활용할 예정이오니 여러분의 답변을 부탁드립니다.

문1. 귀하께서는 의료서비스와 관광 활동 중 어느 것에 더 비중을 두고 한국 방문하셨습니까?
① 의료서비스 주목적(문4-1로) ② 관광 활동이 주목적(문4-2로)
③ 둘 다 관심(의료서비스 및 관광 활동)(문4-1&4-2 둘 다 응답)

문2. 귀하께서 주목적으로 하신 구체적인 방문 동기는 무엇입니까?

4-①〈의료서비스〉

① 스킨, 두피, 바디케어/미용〈병원 외〉
② 성형외과〈비만, 주름 포함〉
③ 피부과 진료〈스킨케어 포함〉
④ 치과 진료
⑤ 안과 진료
⑥ 한방과 진료
⑦ 건강검진
⑧ 정형/신경외과〈척추 치료 포함〉
⑨ 산부인과
⑩ 흉부외과 등 외과계 수술치료
⑪ 기타 분야 치료목적

4-②〈관광 활동〉

① 장기 요양
② 여가/위락/휴가
③ 친구/친지 방문
④ 사업/전문 활동
⑤ 기타 관광 활동 목적

무3. 귀하께서는 어떤 경로를 통해 한국 의료관광에 대한 정보를 얻으셨습니까? 정보획득경로를 모두 골라주십시오.

• 1차 정보 획득 경로(처음 접한 정보경로)	• 2차 정보 획득 경로(성보 확인 경로)
① 친구, 친지, 동료 등 주변의 추천	① 친구, 친지 동료 등 주변의 추천
② 방문 국가/도시의 관련 자료(인터넷/브로슈어)	② 방문 국가/도시의 관련 자료(인터넷/브로슈어)
③ 여행사, 의료관광 에이전시 등 관련 업체	③ 여행사, 의료관광 에이전시 등 관련 업체
④ 자국 내 홍보 및 보도를 통해(TV, 라디오 등 매스컴)	④ 자국 내 홍보 및 보도를 통해(TV, 라디오 등 매스컴)
⑤ 인터넷 설치	⑤ 인터넷 설치
⑥ 인쇄매체 홍보물(잡지, 신문 등)	⑥ 인쇄매체 홍보물 잡지, 신문 등)
⑦ 기타 경로(　　　　　)	⑦ 기타 경로(　　　　　)

• 귀하께서는 어떤 기관의 홍보를 통해 의료관광에 대한 정보를 얻으셨습니까?

① 한국 정부 기관(한국관광공사, 한국보건산업진흥원 등)
② 해외 현지 정부 기관
③ 한국의 의료기관
④ 자국의 의료기관
⑤ 의료관광 관련 에이전시(여행사 포함)
⑥ 기타

문4. 귀하께서는 현재 이용 중인 의료서비스를 여행 전에 계획하셨습니까?

① 여행 전에 계획함
② 여행 전 계획 없이, 여행 중에 알게 되어 이용함

문5. 귀하께서 현재 이용 중인 의료서비스의 동반자는 누구입니까?

① 가족
② 본인 혼자
③ 친구/직장동료
④ 여행사 직원

문6. 귀하께서는 한국에서 이용하신 의료서비스에 대해 어떻게 평가하십니까?

관광서비스 내용	평가					
	매우 나쁜	나쁜	보통	좋은	매우 좋음	잘모름
의료 관련 정보의 편의성과 신뢰성	1···	2···	3···	4···	5···	6
의료기관 접근의 용이성	1···	2···	3···	4···	5···	6
의료서비스 과정의 편리함	1···	2···	3···	4···	5···	6

관광서비스 내용	평가					
	매우 나쁜	나쁜	보통	좋은	매우 좋음	잘모름
원활한 의사소통	1···	2···	3···	4···	5···	6
의료진의 전문성	1···	2···	3···	4···	5···	6
의료진의 신뢰성	1···	2···	3···	4···	5···	6
의료기관의 시설 수준	1···	2···	3···	4···	5···	6
의료기관 직원의 친절도	1···	2···	3···	4···	5···	6
의료시스템의 문화적 이질성	1···	2···	3···	4···	5···	6
내국인 환자와의 위화감 문제	1···	2···	3···	4···	5···	6
의료시기의 적절함	1···	2···	3···	4···	5···	6
보험 혜택	1···	2···	3···	4···	5···	6
의료관광 비용 (cost of total service, medical tourism)	1···	2···	3···	4···	5···	6
의료서비스에 대한 전반적 만족 (overall satisfaction on medical service)	1···	2···	3···	4···	5···	6

문7. 귀하께서는 어떤 관광 활동을 하셨습니까?

① 장기 요양 또는 휴양　② 여가/위락/휴가
③ 친구/친지 방문　④ 문화재(박물관, 유적지 등)관광
⑤ 축제/이벤트 관광　⑥ 공연 관람
⑦ 테마파크 방문　⑧ 자연환경/생태관광
⑨ 쇼핑 활동　⑩ 기타 관광 활동

문8. 귀하께서는 한국에서 이용하신 관광 서비스 에 대해 어떻게 평가하십니까?

관광 서비스 내용	평가					
	매우나쁜	나쁜	보통	좋은	매우좋은	잘 모름
주변 관광자원의 연계성	1···	2···	3···	4···	5···	6
관광관련 정보의 편의성과 신뢰성	1···	2···	3···	4···	5···	6
가이드 및 에이전시의 전문성	1···	2···	3···	4···	5···	6
관광관련 직원의 친절성	1···	2···	3···	4···	5···	6
관광지 및 관광상품의 매력성	1···	2···	3···	4···	5···	6
관광지 교통시설의 접근성	1···	2···	3···	4···	5···	6
관광 경험의 재미성(fun in the destination)	1···	2···	3···	4···	5···	6
가족과의 즐거운 시간 (family togetherness & enjoyment)	1···	2···	3···	4···	5···	6
관광 서비스에 대한 전반적 만족 (overall satisfaction on tourism, service)	1···	2···	3···	4···	5···	6

문9. 귀하께서는 한국에서 이용하신 의료관광 서비스에 대해 만족하십니까?

의료관광 서비스	만족도					
	매우나쁜	나쁜	보통	좋은	매우 좋은	잘모름
이번 의료관광 서비스는 현명한 선택이었다 (My choice to purchase this service was a wise one)	1···	2···	3···	4···	5···	6
나는 전반적으로 이번 의료관광에 만족한다 (Overall satisfaction on this medical tourism)	1···	2···	3···	4···	5···	6

문10. 귀하께서는 한국에서 이용하신 의료서비스에 대해 어떻게 평가하십니까?

의료관광 서비스	만족도					
	전혀 그렇지 않다	그렇지 않다	보통 이다	그렇다	매우 그렇다	잘모름
친척이나 친구에게 이번 의료관광 서비스를 추천하겠다 (recfommendation to friends&relatives)	1···	2···	3···	4···	5···	6
의료관광을 목적으로 재방문할 의향이 있다 (revisit intention for medical tourism)	1···	2···	3···	4···	5···	6
필요할 경우 이번 의료관광서비스를 다시 선택하겠다 (Same situation, same choice of this medical tourism)	1···	2···	3···	4···	5···	6

문11. 귀하께서 향후 한국을 재방문하신다면 이용하고자 하시는 의료서비스는 무엇 입니까?(복수응답 가능)

① 스킨, 두피, 바디케어/미용(병원 외)
② 성형외과(비만, 주름 포함)
③ 피부과 진료(스킨케어 포함)
④ 치과 진료
⑤ 안과 진료
⑥ 한방과 진료
⑦ 건강검진
⑧ 정형/신경외과(척추 치료 포함)
⑨ 산부인과
⑩ 흉부외과 등 외과계 수술치료
⑪ 기타 분야 치료목적

(배경 질문)

* 다음은 응답에 참여하시는 귀하의 인구사회 통계적 특성과 관련한 질문입니다.

국적	(　　　)	성별	① 남　② 여
연령	(　　세)		
학력	①전문대 이하		
월평균 가구 소득	① 1500USD 이하　② 1501~3000USD　③ 3001~4500USD ④ 4501~6000USD　⑤ 6001~7500USD　⑥ 7501USD		
이번 여행의 한국 방문기간	(　　　일)		

그 동안의 한국방문 총 횟수	(회)
의료서비스 목적 한국방문 횟수	(회)
한국 여행 경비총액	① 500USD이하 ② 501~1000USD ③ 1001~2000USD ④ 2001~5000USD ⑤ 5001USD
의료서비스 이용경비	① 500USD이하 ② 501~1000USD ③ 1001~2000USD ④ 2001~5000USD ⑤ 5001USD
귀하의 e-mail주소	(@)

* 한국의 의료관광과 관련한 문제점이나 개선방안에 대해 자유롭게 기술해 주십시오.

끝까지 설문에 응답해 주셔서 감사합니다.

〈표 4-13〉 고객만족도 설문지

※ **대학교 **병원에서 체험하신 **프로그램에 대해서 당신의 의견을 듣고자 합니다.
성심껏 답변해 주시기 바랍니다.

NO		매우 좋다	좋다	보통	좋지 못함	매우 좋지 못함
1	한국 의료관광에 대해 만족도					
2	한국의료기관 접근성에 대한 만족도					
3	해당 의료기관에 대한 전반적 만족도					
4	제반 서비스 제공에 대한 만족도					
5	상품에 대한 전반적 만족 정도					
6	의료상품 제공자의 서비스 만족도					
7	의료상품 제공자의 상품 설명에 대한 만족도					
8	구체적 상품 시술에 대한 만족도					
9	상품 체험 시 만족도					
10	상품 체험 후 지속적인 만족도					
11	해당 의료상품의 사후관리에 대한 만족도					
12	해당 의료상품의 소개에 대한 만족도					
13	해당 의료상품 소개자에 대한 만족도					
14	해당 의료상품과 관련한 시설이용에 대한 만족도					
15	해당 의료상품 이용과 관련한 편의성에 대한 만족도					
16	해당 의료상품 이용시 의료인의 태도					
17	해당 의료상품 이용시 의료진의 전문성					

NO		매우 좋다	좋다	보통	좋지 못함	매우 좋지 못함
18	해당 의료상품 이용시 제반 서비스 제공자의 서비스 태도					
19	해당 의료상품 이용시 내용 만족도					
20	해당 의료상품 이용시 중요 요소 만족도					
21	해당 의료상품 이용과 관련 제안 사항					
22	해당 의료상품 이용 타인에게 권유 여부					
23	해당 상품의 접촉 경로					
24	연령					
25	성별					
26	국가/도시					
27	감사 표시					

01. 한국의 한의학에 대해서 어떻게 생각하십니까?
① 매우 좋지 못하다 ② 좋지 못하다 ③ 보통이다
④ 좋다 ⑤ 매우 좋다

16. 병원에서 진류 시 진료를 담당한 의사의 서비스는 어떠하셨습니까?
① 매우 좋지 못하다 ② 좋지 못하다 ③ 보통이다
④ 좋다 ⑤ 매우 좋다

18. 병원에서 진료 시 병원 직원들의 서비스는 어떠하셨습니까?
① 매우 좋지 못하다 ② 좋지 못하다 ③ 보통이다
④ 좋다 ⑤ 매우 좋다

22. 귀하의 나라 사람들에게 **치료를 추천하시겠습니까?
① 예 ② 아니오
③ 아니라면 그 이유는 (   )

23. **대학교 한방병원의 **상품에 대해서 어떻게 알게 되었습니까?
① 지인 소개 ② 인터넷 ③ 신문광고 ④ 에이전시 ⑤ 기타

24. 귀하의 연령은?
① ~19세 (10대) ② 20~29세 (20대) ③ 30~39세 (30대)
④ 40~49세 (40대) ⑤ 50~59세 (50대) ⑥ 60세 이상

25. 귀하의 성별은? ① 남 ② 여

26. 귀하의 출신 국가 및 도시는? (   )

※ 성의 있는 답변에 진심으로 감사드립니다.

3. 고객분석

전략 수립을 위한 상황분석의 핵심 부분은 제품구매 당사자인 고객을 분석하는 일이다.

- 고객 분석 : 고객의 구매행위에 대해 시장 특성, 구매 의사결정 형태, 구매 의사결정에의 참여자, 구매의사결정에 영향을 주는 요인, 구매과정 등을 분석하는 일이다.
- 고객 중에 보다 수익성이 있는 고객, 연계 또는 상승 판매를 유도할 수 있는 고객이 어떤 고객인가에 대해 분석하는 것으로 어떤 고객이 더 큰 가치를 가지고 있으며, 잠재 가치가 누가 더 높은지를 분석해 마케팅 자원을 적절히 배분해야 한다.
- 고객 포트폴리오에 적절한 투자와 서비스를 하려면 고객의 선호도 특징 등에 대한 지식이 필요하다.

마케팅의 기본이라 할 수 있는 고객분석에 대한 내용이다(그림 4-2).

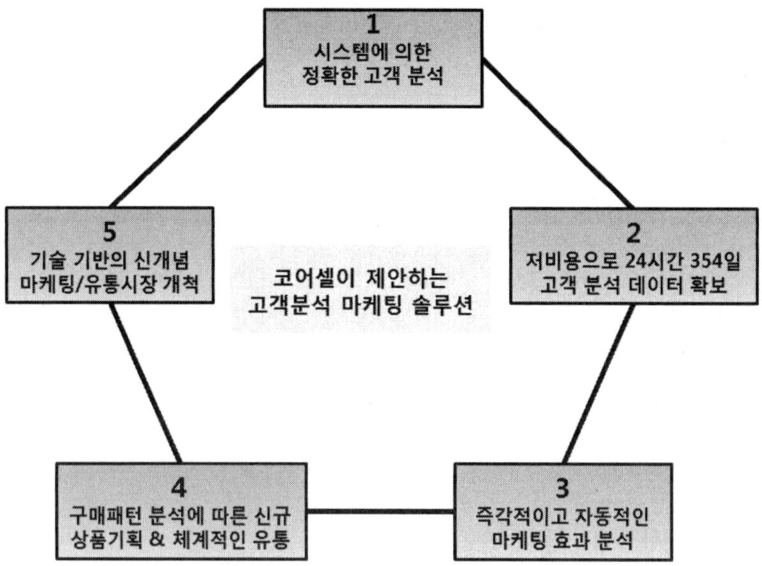

[그림 4-2] 고객분석은 마케팅의 기본

고객의 행동이나 구매패턴, 생활양식, 소득수준 등의 고객 분석을 통해 상황에 맞는 마케팅 활동을 할 수 있다.

- 고객분석에 대한 데이터 수집을 모아서 통계 및 산출 내용을 근거로 적절한 마케팅전략을 수립해야 한다.
- 본인, 가족이 다니던 병원을 선호하여 사회적 · 인간적 연계 관계가 의료서비스 선택과정에 반영되고 있으며, 우리나라 사회문화적 가치와도 연관되어 있다.
- 고객이 의료관광 상품을 선택하는 과정에서 의사결정에 영향을 미치는 문화적 · 사회적 · 인구통계학적 · 심리적 요인 등의 고객행동 영향 요인 분석으로 고객의 행동 패턴과 니즈를 파악해 마케팅전략을 수립할 수 있다.
- 고객의 행동 패턴이 곧 상품의 구매와 연계되며, 이를 바탕으로 고객 니즈에 맞는 다양한 의료관광 상품 개발과 홍보마케팅 계획 등을 할 수 있다.

1) 문화적 요인 분석

문화는 어떤 특정 사회의 구성원으로서 얻는 지식, 신념, 도덕, 법률 등을 합성한 것으로 학습을 통해서 공유된다. 문화는 소비자의 행동규범에 영향을 미칠 뿐만 아니라, 소비자의 행동을 예측할 수 있게 해준다.

① 의료관광 마케터 : 국제시장의 문화를 이해하여 마케팅전략에 적용하는 신제품의 개발에 대한 철저한 파악이 필요하다.

- 사회계층은 비교적 동질적이고 지속적인 사회의 한 부분으로 기회를 발견하기 위해서도 문화적 변화를 탐색해야 한다.
- 하위문화는 하나의 문화 속에 존재하는 작은 문화들을 지칭하며, 하위문화에 따라 소비자들은 상이한 구매패턴을 보임으로, 계층별로 순위가 매겨져서 구성원들끼리는 비슷한 가치, 관심, 행위를 하게 된다.
- 사회계층의 특성은 같은 사회계층의 사람은 더 유사하게 행동한다.
  - 사람들은 사회계층에 따라 우열의 지위를 가지는 것으로 지각된다
  - 한 사람의 사회계층은 여러 변수에 의해 나타난다.
  - 개인들은 사회계층이 이동될 수 있다.
  - 사회계층에 따라 소비자들은 매우 다른 구매행태를 보이며, 사회계층을 결정하는 대표적인 변수는 소득, 교육, 직업 등이 있다.

② 의료관광 마케터 : 소비자들의 사회적 계층의 특성을 파악하고 조사하여 적절한 마케팅 전략을 수립해야 할 것이다.

- 국가별로 의료서비스 문화의 차이가 있다.
- 의료서비스 : 각 국가의 의료제도, 정책, 보험, 기준 등에 따라 상이할 수밖에 없으나 외국인 환자의 경우 국내 환자에 비해 의료 접근성에 대한 이해와 치료 절차상의 차이, 언어 등의 의료문화 차이를 극복하고 서비스를 제공하고 제공 받아야 하는 어려움이 있다.
- 문화적 요인 : 고객에 따라 자신이 추구하는 가치를 바탕으로 구매에 대한 행동에 결정적인 영향을 미친다.

2) 사회적 요인 분석

사회구조의 변화는 인간관계의 변화를 가져왔다. 다변화된 사회와 여성의 사회진출 등 경제적 이유는 가족구조의 변형을 가져왔다.

- 마케팅을 계획하는데 있어 환경변화를 이해하고 분석하여 전략을 수립한다.

(1) 사회계층(Social Class)분석

사회계층은 동일한 사회 속에서 비슷한 수준에 있는 사람들로 구성된 집단으로서 직업, 소득, 교육 수준, 재산, 주택의 유형, 주거지역 등에 따라 분류하고 있다.

- 계층별 특성에 따라 다른 계층의 사람들과 상이한 구매 형태를 보이게 된다.
- 의료관광 산업의 타깃층 또한 이러한 근거를 기반으로 마케팅 전략을 수립하고 상품을 개발해야 한다.
- 계층별 서비스의 개발과 차별화는 곧 의료관광 상품의 수준 결정에 영향을 미치며, 의료관광 시장 크기에 맞는 고객의 니즈 분석 및 서비스 제공이 연계되어야 한다.

(2) 준거집단(Reference Group)분석

집단은 개인 또는 상호 목적을 달성하기 위해 상호작용하는 두 사람 이상을 지칭하며, 소비자행동에서 중요하게 다루는 집단은 준거집단이다.

- 준거집단 : 개인의 구매 결정에서 기준점이 되는 집단으로 한 개인의 소비 신념, 태도, 행동에 대한 타인의 영향을 이해하는 데 중요한 관점을 제시해준다.

① 준거집단의 유형 : 집단에의 소속 또는 관여 여부와 가치, 태도, 행위에의 긍정적 또는 부정적 영향 정도에 따라 접촉집단, 열망집단, 거부집단, 회피집단으로 구분한다.

- 준거집단이 고객의 구매행동에 영향을 미치는 이유 : 소수집단의 구성원들은 자주 접촉하는 만큼 친분이 두텁고 상호 간에 주는 영향력도 크기 때문이다. 의료는 특성상 준거집단의 영향을 크게 받는다.

② 소비자의 행동에 영향을 미치는 준거집단의 분류이다(표 4- 14).

〈표 4-14〉 준거집단의 분류

분 류	접촉빈도	공식적 역할과 조직구조
회원집단	일차적 집단	공식집단
	이차적 집단	비공식집단
비회원집단	열망집단	-
	회피집단	-

③ 준거집단은 의료와 같이 전문성이 높을수록 '정보의 영향력'이 커지며, 고객이 정보를 수집할 때나 의료관광 상품을 선택할 때 모든 영역에서 영향을 미치므로 정보를 활용한 효과적인 마케팅 활동을 추진해야 한다(표 4-15).

- 의료기관 : 의료관광 마케팅 전략으로 해당 국가 유력인사, 주요 관계자, 및 단체 등의 준거집단을 대상으로 건강검진, 미용 · 성형 시술 및 수술 중증 수술 등의 무료 체험을 시행하고 있다.

〈표 4-15〉 준거집단의 유형

구 분	성원 집단	비성원 집단
긍정적 영향력	접촉집단	열망집단
부정적 영향력	거부집단	회피집단

(3) 가족관계 분석

가족 모두가 상호 간 의사결정에 영향을 미치기 때문에 가족은 중요한 준거집단의 하나로 인식되기도 한다. 가족이나 준거집단과 같은 공동체의 의사결정 과정 [그림 4-3]과 같다.

- 의료기관 : 의료관광 마케팅 전략으로 해당 국가 유력인사, 주요 관계자, 및 단체 등의 준거집단을 대상으로 건강검진, 미용 · 성형 시술 및 수술 중증 수술 등의 무료 체험을 시행하고 있다.
- 가족 구성원 : 구매자행동에 매우 많은 영향력을 미친다.
- 소비자 : 개인이 의사결정을 하는 경우보다는 가족과 함께 공동의사결정을 하는 경우가 많다.
- 가족 내에서의 역할과 영향력의 정도 : 남편지배, 아내 지배, 공동의사결정 영역으로 나누어 의료관광 마케팅 전략을 수립한다.
- 의료관광 상품 : 의료와 관광의 접목 상품 특성을 고려할 때 아내와 가족 공동의 의사결정에 영향력을 받는다는 것을 감안하여 상품을 구성하고 개발해야 할 것이다.

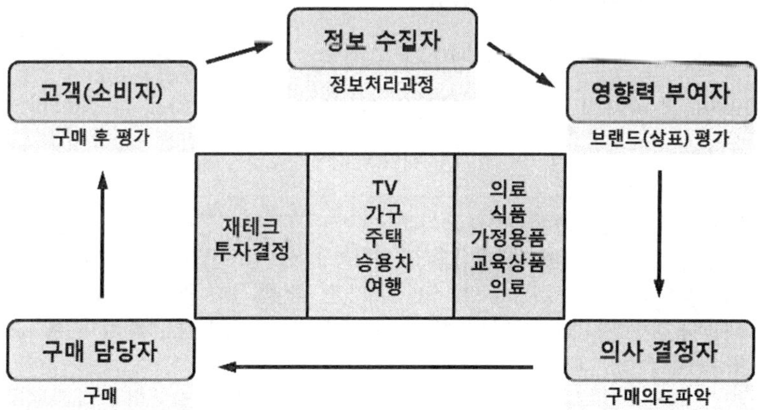

[그림 4-3] 공동체의 의사결정 과정

3) 심리적 요인 분석

심리적 요인은 눈에 보이지 않는 무형적 특성으로 정량적으로 분석하기는 어려운 점이 있다.

- 고객 : 자기가 속해 있는 준거집단이나 그룹의 의사결정에 대해 민감하고 순응하는 경향이 있다.
- 개인적인 성향의 고객이나 구매의 욕구를 가지고 있는 소비자들은 개인의 동기나 구매의 이유, 즉 심리적인 요인에 의해서 이루어진다.

① 동기(Motivation) : 자극을 주어 행동을 유발하는 계기이며, 내적 요인으로 고객에게 어떠한 행동을 하도록 압력을 가하는 욕구이다.

② 태도(Attitude) : 특정 상품, 브랜드 또는 사회적 현상 등에 대해 호의적이거나 비호의적인 평가, 감정, 행동 등을 포괄하고 소비자의 학습된 선호성향을 일관성 있게 보여주는 심리이다.

③ 학습(學習) : 직 · 간접적 경험이나 훈련에 의해 지속적으로 인지, 지각하는, 행동의 변화이다.

• 체험마케팅 : 고객이 체험을 통해 간접경험을 할 수 있게 하여 고객과의 소통과 신뢰를 쌓기 위한 마케팅 활동의 일환으로 후광효과(Halo-effect)라고 한다.

④ 개성(Individuality) : 개개인을 다른 사람들과 구별하는 내적 특징이다.

• 개성 : 사교성, 자율성, 사회성, 적극성, 과시욕 등 여러 가지 속성으로 어떤 사람이나 개체의 고유한 특성이 다른 사람이나 개체와 뚜렷하게 구별되는 것이다. 또한 개인이 가지는 고유한 취향이나 특성에 따르며 개인마다 서로 다른 정신적 · 육체적 능력의 차이로 개성을 형성하고 있는 개인의 부분적인 특성이다.

4) 의료소비자의 구매 의사결정 과정

일반 소비자의 구매 의사결정 과정이나 구매 평가과정을 설명해주는 기존의 소비자 행동 모형에 의하면, 소비자의 구매 행동과정은 문제인식 → 정보탐색 → 대안평가 → 평가1 → 구매 → 평가2 → 구매결과 → 평가3 의 8단계이다.

〈소비자의 구매 행동과정은 5단계의 의사결정 과정과 3단계의 구매평가 과정〉

- 의료서비스는 서비스 고유의 특성을 가지기 때문에 무형성과, 생산, 소비의 동시성을 가진다.
  - 무형의 서비스 : 재화의 경우와는 달리, 눈으로 확인 할수 있는 대상이 없어 구매 전 평가는 한정적으로 이루어진다.
  - 의료소비자의 구매 행동과정 : 소비자의 구매 행동은 6단계로 나눌 수 있고, 4단계의 의사결정과 2단계의 구매평가 과정으로 구성된다.
- 구매 의사결정 과정에서 구매 결과 단계를 생략한 것은 서비스는 생산과 소비가 거의 동시에 이루어지기 때문이다.
  - 구매평가 과정에서 구매 중의 평가단계인 구매평가(평가 2) 단계는 시간의 흐름에 따라 누적되며, 소비자가 실제로 서비스를 사용해보기 전에는 서비스 질을 평가하기 힘들다.

5) 고객욕구의 이해

고객만족을 추구하는 의료기관이라면 고객이 원하는 것이 무엇인가를 알아내고, '만들 수 있는 것'을 만들게 아니라 '의료이용자가 원하는 것'을 만들어야 하며, 의료관광 마케터들은 현장에서 다양한 경험들을 체험하고, 고객 대응 능력을 향상 시킬 수 있다.

6) 고객불평 관리

고객만족 경영을 실천하는 데에 있어서 가장 신경 써야 하는 것 가운데 하나가 불만족한 고객의 소리이다.

• 의료관광 마케터 : 보다 더 정직하고 진정성 있는 자세로 불만을 접수하는 의료이용자들의 의견을 들어주고 해결해주는 노력을 기울여야 한다.

7) 내부 고객의 만족

고객만족 경영의 실천에 있어서 또 하나의 과제는 바로 기업의 내부 고객인 사원들을 만족시켜야 하는 것을 내부 마케팅이라고 한다.

8) 고객감동의 선행변수

서비스를 제공받는데 즐거움을 느끼게 되는 고객들은 서비스에 대한 재구매 가능성이 더 높아지게 되지만, 불만족도가 크면 클수록 그만큼 빠르게 경쟁의료기관으로 전환하게 될 것이다.

9) 고객가치의 통합적 관리

서비스에 대한 불만족 이외에도 다른 이유로 경쟁기업으로의 전환행동이 발생하고 있다.

• 미래 구매행동이 고객만족 이상의 것에 의해 결정되기 때문에 서비스 기업들은 보다 더 강력한 고객관계를 구축해 나가야 한다.
• 핵심적으로 고객가치를 개발하고 종합적으로 관리한다.

10) 고객유지의 이익

고객들은 다른 서비스 기업들과 비교해서 서비스 기업으로부터 상대적으로 보다 더 큰 가치를 제공 받았을 때 그 기업에 대해서 충성도를 갖게 된다.

• 소비자들은 얻은 것이 주는 것을 능가하는 관계에 보다 더 머무르고 싶어 한다.
• 차별화 및 주요 마케팅 믹스 요소에 따라 고객 유지전략을 상황에 맞게 대응해야 한다.

① 고객을 유지하기 위한 전략으로 3단계의 방법은 〈표 4-16〉과 같다.

〈표 4-16〉 고객유지 전략의 3단계

단계	포함 요소	표적 그룹	맞춤화 정도	주요마케팅 믹스 요소	차별화
1단계	재정적 요소	일반 고객	낮음	가격	낮음
2단계	재정적 요소/사회적 요소	단골 고객	중간	인적 커뮤니케이션	중간
3단계	재정적 요소/사회적 요소/구조적 요소	단골 고객	중간-높음	서비스 제공방법	높음

㉠ 1단계 : 고객은 대량 구매할 시 장기간 거래에서 가격할인 등과 같은 재정적 인센티브를 통해서 서비스 기업과 연결되어 있다.

㉡ 2단계 : 가격 인센티브 이상의 것을 가지고 서비스 기업과 고객을 묶어 주는 것이다.

- 가격이 여전히 중요한 요소이지만 이 전략은 재정적 요소 외에 사회적 요소를 가미시켜 장기적인 관계를 구축하는데 주안점을 두고 있다.

㉢ 3단계 : 고객과 서비스 기업 사이에 재정적 및 사회적 요소뿐만 아니라 구조적 요소까지 가미되어 있어서 서비스 기업이 일반적으로 따라 하기가 매우 어렵다.

- 구조적 요소 : 어떤 특정 고객에 대해서 개별화 되어 있고, 그 고객에게 제대로 전달될 수 있도록 고안 되어진 서비스를 제공함으로써 창출될 수 있다.

4. 고객정보 처리과정 분석

고객은 의료관광 상품에 대해 구매 욕구를 가지게 되고 나면 관련 정보를 찾게 된다.

1) 고객의 정보처리 과정

의료기관이 가지고 있는 고객정보를 활용하고 가공하여 보다 높은 부가가치 있는 정보로 새로 가공하는 것이다.

- 정보처리 과정분석 : 정보를 추출하고 가공하는 공정으로, 가공 및 분석하여 만들어진 높은 부가가치의 정보를 활용하는 과정이다.
- 소비자가 현실 : 문제를 인식하고 해결하기 위하여 구매 욕구를 느끼면, 구매를 위한 정보탐색을 하게 된다.
- 소비자의 정보탐색 활동 : 내적탐색과 외적탐색이 있다.
  - 내적탐색 : 소비자 자신의 기억 속에 저장 되어 있는 정보를 탐색하는 활동이고, 외적탐색은 환경으로부터 새로운 정보를 얻기 위하여, 타인의 의견이나 다른 정보 원천(신문, 잡지, 가족과친지 등)으로부터 관련 정보를 획득하는 활동이다.
  - 외적탐색 : 보다 광범위한 정보원천으로 분류되기도 한다.

① 엔드슨(Anderson)은 4가지로 외적 탐색의 정보원천을 분류하고 있다.

- 인적, 독립적 정보 원천 : 가족, 친지, 전문가
- 인적, 옹호적 정보 원천 : 판매원, 서비스 제공자
- 비 인적, 독립적 정보 원천 : 홍보, 관련기사, 뉴스
- 비 인적, 옹호적 정보 원천 : 광고, 카탈로그

② 코틀러(Kotler)[30]는 탐색을 위한 정보 원천을 분류하고 있다.

- 개인적 정보 원천 : 가족, 친지, 이웃 및 지인
- 상업적 정보 원천 : 광고, 판매원, 홍보, 포장, 진열
- 공공적 정보 원천 : 대중매체, 소비자, 상품평가기관
- 경험적 정보 원천 : 상품의 취급, 검사, 사용

③ 소비자의 이러한 정보탐색은 의료관광 상품의 구매과정에서 위험 인식의 정도가 클수록 많은 정보량과 보다 다양한 정보 원천을 필요로 하게 된다.

- 의료서비스의 구매 : 두려움, 불확실성, 의심 등의 구매위험을 인식하게 된다.

④ 구매위험의 인식은 구매에서 부정적인 결과를 얻을 가능성이다.

- 많은 위험 요소들 중에서 의료서비스는 물리적 위험, 성과위험, 심리적 위험이 큰 서비스이다.

2) 지크 문드와 스코트의 분류

지크문드와 스코트(Zikmund and Scott)는 구매위험을 7가지로 분류하고 있다.

① 재무적 위험(finacial risk) : 미래에 대한 예측의 불완전성에 기인한 불확실성이라고 할 수 있으므로 미래의 가능한 현금흐름 또는 손익의 분산 정도로 정의한다.

② 성과위험(result risk) : 영업이익이나 순이익의 정량적인 지표를 나타낸 것으로 조직의 효율성을 단기적인 정량 지표로 표현하는 것은 부적절하다.

③ 물리적 위험(physical risk) : 제품을 사용할 때 신체적 위험이 따를지도 모른다는 두려움이다.

- 소비자들은 심리적으로 매우 허약하기 때문에 제품이나 서비스를 전달하는 사람의 전문성이나 인간적인 신뢰성이 거의 절대적으로 크게 영향을 미치게 된다.

④ 심리적 위험(Psychology Risk) : 사람은 누구나 자기 자신에 대해 가지는 자각된 이미지, 즉 자아개념(Self-image)으로 인하여 자신을 외부에 나타내면서 자신의 존재를 확인하고 싶어한다.

---

30) 필립 코틀러(philip kotler) : 현대 마케팅의 1인자이며, '마케팅의 아버지'라고 한다. 잭웰치, 빌게이츠, 피터드러커에 이어 〈파이낸셜타임스〉가 뽑은 비즈니스 거장 50명으로 선정되기도 했다.

- 자신이 구매하고자 하는 제품이 자아개념과 일치하지 않아 혹시 다른 사람들이 자신을 제대로 이해하지 못할지도 모른다는 불안감을 갖기 쉽다.
- 소비자의 자존심을 높여주는 커뮤니케이션 스킬을 구사하거나 환자가 의사에게 자신의 처방을 맡기는 것처럼 소비자의 심리적 위험을 최소화 시킬 수 있다.

⑤ 사회적 위험(Social Risk) : 자신의 경제적 형편을 고려 할 경우 소형차가 적합하고 자신의 가치관에는 부합하지만 사회적 신분이나 지위 때문에 구매를 못하는 것은 사회적 위험 때문이다.

⑥ 기능적 위험(Functional Risk) : 제품설명서에 표기된 각종 기능들을 용도에 맞게 사용할 수 있을지에 대해 불안감을 느끼기 쉽다.

- 고객을 위한 서비스 품질을 높여 고객이 안심하고 제품을 구입할 수 있도록 하며, 고도의 정밀제품의 경우 컨설팅 서비스와 연계시킬 필요가 있다.

⑦ 기회상실 위험(Opportunity Risk) : 의료과실 소송에 있어 기회상실은 의료진의 과실로 생존 기회나 회복의 기회를 박탈 당했거나 의료진의 과실이 치료 효과를 감소시켰거나 좋지 않은 치료결과의 위험성을 증가시킴으로 인하여 원고가 입은 손상이다.

- 실질적으로 상당한 생존의 가능성이 있었고, 그러한 가능성을 피고가 말살시켰다면 피고는 책임을 져야 한다.

소비자들이 구매활동 중에 겪게 되는 위험의 종류이다(표 4-17).

〈표 4-17〉 구매위험의 종류

위험의 종류	위험의 종류 설명
재무적 위험	구매결정을 잘못 함으로서 입게 되는 금전적 손실
성과 위험	구입제품이 제대로 성능을 발휘하지 못할 경우의 위험
물리적 위험	건강을 해치거나 신체적 위험을 줄 가능성
심리적 위험	구매를 한 상품이나 점포와 소비자의 자아 이미지와 합치되는 정도
사회적 위험	구매한 상품이나 정보가 동류집단이나 귀속 집단의 인정을 받기 어려운 정도
기능적 위험	구매한 상품의 기능, 품질에 대한 신뢰성 부족으로 인한 불안
기회상실 위험	시간이나 노력의 상실이 없이 구매상품의 조정, 반환 및 수리로 받을 수 있는 정도

3) 정보 노출 효과

마케팅 측면에서 고객의 경험과 체험은 정보처리의 대상이 될 뿐만 아니라 독특한 감성적 반응을 불러일으킬 수 있으므로 마케팅 담당자들에게 중요하다.

- 의료관광 산업 추진을 위해 의료기관과 유치기관은 의도적으로 고객에게 정보를 노출하기 위해 다양한 방법(무료 수술, 의료 학술세미나, 박람회 참석 등)으로 고객에게 의료기술의 우수성을 알리고 있다.

4) 주의

고객은 노출된 정보와 같은 마케팅 자극에 집중을 하게 되는 것을 주의라고 한다.

- 고객 : 마케팅 자극에 집중하는 과정으로 노출된 자극에 대해 관심 있는 의료관광 상품 정보에 많은 주의를 하게 되며, 그렇지 않는 경우 주의하지 않는 성향이 있다.

5) 지각(知覺)

고객이 노출된 자극을 이해하고 해석하여 고객의 입장에서 의미를 부여하는 것으로 같은 자극이나 광고라도 사람에 따라 상이하게 해석하고 반응하는 것이다.

6) 반응

고객이 자극을 보면서 자연스럽게 생각을 떠올리는 인지적 반응과 자극을 접하면서 떠오르는 여러 가지 감정과 느낌의 정서적 반응이다.

7) 저장 및 기억

고객정보 처리과정에서 고객이 유용하다고 생각하는 정보를 기억 속에 저장하고 기억하게 하는 것은 정보 처리과정의 마지막이라 할 수 있다.

- 마케팅 담당자 : 의료관광 상품을 고객이 인지할 수 있도록 다양한 마케팅 활동을 기획해야 한다.

8) 대안평가

정보탐색에서 여러 개의 선택 가능한 대안들이 산출되면, 그것들 중에서 소수의 선택 대안으로 축소하는 과정이 대안평가이다.

- 여러 개의 선택 대안 모두를 가지고 평가를 할 경우, 많은 시간과 비용이 소요된다.
- 효율적인 평가를 위하여 소수의 대안을 선정하여 최종적 안을 선정하게 된다.

5. 고객관계 구축

고객관리를 효율적으로 하기 위해 고객을 관리하는 데 필수적인 정보를 모두 정리해 질 높은 서비스를 제공하는 경영방법으로 장기적인 고객과의 관계 강화를 통해 기업의 수익성을 최대화한다.

- 고객의 성향 및 특성들을 분석 : 통합한 데이터베이스를 구축하고 효율적인 마케팅 계획을 수립한다.
- 고객을 확대 적인 개념 : 고객은 사내 고객, 중간고객, 최종고객의 3가지로 세분할 수 있다.
- 고객만족 경영 : 최종고객에게 만족을 주는 것을 목표로 하지만 그렇게 되기 위해서는 중간고객과 내부고객의 만족이 선행되어야 한다.

1) 내부고객

회사 내에 있는 모든 사람은 서로 간에 고객이 된다. 기업 내부에 있는 사람들이 가치를 생산해 주어야 그 가치를 고객이 구매할 수 있기 때문에 사내고객을 가치 생산적 고객이라고도 한다.

- 최종고객인 소비자의 고객만족도가 낮은 기업들의 공통점은 내부고객 만족도가 낮다는 사실을 확인해 준다.
- 고객의 기대를 충족시키자면 사원의 사기를 관리하고 지원해야 한다.

2) 중간 고객(협력 고객, 매개 고객)

소비재 생산기업은 최종 고객을 직접 상대하기보다는 대부분 판매점을 두고 거래하고 있다.

- 판매점 : 기업과 소비자 사이에서 가치를 전달하는 중간고객이 된다.
- 중간 고객 : 판매점이나 대리점 외에도 원료 공급원내지 협력업체를 포함시킬 수 있다.
- 중간 고객의 중요성 : 바로 이들을 만족시키지 못하면 결국 최종고객인 소비자를 만족시키기 힘들다는 데에 있다.

3) 최종 고객

오늘날은 소비자 혁명의 시기이며 최종고객인 소비자들이 중요한 시대가 되었다.

- 개별적 소비자들이 모여지면 커다란 힘으로 작용하여 기업의 변화를 주도하는 원천이 된다.
- 소비자는 사용자라는 가치 사용고객에 해당된다.
- 기업은 고객이 가장 중요한 존재라는 것을 깨달아야 한다.
  - 고객은 기업 에게 이윤을 안겨주는 존재이다.
  - 고객이 기업에 의존하는 것이 아니라 기업이 고객에게 의존하는 것이다.
  - 기업은 고객을 위해 존재하는 것이다.
  - 기업이 고객에게 서비스를 베푸는 것이 아니라 고객이 서비스할 기회를 제공해 주므로써 호의를 베푸는 것이다.

6. 유형별 고객관계 구축전략

의료관광을 선택하고 결정하기 전에 고객들은 치료에 대한 불확실성, 낮은 신뢰도 및 인지도, 두려움, 비용부담 등으로 인해 의사결정시 위험부담을 인지하게 된다. 의료기관에서 고객이 원하는 정보를 제공함으로써 치료에 대한 불확실성을 낮추고 신뢰를 얻은 방법은 다음과 같다.

1) 구전효과의 활용

의료기관은 고객에게 신뢰를 높이기 위한 최선의 방법으로 기존고객의 경험(체험)을 구전효과로 활용한다.

- 의료기관에 방문했던 고객들로 하여금 자신의 경험담을 잠재 고객에게 이야기를 하도록 유도함으로써 의료서비스에 대한 고객의 신뢰를 높일 수 있다.

2) 선정기준의 제시

의료기관은 고객이 의료관광 서비스를 받을 의료기관을 선정할 수 있도록 노력해야 한다.

- 의료관광 상품의 선정기준이 무엇인지 제시한다.
- 의료관광 상품의 선정기준이 언제, 어떻게 적용되는지 인지한다.
- 어떤 경우에 어떤 의료관광 상품을 선택할 것인지 고객의 입장에서 정확한 정보를 제공한다.

3) 고객만족 관리시스템(Patient Satisfaction Management System : PSMS) 구축

미국의 제퍼슨 대학병원은 조직화된 고객 관계 프로그램으로 의료기관의 환자만족 관리시스템을 운영한다. 신환자를 창출하고 의료기관과 소비자의 관계를 호의적 · 지속적으로 유지할 수 있게 해줌으로써 고객의 만족과 충성도에 중요한 영향을 미친다(그림 4-4).

- 제퍼슨 대학병원은 환자 만족 시스템의 필수적인 구성요소로 4가지 요소들이 프로그램에 어떻게 통합되는가에 따라 고객만족의 성패가 달려있다고 한다(Fisk, Barara Naftal, 1990).
  - 정확하고 반복적이며 유용한 우선순위에 대한 조사를 한다.
  - 환자만족 문제를 서비스 질의 보상 메커니즘과 맞물리게 할 수 있는 관리자가 있다.
  - 불만과 만족 문제의 관계에 대한 관심과 분석을 통한 개선을 한다.
  - 환자의 욕구와 관심사에 우선순위를 두고 반응하는 고객 관계의 구축을 위해 노력을 한다.

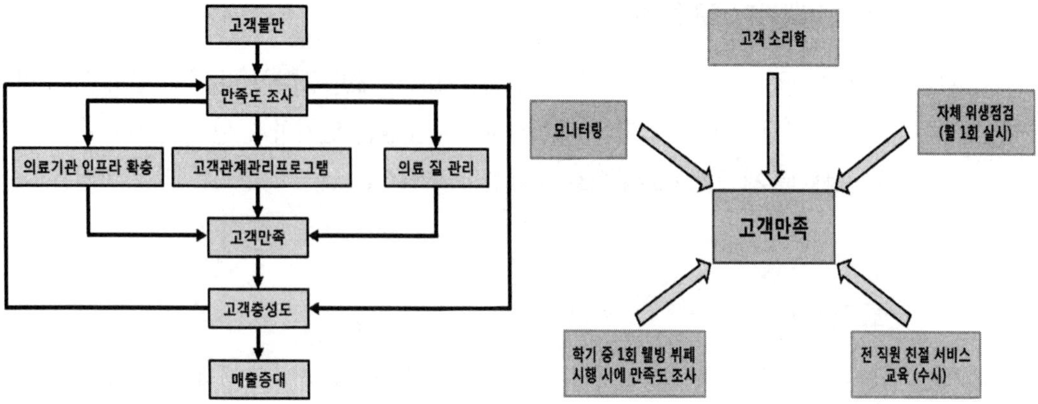

(a) 고객만족 프로세서 (b) 고객만족을 위한 방안들

[그림 4-4] 고객만족 프로세서

4) 결정적인 고객관계 관리

의료관광 서비스에 대해 고객의 인식은 고객이 의료관광 서비스 질에 대한 인식이 이뤄지는 결정적인 순간, 즉 접점의 순간에 이루어진다.

- 의료관광 서비스 질 : 의료기관인 제공자와 고객이 대면하는 순간 인식되며, 서비스 제공자와 고객이 만나는 순간 상호 작용에 의해 이뤄진다.
- 의료기관 : 고객유형별(검진, 입원, 외래)로 고객이 접하는 접점에서의 고객만족을 유도할 수 있도록 접점에서 일하는 직원들이 고객(환자 또는 보호자)에게 정확한 정보를 제공할 수 있어야 한다.

5) 의료관광 서비스 사이클

의료기관은 먼저 의료관광 서비스를 받은 시점부터 완료까지를 정리하여 고객 유형별로 발생할 수 있는 불만을 고객의 입장에서 분석한다.

- 서비스 사이클 분석 : 고객 중심의 주관적인 서비스 질을 파악하고 방법을 제공, 고객 접점에서 고객의 경험과 만족 정도를 확인하여 의료서비스 개선, 고객만족 서비스 제공을 위해 관리해야 하는 고객별 특성 파악 등의 유익한 정보를 준다.

6) 치료(귀국) 후 고객관리

고객의 불만을 어떻게 정의 내리고 해석하는가에 따라 문제해결 능력과 정도가 달라진다.

- 고객의 불만을 협의로 해석하기보다는 광의의 개념으로 정의하여 가능한 많은 원인과 문제를 파악하는 것이 중요하다.

① 고객의 불만 : 기대에 부응하지 못하는 서비스에 대한 고객의 생각과 의견으로, 불만을 토대로 의료기관은 의료관광 서비스의 문제점을 파악할 수 있다.

- 불만 고객들은 잘 표현하지 않기 때문에 의료기관에선 고객의 상담실 또는 VOC(고객의 소리)를 운영하고 있다.

② 불만 고객 : 의료기관에서 고객의 불만을 제대로 처리하지 않으면 10명의 잠재고객까지 잃게 된다.

- 의료기관 : 한 명의 불만 고객이 부정적인 영향을 미치지 않도록 고객관계관리 시스템을 구축한다.
- 불만 고객 : 부정적인 메시지를 확산시키는 은밀한 네트워크를 형성하므로 의료기관은 문제점을 조기에 파악하여 문제가 확산하기 전에 신속하게 해결한다.

7) 고객 데이터베이스 구축

고객에게 만족을 주는 의료서비스 마케팅을 실시하므로써 의료서비스에 대한 재구매율을 향상시켜 의료서비스 제공자는 매출을 증가시키고 서비스 상품이 유지 · 발전하게 된다.

(1) 고객만족의 핵심

고객만족을 위한 마케팅은 의료기관의 이익을 달성하고 수익구조를 확보하는 중요한 수단이 된다.

- 의료마케팅 : 신규고객의 창출과 충성고객 확보의 정책목표를 달성할 수 있어야 한다.
  - 충성고객을 확보하기 위해서는 고객의 성향을 파악하고 대응하며 고객의 욕구를 충족시킨다면 제공 의료서비스에 대한 충성도가 발현되어 확보 가능하게 된다.

(2) 신규고객

의료서비스를 이용할 때 정보의 제한, 이용의 불편성 등으로 마케팅 활동만큼의 성과를 조기 달성하기가 어려워 이용할 때의 장애 요소가 무엇인지를 예측 판단하여 제거하거나 최소화함으로써 상품 구매율을 향상시키기 위해 노력한다. 또한 의료마케팅으로 고객의 만족을 향상시키고 결과를 반영한 효율적인 글로벌 마케팅 전략을 수행하기 위한 몇 가지 마케팅 기법은 다음과 같다.

① CEM(고객경험관리) 마케팅(Customer Exprience Management) : 제공되는 서비스가 의료라는 특수성을 활용한 마케팅으로 내용은 광범위 하지만 최종목표는 기존 고객 유지로 고객만족 경영에 있으며 고객 개개인의 요구와 성향에 맞춘 차별화된 서비스를 제공함으로써 고객의 기대 수준에 부응하여 로열티 고객을 창출하기 위한 마케팅전략이다.

② 데이터베이스 마케팅 : 의료마케팅에 있어서 매우 중요한 기법으로 고객의 정보를 수집, 분석, 가공하여 향후 필요한 전략을 수립하는 마케팅이다.

> • 고객정보의 수집이 필요하며 수집하는 과정 및 경로 도출은 전산 DB화로 진행되어야 활용 가치가 높다. 도출된 결과는 시장 세분화, 상품 차별화 전략을 위해 활용되고, 이메일 마케팅이 대표적인 사례이다.

③ VIP 마케팅 : 고품격 의료서비스를 원하는 고객을 대상으로 고객의 니즈를 최대로 충족시켜 줌으로 부가가치의 수익 및 고객과 기업 상호간 브랜드 가치를 높이는 마케팅이다.

8) 전략적 마케팅

다양한 전략의 측면과 정의를 종합하면 '전략은 조직의 성과를 유지 혹은 개선하기 위한 조직 내에 자원 배분의 양상으로서 좋은 전략은 조직의 강점을 이용하고 약점을 피하면서 환경적 위협을 줄이고 기회를 활용하는 전략이며, 전략경영은 전략을 선택하고 실행하는 과정'으로 정의할 수 있으며, 본질적인 개념의 네 가지 기본요소는 다음과 같다.

① 영역 : 조직이 현재와 미래에 환경과 상호작용하는 정도이며 조직이 선택하는 사업영역이다.

> • 사업영역의 선택 : 조직의 최고경영자에 의해 이루어지며 전략적 의사결정의 핵심이다.

② 핵심역량 : 조직이 가지고 있는 가장 중요한 능력으로서, 자원과 기술 수준에서 다른 조직에 비해 차별적으로 우수한 역량을 가졌을 때 차별적인 핵심역량이라고 한다.

③ 경쟁적 우위 : 성장성 있는 사업영역과 차별적인 핵심역량을 통해 경쟁자와 비교하여 경쟁우위를 점하는 위치를 가져야 하고, 이는 전략이 추구하는 바이며 조직 성장과 발전의 열쇠이며, 이것을 이루지 못하면 발전의 한계를 경험할 수밖에 없다.

④ 상승효과 : 핵심역량을 갖는 사업영역이 다른 사업이나 분야에 긍정적인 영향을 미치는 것이다.

> • 조직이 성장 : 사업영역을 확장해야 하며, 이는 조직의 가장 중요한 전략 대상이다.

9) 관계마케팅

고객이 해당 의료기관에 대해 갖고 있는 충성도에 따라 고객을 구분하면 장차 고객이 될 가능성이 있는 미래 고객인 잠재고객에서부터 실제 해당 의료기관을 이용한 경험이 있는 고객, 이용 빈도가 잦은 단골고객, 심정적으로 해당 의료기관에 긍정적인 인식과 대토를 갖는 지지자, 해당 의료기관을 적극적으로 홍보하고 이용을 권유하는 옹호자에 이르기까지 다양한 층이 있을 수 있다.

① 관계마케팅 : 관계마케팅이 고객과의 관계를 강조한다면 기존의 마케팅은 조직과 고객 간에 발생하는 거래에 중점을 두기에 거래 중점의 마케팅이라고 할 수 있다.

- 관계마케팅을 기존의 거래중심 마케팅 개념과 대비해 보는 것은 관계마케팅의 개념을보다 명확하게 이해하는데 좋다.

② 거래중심의 마케팅 : 고객과의 거래발생에 관심을 두기 때문에 시장점유율의 증대와 같은 단기적이고 직접적인 이익이 목표가 되며, 이러한 목표를 달성하는데 필요한 수준 내에서 고객관계에 관심을 갖는다.

③ 관계마케팅의 기본적인 특성 : 고객과의 관계에 있어 상호 의사소통에 의한 파트너십을 강조한다.

- 조직의 투자 개념에 변화를 부여하는 것으로서 단기적인 이익사업 범주를 넘어 관계에 대한 투자의 중요성을 강조한다.
- 고객과의 긴밀한 관계를 유지하기 위해서 세분시장의 고객 집단 내에서도 각 고객에 대한 개별적인 서비스를 제공하고 차별화해 나가는 노력을 강조한다.
- 조직과 고객 간에 관계의 강도와 연속성을 지속적으로 감시, 분석한다.
- 외부 고객과의 긴밀한 관계를 유지하기 위하여 내부고객의 준비와 노력을 강조한다.

④ 서비스 편익의 증대 : 고객이 한 의료기관을 선택한 후 계속적으로 이용하는 것은 경쟁 의료기관이 제공하는 서비스 편익보다 높은 편익을 제공하는 것이다.

- 서비스 편익 : 고객이 제공받은 서비스 가치를 인지하는 정도와 이를 제공받기 위해 고객이 지불한 비용의 차이에 대한 평가이다.

⑤ 관계마케팅을 설정하는데 있어서 거래 중심 마케팅이 상호간에 어떤 영향을 미치는지는 〈표 4-18〉과 같다.

〈표 4-18〉 거래중심 마케팅과 관계마케팅의 관계

특 성	거래 중심 마케팅	관계마케팅
주요 관심 대상	판매에 초점을 둠	고객 유지에 초점을 둠
교환수단	마케팅 믹스	관계
관계 지속 기간	단기적	장기적
지향목표	단기적 이익보장	장기적 성과 인정
이익 창출 수단	시장점유율	고객과의 관계 강화
고객 관계	한정적, 제한적 고객 접촉	적극적, 포괄적 고객 접촉

특 성	거래 중심 마케팅	관계마케팅
서비스 전략	서비스 특성에 주안점을 두고 고객 서비스에 대한 관심이 적다.	서비스의 효과에 주안점 고객 서비스 강조
서비스 품질	생산단계의 품질에 대한 관심	생산에서 이용, 이용 후까지 모든 단계의 품질에 관심

⑥ 거래의 안정감과 생활의 질 향상 : 일반적으로 고객은 의료기관을 선택하기 전 단계에서는 대안 탐색 노력을 하지만, 일단 선택하게 되면 이러한 노력을 종결짓고 가능한 서비스 제공자를 바꾸려 하지 않는 경향이 있다.

• 의료서비스를 이용 : 안정적인 관계가 유지되면 이로 인한 스트레스가 감소하고, 그 결과 생활의 질이 향상될 수 있다.

⑦ 사회적 지원 확보 : 의료기관과 지속적인 관계를 유지하는 것은 관계의 친밀성을 높일 수 있으며 이로인해 사적인 지원까지 받을 수 있다.

⑧ 관계 유지비용의 감소 : 신규고객이 방문하면 정보수집과 관계 구축을 위해 일정 비용이 소요된다.

• 고객이 계속 적인 관계를 맺게 되는 경우 : 비용은 점차 낮아지게 되며, 서비스 내용이나 의료기관에 대한 이해 정도가 향상되어 유지비용도 감소한다.

⑨ 구전을 통한 홍보 : 지속적인 관계를 통해 고객 수준을 넘어서 지지자, 옹호자의 수준으로 변화할 경우 이들이 다른 소비자들에게 권하는 경험적인 충고는 강력한 홍보효과를 갖는다.

⑩ 내부 구성원 유지 : 고객과의 긴밀한 관계는 내부고객으로서 조직구성원의 직무만족에 영향을 줄 수 있으며, 그 결과 구성원 유지가 보다 용이 해질 수 있다.

⑪ 고객의 수명 가치 : 고객과의 관계를 지속적으로 유지함으로써 얻게 되는 일정 기간 동안의 금전적 수익을 가치화한 개념이 '고객의 수명가치'이다.

7. 관계구축 전략

고객관계에 대한 정보체계를 수립하고, 고객과의 효과적인 관계를 유지하기 위해서는 고객이 원하는 욕구를 파악하고 의료 이용 결과에 대한 고객의 평가를 지속적으로 모니터링이 필요하다.

1) 고객관계를 위한 정보탐색

① 고객 데이터베이스 구축 : 고객의 기본적인 인적사항 외에 의료 이용과 관련된 개별 사항을 기록하여 다음 서비스 제공시 활용하면 고객의 욕구에 부합하는 서비스를 계획할 수 있다.

> • 의료기관의 경우 : 고객에 대한 정보는 인적사항 외에 의무기록의 건강과 관련된 사항, 원무기록의 진료비와 관련된 사항이 기본적인 구성 내용이다.

② 고객관계 모니터링 : 고객관계를 모니터링 하는 작업은 고객의 기본적인 인적정보와 이용사항에 대한 고객 데이터베이스를 구축하는 것은 물론이고, 주기적으로 고객의 평가와 태도를 조사하는 것을 포함하고, 대표적인 고객 관계 모니터링 활동은 정기적인 환자만족도 조사라고 한다.

2) 관계유지 전략

Berry(베리)와 Parasuraman(파라슈라만)은 고객과의 관계를 유지하는 수준을 3단계로 분류한 바 있으며, 이들 수준이 높아질수록 고객과의 관계가 강화되고 전환비용을 높일 수 있다.

① 재무적 유대 : 재무적 유인을 통하여 고객과 관계를 유지하는 전략으로서 많은 양을 구매하는 고객이나 오랫동안 거래한 고객에게 가격할인을 해주는 것이다.

② 사회적 유대 : 고객의 개별적인 특성과 욕구를 파악하고, 동일한 유형의 서비스를 제공하더라도 고객의 취향을 반영한 서비스를 제공하도록 노력한다.

> • 사회적 유대관계 : 효과적으로 갖기 위해서는 고객 데이터베이스가 제대로 갖추어져야 하고, 고객에 대한 정보가 정리되어 서비스 제공자가 손쉽게 활용할 수 있어야 한다.

③ 구조적 유대 : 사회적 유대관계의 가변적이고 임의적인 서비스 제공 방식을 구조를 통해 항시적으로 전환하는 장점이 있다.

> • 구조적 유대를 제대로 갖추기 위해서는 전체 조직 차원에서 고객서비스 개선을 위한 체계적인 노력이 있어야 한다.
> • 최근 많은 의료기관들이 관심을 갖고 있는 질 향상 활동체계를 이용하여 구조적 유대를 강화할 수 있다.

3) 관계강화 전략 : 고객접점 관리

고객과 지속적인 관계를 유지할 뿐만 아니라 관계강화를 통해 고객의 충성도를 높이려는 노력이 관계마케팅의 중요한 실천 전략에 속한다.

> • 관계강화를 위해서는 서비스 개선 차원을 넘어 고객을 감동시키는 수준이 되어야 하며, 고객접점의 '진실의 순간' 관리라고 한다.

① 의료기관에서 MOT(Moment Of Truth : 진실의 순간) : 고객접점은 다시 '인간적인 접점'과 '인간 외적인 접점'으로 나눈다.

> • '인간적 접점' : 고객이 의료기관 구성원과 직접 접하게 되는 순간으로 의료기관의 경우 환자가 의료기관을 방문하여 얼굴을 대하게 되는 안내 직원이나 수납창구의 직원, 접수창구의 직원, 진찰실의 의사 등과 만나는 순간이다.
> • ' 인간 외적 고객 접점' : 건물 자체, 내부인테리어, 조명, 자동화시스템 등의 시설 및 환경이며, 의료기관 외래 진찰실의 위치와 구조, 대기실의 의자, 청소상태 등이 이에 해당된다.
> • 고객의 만족을 결정하는 다양한 서비스 순간들을 의료기관에서의 실제 사례를 살펴본다.
>   - 병원에 전화하여 진찰에 대한 문의를 하고 병원에 도착하여 주차를한다.
>   - 병원 안내에서 진찰 접수증을 기입하고 접수증을 가지고 원무과에서 수납을한다.
>   - 진찰받고자 하는 과의 접수창구에 접수를 하고 자신의 차례가 될 때까지 진찰 대기실에서 기다리고 차례가 되면 의사의 진찰실로 들어가서 의사의 진찰을 받는다.
>   - 처방된 약, 검사 등의 설명을 듣고 다시 원무과의 수납 창구에 가서 약과 검사에 대한 수납을 한다.
>   - 약국 앞에서 자신의 약이 나올 때까지 기다리고 자신의 약이 나오면 약사로부터 복용에 대한 설명을 듣고 병원 문을 나선다.

② 나열된 각 과정에서 의료기관의 안내 직원, 원무과 직원, 간호사, 의사들은 매일 수많은 환자와 보호자와 접하고, 비슷한 업무를 수행하므로 일상적이고 타성에 젖은 태도를 취하게 되는 경우가 많다.

외래진료 서비스를 이용한 고객들이 만족하는 부분을 인간적인 면과 외적인 면은 〈표 4-19〉와 같다. 단순한 외래진료에서도 이처럼 여러 가지 고객 접점의 순간이 발생한다.

〈표 4-19〉 외래진료 서비스에 만족한 고객 접점

인간적 접점	구 분	인간 외적 접점
문의 전화를 받는 직원이 친절하게 전화를 받고 질문에 자세히 대답하였다.	진료 문의 전화	전화가 즉시 연결되었다.
• 주차장 관리인이 친절하였다. • 안내에서 진료하고자 하는 과와 담당 의사에 대해 친절히 상담해 주었고, 접수 용지의 작성을 도와주었다.	병원 방문	• 병원이 넓고 깨끗하며, 주차장을 찾기 쉬웠다. • 접수 용지는 알아보기 쉽고 작성하기에 편리하게 인쇄되었다.
• 접수/수납 창구의 직원이 친절하였다. • 진료비 내역에 대해 즉시 자세히 설명해 주었다.	접수/수납	• 접수/수납을 위해 오래 기다리지 않았다. • 여러 곳을 거치지 않고 한 곳에서 처리되었다.
• 의사는 친절하게 대해주었고 질문에 알아듣기 쉽고 성실하게 답해 주었다. • 간호사는 검사 및 예약 절차에 대해 자세히 설명해 주었다.	진찰	• 진찰 대기시간이 짧았다. • 대기실의 의자가 편안했다. • 검사실 등이 찾기 쉬웠다.

인간적 접점	구 분	인간 외적 접점
약사는 처방된 약의 복용 방법과 부작용 등에 대해 자세히 설명해주었다.	약국	• 약이 나오기까지 오래 기다리지 않았다. • 약이 나오는 예상 시간을 알 수 있었다.

③ MOT 관리의 실제 : 각 서비스에는 중요한 순간들이 있으며, 고객이 기대하는 바를 정확히 파악하여 서비스를 개발하고 실행하는 것이 MOT 관리의 기본이다.

- MOT의 모든 순간이 중요하지만 특히 중요한 것은 고객과 접하는 최초 15초의 순간에 대한 관리이다.
- 대부분의 경우 고객만족이 결정되는 것은 이 짧은 첫 순간이며, 이 순간이 그 의료기관 전체의 이미지를 결정한다.
- 이 순간에 고객으로 하여금 의료기관을 선택한 것이 최선의 선택이었다고 느끼도록 해야 한다.

8. 구매의사 결정과정 분석

의료관광 산업에서 고객이 합리적으로 구매결정에 대한 문제인식, 정보탐색, 선택대안의 평가, 구매, 구매 후 행동의 5단계로 의사결정과정을 분석하는 방법이 있다.

1) 문제인식 단계

의료의 특성상 고객의 의료서비스에 대해 문제를 인식하는 경우는 현재 고객 자신과 주변 사람들의 건강 상태에 따라 좌우되며, 생활수준이 높아질수록 건강에 대한 관심이 높아진다.

- 소비자가 건강문제를 인식하고, 의료에 대한 욕구를 느끼면서 의사결정 과정이 시작되는 것이다.
- 문제인식은 고객 자신이 해결해야 하는 욕구가 있다고 인식하는 첫 번째 단계이다.

2) 정보탐색 단계

고객이 현재 자신이 처해 있는 문제를 인식하고, 구매 의사결정을 하는 과정에서 고객은 자신에게 도움이 되는 정보를 탐색한다.

- 모든 소비자들이 욕구가 있다고 정보를 탐색하는 것은 아니며 욕구의 정도가 얼마나 강한지, 주위에 욕구를 충족시킬 대상이 있는지에 따라 정보탐색의 강도가 달라진다.
- 소비자가 정보를 탐색하는 태도는 두 가지 활동으로 나눌 수 있다.
  - 소극적인 정보탐색 행위 : 우연히 욕구와 관련된 정보를 접하게 되었을 때 주의를 기울이는 단순한 탐색활동을 들 수 있으며, 이를 고조된 관심(heightened attention)이라고 한다.
  - 적극적인 정보탐색 행위 : 일반적으로 의료서비스에서는 의료욕구의 심각성과 위급성에 따라 정보탐색 양상이 달라질 수 있다.
    - · 암과 같이 생명을 위협할 수 있는 심각한 질환의 경우는 여러 의료기관들의 의사들에 대한 정보를 적극적으로 수집하고 어느 곳을 방문하는 것이 양질의 서비스를 받을 수 있는지 신중히 고려할 것이다.

· 감기와 같은 가벼운 증상은 정보탐색작업의 양은 그에 비해 적다.
· 주변 사람들의 의료관광 경험(체험), 각종 매체 및 광고, 홈페이지, 의료세미나 및 홍보회 참석 등을 통해 정보를 수집하고 가격을 비교하는 등의 방법으로 정보를 탐색한다.
· 교육 수준이 높을수록, 건강에 대한 관심이나 가치를 높게 둘수록 정보탐색에 적극적인 태도를 보인다.
· 마케팅 담당자의 주요 관심사 중의 하나는 소비자가 정보탐색 시 주로 의존하는 정보의 원천과 정보들 중에서 어떤 정보가 의료기관을 선택하는 과정에 더 많은 영향력을 행사하는가에 관한 것이다.

① 일반적으로 의료이용자들이 정보를 탐색하게 되는 정보원에는 4가지가 있다.

- 개인적 정보원 : 가족, 친구, 이웃, 친지
- 공공적 정보원 : 대중매체, 소비자 보호기관
- 경험적 정보원 : 사용 혹은 이용 경험
- 전문가 정보원 : 진료 의뢰 의사

② 의료 이용자들은 4가지 정보원을 모두 이용하며, 정보원들은 여러 가지 경로를 거쳐 이용자에게 정보를 전달하게 된다.

- 일반적으로 의료서비스 분야의 경우, 정보의 양은 대중매체로부터 많이 얻지만 실제 의료 이용으로 연결되는 것은 개인적 · 경험적 정보원이 효과적인 경향이 있다.
- 개인적 · 경험적 정보원의 영향이 큰 이유는 다음과 같다.
  - 의료서비스 : 경험을 통해 품질을 평가하게 되는 속성이 있으며 인적 정보원들의 대리 경험에 의해 품질 정보를 제공 받을 수 있다.
  - 전통적으로 의료 분야 : 광고가 금지되며 공급자에 대한 정보가 제한적이므로 경험자의 정보가 상대적으로 유용할 수 있다.
  - 의료서비스 : 무형성과 산출물의 다양함으로 일반 제품에 비해 선택에 대한 불확실성과 위험이 상대적으로 높았으며, 위험을 줄이기 위해서는 특정 의료서비스를 이용한 경험자로부터 정보를 수집하는 것이 안전하기 때문이다.

③ 의료마케팅 담당자는 소비자가 정보를 어디서 주로 얻는지, 소비자가 그 정보원에 대해 얼마나 많은 중요성을 부여하는지 신중히 파악한다.

- 경쟁이 치열해지고 시장에서 소비자 권한이 강화되면서 공급자들은 소비자와 좀 더 효율적으로 의사소통할 수 있는 방식을 찾고 있으며, 소비자의 정보탐색 태도에 대해 많은 관심을 가지고 있다.
- 소비자가 정보를 탐색하는 양상에 대한 자료는 의료서비스 마케팅에서 점점 더 중요해질 것으로 판단된다.

3) 선택대안의 평가단계

고객은 다양한 정보를 수집하고 평가 기준에 근거하여 최종 선택을 하는데, 고객의 평가 기준이 고객의 구매 목적과 동기를 반영하기 때문에 마케터 입장에서 어떠한 방식으로 고객이 선택하는가는 매우 중요한 요인이다.

① 의료고객의 대안평가 : 모든 대안들을 평가의 대상으로 선정하지 않으며, 제한된 몇 개의 대안들만을 평가하게 된다.

- 제한된 범위 내 : 대안이 설정되면 소비자들은 일정한 평가기준에 따라 각각의 대안들을 평가하게 된다.
- 평가기준 : 의료공급자 선택에 영향을 미치는 사람, 의료서비스 내용, 의료 이용 상황 등에 따라 다를 수 있다.

② 일반적으로는 다음과 같은 개념들이 평가의 기준으로 이용된다.

㉠ 서비스 제품의 속성(Product Attributes) : 소비자는 특정 의료기관의 의료서비스를 여러 가지 서비스 특성들로 뭉쳐진 하나의 집합으로 보기 때문에 의료공급자를 결정할 때는 이러한 서비스 특성들을 모두 관련지어 생각한다.

㉡ 속성의 중요성(Importance Weights) : 소비자들은 여러 속성들에 대해 그들이 느끼는 중요도에 따라 각각 서로 다른 가중치를 부여한다.

- 경영자 : 의료기관이 제공하는 서비스가 갖고 있는 속성 중에서 소비자들이 어떠한 속성을 가장 선호하고 중요하게 여기는지를 파악할 수 있어야 한다.

㉢ 상표 이미지(Brand Image) : 소비자들이 각각의 서비스 속성에 대해 가지고 있는 상표신념(Brand Beliefs)[31] 의 집합으로서 소비자의 상표 이미지는 자신의 경험이나 선택적 지각, 선택적 왜곡, 선택적 기억 때문에 서비스가 갖고있는 참된 특성과는 다를 수 있다.

㉣ 평가 절차 : 의료관광 마케터는 소비자들이 실제로 대안을 어떻게 평가하는가를 연구해야 하며, 의료관광을 결정하는 고객의 대부분은 의료기술과 가격(치료비)을 가장 중요한 요인으로 생각하는데, 국적과 의료문화에 따라 선택에는 다소 차이가 있다.

- 의료관광 : 가격이 선택의 주요인 일경우 경쟁국가와 가격 비교 등을 통해 선택되며, 의료기술과 서비스의 질이 높이 평가받고 가격이 적정해도 비자 발급과 수속절차 등 기타 절차 문제에 따라 접근이 용이한 경쟁국가를 선택하기도 한다.

4) 구매결정 단계

의료는 특성상 치료 또는 성형을 목적으로 의료관광을 선택할 경우 완치와 성공적인 수술, 즉 의료기술을 가장 중요시하며, 가격보다는 그 결과에 구매결정을 하기도 한다.

31) 상표신념 : 특정한 상품에 관한 여러 가지 자극을 처리함으로써 형성되는 것이며, 상표에 대한 전반적인 지각을 나타내므로 태도(상표에 관한 주관적 신념들의 복합체)에 관련되며, 긍정적 이미지를 갖는 소비자는 그것을 구매할 가능성이 크다.

5) 구매 후 행동 단계

고객은 의료관광 서비스를 받은 후에 자신이 경험하면서 받은 만족 정도에 따라 재방문을 고려하기 때문에 고객의 평가는 매우 중요하다.

- 불만 고객으로 인해 : 잠재고객을 잃을 가능성을 내제하고 있다.
- 마케터 : 고객관리 차원에서 이메일 발송, 안내 홍보 인쇄물 발송, Pre-Post Care[32] 서비스, u-Healthcare System[33] 등을 통해 지속적인 고객관리 및 상담으로 고객의 재방문을 유도하여 고객이 이탈하지 않도록 고객과의 관계를 구축하고 관리해야 한다.

① 불평행동의 유형에 관련된 구조와 유형은 [그림 4-5]와 같다.

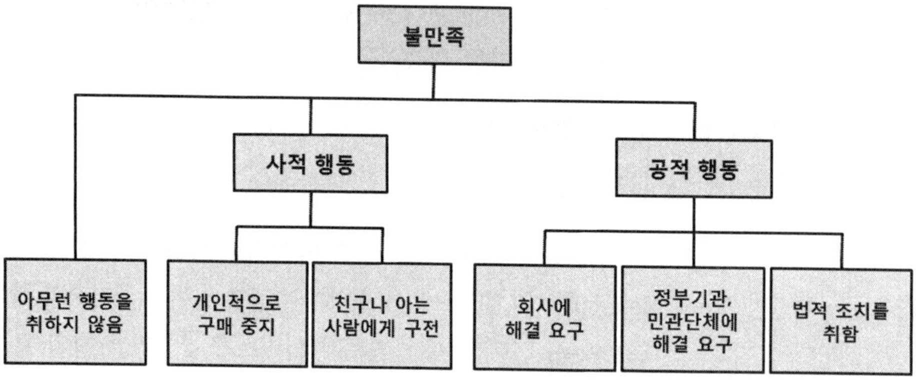

[그림 4-5] 불평행동의 유형

② 소비자의 구매행동에 관련된 구조와 유형은 [그림 4-6]과 같다.

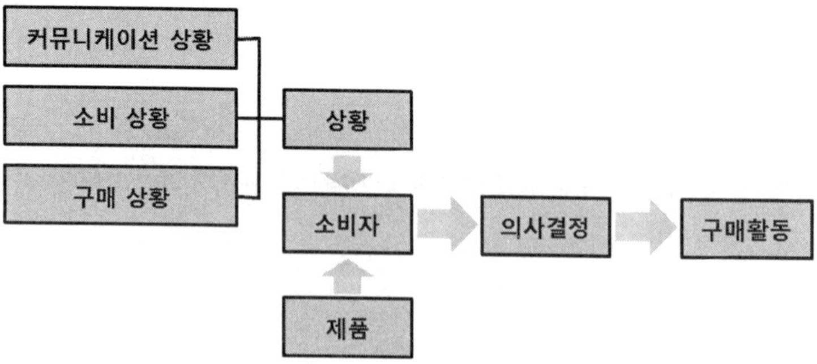

[그림 4-6] 소비자의 구매행동 유형

32) Pre-Post Care : 수술 후 간호 서비스이다.
33) u-Healthcare System : 정보통신과 의료를 결합한 시스템이다.

9. 구매연관성 분석

의료기관은 고객 데이터베이스를 활용하여 다양한 의료관광 의사결정 요인(구매) 연관성을 분석하고 해외환자를 유치할 수 있는 의료관광 마케팅 전략과 실행계획을 수립한다.

1) 매출실적에 따른 분석

기업에서 주로 활용하는 방법은 고객별 매출실적에 따라 차별화된 서비스를 제동하는 것이며, 마일리지 적립, 매출액 누적 점수제 등이 해당한다.

- 매출실적 분석결과 : 기존 고객데이터와 연계하여 기초로 활용한다.
- 고객(환자)과 유치기관을 매출실적별로 등급화하고 분류하여 무료 건강 검진권 제공, 감면율 또는 할인율 적용, 프로모션, 통역 및 부가 서비스 지원 등의 다양한 마케팅 방법을 도입할 수 있다.

2) 고객정보 분류 및 분석

고객의 기본정보를 활용하여 고객의 생일, 기념일에 전화, 이메일, 우편으로 축하 메시지를 보내거나, 고객에게 유용한 건강정보 뉴스레터 발행 및 발송 등 고객만족 서비스 제공과 고객관계 구축으로 재방문을 유도할 수 있다.

- 의료기관 : 고객정보를 활용하여 지속적으로 재진 고객을 관리할 수 있도록 고객데이터를 분석 · 관리한다.

3) FRM 분석(Frequency, Recently, Monetary)

의료관광 산업의 고객 대상은 고객(환자및 보호자) 또는 유치기관(에이전시)으로 구분하는데 얼마나 자주 의료기관에 방문하는지, 최근에 의료기관에 방문하였는지, 한 번 방문시에 지불한 비용이 얼마인가 등의 FRM 분석을 통해 고객군별 차별화 전략을 수립할 수 있다.

- 의료기관 : 쉽게 FRM 분석과 적용이 가능한 환자 또는 건강증진센터 수진자, 질병별 또는 진료과별 환자, 유치기관별 고객데이터 분석이다.
- FRM 분석 : 의료기관 입장에서 일정기간 동안 높은 매출을 달성한 고객이 가장 가치가 있는 점에 착안하여 분석하는 기법으로 방문 빈도수, 최근 방문시기, 방문 당 지불금액 등의 세 가지 요소에 가중치를 부여하고, 의료관광 상품개발 및 시장세분화로 의료관광 시장규모를 예측하는 분석기법이다.

4) 고객지향의 병원경영

고객은 그들 스스로가 원하는 것을 제공받기를 원한다.

- 의료제공자들이 환자 고객을 끌어들이기 위해서 많은 시간과 노력을 하고 있다.
- 환자는 임상적 절차나 결과가 성공이냐 실패냐 보다는 전체적으로 의료서비스를 받으면서 느끼는 결과 가치에 더 많은 중요성을 부여한다.
- 입원이나 치료의 시작에서 환자의 평가가 시작되는 것이 아니라 광고나 외부에서 느끼는 이미지에서부터 환자는 한 의료기관을 평가하게 된다.

5) 대기시간 관리

서비스 기관은 서비스를 제공하기 위해 투여하는 자본과 서비스를 받기 위한 고객의 대기시간을 중점적으로 경영하고 있다.

- 효율적으로 대기시간을 관리하느냐 하는 것은 심리학적으로 그리고 양적인 접근이 필요하다.

① 양적인 접근 : 대기시간을 줄이는 데에 도움을 준다.

- 기다리는 것에 대한 심리 : 설명할 수 없고, 불쾌하고, 불편한 기다림이라는 것을 알게 한다.
- 서비스 기관들 : 대기시간에 대한 이유를 고객에게 설명하고, 고객은 이 시간을 가능한 즐겁게 기다릴 것이다.
- 양적인 투입 : 대기시간을 가능한 짧게 할 수 있다.
- 기다리는 동안 : 오락적인 요소, 음악이나 오락기구, 편안한 요소, 안락한 의자를 동원함으로써 대기시간을 즐겁게 할 수 있다.

② 의료기관 : 직원들의 편의성보다 환자의 대기시간을 줄이는 방안에 고심해야 하며, 환자가 대기시간을 길게 가져야 하면 그 시간 동안 환자만족과 임상결과를 최상으로 만들어야 한다.

6) 매력적인 서비스

환자가 기대하는 환경의 창출이다.

- 성공적인 고객서비스를 제공하는 기관 : 이들의 내부 기관을 인테리어 장식, 고객서비스 등의 다양한 전략을 통하여 고객을 만족시킨다.
- 고객 : 자신이 위치한 위치에 대한 불안감, 혼란, 스트레스의 감정을 최소화할 수 있게 된다.
- 의료기관 : 의료환경의 영향에 대한 인식은 어떻게 환자들이 의료의 질과 가치를 보는 가를 알게 한다.
- 의료환경 : 고객에게 많은 영향을 끼친다.

제5장
네트워크 구축하기

01 의료관광 관련 업체와 협력
02 병원서식 양식

01 의료관광 관련 업체와 협력

수요측정과 판매예측을 중심으로 하고 있으며, 시장예측과의 관련성과 차이점이 반드시 명확하지는 않고, 자사의 잠재시장과 잠재 판매 가능성을 분석하려면 우선 과거의 판매 분석부터 할 필요성이 있는데, 판매 전략의 원천이기도 하다.

실적 분석은 현재시장의 잠재 판매액 지역별 잠재시장 시장추세 등이 검토되어 판매예측에 이른다. 판매예측 방법은 경영자의 판단, 판매관계자의 예측, 합성 소비자를 대상으로 한 조사로부터의 연역, 일정한 수리적 방법에 의한 추세분석 등이 있으며, 이들을 결합하여 판매예측을 얻게 된다.

1. 양해각서 방식

양해각서(Memorandum of Understanding : MOU)를 통한 네트워크 구축방식은 가장 공식적인 루트라는 측면에서 많은기관들이 선호하고 있으나 외국인 환자가 모객이 되는 경우는 많지 않다.

- 해당 MOU의 성격과 형식 및 방식을 고려하여 과도한 투자가 필요하거나 많은 인력이 소요되는 경우에는 불가피한 경우 외에는 안하는게 좋다.
- 국가 간 교류를 전제로 MOU가 불 가피한 경우가 있기에 최소한 비용과 인력투입을 적절히 배분하는 것이 좋다.
  - 국내 의료기관 : 정부, 지방자치단체, 협의체, 국내 에이전시
  - 국제 의료기관 : 해외 의료기관, 해외 에이전시, 해외 정부기관, 해외 유관단체
  - 국내 에이전시 : 지방자치단체, 협의체, 국내 에이전시
  - 국제 에이전시 : 해외 의료기관, 해외 에이전시, 해외 정부기관, 해외 유관단체

① 국내 의료기관은 직접 MOU를 통한 직접적인 해외 네트워크와 정부, 지방자치단체, 협의체, 국내 에이전시 등 해외 네트워크를 보유한 유관기관과 협력하여 대내·외 네트워크의 양과 질을 확보해야 한다(표 5-1, 2, 그림 5-1).

〈표 5-1〉 업무협약 - 전남대 화순병원

- 미국 건강보험회사 IMG(international medical Group)와 계약체결
- international SOS와 계약체결
- 외국병원과 업무협조 추진
  - 베트남 : vietsing Hospital, vietdue Hospital
- 중국 : 연변 종양 병원

- 미국 : Good samartan Hospital
- 외국 유명 병원들과의 지속적인 업무협약 추진
- 외국 보험회사의 지정병원으로 계약 추진
- international SOS 가입회원 기업과 협력 추진
- 이메일이나 편지 발송 등 온라인, 오프라인을 통한 직접 홍보전략 지속 추진
- 인근 지방자치단체의 의료관광사업과 연계하여 지역문화 관광자원 개발에 협력
- 한국관광공사 의료관광 One stop service 시스템 센터에 가입 추진
- 중국 연변 종양 병원과 최소침 수술 협력 진료실 개설 및 협약 체결

〈표 5-2〉 MOU 추진방법

단계별 구분	추진사항	추진내용 및 주의사항
1단계	대상 국가 및 기관 선정	기존사업과의 관련성 위주로 선정
2단계	타당성 검토	비용효과(BSC)분석 등
3단계	MOU 초안 작성	최대한 간략하게
4단계	MOU 조인식	대외홍보 방안 마련
5단계	MOU 사후관리	단계별 목표를 분명히 하고 MOU의 기한을 명시하는 것도 필요함.

※ MOU의 기한이나 목적을 명시하지 않는 경우, 약용의 소지가 발생하는 경우가 있음.

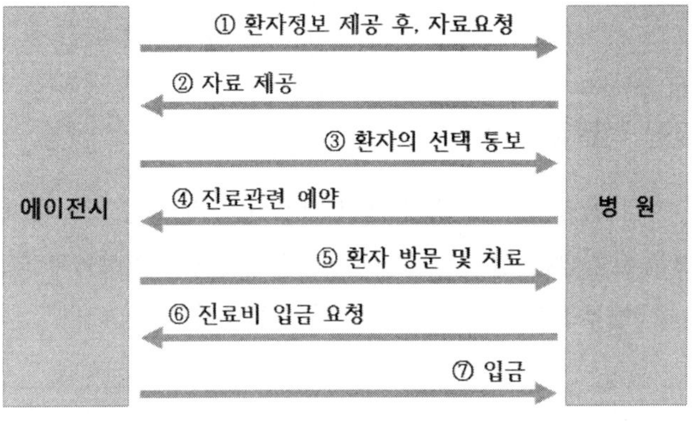

[그림 5-1] 국내 의료기관-에이전시 협약 프로세스

② KDB산업은행은 국내 의료서비스 산업의 발전과 병원의 해외 진출 활성화를 위해 서울대학교병원 및 한국보건산업진흥원과 상호 업무협조를 위한 MOU를 체결했다.

- 협약식 : 서울대병원 내 대한의원 제1회의실에서 강만수 KDB산업은행장, 정희원 서울대병원장, 고정화 한국보건산업진흥원장이 참석한 가운데 진행됐고, 3개 기관장은 서울대병원의 모자병원 설립과 함께 향후 새로운 사업개발 및 해외 네트워크 구축 등을 위해 서로 협력하기로 했다.
  - KDB산업은행 관계자 : "그 동안 국내병원의 해외 진출은 중국 등 일부 국가를 중심으로 이뤄져 왔다."며 "이번

> MOU를 계기로 서울대병원을 포함한 국내병원들의 해외 진출이 중동 등 다양한 지역으로 확대되기를 기대하며, 이 과정에서 산업은행이 더욱 많은 역할을 담당 하겠다"고 했다.
> -서울대병원 관계자 : "의료기관이 국책은행과 협약을 체결하는 것은 처음 있는 일로서 의의가 크다"며 "이를 통해 의료기관의 국제화와 해외 진출이 더욱 탄력을 받을 것 이라 생각한다."고 했다.
>
> - 서울대병원 : 정희원 병원장 취임 이후 의료시스템의 세계 수출, 대한민국 의료브랜드 가치 제고를 위해 노력을 기울이고 있고, 국립대만 대학교병원과 상호 인적 교류와 협력을 위한 MOU를 체결한 바 있고, UAE 아부다비에도 모자병원(Maternity Childred Hospital) 설립을 추진했다.
> - 정희원 병원장 : 한국국제의료협회 회장으로 선출돼 해외 환자들에게 우리나라 의료서비스를 홍보함과 동시에 신뢰할 수 있는 의료 인프라 구축을 위해 활동하고 있다.

③ 보건복지부 산하 한국보건산업진흥원도 우리나라 의료산업의 해외 진출 활성화를 위해 의료서비스의 해외 진출 프로젝트 발굴, 성공모델의 효과적인 창출 및 전파를 위해 노력해 왔다(그림 5-2).

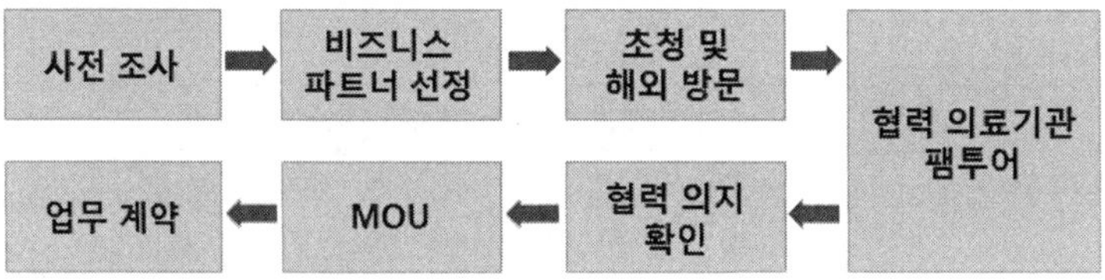

[그림 5-2] 해외 네트워크 비즈니스 협약 프로세스

2. 해외 의료진 네트워크 관리

의료기관들이 해외 환자 모객을 위해 모객 대상 국가의 요청으로 의료진 연수생을 받거나 우수의료진 파견을 요청받는 경우가 발생하고, 인력파견의 어려움과 의료기술 및 노하우의 유출(DRAIN)문제, 내부적인 반발 등 여러 가지 문제가 있다.

> - 후진국을 대상으로 한 의료진 연수방식의 의료관광 네트워크 구축은 가장 현실적이면서 기존 의료관광을 추진하려는 의료 기관에게 손쉬운 방법 중 하나이다.
> - 일단 오래전부터 우리나라의 의료기관들은 자체적으로 의료봉사나 해외 의료진의 국내병원 연수 등이 있다.
> - 내부적인 부담과 집단적인 의료진의 반발만 적당히 조율할 수 있으면 단기간 해외 연수진을 내보내거나 받는 데에 큰 부담이 없는 상황이다.

① 해외 의료진의 국내 연수는 우리나라 의료기관이 가장 선호하는 네트워킹 방식으로 관련 에이전시와 국가조차도 해외 의료기관과의 네트워크 강화를 자주 시도하고 있다(그림 5-3).

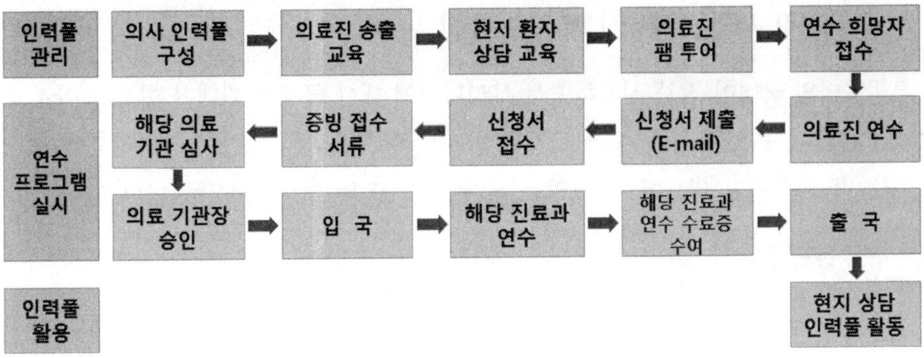

[그림 5-3] 의료진 네트워크 관리 및 연수 프로그램 연계 프로세스

3. 민간 보험사와의 환자 공여 협약

우리나라를 제외한 보험사는 보험가입자들을 대상으로 본인의 질병에 가장 적합하고 적절한 병원을 공식적으로 소개하거나 권고할 수 있는 권한을 갖는다(그림 5-4).

- 광의의 의미 : 소비자에게 보건의료서비스에 대한 선택권이 존재하기 보다는 보험회사로 그 선택권이 넘어간 지 오래다.
- 민간 보험사뿐만 아니라 정부의 보건 재정이 어려워지면서 환자의 선택권리보다 보험재정의 악화를 막을 수 있는 여러 가지 조치가 우선적으로 행해지고 있으며, 자국의 환자를 해외에까지 출장 진료를 보내게 된 것이다.
- 환경변화가 의료관광 시장을 형성시켰고, 결국 민간 보험사의 환자 공여는 이제 합법적인 의료관광 시장을 계속 확대 재생산시키고 있다.

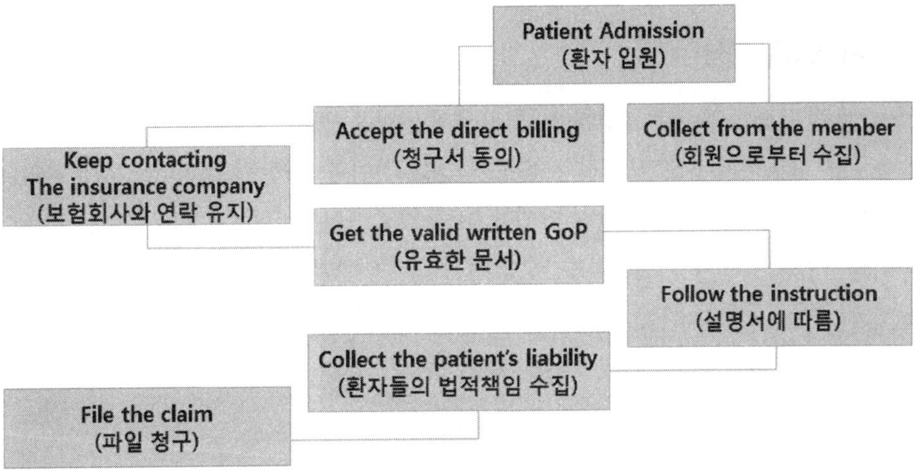

자료 : 고려의료관광개발-해외네트워크-협력병원의 의료 네트워크 관리 사례

[그림 5-4] S의료원 외국 보험사 가입환자 처리절차

4. 국제협력 사업을 통한 네트워크 확장

우리나라의 국력이 점차 신장하면서 우리나라에 대한 국제적 기대가 한층 높아지고 있고, 특히 ODA 및 EDCF 등을 통한 국제협력 사업은 모든 정부기관이 관여하고 있을 정도로 그 규모가 확대되고 있으며, 보건의료 분야 또한 많은 부분에서 주목받고 있다.

> • 의료기관및 전문기관의 해외투자에 대한 부담은 인력은 물론이고 경제적 부담도 크다.
> • 정부에서 시행하는 여러 가지 국제협력 사업을 활용할 경우, 해외 환자 모객을 위한 거점 마련 및 병원 진출에 있어서 상당한 메리트가 될 수 있다.

(1) 국제 협력사업시 준비사항 및 실행방안

① 해외사업의 취지와 필요성을 충분히 숙지하고, 해당 사업에서 필요한 인력 및 최소한의 기관지원 사항에 관하여 내부적으로 동의한다.

② 관련 전문 인력풀을 사전에 확보하고, 전문적으로 훈련하고, 해당 사업의 목적과 별개로 해외 환자 모객에 활용할 수 있는 측면을 분석한다.

③ 사업계획서를 작성하고 반드시 여러 사업의 경험자로부터 피드백 받는다.

> • 사업계획서에 표기한 목표를 달성한다는 전제하에 미리 기관 내 조직개편 및 사전협의를 마무리한다.

④ 사업계획서 접수, 사업 시행계획서 수정 및 보완, 사업 시행, 사업 평가, 계속사업 수행을 한다.

5. 시장크기 분석

의료관광 시장의 규모는 성장률에 의해 크게 영향을 받고, 시장의 규모가 작더라도 성장률이 높으면 향후 시장규모가 커질 가능성이 높을 것이다. 시장이 크더라도 성장률이 낮으면 점차적으로 시장이 사라질 우려가 발생할 수도 있고, 근본적으로 고객의 욕구는 변함이 없지만 의료서비스의 질과 기술, 의료 외에 서비스 등이 발전하고 다양화되는 것이다.

> • 각 나라들 간의 협력 계약체결과 아웃소싱 협력, 비자 문제의 해결로 인한 입국 절차의 간소화 등의 정책을 이용해 더욱 편리하고 발전된 의료기술과 관광 상품을 판매할 것이다.
> • 의료관광 시장에서 시장의 성장률을 예측하는 방법은 다양하겠지만 기존시장이 아닌 신규시장인 경우 정확한 성장률 예측이 어렵다.

(1) 국제 의료관광 시장의 성장 원인

과거의 국제 의료관광 시장은 선진국을 중심으로 한 폐쇄적인 성격을 띠고 있고, 오늘날 정보통신의 발달 및 교통의 발달로 인해 선진국뿐만 아니라 개발도상국 또는 제 3세계 국가까지 의료기술이 발달하게 되었다.

> • 국제 의료관광 시장 : 개방화 되었고, 각 나라들의 의료관광 유치를 위한 경쟁도 심화 되었다.
> • 국제의료 관광시장이 급속하게 성장하게 된 원인의 요소들이다.

① 의료 인프라의 발전 : 아시아를 비롯하여 주요 국가의 의료관광 산업이 급성장한 원인 중 하나는 발전된 의료 인프라를 갖추고 있다. 다른 나라의 주요 병원 평균 수술 대기시간으로 미국과 영국의 경우는 〈표 5-3〉과 같다.

> • 싱가포르, 태국 등에서 의료관광객 수요가 증가하고 있는 것은 전문 의료진과 최신 의료장비를 통해 양질의 진료 서비스가 보장되기 때문이다.
> • 의료관광 대표적인 병원 : 태국의 범룽랏, 인도의 아폴로, 싱가포르의 파크웨이 등은 미국 상위병원과 동일한 수준으로 발전한 것으로 평가를 받고 있다.

〈표 5-3〉 미국 및 영국의 주요 수술 대기시간

진료부문	평균 대기시간(개월)
Open Heart Surgery(개심수술)	9-11
Cranid-facial Surgery & Skull Base (두개안면 수술)	6-8
Neuro-surgery with Hypothermia (냉각법 신경외과 수술)	3-14
Complex Spine Surgery with Implants(인공물 삽입 이용 복합 척추 수술)	9-11
Simple Brain Surgery(간단한 뇌수술), Biopsy(생체검사), Surgery(수술)	6-8
Parkinson(파킨슨병), Lesion(기능장애), DBS(뇌심부전기 자극술)	9-11
Hip Replacement(고관절 수술)	9-11

② 비용 및 대기시간의 격차 : 진료비용의 격차는 국제 의료관광 시장을 활성화시킨 주요 요인인데 아시아 병원의 진료비 수준은 미국 등 선진국 병원의 20-80[%] 수준에 불과하다.

> • 최근에는 환자뿐만 아니라 보험회사들도 의료비용에 대해 민감한 반응을 보이며, 일정한 임상 수준을 확보하고 있는 보다 저렴한 의료관광시장을 탐색하고 있다.
> • 영국, 캐나다인 대부분은 건강보험을 보유하고 있음은 물론, 국가 보건체계도 잘 구축되어 있는 편이나 수술을 받기 위해서는 장기간의 대기시간이 요구되는 실정이기에 해외 의료관광이 발생하고 있다.

③ IT 및 인터넷 시스템의 발달 : 대량의 정보를 빠르고 효율적으로 전달할 수 있는 매스미디어 시스템과 정보통신기술은 효과적인 홍보 수단으로서 의료관광 산업의 성장에 상

당한 공헌을 하고 있다.

• 인터넷 : 환자 및 보험 회사로 하여금 전 세계의 의료서비스와 비용에 관한 정보를 파악하게 하는데 핵심 역할을 수행하고 있으며, 의료관광 관련 웹 사이트에서는 병원 선택에서부터 모든 의료관광 패키지의 예약과 여행 일정 조정까지 다양한 서비스 선택이 가능하다.

④ 글로벌 병원인증 : 의료관광 시장에서는 병원들이 JCI(Joint commission's international) 및 ISO 등과 같은 인증을 획득하는 사례가 증가하고 있는데, 국제 인증은 의료보험회사와 외국인 환자들이 병원의 임상 수준 및 시설에 대한 신뢰성을 제공하는 역할을 하고 있다.

• 공인된 인증기관의 인증서 : 병원의 신뢰성을 높이고, 시장점유율의 우위를 가져갈 수 있는 좋은 수단이 된다.

⑤ 병원과 보험사의 연계 : 선진국의 건강보험사들은 가입자들의 진료비용을 감소시키기 위해 상대적으로 진료비용이 저렴한 아시아 지역의 병원과 협력체계를 구축한 후 환자를 송출하고 있다. 또한 의료사고의 발생이나 가입자의 클레임 발생을 미연에 방지하기 위해 보험회사는 병원의 임상 수준, 시설, 서비스 질, 국제병원인증 획득 여부 등을 철저하게 검증하고 있다.

• 미국의 경우 : 국제 병원인증 획득 여부는 보험회사가 환자를 설득하는게 핵심 관건이다.

⑥ 휴양관광에 대한 선호 증대 : 휴양관광도 의료관광의 한 종류이며, 스파, 마사지, 요가 등과 같은 관광 활동이 포함된다.

• 휴양관광 : 수술치료가 아니라 휴양과 스파, 치료를 통한 건강증진이 주축을 이룬다는 점에서 기타 의료관광과 차별되며, 아시아 지역에 두루 분포되어 있다.

⑦ 의료보험 제도 및 고비용 : 자국에서 건강보험의 혜택을 적용 받을 수 없거나 혹은 충분한 보장이 되지 않는 상황으로 인해 해외 의료관광이 발생하고 있으며, 최근 들어 미국인도 급증하는 추세에 있다.

• 미국 : 건강보험을 적용받을 수 없는 인구는 전체 국민의 20[%]에 달하며 치과 보험을 보장받을 수 없는 인구는 1억 2천만 명 수준으로 매년 50~70만 명의 미국인이 진료비가 상대적으로 저렴한 해외에서 진료를 받고 있다.

(2) 의료관광 시장의 수익성

시장에 따라 수익성은 차이가 있지만 의료관광 산업의 경우 노동집약적, 자본 집약적인 특성을 모두 가지고 있기에 수익성이 높다고 단정 짓기는 어렵다.

- 한국의 유입되는 소비자가 증가할수록 다양한 서비스 개발 및 인프라 구축을 위한 투자가 필요하다.
- 의료기관의 입장 : 능력과 경영진의 의지 및 목표 등을 고려하여 건강보험 환자 대비 국외에서 유치한 외국인 환자의 수익성이 높은지에 대한 다양한 분석을 토대로 사업을 추진해야 한다.
- 현재까지 책정된 국제 수가가 건강보험 수가보다 높게 책정되어 있어 건강보험 환자에 비해 수익성이 높으나 의료서비스 제공 시간대비 수익성 분석을 해야 한다.
- 의료관광 산업 : 의료기관의 목표와 실정에 따라 수익성의 차이가 발생할 수 있다.

(3) 주요 시장별 국제 의료관광 시장의 동향

각 나라들은 발전 가능성이 많고 신성장 동력산업으로 꼽히는 의료관광 시장을 넓히기 위해 노력을 하고 있다.

- 미국이나 유럽 등의 기존 선진국이 독식하고 있던 시장이 점차 아시아 국가들의 발전으로 인해 이동하는 추세에 있다.
- 아시아 국가들의 저렴한 의료비용 및 발달된 교통수단은 시장의 흐름을 가속화 시키고 있다.

① 아시아의 주요 나라들에 대한 의료관광시장의 동향이다.

㉠ 일본 시장(나고야, 후쿠오카 등) : 수술비용이 저렴한 동남아 및 중국 등으로 장기이식 수술을 받으러 가는 환자 등에 관한 보도는 있으나, 일본 국내법상 장기이식에 관한 법률이 엄격하여 비밀리에 행해지고 있으며, 의료관광이라고 하기에는 어렵다.

- 2009년 일본지사 관할지역에서 여행사가 기획하여 판매 중인 의료관광 상품은 한국방문이 유일하며, 최초의 의료관광 상품인 '아름다운 여행 서울'과 같은 유사한 상품들이 생겨나고 있다.
- 방한 의료관광 상품기획시 : '의료' '병원' 등의 표현을 자제한 메디컬 에스테 상품에 한정하여 접근하고 있다.
- 우리나라 : 일본의료기기인증(JPAL)[34]을 이용한 인증 제도를 통해 협력관계를 구축하고 있으며, 일본 정부 또한 외국인의 비자 문제를 간소화하기 위한 여러 정책이 발의 중이다.
- 일본 : 의료관광 시장에서 우리나라의 큰 경쟁국가가 될 것이다.

㉡ 중국 시장(베이징, 선양 등) : 의료관광의 특성상 패키지상품으로 구성이 힘들기 때문에 아웃바운드 여행사의 역할이 제한적이며 전체적인 인 · 아웃바운드 통계도 집계가 힘들다.

- 중국 의료관광객 유치에 적극적인 국가 : 대만과 한국이며, 의료관광의 주목적이 성형수술로 거의 대부분의 소비자는 한국을 선택하고 있는 가운데 대만은 언어적 제약이 없고 동포 유치라는 차원에서 대만 시장은 주의가 필요한 시장이다.
- 중국 시장 : 의료관광에 대한 통합적인 개념 정의가 구체화 되지는 않았다.
- 일반적으로 관광과 의료상품으로 알려져 있다.

34) 일본의료기기인증 : 일본에 의료기기 등을 수출하기 위해 필요한 일본의료기기 인증제도이다.

- 의료관광 : 새로운 관광 상품으로 해외 의료관광은 중국 시장에서 초기 단계에 머물러 있고, 관련 통계 데이터 역시 매우 적은 편이다.
- 전문 학자들은 중국의 의료관광 시장은 매우 낙관적이며, 발전 공간이 매우 크다.

㉢ 동남아 시장(홍콩, 싱가포르 등) : 홍콩 여행사는 아웃바운드 의료관광객은 타 국가에 비해 규모는 작지만 점점 증가하는 추세이며, 의료관광의 주요 목적은 병 치료가 아닌 건강검진이다. 요즘에는 유명인, 연예인들의 영향으로 미용, 성형 수술목적의 의료관광도 있으나 여전히 주요 고객은 재정 상태가 좋은 중년 부부 및 퇴직인 들을 대상으로 한 건강검진이 주를 이루고 있으며, 대부분은 항공과 숙박 건강검진을 포함한 상품을 구매하고 있다.

- 현재 홍콩에서는 해외 에이전시가 전무하며, 태국 범룽랏 병원의 홍콩사무소만이 진출해 있다.
- 싱가포르는 의료관광 주요 인바운드 국가로서 의료관광 해외 마케팅을 전담하는 싱가포르 관광공사는 2009년 의료관광 이머징마켓으로 독일, 일본, 호주, 미국 등 4개국을 지정하고 시장에 양질의 의료서비스를 좋은 가격으로 홍보에 주력하고 있다.

㉣ 미주시장 : 미국 내 고가의 의료수가 및 보험 관련 문제점 등으로 해외 의료관광이 부각되고 있으나 주류사회에서는 미국을 떠나서 받는 치료가 일반적으로 여겨지지 않고 있다.

- 미국 내 인도, 멕시코 등 에스닉 마켓 내에서는 기존의 의료관광 유사상품이 이미 자리 잡고 있으며, 한국 역시 동포 시장을 중심으로 초기 단계의 건강검진 의료상품 활성화가 진행 중이다.
- 외국 지역의 의료와 관광을 접목시킨 상품들이다.

㉤ 극동 러시아(블라디보스톡)시장 : 의료목적 타국 여행에 대한 선호도는 나날이 증가하는 추세인데 선호도 증가의 가장 큰 이유는 러시아 영토 내에서 주요한 의료 · 치료기관이 유럽지역 러시아에 편중으로 상대적으로 극동에서 가까운 해외가 선호 대상으로 부상하고 있다.

- 광공사 블라디보스톡 지사 : 극동 러시아에서 가장 선호되었던 의료목적 해외여행지는 싱가포르와 중국이었으며, 최근 들어 한국에 대한 선호도가 증가하고 있는 추세이다.
- 중국 : 지리적으로 극동 러시아와 국경을 맞대고 있는 여건 속에서 극동 러시아인의 전통적인 해외 의료관광 대상지로 여겨져 왔던 것이 현실인데 중국을 선택하는 경우는 요양목적의 여행이나 치과 질환 치료 및 저렴한 가격 등이다.
- 러시아 : 주변 국가 및 주요 국가들과의 비자 협약 체결과 국내 의료관광 시설의 기반을 구축하는 데 노력하고 있다.

ⓑ 한국 의료관광 시장 : 높은 의료서비스 수준, 저렴한 의료수가, 안전하고 위생적인 병원 환경, 경쟁국과 차별화된 관광매력 등을 갖추고 있다. 의료관광의 성장성이 크며, 독자적인 신기술개발로 치료기술 수준이 높고, 미국에서 한국까지의 비행시간이 상대적으로 짧아 의료관광 목적지로서 비교우위에 있다.

- 미국 등의 선진국에 비해 전반적으로 의료비도 저렴한 편이다.
- 우리나라의 경쟁력 보유 분야 : 한국은 한국인에 많이 발생하는 6대 암에 대한 독자적인 신기술개발로 치료기술 수준이 높고, 특히 안과, 피부과, 성형외과, 치과 등 비보험 서비스의 비중이 큰 분야의 상대적 수준이 높다.
- 한류열풍 : 한류스타 모방 성형수술 환자 증가, 바이오산업 강국, 동북아 허브적입지, 의료 분야 우수 인재 집중 등이 추가적인 경쟁력 요소로 꼽히고 있다.

(4) 한국 의료관광의 문제점

의료와 관광의 결합체인 의료관광의 현재 문제점 중의 하나는 외국인 환자를 능숙하게 도와줄 수 있는 전문 인력이 크게 부족하다.

- 관광공사 관광교육원에서 병원 직원들을 대상으로 전문적인 교육을 시행하고, 각 기관 및 협회에서 의료관광 전문가 양성을 위해 노력하고 있지만, 전 세계 환자를 감당하는 것은 사실상 불가능하다.
- 의료사고가 있을 경우 : 심각한 문제에 직면할 수 있다는 지적이다.
- 의료사고와 관련된 거액 소송이 비일비재한 미국, 유럽 등 의료선진국의 사례를 보더라도 만반의 대비를 하지 않으면 엄청난 손실을 감수해야 하는 상황에 처하게 된다.
- JCI(국제의료기관 인증기구)인증을 받은 병원의 숫자 등 객관적인 해외 평가가 미흡한 것도 한 요인이다.
- 의료관광을 뒷받침할 제도개선은 여전히 느린 편이다.
- 의료관광의 걸림돌이 되는 의료분쟁 조정, 중재 대책 마련은 여전히 제자리 걸음이다.
- 환자가 안심하고 올 수 있고, 의료진도 안심하고 환자를 받게 하려면 합리적이고 빠른 분쟁 해결 시스템이 필요하다.
- 해외 환자 유치 병원을 대상으로 하는 보험상품도 만들어져야 할 것이다.

① 한국 의료관광의 문제점을 정리한다.

㉠ 국제 수준에 맞는 병원 부재 : 외국인 환자와의 언어소통 능력의 부재가 문제점이 제일 크다.

- 국제 의료관광 코디네이터의 육성을 중점적으로 키워야 하는 이유다.
- 국제 진료수가 부재 및 해외 마케팅의 전략이 많이 부족하다.
- 국제적으로 통합된 진료수가가 없으며, 빠르게 변화하는 시장의 흐름을 정확히 파악하지 못하고 있다.

㉡ 의료진의 서비스 마인드 부족 : 환자의 요구에 맞추지 못하는 권위적인 의료문화가 남아 있다.

- 환자와 신뢰 관계 형성에 어려움이 발생하며, 마케팅 수립을 어렵게 한다.

㉢ 병원의 관료화 된 조직구조 : 병원의 상하관계에서 오는 상명하복의 문화가 아직 남아 있으며, 층층시하의 조직구조는 소통의 어려움을 초래한다.

- 고객의 욕구를 지향하는 것이 아닌 보스지향성의 문화를 가지고 있다.

㉣ 병원의 무사 안일주의 : 병원이 많이 생겨나고는 있지만 아직 까지 대형병원이나 종합 병원급의 선호도가 높은 실정이다.

- 내국 환자만으로도 병원 경영의 특별한 어려움이 없기 때문에 무사 안일주의 사고가 팽배해 있다.
- 위기의식의 부재와 도전 의식 결핍은 앞으로 의료관광산업의 큰 문제점이다.

㉤ 여행업계의 의료이해 부족 : 의료관광의 중개업자 개념인 여행업체의 의료체계 이해도 부족도 문제점이다.

- 환자와의 소통을 통해 궁극적인 욕구를 파악하기보다는 단순 알선의 정도로만 그치고 있다.
- 커미션에만 의존하는 경향이 있어 환자에게 적합한 병원을 연결하기가 어렵다.

㉥ 미비한 법과 제도 : 현재 의료관광의 체계는 완벽하게 갖추어 있지 않고 있다.

- 의료분쟁을 대비한 법의 마련도 미비한 실정이며, 비자 문제도 남아 있다. 조속히 메디컬 비자 도입이 필요하다.

㉦ 의료관광 마케터 : 문제점들을 인식하고 의료기관들이 국내 · 외의 다른 의료기관들과 경쟁력을 키우기 위해 해결 방법을 모색하고 강구해야 한다.

- 문제점을 해결해야 한국이 진정한 의료선진국으로 거듭나게 될 것이다.

6. 잠재 성장력 분석

의료기관은 의료관광 시장에서 성공적인 마케팅 전략을 수립하기 위해 잠재적인 수요를 파악하고 성장력을 분석해야 한다. 잠재수요는 일정 기간 의료기관이 타깃으로 하는 의료관광 시장에서 같은 종류의 모든 의료관광 상품이 소비자에게 팔릴 수 있는 최대 판매 가능한 규모의 시장이다.

- 의료관광 시장의 크기 : 협의의 의미로 한 의료기관이 의료관광 산업 내에서 실현 가능한 최대 매출 규모이다.
- 의료관광 시장에서의 잠재 성장력 : 과거의 판매 수준에 근거하여 홍보, 마케팅 활동, 내 · 외적 경영환경 변화 등을 고려했을 때 실제로 예측되는 매출 규모를 추정한 것이다.

1) 잠재 성장성 추정방법

의료기관은 의료관광 시장에서 잠재 성장성 추정을 과학적인 분석이 기인하기보다는 기술적인 성격을 가지고 있다.

> • 판단적인 예측기법 : 객관적이고 정확도가 높은 방법이기보다는 과거의 경험을 최고경영자, 마케터 또는 담당자, 전문가 등의 판단 근거로 의료관광 상품의 판매 가능성을 예측하는 것이 특징이다.

① 최고 경영자의 판단 : 잠재 성장력 추정은 최고 경영자나 경험이 풍부한 의사결정자에 의해 내려진 판단을 근거로 의료기관에서 판매 예측치를 추정하는 것이다.

> • 판단 : 각종 데이터 분석 자료보다는 최고경영자의 경험에 근거한 판단을 신뢰하여, 신속하게 의사결정을 내릴 수 있다.
> • 대학병원급 의료기관의 특성상 최고 경영자의 임기가 짧기에 최고경영자의 판단에 근거한 예측기법으로 의료관광 시장의 잠재 성장력을 추정하는 것이 적합한 기법은 아니다.

② 마케터(유치기관, 담당자)의 의견 및 판단 : 유치기관 또는 마케터의 의견 및 판단에 근거하여 의료관광 시장의 성장성을 판단하는 방법은 의료기관에 소속된 담당자와 유치기관의 타깃 지역의 판매예측을 산출하는 방법으로 마케터의 판단과 성향에 따라 예측치를 과대, 과소평가할 여지가 있어 정확도가 떨어진다.

③ 전문가의 의견 및 판단 : 델파이법은 불확실성에 대해 전문가들의 합의를 도출하는 방법으로 의료관광 산업 전문가의 의견들을 통합하여 미래의 시장규모를 예측하는 방법이다.

> • 시장의 발전 가능성을 현장에서 습득한 지식과 경험을 근거하여 추정하는 방법으로 정확한 데이터에 의한 분석은 아니지만 시장성을 판단하는 데 비교적 적합한 기법이다.

④ 사례 유추에 근거한 판단 : 의료기관이 의료관광 시장에 판매하려는 의료관광 상품과 특징이 비슷한 다른 상품의 과거 시장규모와 추이를 비교하여 관련 상품의 매출과 성장 패턴을 예측하는 방법이다.

> • 사례유추법 : 중 · 장기적 마케팅 전략 수립에 적합하며, 비교 의료관광 상품과 의료관광 시장의 요소 차이에 따라 정확도 차이와 예측치가 좌우된다.

⑤ 시계열 분석 및 예측기법 : 의료관광 상품의 매출 규모 변화가 특성시간 또는 기간에 의해 영향을 받게 되는 것이다.

• 시계열 분석 및 예측 : 유치환자 수 및 매출실적의 추세를 이해하고, 이를 토대로 미래의 추세를 예측하기 위한 것으로 데이터의 추세를 계절적 요인, 단순예측, 추세분석, 평활법 등의 시간의 함수로 나타내는 것이 일반적이다.

⑥ 계절적 변동 분석 및 예측 : 의료관광객의 과거의 데이터를 1년 단위로 분석하면 계절에 따른 변동추이를 볼 수 있다. 이는 특정 월 또는 시점에서 환자추이와 매출의 두드러진 증감을 발견할 수 있기 때문이다.

• 여름 휴가철과 연말 및 신정 연휴에 유치환자수가 감소하는 성향을 연도별, 월별 추이로 분석하면 1년을 주기로 반복적으로 변동이 발생하는 것이다.
• 의료관광 타깃 국가별 계절적 변동 추이에 따른 마케팅 전략 수립과 적정한 수요 예측 및 프로모션 프로그램 개발 등을 기획해야 한다.

⑦ 단순 분석 및 예측 : 예측기법 중 가장 간단한 방법으로 미래의 잠재 성장 예측을 전기의 매출액과 다음 기의 판매 매출액을 비교하여 예측하는 것이다.

• 가장 많이 활용하는 예측기법 : 전년 동월 대비, 전년 동 분기 대비예측 등 전년도 실적과 당해 연도 실적을 같은 기간의 실적으로 비교하는 기법으로 이를 통해 미래의 매출, 환자 수 등의 시장규모를 추정하는 방법이다.

⑧ 추세분석 및 예측 : 매출을 전기에서 현재까지 매출추세를 이용하는 방법으로 판매 추이를 현재 매출액에 더해서 판매 예측치로 삼는 방법과 전기부터 현재까지의 판매변화율을 이용하여 현재의 판매액에 변화율만큼 변화된 판매 예측치를 구하는 방법이 있다.

• 마케팅 전략 수립시 추세분석 및 예측을 기반으로 신규시장 개척을 위한 홍보마케팅 계획과 목표설정 등에 활용할 수 있다.

⑨ 평활법 : 시계열 자료의 변화를 찾아내기 위해 과거 데이터에서 불규칙 적인 변수를 제거하고 이동평균법을 이용하여 분석한다.

• 이동평균법 : 과거 데이터의 추세를 특정 기간별로 평균을 계산하여 미래 잠재수요를 예측할 수 있다.
• 평활법을 통한 분석 : 불규칙한 변수를 제거하여 추세분석의 정확성을 높여 잠재시장의 성장률을 분석하는 데 그 목적이 있다.

2) 인과관계에 근거한 분석기법(Casual Relations)

의료관광 시장의 매출 규모를 하나의 종속변수로 보고, 이에 영향을 미치는 여러 독립변수들을 찾아내어 이들 여러 독립변수와 매출과의 정확한 관계를 규명함으로써 미래의 매출 규모를 예측하는 기법이다.

① 회기분석법 : 경영분석에서 사용되고 있는 인과관계 분석기법 중 가장 대표적인 분석기법으로 회기분석(Regression Analysis)은 어떠한 요소들이 의료관광 상품에 영향을 미치고 어떤 요소가 가장 중요한 요소이며, 매출에 얼마나 영향을 미치는지를 파악하여 현재 이들 요소들의 상관관계(독립변수들의 상태)를 측정하여 미래 의료관광 시장의 매출 규모와 시장성을 예측하는 방법이다.

② 소비자의 구매 의도 조사법 : 의료기관은 특화된 의료관광 상품이 타깃시장에서 소비자(고객)들에 의해 구매됨을 인지하고, 시장의 크기를 파악하기 위해 고객에게 특정 의료관광 상품을 받을 의사가 있는지 알아보는 구매의도 조사를 실시하므로써 판매를 예측할 수 있다.

- 구매의도 조사법 : 시장의 수요도 분석 또는 고객만족도 등의 설문조사를 통해 의료기관의 판매정보를 예측한다.
- 소비자의 구매 의도 조사법 중 여러 기법에 대한 것이다(표 5-4).

〈표 5-4〉 소비자의 구매의도 기법 종류

기 법	적 용	적절한 상품 수명 주기 단계	장점 및 단점
최고 경영자의 판단	단 · 중 장기	모든 단계	• 신속한 예측 결정 • 객관적으로 측정 불가한 요소가 포함 • 경영자 주관에 의한 편파적 판단 가능성
판매원 의견통합법	단기	모든 단계	• 담당 직원(유치기관)의 동기에 따라 예측이 과소 · 과대평가 될 가능성
델파이 방법	장기	상품개발 및 도입기	• 다수의 횡포 방지 • 돌발 사건에 대처가 용이
사례 유추법	장기	상품개발 및 도입기	• 신(新)의료 관광 상품의 수요 예측에 용이

7. 경쟁자 분석

의료관광 시장에서는 경쟁자가 누구인지 파악하기 위해 의료관광 서비스의 공급 및 수요 측면과 관리적 관점에서 경쟁자를 확인하는 것이 중요하다.

- 경쟁 의료기관과의 경쟁 관계 파악을 통해 현재 전략과 미래계획을 평가하고, 향후 계획을 예측하여 대안을 마련하는 등 마케팅 전략을 수립하고 실행한다.

1) 공급 측면(의료기관 등)에서의 경쟁자 확인

의료기관 입장에서 공급 측면의 경쟁자 확인은 의료기술의 수준과 유사성, 의료서비스 질의 경쟁 정도를 파악하는 것이나 의료의 특징상 명확하게 경쟁관계를 파악하기는 어려우며, 고객(소비자)의 입장에서 어떻게 느끼고 있는지에 대해 명백하게 측정하여 설명하기도 어렵다.

- 전문가보다는 경쟁 정도 분석에 대해 고객으로부터 얻는 정보가 현실적으로 더 명확할 때가 있다.
- 고객이 본인이 느끼고 체험한 대로 좋은 점과 나쁜 점을 비교하여 정보를 제공하기 때문이다.
- 의료기관 : 고객의 정보를 바탕으로 고객이 원하는 것을 파악하고 분석하여 차별화 마케팅 전략을 수립한다.
- 의료기관 : 경쟁 관계를 파악 : 벤치마킹, 정보수집, 고객만족도조사(설문조사) 등 다양한 방법을 통해 정보를 수집하고 분석하여 경쟁 정도를 파악한다.

2) 수요 측면에서의 경쟁자 확인

수요측면(소비자, 고객)에서 경쟁자는 브랜드 인지도, 네트워크, 의사결정 과정 등의 분석으로 파악할 수 있다.

- 의료기관(또는 유치기관)의 입장 : 고객이 브랜드를 전환할 가능성이 높은것은 경쟁이 치열하다.
- 브랜드 인지도 : 고객이 인식하고 있는 정도이며, 브랜드 인지도 맵은 고객의 인식 정도를 다차원적인 방법으로 보여준다.
- 의료서비스를 인지도 맵으로 작성 : 경쟁 강도가 높게 나타날 가능성이 있다.
- 네트워크 : 해당 의료기관(유치기관)이 가지고 있는 네트워크 정도에 따라 브랜드 인지도와 더불어 고객이 선택할 가능성이 높으며, 의료기관은 다양한 방법으로 네트워크 구축을 하고 있다.
- 고객이 의료관광 상품을 결정하는 의사결정 과정 : 상품가격, 경제 수준, 건강 정도, 선호 국가 등 다양한 변수에 영향을 받고, 상품을 선택한 선택기준과 대체 상품의 선택 정도 등은 명확하게 파악하기 어렵다.
- 의사결정 과정에서 가격 : 가장 큰 변수로 작용하는데, 고객이 의료관광 상품의 가격에 따라 최종 의사결정을 하게 된다.
- 의사결정으로 인해 의료기관 입장 : 매출과 이익이 변하게 되지만 최종결정은 고객에 의해 선택되고 결정된다.

3) 관리적 판단에 의한 경쟁자 확인

마케팅 담당자는 의료관광 산업의 경쟁 정도를 고객들의 다양한 요구사항과 변화, 현장경험, 유치기관(에이전시) 담당자및 대표자의 견해, 의료기관 관계자 및 정부부처 관계자의 정보 등을 통해 예측된다.

- 의료관광 시장 : 성공적인 마케팅 전략 수립을 위해 마케팅 담당자는 경쟁 의료기관과의 관계와 주력 상품의 경쟁 정도를 파악해야 한다.
- 동등한 경쟁 관계의 의료기관이 동등한 시장에서 비슷한 상품을 판매한다면 미래의 경쟁자를 파악하고 예측해야 하며, 비슷한 시장에서 비슷한 상품을 판매한다면 관리적 판단이 어려워 보다 거시적 관점에서의 의료관광시장 변화를 인식하고 전략을 수립해야 한다.

8. 인적 판매와 판매 촉진

인적 판매는 판매원이 고객을 대면해 자사의 제품에 관한 정보를 제공하고 그들이 제품을 구매하게 설득하는 일체의 활동이다.

- 인적 판매 : 소비자들의 선호를 높이고 확신을 갖게 하므로 구매행동 단계에서 중요한 촉진방법이다.
- 의료서비스의 판매 : 어떤 촉진 수단보다도 의사나 간호사가 큰 역할을 한다.
- 의료인을 통한 서비스의 판매 : 고객들을 확신시키고 설득시킬 수 있는 중요한 수단이다.

1) 의료서비스의 판매

인적 판매는 매우 중요하며, 의료기관에서의 인적 판매는 판매원과 중간상을 통하여 이루어진다.

- 판매사원 : 판매 기능을 수행하고 그 대가를 받는 전문 판매요원으로, 의료기관에 고용된 판매원이다.
- 중간상 : 의료서비스를 배달하는 과정에서 부수적으로 판매기능을 수행하는 의료인이나 의료집단이다.
- 보통 판매원 : 중간상이 포함하므로 흔히 인적판매는 판매원에 의한 판매이다.
- 일반적인 의료서비스 : 전문 판매요원보다는 의료인에 의하여 판매가 이루어 진다,
- 의료서비스 : 무형상품이고 생산과 소비가 거의 동시에 이루어지기 때문에 인적판매가 절실하다.
- 의료서비스 : 서비스의 생산자인 의료인이 직접 판매하는 것이 효과적이다.

① 전문직 서비스에 있어서 인적 판매의 중요성은 매우 크다. 다음은 3가지 요인에 따른 인적 판매의 중요성이다.

㉠ 의료서비스는 무형의 상품 : 의료인과 고객이 함께 한 자리에서 그들의 상호작용에 따라 서비스가 생산되고 소비된다.

- 고객 참여가 이루어진 자리에서 의료인 고객의 상호작용에 따라 무형의 의료서비스가 제공된다.
- 소비자에게 널리 알리기 위해서는 인적 판매가 효과적이다,
- 의료서비스의 내용은 서비스의 생산자인 의료인이 가장 잘 알고 있어, 그들이 직접 서비스의 판매를 행함으로서 효과적인 촉진활동이 이루어진다.

㉡ 서비스 생산에서 인적 판매의 중요성 : 전문가에 의한 의료서비스의 생산은 중요하다.

- 의료인들의 서비스 생산이 곧 서비스의 판매인 것이다.
- 의료서비스를 고객에게 판매를 하면서 고객구의 충족을 위한 시장조사를 행한다.
- 시장조사에서 얻은 정보를 토대로 고객욕구가 충족될 수 있는 서비스를 생산한다.
- 의료서비스의 생산과 판매를 별도로 생각하지 말고 서비스의 제공이 서비스의 판매로 이어지도록 한다.
- 의료인이 서비스의 생산과 판매의 두 역할을 담당하고 있어, 의료서비스의 생산에서 이들이 역할이 무엇보다도 중요하다.

㉢ 윤리강령의 변화 : 의료인의 윤리강령이나 행동강령의 규제로 아직은 활발한 마케팅 활동이 이루어지지 못하고 있는 상황에서 가장 효과적인 촉진수단은 의료인에 의한 인적 판매이다.

- 윤리강령이 완화되어 자유로운 마케팅 활동이 가능하게 되고 경쟁체제가 도입되고, 새로운 의료서비스의 개발이 가속화되면 인적 판매는 더욱 효과를 발휘하게 된다.

② 의료인의 시간 배분 : 의료인들은 서비스의 마케팅 활동보다는 자신의 시간 대부분을 주어진 임무의 수행에 할당하는 것이 일반적인 현상이다.

- 적절한 서비스의 제공도 중요하고 서비스의 판매도 중요하다.
- 의료인이 서비스의 판매에만 집중하면 임무수행에 소홀하게 되어 전문성을 상실하게 된다.
- 의료인이 임무수행에만 치중한다면 서비스의 매출이 떨어져 경영수지의 적자현상을 초래할 수 있다.
- 의료인은 서비스 제공자로서의 역할과 서비스 판매자로서의 역할을 동시에 수행하지 않으면 안 된다.

2) 판매원의 자질과 확보

의료인과 고객 간의 상호작용으로 서비스의 성공적인 판매가 이루어지고, 판매원의 자질로서 공감성과 자아 동인을 들 수 있으며, 환자가 생각하고 느끼는 것에 대하여 의료인도 환자와 동일한 감정을 공유하고 있음을 환자들이 느낄 수 있어야 한다.

- 의료인은 환자가 느끼는 것을 자동적으로 감지하는 능력이 있어야 하는데, 이를 공감대 또는 감정대입이라고 한다.
- 의료인이 공감성을 가질 때 환자와의 상호작용이 잘 되어 성공적인 서비스의 판매가 이루어진다.
- 서비스의 성공적 판매를 위한 욕구가 있을 때 의료인은 환자를 만족할 수 있게 한다.
- 환자의 만족을 위해서는 의료인 : 스스로 판매를 위한 욕구를 가져야 하는데 이를 자아 동인이라고 한다.
- 서비스의 성공적인 판매를 위한 의료인의 자질 : 표준의 판매기법을 전적으로 요구하지도 않으며, 판매의 경험을 요구하지도 않는다.
- 판매의 경험 : 없더라도 이해가 빠르고 자신감을 가질 수 있는 사람이면 의료인의 자질로서 충분하다.
- 판매원의 확보 : 의료인이 마케팅 담당자로서의 역할을 성공적으로 수행하기 위해서는 판매 경험을 가진 의료인의 확보가 필요하고, 판매 경험이 중시된다.
- 판매원의 보상 : 의료인이 판매원의 자질을 구비 하였고 훈련을 잘 받았다고 하여도, 이들에 대한 보상이 제대로 이루어지지 못하면 판매 성과를 기대할 수 없다.

3) 인적 판매의 지침

전문서비스의 효율적인 인적 판매를 위해 코웰(cowell, 1984)은 6가지를 지침으로 제시하고 있으며, 의료서비스의 효율적인 인적 판매를 위한 지침을 살펴본다.

① 고객과의 개인적 친분 관계를 형성 : 의료인이 서비스를 판매하기 전에 고객과의 개인적인 친분관계를 형성함으로서 상호 간의 원활한 의사소통이 이루어지고, 고객 욕구를 파악하여 충족시켜 고객만족을 가져온다.

② 전문가로서의 자질을 함양 : 고객이 의료인 같다고 느끼는 태도, 용모, 지식, 기술 등을 갖춰 고객에 대한 신뢰도를 형성하여 서비스의 판매가 용이해 진다.

- 의료서비스의 구매 : 곧 의료인의 선정에서 시작된다.
- 의료인이 고객에게 신뢰를 주지 못하면 서비스의 판매는 불가능하다.

③ 간접판매를 이용 : 의료서비스의 직접적인 판매도 중요하지만, 간접적인 방법으로 구매를 유도하는 것도 필요하다.

- 의료서비스의 구매에 영향력을 행사할 수 있는 의견 선도자나 추천장 등을 이용하거나 대중연설이나 모임 참여 등을 통하여 의료서비스의 구매를 자극할 수도 있다.
- 어떤 의료서비스를 받아야 할지 모르는 고객들에게 도움을 줌으로서 간접적인 서비스의 판매가 가능하다.

④ 호의적 이미지를 구축하고 유지 : 의료기관의 호의적인 이미지는 매우 중요하다.

- 의료서비스 : 눈으로 확인할 수 없는 관계로 소비자의 주관적 판단, 인상, 명성 등이 구매결정에 영향을 미친다.
- 구전의 영향을 받아 서비스를 구매한다.
- 구전이 시비스 구매에 영향 : 인적정보 원천에 대하여 신뢰성을 가지기 때문이다.
- 의료서비스의 구매에 영향을 줄 수 있는 호의적인 이미지를 구축하고 유지하는데 인적 판매를 활용해야 한다.

⑤ 부가 서비스 판매 : 의료인은 핵심 서비스 이외에, 그것에 수반되는 부수적인 관련 서비스의 판매에도 노력해야 한다.

- 핵심 서비스를 판매하면서도 그것에 관련되는 서비스의 판매가 이루어지도록 주의를 기울여야 한다.

⑥ 구매과정의 편리성을 강화 : 의료서비스는 무형성과 동시성을 지니기 때문에 서비스의 전달과정, 즉 서비스의 구매과정이 매우 중요하다.

- 의료서비스 : 구매회수도 빈번하지 않을 뿐더러 구매 전에 두려움, 불확실성, 의심 등의 구매위험을 느끼게 된다.
- 소비자들이 구매과정 : 위험을 인식하지 않도록 보다 편리하고 안락한 상황에서 서비스를 구매할 수 있는 여건을 갖추어야 하고 여건이 구비 되었을때 인적 판매로 활용한다.

9. 인적 판매 자원관리

판매의 주체인 인적 자원(유치기관 담당자, 정부기관 관계자 등)은 의료기관과 고객을 연결시켜 주는 매개체로서 역할을 수행하고, 고객들은 판매자원을 통해 정보를 수집하고 의료기관의 브랜드와 이미지를 인식하게 된다.

- 주요 판매 인적 자원 : 의료기관의 마케팅 담당 직원 및 진료통역 담당자, 정부기관 관계자, 협력유치기관(에이전시)의 대표 및 담당자 등이며, 역할은 고객과 의료기관의 니즈와 욕구를 파악하여 기대와 요구사항을 잘 전달하고 상호간 기대가 충족될 수 있도록 역할을 수행한다.

- 고객과 의료기관과의 오해가 발생했을 때 해결사로서의 역할을 수행할 수 있어야 하며, 고객과 의료기관의 중간 매개체로서 끝까지 책임지고 협력하는 태도로 고객과의 신뢰를 형성한다.

1) 판매 인적 자원관리 목표

판매 인적 자원은 마케팅 측면에서 영업과 홍보역할을 수행하는 사람으로서 의료기관의 전반적인 마케팅 전략을 이해하고, 표적시장의 특성과 현지시장에서 의료관광 상품이 판매될 수 있는지를 파악하고 고객을 유치할 수 있도록 업무를 수행해야 한다.

- 의료기관 : 판매활동과 효과를 극대화하기 위해 마케팅 계획과 목표를 설정하고 관리함으로써 해외 환자를 유치할 수 있게 된다.
- 유치실적에 근거한 적정한 보상제도는 의료관광 산업의 정책 결정 및 성과를 달성하고 인적 자원을 관리하는 방법 중의 하나이다.

2) 판매 인적 자원의 조직구성

의료기관이 판매자원을 활용하는 마케팅 전략을 수립하였다면, 인적 판매 조직은 상품별·지역별·혼합형으로 다양하게 조직을 구성하고 유치계획을 수립하여 관리할 수 있다.

- 의료관광 홍보마케팅 계획 수립시 : 인적 판매 네트워크와 목표에 근거하여 국내·외 홍보활동을 연계하여 추진할 수 있다.
- 〈표 5-5〉는 의료마케팅의 조직을 구성에 있어서 인적 판매 및 네트워크를 통한 활동을 구성하는데 영향을 미치는 요소들을 나열한 것이다.
- 의료관광 마케터 : 인적 판매 및 네트워크와 국내·외 홍보활동을 연계하여 마케팅 전략을 수립해야 한다.

〈표 5-5〉 인적 판매 조직구성과 특징

구 분	특 징
지역형 (시장) 판매조직	• 타깃 지역별로 인적 판매 네트워크를 구성하고 해당 지역 내에서 의료관광 상품을 판매 할 수 있는 방법으로 지역의 특성에 맞는 의료관광 상품의 판촉, 광고, 마케팅 전략 등을 고객 니즈에 맞춰 추진할 수 있으나, 담당자가 성과와 결과에 대해 전적으로 책임이다.
상품형 판매조직	• 의료관광 상품의 특성을 고려하여 고난이도 수술, 건강검진 등의 치료(상품)와 건강관리 분야를 나눠서 판매하는 것으로 인적 판매 자원의 전문성이 요구되나, 고객이 다양한 의료서비스를 받는 경우 상품별로 인적 자원이 분산될 소지가 있어 자원 낭비가 우려된다.
혼합형 판매조직	• 판매 인적 자원을 지역과 상품을 결합하여 복합적으로 구성하는 방법으로 주로 의료기관과 유치기관(에이전시) 협력시 혼합형의 인적 판매 조직이 구성한다.

3) 판매 인적 자원의 성과관리

인적 자원의 성과 달성은 유치실적에 따라 금전적(인센티브, 성과급 등) 또는 비금전적(승진, 칭찬, 재량권 부여, 정규직 등)으로 조직의 성과관리정책과 인적 판매자원의 요구에 따라 보상체계를 개발하여 관리할 수 있다.

> • 의료기관의 입장 : 성과는 의료기관의 목표 달성에 부합하고, 인적 자원의 사기를 진작 할 수 있도록 관리되어야 한다.

① 유치성과 결과 : 금전적 보상으로 고정 봉급제와 성과급제, 혼합형이 있는데 의료기관의 입장에서 인적 판매 자원의 소속의 어디 인가에 따라 성과 보상방법이 달라지고 보상범위와 측정방법은 장기적인 관점에서 인적 자원 관리의 정책적 결정이 필요하다.

> • 의료기관 내에서 성과를 측정하고 보상하는 것이 의사에 국한되어 있고 일반 직원에게 보편화 되어 있지 않으며, 아직까지 영업부서 및 업무에 대한 인식과 이해도가 낮기 때문이다.
> • 성과 보상의 일환 : 유치기관의 실적에 따라 유치수수료가 지급되고 있으나 과열 경쟁으로 인해 유치수수료를 과도하게 요구하는 사례도 종종 발생하고 있다.

② 일부 건강검진 전문기관 : 영업활동에 대한 성과급을 영업 직원에게 지급하는데 기관의 정책에 따라 성과급제 또는 혼합형으로 보상을 하고 있다. 판매 인적 자원의 성과관리의 종류 및 특징은 〈표 5-6〉과 같다.

> • 인적 자원의 판매 성과 : 의료관광 유치실적에 근거하여 평가되어야 한다.
> • 평가 : 유치 환자수와 유치 수입, 증가율 등의 실적을 고려해야 하는데 유치기관(에이전시)의 경우 유치실적에 근거하여 유치수수료가 지급되며 유치실적은 총매출액에 근거하여 산정된다.

〈표 5-6〉 성과보상의 종류와 특징

보상 종류	내 용
고정 봉급제	• 정기적으로 고정금액을 월(봉)급으로 지불하는 방법이다. • 고정급 지급으로 심리적 안정감을 줄 수 있으나, 적극적인 영업실적으로 유도하는데 어렵다.
성과급제	• 판매 실적에 근거하여 보상금을 지불하는 방법이다. • 실적에 의해 성과급(또는 급여)이 변동하므로 판매 인력의 입장에서 불안정적이다.
혼합형	• 고정 봉급제와 성과급제의 장 · 단점을 보완해서 기본급을 고정봉급으로 정하고 성과에 의해 인센티브를 지불하는 방법으로 주로 건강증진센터의 영업사원 채용시 흔히 적용하는 방법이다. • 영업실적에 따른 보상과 기본급으로 안정감이 있다.

③ 유치실적이 높은 유치기관 : 유치실적 대비 수수료율의 차등 적용을 요구하기도 하는데 이는 의료기관에서 마케팅 전략과 목표에 따라 정책적으로 결정해야 한다.

• 단기적 관점 : 유치실적에 급급하여 유치수수료를 인상하거나 차등 적용한다면 이후 고정비성 기타 지급 수수료 증가로 인한 비용부담의 부작용을 고려해야 한다.

④ 지속적인 성과관리 : 인적 판매자원의 평가는 정략적인 평가와 고객만족도 조사 등의 정성적인 평가로 판매자원의 자질과 능력 평가도 병행해야 한다.

• 판매 인력에 대한 서비스 불만족으로 의료기관에 미칠 영향을 미연에 방지할 수 있으며, 비계량과 계량 성과측정의 균형을 유지해야 한다.

⑤ 장기적 관점 : 의료기관은 지속적인 환자 유치를 위해 고객의 만족도를 최대화하고, 고객의 재방문을 유도할 수 있도록 고객 관리체계를 마련해야 한다.

• 신환율과 재진율을 높이기 위해 신환자와 재진 환자를 관리할 수 있는 성과 측정 Tool을 개발해야 한다.
• 재진율 관리를 통한 충성고객 관리와 신환환자 유치를 독려할 수 있도록 신환환자 유치에 대한 평가 기준을 별도로 마련하는 등의 다양한 방법의 고객관리 및 성과관리체계를 만들어야 한다.

10. 인적 판매 과정

인적 판매는 장기적 관점에서 고객과의 네트워크를 구축함으로써 판매를 극대화하기 위한 방법으로 준비과정, 설득과정, 거래 및 관리과정의 프로세스에 근거한다.

1) 준비과정

판매 담당자(마케터)는 고객과 대면하기 전에 타깃시장의 잠재고객을 구별해 내어 고객이 원하는 정보를 수집하고 제공하여 고객의 욕구를 충족시킬 수 있도록 준비해야 한다.

① 잠재고객의 수요 예측 : 인적 판매의 효과를 극대화하기 위해서는 잠재고객을 정확하게 파악하고 찾아내는 것이 중요하다.

• 잠재고객을 예측하는 방법 : 기존 충성고객으로부터 잠재고객을 소개받는 연쇄법, 영향력 있는 사람을 통해 소개받은 오피니언 리더 활용법, 타깃국가의 공공기관의 통계자료 등의 자료를 통해 잠재고객을 예측하는 방법이 있다.

② 고객정보 수집 : 잠재고객에 대한 자세한 정보는 고객을 인구통계학적 특성(남녀구성비, 연령 구성비 등), 지불 능력, 고객의 니즈 및 욕구, 성향, 의료관광 목적지, 주요 질환 등이 해당한다.

- 고객정보 수집이 중요한 이유 : 잠재고객에 대한 다양한 정보를 활용 하여 보다 접근이 용이한 잠재 고객군을 선별할 수 있으며, 잠재고객 대상군 별로 접근이 가능한 최적의 마케팅과 판매전략 수립이 가능하다.
- 타깃 의료관광 시장 : 잠재고객에 대한 정보가 명확하고 구체적일수록 고객과의 의사소통이 용이해 진다.

2) 설득과 이해 과정

의료관광 상품판매를 위한 잠재고객 예측과 정보수집을 완료하면 잠재고객의 구매결정을 위한 설득을 한다. 유치기관(판매자원)은 일단 의료관광 상품, 즉 의료관광 서비스를 고객의 니즈에 맞게 설명하고 선택할 수 있도록 권유하며, 고객의 입장에서 신뢰를 가질 수 있도록 효과적으로 응대한다.

① 접근방법 : 의료관광 상품을 잠재고객에게 판매하기 위해서 고객의 관심을 이끌어 내고 동기를 부여하여 의료관광 상품을 선택할 수 있도록 이해시키는 과정이다.

- 마케터 : 최대한 좋은 인상을 남겨 고객이 이후에도 의료관광 상품에 대해 지속적인 신뢰와 관심을 갖게 하도록 노력한다.

② 의료관광 상품 소개 : 인적 판매의 핵심적인 단계로 의료관광 상품 및 서비스의 우수한 질과 강점을 논리적으로 제시하고, 고객이 최종적으로 선택할 수 있도록 하여 한국으로의 의료관광을 결정하는 데 영향을 미치는 단계이다.

- 경쟁 기관을 헐뜯거나 비하하는 발언은 자제하고 의료기술과 서비스의 차이점, 제공할 수 없는 서비스에 대해서 솔직하고 설득력 있게 소개한다.
- 마케터 : 고객의 입장에서 의료기관이 강점으로 하는 전문 분야를 명확하게 설명한다.

③ 고객과의 의견 조절 : 의료관광 상품을 소개하고 설득하는 과정에서 고객이 의문을 갖거나 반대하는 의견을 제시하는 경우 고객의 의견에 적절하게 대응하여 고객의 거부감을 해소하는 단계로, 고객이 가지고 있는 불신을 제거해야 한다.

- 고객이 의료관광 상품을 선택함에 있어 심리적이 반감은 기존 의료관광 상품의 유지(고수), 제안한 상품에 대한 무관심과 선입견, 판매자원(마케터 또는 의료기관)에 대한 거부감, 치료비에 대한 부담감, 의사결정 회피 등이 있다.
- 논리적인 반감 : 높은 치료비에 대한 불만, 의료기관 브랜드에 대한 불신, 사후관리 프로세스에 대한 불만, 기타 의료서비스에 대한 불만, 문화차이에 대한 거부감 등과 깊은 연관성이 있다.
- 판매자원 : 잠재고객이 가질 수 있는 다양한 거부감을 해소하기 위해 협상 능력을 발휘하여 믿음과 신뢰의 자세로 객관적인 자료를 근거로 설득하여 고객의 감정이 상하지 않도록 하며, 고객과의 논쟁을 피해야 한다.

3) 판매거래 및 관리 과정

인적 판매의 마지막 단계는 의료관광 산업이 활성화되고 성장하기 위한 지속적 성장 기반으로 고객이 재방문할 수 있게 유도하기 위한 고객관계 관리단계이다.

① 권유 과정 : 고객과의 상담 후에 고객의 질문, 표정이나 말투 등을 고려하여 간접적으로 선택 의사를 파악하거나, 직접적으로 고객으로부터 의사결정 여부를 물어보는 단계로 이 단계는 시점이 중요하며, 자칫 마케터의 경솔한 태도로 인해 고객이 불쾌할 수 있다.

- 마케터 : 고객의 태도에 따라 융통성 있게 적극적이고, 조심스런 권유가 이뤄지도록 융통성 있게 행동해야 한다.
- 마케터 : 권유 과정에서 고객으로 하여금 강요당한다는 생각이 들지 않도록 고객의 입장에서 권유하고 최종 결정은 고객이 할 수 있도록 한다.

② 사후 고객관계 관리 : 의료관광 서비스에서 고객이 가장 중요하게 생각하는 요인으로 치료 후 고객관리 프로세스와 시스템에 관련된 사항이다.

- 국내 : 중증 수술 또는 시술 후 귀국 후에 문제가 발생하면 의료기관에게 어떻게 고객을 관리하는지 관심을 가지고 있다.
- 국내 병원 : 국내외 의료진 간 인적 네트워크를 구축하는 등의 노력을 기울이고 있다.
- 사후 고객관계관리 시스템 : 의료관광 상품 선택시 고객으로부터 높은 신뢰로 재방문을 유도하게 하고, 고객충성도를 높여 장기적 관점에서 매출 증대와 잠재고객에게 구전효과를 기대할 수 있다.

③ 이탈고객 관리 : 기존 고객을 유지하는 것보다 이탈한 고객을 충성고객으로 전환하는데 10배 이상의 에너지가 소비된다.

- 의료기관 : 이탈고객 관리를 위해서 고객의 이탈 원인을 분석하여 고객 유지 마케팅 전략을 수립해야 한다.
- 고객 이탈을 되돌리는 데 소요하는 시간과 비용을 고려하여 의료기관은 고객 이탈이 발생하지 않도록 사전 및 사후관리를 철저히 한다.
- 문제발생시에는 어떻게 대처하는 것이 고객의 불만을 최소화 할 수 있는 방법인지 논의하고, 신속 · 정확하게 행동하여 신뢰를 잃지 않도록 한다.

11. 판매촉진 도구 선정

판매촉진은 기업이 제품이나 서비스의 판매를 증가시키기 위해 단기간에 중간상이나 최종 소비자를 대상으로 벌이는 광고, 인적 판매, PR 이외의 모든 촉진 수단이다.

1) 판매촉진

현재 제품차별화 및 가격결정과 함께 대기업의 경쟁 활동의 3대 주요 영역의 하나로 되어 있다.

- 좁은 의미 : 접객 판매와 광고를 종합한 활동이며, 접객 판매와 광고를 지원 · 보완하는 활동만을 가리킬 때도 있다.
- 넓은 의미 : 판매촉진의 내용은 판매 주체의 대외적 세일즈 프로모션과 대내적 세일즈 프로모션으로 나누어진다.

① 판매주체의 대외적 세일즈 프로모션

- 대 도매상 : 판매원 훈련, 판매 콘테스트, 도매 광고 조언, 정보 · 자료 제공
- 대소매상 : 판매점 회의, 광고지도, 카탈로그 제공, 광고자재 제공
- 최종 소비자 : 다이렉트 메일, 견본 제공, 컨설턴트 서비스, 소비자콘테스트, 기관지 제공

② 대내적 세일즈 프로모션

- 세일즈 부문 : 판매원 교육, 판매 콘테스트, 판매자재 준비
- 광고 부문 : PR 광고, 공동 광고
- 기타 부문 : 조사 · 상품 계획

2) 판매촉진의 가장 중요한 특징

구매 시점에서 소비자의 구매동기를 강력하게 자극할 수 있다.

- 판매촉진의 효과는 단기적이어서 장기적인 상표충성도 증진에는 부적합하다.
- 기업이 촉진활동을 벌이는 데는 효과적인 촉진믹스가 가장 중요한 요소이지만 마케팅믹스의 다른 요소들도 매우 중요한 커뮤니케이션 수단이다.
- 기업은 일정한 목표를 달성한 효과적인 마케팅 커뮤니케이션 프로그램을 수립해야 하고, 이를 실행하여 성공하려면 촉진과 제품, 가격, 유통의 마케팅믹스가 통합적으로 조화를 이룰 수 있게 섬세하게 주의를 기울여야 한다.

3) 촉진 도구 선정의 의의

촉진은 소비자가 직접 · 간접으로 구매 결정에 영향을 미칠 수 있는 사람을 통하여 잠재적 구매자들에게 판매자가 자사 상품에 대하여 우호적이고 설득적인 정보를 커뮤니케이션을 할 수 있는 모든 기법이다.

- 촉진활동은 명확한 촉진활동과 함축적 촉진활동이 결합되어 수행되어야 한다.
- 명확한 촉진은 촉진 수단들인 광고, 인적 판매, 판매촉진, 홍보를 통한 촉진이고, 함축적 촉진은 마케팅의 4P 중에서 촉진을 제외한 3P, 즉 제품, 가격, 유통경로를 통한 촉진이다.
- 서비스 기업이 수행하는 마케팅 믹스상의 촉진은 촉진 수단 이외에도 상품 자체, 가격 자체, 제품이 판매될 수 있는 유통경로 형태 또한 소비자에게 정보를 의사소통 할 수 있어야 한다.

4) 촉진 도구의 필요성

서비스의 특성인 무형성과 생산과 소비의 동시성으로 인하여 서비스 제공자(의료인)와 소비자가 함께 한 자리에서 그들의 상호작용 속에서 서비스가 생산되고 고객에게 전달된다.

5) 촉진도구 선정의 목적

서비스 촉진활동의 목적은 각 산업이나 서비스의 특성에 따라 상이하지만 궁극적으로는 정보전달, 설득, 기억을 통하여 판매를 한다.

- 서비스 촉진활동의 목적을 구체적으로 표현하면 서비스 상품이나 기업에 대한 지각이나 관심을 형성한다.
- 경쟁사와 자사의 서비스 및 조직을 차별화한다.
- 이용 가능한 서비스의 편익을 구체화하여 고객에게 전달한다.
- 조직에 대한 이미지와 명성을 구축하고 유지한다.
- 고객으로 하여금 서비스를 구매하도록 설득한다.
- 인적 네트워크를 통한 촉진방법은 신속하다는 장점과 환자 개개인을 밀착하여 마케팅 활동을 펼칠 수 있다.

6) 촉진의 수단과 믹스

서비스 기업의 마케팅 관리자가 관리할 수 있는 촉진 수단은 일반적으로 판매촉진, 인적 판매, 광고, 홍보의 4가지가 있다.

- 촉진 수단의 효과는 소비자의 심리과정의 변화에 따라 다르기 때문에, 촉진 수단들을 언제 어떻게 사용하는 것이 가장 효과적인가를 고려하여 촉진믹스가 이루어져야 한다.

7) 촉진 활동의 문제점과 전략

서비스업은 제조업과는 달리 무형의 제품을 대상으로 하는 만큼 일정한 마케팅 활동의 규칙을 만들어 낼 수가 없다.

- 서비스 중에서도 의료서비스는 고유의 특성을 지니고 있어 촉진활동이 한정되고 사실상 어렵다.

① 의료서비스의 특성에 따른 문제점은 다음과 같다.

㉠ 의료서비스 특성의 문제점 : 마케팅의 능동성이 결여 되어있고, 전문가의 윤리규정, 의료기관의 영세성, 경제규제, 촉진활동의 한정된 지식, 의료서비스의 고유의 특성은 다음과 같다.

ⓐ 마케팅 능동성의 결여 : 제조업과는 달리 의료기관의 의료인은 서비스의 생산자인 동시에 판매자이다.

- 의료기관의 의료인들이 판매자로서 역할과 지식이 결여되어 있어 적절한 촉진활동을 수행하지 못한다.

ⓑ 전문가의 윤리규정 : 전문서비스에서는 스스로 또는 집단적으로 윤리규정을 만들어, 그들의 촉진활동을 엄격히 제한해오고 있다.

- 촉진을 하는 것에 대하여 의료인으로서의 품위를 떨어뜨리는 것으로 여기거나 일부는 금지하고 있다.

ⓒ 의료기관의 영세성 : 대개의 의료기관들은 규모가 영세하여 촉진활동에 필요한 비용을 지불할 정도의 충분한 여유가 없다.

ⓓ 경쟁 규제 : 서비스업은 제조업처럼 경쟁이 치열해지고 있다.

- 의료서비스는 수요가 공급을 초과하는 실정이어서 촉진의 필요성을 실질적으로 인식하지 못하고 있다.
- 의료서비스는 단체를 통하여 그들의 공급능력을 규제해오고 있어 경쟁체제의 도입이 사라진 실정이다.

ⓔ 촉진활동의 한정된 지식 : 의료서비스를 포함한 서비스 기업은 촉진수단으로 광고와 인적 판매만을 이용하는 경향이고, 촉진수단에 대한 충분한 지식이 없다.

- 일반적으로 의료기관은 다양한 촉진 수단을 이해하지 못하고 한정된 촉진 활동만을 고집하고 있다.

ⓕ 의료서비스 고유의 특성 : 의료서비스 자체의 고유한 특성과 그 업종의 관습이 다양한 촉진활동을 억제하고 있어 촉진을 할 수 없는 경우가 많다.

㉡ 촉진활동의 전략 : 의료서비스의 효과적인 촉진활동을 위하여 소비자의 구매 특성에 따른 전략이 필요하고, 의료소비자의 구매와 관련된 특성과 전략은 다음과 같다.

ⓐ 고(高)관여 구매 행동 : 의료서비스의 구매자는 그것의 구매과정에 깊이 관여하는 고(高)관여 행동을 보인다.

- 구매자들은 구매의 신중성을 보이게 되는 높은 수준의 위험을 인식한다.
- 소비자들의 구매를 보다 용이하게 하고, 구매에 따른 위험을 줄이기 위하여 소비자들은 비(非)인적 정보보다는 인적 정보를 탐색하고 선호한다.
- 소비자들이 인적정보에 대하여 보다 신뢰성을 보이기 때문이다.
- 효율적인 촉진을 위해서는 신뢰성을 확보해줄 수 있는 촉진활동이 필요하다.

ⓑ 높은 불확실성 : 전문서비스는 구매 전 뿐만 아니라 구매 후에도 높은 수준의 두려움, 불확실성, 의심 등을 느낀다.

- 의료서비스의 구매자들은 구매와 사용에 앞서서 제공되는 서비스를 평가할 수 없을 뿐 아니라, 구매 후에도 전문지식의 결여로 그것을 제대로 평가 하는데 많은 어려움이 따른다.
- 의료기관들은 어떠한 서비스를 언제 어떻게 구매해야 하는가를 알기 쉽게 전달하는 촉진활동이 필요하다.

ⓒ 갑작스런 구매 : 의료서비스는 일반 서비스와는 달리, 예상하지 못한 경우의 갑작스런 상황에서 구매하는 경우가 많다.

- 서비스의 구매에 앞서서 비교 평가할 충분한 시간적 여유가 없다.
- 의료기관들은 구매 시점에서 자사의 서비스를 연상할 수 있도록 지속적인 홍보활동과 이해의 구축이 필요하다.

ⓓ 높은 충성심 : 소비자는 인적정보에 대하여 신뢰성을 보이고 구매상황에서 높은 불확실성과 위험을 인식하는 관계로 전문서비스의 이용에서 충성도를 보인다.

- 충성도가 높은 경우, 의료기관의 마케팅 전략을 보면 광고나 선전을 통하여 고정고객을 확보할 필요가 있으며, 의료인에 대한 보다 적극적인 경로 정책이 필요하다.
- 한 번 이용한 고객이 다시 찾도록 하고, 새로운 고객이 찾아오게 의료인들에 대한 인센티브가 주어져야 한다.

ⓔ 엄격한 윤리적 규제 : 전문서비스를 판매하는 전문인은 엄격한 윤리적 · 법적 사항을 준수하여야 한다.

- 고객의 욕구에만 치중하는 전문서비스의 제공은 있을 수 없다.
- 의료기관은 고객의 수요 창출과 고객에 대한 건전한 서비스의 교육을 위한 촉진활동이 필요하다.

12. 판매촉진 프로그램 개발

판매촉진을 위한 마케팅 기획시 마케터는 목표설정과 소요 예산, 의료관광 시장의 특성, 경쟁상황 등을 고려하여 일관성 있고 체계적인 판매촉진 계획을 수립해야 한다.

- 효과적인 판매촉진 기획을 위해서는 판촉 수준 결정 → 판촉 대상 결정 → 판촉 기간 결정 → 판촉 배포 수단 결정 → 판촉 시기 결정 → 판촉 소요 예산 결정의 6단계 의사결정 과정을 거쳐야 한다.
- 의료기관은 판매촉진 활동에 따라 판촉활동 이후에 의료관광 산업에 미칠 영향과 효과를 감안하여 실행계획을 수립한다.

1) 판촉상품의 유치 수준

단기간에 유치환자 증가를 최대화하고, 판촉 비용을 효율적으로 사용할 수 있는 최적의 수준에서 결정해야 한다.

- 의료관광 산업에서 국내 의료기관들은 판촉 도구로써 건강검진상품을 주로 활용하고 있다.

2) 판촉상품의 제공 대상

판매촉진 활동의 목적과 예산을 고려하여 타깃시장의 판매 촉진대상과 범위를 넓게 선택할 것인지 좁게 선택할 것인지 결정한다.

- 국내 의료기관들은 판촉대상으로 현지 의료관광 시장의 오피니언 리더 또는 정부관계 부처의 장 · 차관급 및 주요 인사 등을 주로 선정하고 있다.
- 국내의 우수한 시설과 기술을 체험하고 알리는 역할을 수행한다.
- 의료기술을 알리는 목적으로 경제 여건이 어려운 현지 환자 또는 치료가 불가능한 환자를 대상으로 선정하기도 한다.

3) 판촉 지속 기간

판촉 기간은 판매촉진이 대상 고객에게 전달되어 매출 증대효과를 가져 올수 있을 만큼 충분해야 한다.

- 판촉 기간이 너무 길어 소비자들로 하여금 받은 혜택에 둔감해지지 않도록 판촉 기간을 조절해야 한다.
- 의료관광 상품에 따라 판촉 기간은 다를 수밖에 없다.
- 의료관광 상품에 따라 1회 평균 구매 주기에 해당하는 기간으로 결정하거나, 판매 촉진활동의 효과 측정이 용이하도록 1달 또는 1분기 등의 기간을 성정한다.
- 판촉 활동이나 마케팅 과정은 시장의 특성에 맞게 마케팅 계획을 수립해야 하며, 시간이나 소요예산을 분석하여 적합한 시장에 판촉 활동을 투입한다.

4) 판촉 홍보계획 수립

판매촉진 홍보계획에 따라 홍보방법, 소요예산, 도달범위 및 효과, 홍보시기 등이 달라진다.

- 의료기관은 타깃국가의 현황에 맞게 신문, 우편, 인터넷, 이메일, 직접 전달, 세일즈콜 행사시 사은품, SNS, 홈쇼핑 등의 다양한 방법을 활용한다.

5) 판촉 시기

다른 마케팅 촉진활동과 결합하여 동시에 실행할지 순차적으로 실행할지 등의 계획과 유통방법 및 활동을 고려하여 결정한다.

6) 판촉예산 계획

마케팅 활동의 효과를 최대화할 수 있는 수준에서 마케팅 촉진을 구성하고 판촉비용을 산정하여 예산계획을 수립해야 한다.

- 홍보를 위해 판촉 비용만 예산으로 편성하기도 한다.

7) 판촉계획 실행 및 평가

마케터는 판촉계획에 맞춰 실행 후 효과분석을 통해 의료관광 시장에서의 판촉 활동결과를 평가한다.

- 의료기관은 다음 판촉활동 계획수립에 반영하고, 투자예산 대비 효과분석을 한다.
- 타깃국가에서 특정 상품의 프로모션 기간 동안 판촉활동을 통해 얻은 샘플 또는 유치 환자수 증가를 프로모션 결과로 분석한다.
- 인터넷의 발달을 통해 정보의 습득과 지식의 공유를 바탕으로 블로그 및 소셜네트워크 서비스와 같은 마케팅 기법이 점점 확대되고 있다.

13. 광고와 홍보

광고는 특정 광고주가 제품, 서비스, 아이디어를 비인적 매체를 통하여 널리 알리고 구매를 설득하는 모든 형태의 촉진활동이다.

- 광고의 공통적인 특성은, 광고되는 제품은 표준적이고 합법적인 제품이라는 공공적인 특성이 있다.
- 광고의 반복성과 관련된 특성으로서 같은 메시지를 반복적으로 사용할 수 있다.
- 예술적인 색상, 음향, 배경 등을 사용해서 제품을 극적으로 표현할 수 있다.
- 단기적인 판매촉진 방법으로도 사용된다.
- 비인적 커뮤니케이션 방법이기 때문에 설득적이지 못하다.
- 일방적인 방법이기 때문에 광고에 주의를 기울이고, 반응해야 한다는 의무감이 없다.

1) 전문서비스의 광고

소비자가 서비스의 구매 전에 제대로 알고 구매하기 위해서는 서비스에 대한 정보제공이 필요하지만, 광고의 폐단을 들어 전문서비스의 광고를 반대하는 주장도 팽팽하다. 〈표 5-7〉은 서비스의 의료광고 규제와 허용에 대해 찬성과 반대의 입장을 나타낸 것이다.

〈표 5-7〉 전문서비스의 광고에 대한 견해

찬 성 론	반 대 론
광고는 정보를 저렴하게 제공	광고비용이 고객이나 환자에 전가
정보탐색 비용의 추가적 부담 없이 전문인의 평가가 용이	광고는 상품 차별화를 가능하게 하고 이는 자유경쟁을 해치는 산업장벽을 형성
수요의 환기 및 증대	광고에서의 규모의 경제가 형성되고 이는 진입장벽을 구축
생산성 향상 및 비용 절감을 위한 전문화를 추진	가격담합이 발생
기민한 가격설정이 불가능해지고 질적 저하를 방지	현혹적이며 기만적 광고가 범람
수요 대중화에 따른 공급증대는 전문서비스의 대중화에 기여	경쟁의 격화는 전문인 윤리의 위반

2) 의료광고의 실정

현행 의료법에 의하면 “특정 의료기관이나 특정 의료인의 기능, 진료, 방법이나 경력 또는 약효 등에 관하여 대중광고, 암시적 기재, 사진, 유인물 등에 의하여 광고를 하지 못한다."고 명시하고 있다.

- 허용되는 의료광고의 범위는 외형적인 사항(전문과목과 진료과목, 소재지, 진료일과 진료시간 등)에 한하고 광고는 일간신문과 의료관계 전문지 등에 월 1회를 초과할 수 없도록 하고 있다.
- 의료광고를 금지하고 있는 배경은 [의사의 윤리강령]에서 알 수 있다.
- 개정되기 전의 윤리강령에서는 "의사는 의료행위에 있어 영리적 동기의 영향을 받아서는 안 되고, 부당한 보수를 받아서도 안 되며, 의사의 품위를 손상시키는 자기 선전이나 광고를 하여서는 안 된다."고 하였다.
- 최근에 개정된 윤리강령에서는 영리적 동기와 부당한 보수의 항목은 삭제되고, 의사의 품위를 손상하는 자기 선전이나 광고를 하여서는 안 된다.

3) 의료광고의 규제

의료구매자의 알 권리에 대한 침해라는 주장이 제기되었고, 1980년대 초반 미국의 연방법원은 의료행위의 광고 규제는 독과점금지법이나 수정헌법에 명백히 위배 된다는 판결을 내린 이후, 법률의 변화에도 불구하고 광고에 대한 전문가 집단의 규범은 거의 변하지 않고 있다.

- 의료광고가 성장하리라는 기대 속에 많은 의료집단들은 법률의 변화에 대응하기 위하여 새로운 광고 지침을 작성해오고 있다.
- 의류구매자들은 의료기관의 선정에 필요한 정보 원천으로 주로 인적 · 독립적 정보 원천에 의존하고 있다.
- 부적절한 정보를 이용하는 경우가 많고, 의료기관을 서로 비교하여 선택하는데 필요한 정보의 획득이 용이하지 않다
- 광고는 의료기관의 선정에 필요한 정보를 소비자에게 제공해주는 한편, 소비자로 하여금 의료인의 도움이 필요하다는 사실을 깨닫게 하며, 그리고 적절한 의료기관을 선정할 수 있도록 해준다.

4) 의료광고의 수행과제

소비자들은 의료광고를 원하고 필요로 하며, 의료광고를 허용하고 있으며, 문제는 광고를 할 것인가 말 것인가 보다는 광고를 어떻게 수행하느냐에 있다.

- 의료광고의 효율적인 대중 매체는 무엇이며, 어떠한 내용을 광고할 것인가, 어떤 의료서비스를 제공 받을 수 있으며, 그것을 선택하는데 필요한 정보는 무엇인가? 등이 의료광고에서 수행되어야 할 과제이다.
- 광고 매체는 우리나라에서 의료서비스에 대한 방송광고가 금지되고 있으며, 이를 제외한 매체 수단은 가능하다.
- 전화번호부, 인쇄물 우편, 옥외광고 등이 의료기관에서 이용 가능한 광고 매체이다.
- 효율적인 광고를 위해 이들의 매체 믹스가 필요하다.

5) PR의 방법

PR[35]은 매스컴을 통해서 활동할 수 있으며, 전형적인 것은 활자에 의한 것으로 원내보다

35) PR : 공중(公衆)과의 관계를 좋게 하기 위한 행위 또는 기능이다. 기업 혹은 단체가 관계하는 공중의 이해와 협력을 얻기 위해 자신의 목표 방향과 의지를 커뮤니케이션 수단으로써 선전 · 설득하는 행위이다.

는 원외용이다.

- 최근에는 몇 개의 병원이 네온사인을 사용하여 야간에 정원수를 전기로 밝혀 시민에게 휴식 공간을 제공한다.
- PR은 대외적인 것만은 아니며, 조직의 외부 환경을 염두에 두고 조직에 대한 신뢰와 이해를 생산하는 재활동이기 때문에 대상은 조직 의료만 한정할 수 없다.
- 조직 내 구성원들의 신뢰와 이해를 구하는 것도 중요한 일이다.

6) 주요 국가의 의료관광 현황

미국, 영국 등 선진국들의 보건 시스템에서 노출되고 있는 각종 문제점들과 의료서비스 선호 변화가 세계 의료관광 시장의 성장을 촉진시키는 원동력이 되었다.

- 미국, 영국, 일본 그리고 많은 유럽 국가들에서 중년(60세 이상)의 비중이 급격하게 증가하고 있으며, 만성질병의 수와 종류가 증가하였고, 의료수요의 의료 인프라 공급 규모에 대한 초과는 진료비 인상과 대기시간 확대를 초래하였고, 이와 같은 상황들이 해외로 의료관광을 떠날 수밖에 없는 상황을 만들었다.
- 개발도상국의 보건 인프라가 크게 개선되었고, 임상기술이 선진국 수준으로 향상되었다는 점도 긍정적 요소로 작용하였다.

① 일본 : 의료기관의 의료광고는 의료법 제68항 '의료 등에 관한 광고규제'에 근거하며, 일부 개정(2002년)으로 광고 제한이 대폭 완화되었다.

- 일본의 관광 정책상 한국 기업은 주관적으로 일본 내 의료광고가 용인되지 않는 상황임을 고려하여 현지 에이전시와의 전략적 제휴 등을 통해 광고가 아닌 홍보 형태의 접근방법을 기획하고 실행해야 한다.
- 광고 매체와 의료관광 홍보 매체가 있는데, 광고 매체는 전 세계적으로 인터넷을 활용하여 정보를 수집하는 고객의 비율이 점차 증가하는 추세와 일본인이 한국 여행정보의 수집방법으로 인터넷을 활용한 비율(57.9[%])이 높은 것으로 조사되었다(2005년 일본인 관광실태조사 분석보고서).
- 의료관광 홍보사례는 일본 내 여행사를 대상으로 조사한 결과에 따르면 의료법상 현지 여행사와 제휴한 의료광고 상품의 홍보가 가능하며, 주로 여행사에서 의료관광 고객을 유치하고 있으며, 주로 의료관광 패키지를 상품으로 만들어 고객을 모집하는 방법으로 하고 있다.

② 미국 : 의료보험 회사가 해외 의료관광을 커버하지 않고 있는 점이 가장 큰 제약 요인으로 작용하고 있고, HMO(Health Maintenance Organization)[36] 및 대다수의 미국 주정부들이 해외 의료관광 조항이 들어 있는 의료보험 약관을 승인해주지 않고 있다.

36) HMO(Health Maintenance Organization) : N면 건강 진단을 비롯한 포괄적인 의료서비스를 받을 수 있는 문자 그대로 회원의 건강 유지를 목적으로 하는 조직체였으나, 1970년대쯤 의료비 억제를 위해서 이용자의 의료서비스 선택을 제한하는 방식으로 바뀌게 되었다.

- 의료광고 관련 규정은 미국 내에서 의료기관의 의료광고는 1970년대 중반 이후 합법화되었고, 의료기관의 TV광고가 허용되는 등 최대한의 자유가 보장되고 있으나, 의료기관 입장에서 의료광고와 관련하여 의료소송의 원인이 될 수 있음을 감안하여 의료광고를 하고 있다.
- 미국 내에서 해외 의료기관이 의료관광 홍보활동은 제도적 제한은 없으나 미국 내 주마다 다른 규정으로 적용됨을 감안하여 국내 의료(유치)기관은 사전에 충분한 검토와 조사를 해야 한다.

③ 인도 : 세계 인구 2위의 대국으로 250여개의 의과대학에서 매년 3만 명의 의사들을 배출시키고 미국 다음으로 많은 의사들을 보유하고 있어 의료진의 공급량을 기준으로 보면 세계적인 대국이다. 이러한 양적 질적으로 우수한 의료진들과 IT분야의 경쟁력을 이용하여 과거에는 미국병원의 영수증이나 진료사본과 같은 배후업무처리를 주로 하였으나, 최근에는 치료센터로 전환하여 응급치료를 요하지 않는 환자들에게 긍정적인 의료서비스 국가로 거듭나고 있다.

- 인도 정부도 국영 의료기관 또는 민간사업부에 큰 지원을 하고 있다.
- 보건 의료관광 비자 제도의 도입, 의료분쟁과 의료보험에 대한 개선, 적절한 가격 유도 등 소비자들의 편의를 도모하고 복건의료 서비스와 관련된 제도를 개선하고자 노력하고 있다.
- 인도는 세계적인 의료대국으로 입지를 다졌으며, 우리나라도 인도와 비자 협약이나 정부 정책을 통해 국내 의료관광 시장에 활력을 불어 넣어야 한다.

14. 광고 개발 및 활동

의료기관은 의료관광 시장에서 마케팅 활동 및 목표와 예산계획이 수립되면 타깃시장에 맞는 광고 메시지를 개발해야 한다.

- 광고 : 의료기관 입장에서 의료관광 상품이 최대한 팔릴 수 있도록 소비자에게 전달하고자 하는 바람직한 면(Desirabillity)을 고려하여 경쟁 의료기관과의 차별성 · 진실성 · 신뢰성 등 일관성 있는 메시지를 전달한다.
- 의료상품의 우수성과 기술을 알릴 수 있도록 의료관광 상품 광고 메시지의 문구를 표현하는 방법이 개발되어야 한다.

1) 광고 유형의 개발

의료관광 상품의 광고는 의료기관의 브랜드 인지도와 일관되게 메시지를 전달할 수 있도록 유형을 개발해야 하고, 의료관광 마케터는 의료기관의 브랜드 및 이미지에 맞게 메시지를 전달해야 한다. 〈표 5-8〉은 의료관광 상품을 개발하는데 있어서의 광고 유형이다.

〈표 5-8〉 의료관광의 유형

유 형	예 제
의료관광 상품의 물리적인 개발속성 설명	타 의료기관에 비해 성형기술이 뛰어나다는 광고
의료관광 상품의 구입으로 곧 고객이 획득할 수 있는 이점을 효과적으로 설명	건강검진은 주요 암, 심장, 등의 질환 예방과 조기 발견이 가능하다는 광고
고객유형별 의료관광 상품을 차별화시키는 광고 문안	고가 특화 건강검진 광고
의료관광 상품의 가치를 정확하고 신뢰 있게 전달하는 광고 문안	우수한 의료기술의 강점을 강조한 광고

2) 광고 활동

의료관광 상품의 광고 효과는 내용을 전달하는 광고 메시지뿐만 아니라 광고 문안의 표현하는 방식에 따라 영향을 받는다. 의료관광 시장에서 타깃시장 고객의 관심과 니즈를 유발시킬 수 있는 의료서비스의 특성을 감안하여 이성적 · 인증(보증)적 · 감성적 접근방법이 있고, 각 기관에 처한 상황에 맞게 접근하는 것이 좋은 마케팅 방법이다. 〈표 5-9〉는 의료관광 상품의 광고 활동이다.

〈표 5-9〉 광고 활동방법

방 법	특 징
이성적 접근법	의료관광 상품의 결과 수준을 객관적인 자료에 근거하여 설명하고 고객으로 하여금 선택할 수 있도록 유도하는 방법
인증(보증)적 접근법	공식적인 인증(SCI 논문 등)이나 과학적인 증거를 자료로 제시하여 차별화된 의료기술의 우수성을 강조하거나 의료진의 전문 분야, 경력 등을 설명하여 소비자가 선택을 하게 유도하는 방법
감성적 접근법	나눔 의료를 제공하고, 체험 사례를 통해 의료기관의 이미지를 전달하는 방법

15. 광고 유형별 특징

광고 매체를 선정하는 것이 효과적인 광고와 직결되는 점을 감안하여 타깃시장에 맞게 유형별 특성을 고려해서 광고 매체를 선정한다. 광고 매체의 유형과 특성은 〈표 5-10〉과 같다.

- 고객군별 광고는 타깃시장에서 고객층이 선호하는 매체의 이용 빈도를 파악하여 광고 계획을 수립하는 것이 효과적이다.
- 의료상품 광고 메시지는 의료관광 상품의 광고 메시지에 따라 매체의 종류가 달라지며, 중증 시술 및 고가 수술인 경우 의학 전문지 같은 전문적인 매체를 통해 홍보하는 것이 보다 효과적이다.
- 의료기관은 마케팅 전략과 현황에 맞는 광고 매체를 선정한다.

〈표 5-10〉 광고 매체의 유형과 특성

구 분	유 형	판매 단위	비용 산정기준	장 점	단 점
신문	• 지역신문 • 주간신문 • 전문신문 등	• 광고행수 • 단어 수 • 인쇄행수 등	• 빈도 • 인쇄 도수 • 발행 부수 등	• 높은 신뢰성 • 신속성 • 다양성 • 광범위성	• 짧은 수명 • 다른 광고의 간접효과 독자들에게 전달 않됨
잡지	• 의학 전문지 • 여성잡지 등	페이지	• 발행 부수 • 출판 비용 • 인쇄 도수 등	• 높은 신뢰성 • 긴 수명 • 타깃고객 대상 호소	• 낮은 직시성 • 낮은 고객층 • 다른 광고의 간접효과 시작 메시지만 전달
라디오	• 공영방송 • 민영방송 등	10, 15, 20, 30초	• 시간대 • 시청률 • 빈도 등	• 넓은 고객층 • 저비용 • 광고 변경의 용이성 • 빠른 전달력	• 짧은 수명 • 낮은 청취자 • 집중력 • 청각적 메시지만 전달
TV	• 공영, 민영 • 지역방송 • 케이블 채널 • 위성방송 등	10, 15, 20, 30초	• 시간대 • 시청률 • 빈도 등	• 넓은 고객층 • 빠른 전달력 • 높은 집중력 • 시청각 메시지 전달	• 고비용 • 광고 변경이 어려움 • 짧은 노출시간 • 낮은 메시지 전달력
옥외 광고	• 포스터 • 간판 광고	• 장당 • 단위당	• 크기 • 위치 • 빈도 등	• 반복 노출 • 저비용 • 지역 선택 가능 • 높은 가시성	• 짧고 단순한 메시지 • 선택적 노출 불가능

1) 광고 주기와 특징

광고 매체 선정시 광고 계획과 일정에 따라 연간 광고 계획에 맞게 예산을 편성하고, 광고 활동 여부에 따라 적정한 의료관광 상품의 광고 시기를 결정한다. 〈표 5-11〉은 일반적인 광고의 주기와 특징이다.

- 광고 계획은 타깃국가의 광고 형태와 시장 상황에 따라 광고 주기가 결정되며, 연속적 · 집중적 · 주기적 · 불규칙적 등으로 분류할 수 있다.

〈표 5-11〉 광고의 주기와 특징

구 분	특 징	예 시
연속적	• 캠페인기간 동안 규칙적, 지속적 광고 • 신제품 출시 광고시 주로 활용	• TV 주요 방송 전 · 후 광고
집중적	• 신제품 출시 후 의료관광 시장의 수요 급증이 예상될 시기에 맞춰 광고	• 여름철 여름 상품 광고(예 에어컨, 아이스크림) • 여름휴가 전 다이어트 상품 광고

구 분	특 징	예 시
		• 휴가철 의료관광패키지 체험 광고 • 국외 방송 홈쇼핑 • 여름휴가 후 손상된 피부 관리상품 광고
주기적	• 일정한 간격을 두고 정기적으로 광고 • 표적시장 내 브랜드 인지도 향상시 활용	• 건강검진 재진 환자를 위해 지속적인 건강관리 및 재검진 프로그램 안내 • 해피콜, 6개월 전, 11개월 전 전화상담 또는 광고
불규칙적	• 투입 비용 및 시간이 일정치 않은 경우 단기적 의료관광 상품 광고 효과 필요시 활용	• 판매촉진 기획으로 단기적 매출을 올리기 위한 광고 • 비수기 프로모션 건강검진 할인 광고

16. 광고 매체 효과분석

광고 매체 선정은 광고 매체의 도달범위, 빈도, 효과 강도에 따라 그 효과를 분석하여 추정할 수 있다.

1) 견본품 제공

약간의 제품을 무료로 제공하는 것으로 소비자의 사용을 유발하는데는 효과적이지만 가장 비싼방법으로 시장에 신제품이나 상표를 소개하려고 사용되며, 경쟁제품에 만족하는 고객이나 현재 자사 제품을 사용하는 고객에게는 적용되지 않는다.

- 견본품 제공 : 광고로 설명할 수 없는 제품의 특징이나 장점이 있을 때 아주 중요하고, 가치가 있으려면 상표가 독특하고 우수한 장점을 지녀야 하나, 그렇지 않으면 견본품을 사용해본 고객이 다른 상표로 가거나 재구매하지 않기 때문이다.
- 견본품 제공의 비용 : 많은 소비자가 정식 고객이 될 때 만회될 수 있다.
- 견본품 제공의 한계 : 제품의 우수함을 즉각적으로 측정하기 어렵다.
- 하나의 상품이 효과를 보이는 데 상당한 시간이 요구된다.

2) 쿠 폰

표시된 금액만큼 구매 시점에 인하된 가격으로 구매할 수 있음을 보장하는 일종의 증서로 소비자에게 낮은 가격을 제공함으로써 새로운 제품에 대한 소비자의 지각된 위험을 줄여 줄 수 있고, 사용 후 재구매를 장려할 수 있다.

- 쿠폰의 가장 큰 이점은 가격할인을 받으려고 하는 소비자를 대상으로 가격할인의 기회를 제공함으로써 해당 제품의 구매를 유도하는 것이다.
- 쿠폰을 사용하거나 찾게 함으로써 소비자는 그들의 구매 행동을 정당화할 동기를 갖게 된다.
- 쿠폰 사용의 단점은 추적이 불가능하고 어떤 소비자가 해당 쿠폰을 사용했으며, 언제 활용 할지를 예측하기가 힘들며, 쿠폰 기간을 명시하면 어느 정도 예측 가능하지만 소비자의 반응을 알아내기 어렵다.

3) 프리미엄

자사 제품을 구매한 고객에게 추가적인 인센티브로 무료나 저렴한 가격으로 특정 제품을 제공하는 판촉도구이다.

- 신용카드 회사들은 신규 고객을 유치하기 위해 다양한 선물을 준비해 놓고 고객에게 문서에 사인하도록 권유하곤 한다.
- 프리미엄(premiums)은 무료 선물이나 해당 제품을 구매할 수 있는 할인 쿠폰과 병행하여 활용하며, 백화점에서 화장품을 구매할 때 머플러나 가방 등을 함께 지급한다.

4) 리펀드와 리베이트

리펀드(refund)는 소비자가 구매하는 시점에 소비자에게 현금으로 바로 돌려주는 형태이고, 리베이트(rebate)는 소비자들이 제품을 구매했다는 증빙서류를 보내면 구매가격의 일정액을 돌려주는 형태이다.

- 리펀드와 리베이트는 고가품목에서 가격의 의식하는 소비자에게 유용한 판매촉진 수단으로, 즉각적인 절약방법으로 인식될 수 있으므로 새로운 고객을 창출하거나 상표 전환을 장려해 반복 구매 행동이나 브랜드 전환을 유도할 목적으로 활용된다.

5) 가격할인

소매가격을 직접적으로 인하하는 형태의 촉진으로서 보통 패키지 위에 할인율이 표시된다.

- 가격 인하 판촉은 신제품 도입과 기존 고객의 사용량 증대, 신규 고객에게 기존 제품 사용구매 유도 등을 위해 사용된다.
- 가격 인하 판촉은 남용되지 않게 주의한다.
- 특정 상표에 가격 인하 판촉을 빈번하게 사용하면 소비자는 가격 인하를 기대하여 가격이 인하되지 않으면 구매하지 않으려 한다.
- 동일 제품에 대한 빈번한 가격 인하는 결국 정상 판매를 어렵게 하고, 상표의 가치를 떨어 뜨린다.

6) 시연회

시연을 통해 상품의 사용법과 차별화된 우위성을 이해하게 하는 방법이다.

- 시연회는 전문품, 대중이 직접 시험하기에는 무리인 제품, 샘플로 제작이 어려운 제품을 촉진하기 위해 사용된다.
- 시연회는 보통 점두 또는 점내에서 전개되는데 매장에서의 전개를 통해 구입과 직접 연결하기 위한 전략이다.
- 시연회(demomstration)는 시연 장소에서 직접적인 판매 성과를 노리기도 하지만 그보다 더 많은 타깃층이 브랜드의 행사에 참여하고 집착하게 하는 데 주된 목적이 있다.

17. 병원 홍보

상업활동은 복지와 종교단체 그리고 의료의 영역까지 작용함으로써 의료를 점차 상업적 시각으로 인식하려 하고 있다.

- 의료의 본질과 의료인의 사명감을 광고라는 상업적 수단으로부터 비영리 공익단체에서 공리적 목표를 상업적으로 표현하는 PR과의 관계를 구별함으로써 병원의 사회적 역할을 재인식하고 재조명할 필요성이 증대되고 있다.

1) 병원 홍보의 필요성

일반적으로 병원은 공익을 위한 서비스업으로 분류된다.

- 병원의 경영자들이나 종사자들은 병원이 일반기업처럼 이윤을 추구하는 기관으로 분류되는 것을 좋지 않다.
- 병원 업계를 보는 일반사회의 시각은 이미 병원이 이윤을 추구하는 기관으로 돌아서 있고, 정부의 조세정책을 비롯한 의료정책도 병원을 일반기업과 같은 취급을 하려는 경향으로 변화하고 있다.
- 병원은 공익을 추구할 뿐만 아니라 의료상품을 판매하는 기관이며, 이윤을 추구해야 하는 기관이라는 점을 의료인들이 먼저 인식하는 것이 필요하다.

최근에는 다음과 같은 이유로 병원의 홍보가 중요하게 되었다.

① 대중의 이미지가 퇴색 : 우리나라에서의 의료는 심약하고 병든 사람을 치료해 주는 의료인들의 희생적 시술로 인식되어 왔었다.

- 고도의 경제성장을 거치면서 국민 복지적 사회보장의 일환으로 전환되었고, 폭발적인 의료수요를 창출해 내는 한편 의료에 대한 대중의 이미지를 급속도로 퇴색시켰다.

② 건강정보에 대한 수요의 증가 : 건강에 관한 욕구가 증대됨에 따라 국민들의 건강에 관한 정보도 그 수요가 대폭 증가하고 있다.

- 신문, 방송을 비롯한 각종 매스컴들은 경쟁적으로 건강에 관련된 지면과 시간을 할애하는 등 건강 관련 보도의 비중을 높이고 있으나, 역동적으로 병원의 홍보에 더 많은 기회를 제공하는 것이기도 하지만 전문적인 부분까지 일반 대중에게 공개함으로써 오히려 건강에 해를 줄 수도 있다.

③ 병원 내 종사자 간의 의사소통 필요 : 병원은 다양한 직종의 많은 사람들이 환자의 진료를 위해 협력하는 노동집약적 산업이다.

- 병원 운영의 중심이 의사임은 부인할 수는 없다.
- 원활한 환자 진료를 위해서는 다른 여러 사람의 협력이 필요하다.
- 병원도 다른 기업이나 단체처럼 원내의 직원 간 의사소통이 반드시 필요하다.

2) 병원 홍보의 문제점

병원의 홍보에 있어서 홍보업무에 몇 가지의 제한이 있으며, 일반 서비스업과는 구별된다. 의료업 제4장(의료광고) 제46조 및 제47조는 의료에 대한 광고의 제한 내지 금지를 내용 으로 하고 있으며, 의료법 시행규칙 제33조는 광고를 할 수 있는 범위를 극히 제한적으로 규정하고 있다.

- 대한 의학협회재정 의사의 윤리강령 제7항은 의사의 품격과 명예를 손상시키는 선전이나 광고를 하지 않으며, 병원 윤리강령 제9항에서는 병원은 도의적이며 적정한 홍보활동을 하고 타 병원을 비방하거나 환자를 유인하는 행위를 하지 않는다.
- 의료는 고도의 윤리성이 필수적인 것이 사실이다.
- 법률이나 선언들이 병원의 홍보활동에 제한을 둔 것은 윤리성을 감안한 것이다.
- 윤리적인 면에만 초점을 맞춘다면 경쟁과 개장의 시대에도 불구하고 의료 기관 만은 여전히 공익을 추구하는 기관으로 안주해야 할 것이다.
- 병원의 홍보업무는 매우 까다롭고, 병원 내와 의료계에서의 이해와 지지를 받기도 어렵고, 아주 오랜 기간 병원들은 홍보활동에 적극성이 없었다.

3) 전문인력의 부족

병원의 홍보는 마케팅 차원에서 일반기업의 홍보활동과 매우 다르고, 의료자체가 가지는 고도의 전문성과 윤리성이라는 특징 때문에 홍보활동을 수행할 전문 인력을 확보하는 데에 어려움이 많다.

- 전문지식과 의료윤리에 뚜렷한 의사나 간호사 등 전문인이 이야기하는 것이 바람직하기는 하지만 사회 전반에 걸쳐 폭넓은 지식과 현상을 이해하는 능력에 있어 홍보담당자의 적격자를 찾기가 힘들다.

4) 병원 홍보의 인식 부족

홍보업무를 마케팅 차원으로 이해하고 있는 사람들이 아직도 많이 있고 병원들이 가지고 있는 한계성 때문에 병원 경영자들이 병원 홍보에 인식이 매우 부족하다.

- 병실에 환자가 완전히 들어차고 입원하려는 환자가 대기상태에 있는데 홍보를 해야 하는 것인가 의문을 갖는 경영자가 많이 있다.
- 홍보업무에 대한 기본적인 인식 부족이 개선되어야만 원만한 병원의 홍보활동이 수행될 수 있다.

5) 병원 홍보의 방법

병원의 홍보는 신발이나 치약과 같은 상품, 호텔과 같은 서비스 업종처럼 다른 상품이나 서비스업과 견주어서 그 수월성이나 차별성을 광고를 선전할 수 없다.

- 일반적으로 홍보를 통한 경쟁이 심화 되는 것은 바람직하지 않다.
- 과대광고는 병원계의 상호불신과 비협조를 초래하고 일반대중의 불신을 심화시킬 우려가 있다.

6) 병원 홍보의 전략적 목표

의료기관은 지역주민과 밀접한 관계를 유지하기 위해 노력하고, 의료 사회화를 실시하는 서구와 호주 병원의 주요 사업 목표에는 병원 프로그램이 큰 부분을 차지하고, 이를 전담하는 기구를 설치했다.

- 민간인이 병원시설과 투자를 촉진 시키기 위하여 영리법인을 허가하고, 마케팅 부서를 두어 계획적이고 조직적으로 병원 PR을 수행하고 있다.
- 병원이 일반 영리조 직과 구별되면서 특별히 지역사회에 기여할 소재를 선정하고 이를 전략적으로 PR화 해야 효과적이다.

① 비영리 법인의 성격 : 영리법인은 상업적 수단을 동원하여 투자에 대한 이윤의 추구를 궁극적인 목표로 하고 이윤을 투자자들에게 배분하지만, 비영리 법인은 이윤의 추구보다는 지역사회와 주민의 편익을 우선으로 하며, 이윤이 발생할 경우에 새로운 의료시설에 투자하여 보완함으로써 이윤이 지역사회와 주민에게 환원되는 것이 된다.

② 조직적인 기술 집약 체적인 성격 : 의료기관이 진료소나 의원과 같은 소단위 의료기관과 비교되는 점은 진단과 치료의 종합기능 및 구급 진료체제를 갖추기 위하여 전문의사, 전문 간호사 및 치료사, 의료시설의 첨단기기와 조직적이고 종합적인 의료기능을 수행하기 위한 기술의 축적과 집약적인 요청이 병원의 특성이다.

③ 과학적인 적정 진료를 제공 : 전문의사는 새로운 의료전문지식을 해외연수와 국내학회를 통한 연구활동을 계속할 뿐만 아니라, 전문학술지를 통한 최신 의료정보를 함양하여 환자에게 가장 적합하고 적정한 진료를 제공하는 기관이 병원이다.

④ 인도성과 공익성의 이념을 실천 : 의료기관은 영리단체와 같이 이윤이 보장될 때만 활동하는 것이 아니고 사람의 고통과 생명 유지를 최우선으로 하는 곳으로 헌혈운동을 통해 구급 환자에게 혈액을 공급하는 등 경제성을 초월한 인술을 지역주민에게 제공하는 인도적인 공익사업을 수행하는 곳이 의료기관이다.

⑤ 연중 진료체제를 유지 : 의료기관은 일반 업체의 종사자와 같이 공휴일이라고 문을 닫고 쉴 수 있는 곳이 아니고, 질병이나 생명을 위협하는 사고들이 근무 시간에 맞추어 발생하는 것이 아니기 때문에 주말, 공휴일에도 진료를 요구하므로 병원은 환자가 있거나 없을 경우 에도 연중무휴의 진료체제를 갖추어야 한다. 모든 의료기관과 관계인들은 병원의 희생적인 노력에 대하여 정당한 가치를 인식시킨다.

18. 홍보

홍보를 일반적으로 공중관계라고 하고, 기업들이 행하는 홍보활동에는 두 가지가 있다.

- 하나는 비촉진적인 것으로서 보도 전에 신문이나 TV 등에 보도하는 기업에 관한 뉴스이다.
- 둘은 촉진적인 것으로서 기업 측에서 촉진 활동의 일환으로 보도진에게 뉴스가 될 정보를 제공하는 활동이다.
- 기업과 공중 간에 바람직한 관계가 형성되어야 하며 양호한 관계가 형성되어 있는 경우에는 이를 지속적으로 수행하게 된다.

1) 홍보의 대상

사업의 방향과 내용에 따라 대내적 홍보와 대외적 홍보로 구분된다. 대내적 홍보는 병원의 구성원들에 대한 홍보이고, 대외적 홍보는 고객들에 대한 홍보활동이 된다.

① 대내적 홍보 : 병원 외부의 고객들에게 홍보는 의료인과 직원들의 이해와 협조를 구하여 적극적으로 홍보활동을 한다.

- 의료인과 직원이 병원을 신뢰하고, 병원은 신뢰하는 가운데, 병원 홍보에 적극성을 띠고 홍보활동을 하게 되고 업무에도 긍지와 보람을 갖게 된다.
- 의료인과 직원들에 대한 홍보활동의 매체로서 병원보, 안내게시판, 강연회 직원연수회, 등이 있다.
- 매체를 통하여, 병원장은 리더십을 발휘하여 인화 단결과 화목을 유지하여 병원의 발전을 도모한다.

② 대외적 홍보 : 병원 자체의 프로그램에 의해 수행되거나, 병원 단체나 병원협회에서 대행한다.

- 병원 외부의 고객에 대한 홍보활동이 효과적 이어야 병원과 지역주민과의 인식의 격차를 줄일 수 있다.
- 주민은 병원의 공식적인 대외적 활동을 이해하고 지원하게 되며, 병원이 어려움에 처할 때 병원을 도와준다.
- 주민이 병원의 대외적 활동을 이해하지 못하고 부정적 생각을 하게 될 경우에는, 병원은 지역주민들로부터 소외받게 된다.
- 대외적 홍보활동의 내용으로 진료에 대한 궁금증과 특수클리닉 등이 있다.
- 특수클리닉은 홍보활동이 비교적 잘 이루어지고 있으나 고객의 궁금증에 대한 홍보는 전혀 이루어지지 않고 있다.
- 진료에 대한 주요한 고객의 궁금증으로 진료와 입원시의 비용, 의료인의 인적 질적 능력 및 설비 정도 등이 있다.

2) 홍보활동의 유형

병원의 장래성이나 이미지를 향상시키기 위한 홍보활동에는 의료기관이 홍보활동을 강화하기 위해서는 매체를 적절히 이용한다.

- 전국적인 관점에서 기사거리가 의료구매자와 의료기관들에 의학 정보 제공자로서 역할을 수행 할 수 있어야 한다.

① 공중에 대한 논설 : 공중에 대하여 효과적으로 연설 할 수 있는 기회를 찾는 동시에, 많은 잠재적 고객들에게 읽힐 수 있는 잡지에 좋은 내용의 논문을 싣도록 한다.

② 세미나 개최 : 공중이 관심을 갖는 주제에 대하여 세미나를 개최한다.

③ 공중여론 : 병원에 대한 호의적인 사회여론이 형성되도록 병원과 관계를 가지는 모든 공중과 좋은 관계가 형성 유지되도록 하려는 활동이다.

- 환자와 의료인, 지역 주민들과의 좋은 관계의 형성유지를 위한 장학금의 지급과 보수의 고유 및 전문적 훈련 프로그램의 후원 등은 공중이 병원에 대하여 호의적인 관심을 갖도록 한다.

④ 커뮤니케이션 : 지역주민과의 커뮤니케이션은 병원의 이미지 형성에 도움을 준다.

- 건강에 관한 책자를 발행하며 원내 환자의 만족도를 실시하고, 환자의 조언을 들으며, 지역 활동에 적극적으로 참여를 한다.

3) 홍보활동의 기능

의료인의 자격을 실무, 산업, 정부 및 교육에 있어 가장 바람직한 자질을 홍보한다.

- 의료인에 대한 호의적이고 긍정적인 이미지를 구축하고. 해당 의료인이 제공하는 서비스에 대한 인지도를 제고한다.
- 의료인의 객관성 및 한계에 대해 교육하고, 의료인의 공적 이익 보호를 위한 자율적 규제를 대중에게 이해시킨다.
- 정부 및 규제 기관에의 긍정적이고 공헌적인 관계를 유지한다.

4) 효과적인 홍보활동

의료서비스의 홍보활동을 위한 대상은 4가지는 고객, 대중매체, 정부, 지역사회로 분류하는데 효과적인 홍보활동의 방안으로, 세계 경제의 불황과 더불어 병원 경영의 어려움으로 인해 의료광고를 허용하자는 주장이 강화되고 있다.

① 대중매체의 이용 : 고객의 입장에서 대중매체는 비교적 객관적이어서 제3자에게 신뢰성을 줄 수 있다.

- 효과적인 대중매체를 이용함으로서 홍보목표의 달성이 가능하다.
- 대중매체를 호의적으로 유지하기 위해서는 인터뷰와 좌담회의 참석, 뉴스 배포, 강연회참석 등이 있다.

② 정부기관 : 서비스 기업의 좋은 홍보기관이 될 수 있다.

- 전문서비스에 관련된 법규제정이나 규제 활동의 수행 등을 통하여 청중의 권익 보호를 담당하여 청중들이 정부기관의 활동을 가장 신뢰하기 때문이다.
- 호의적 정부관계의 유지를 위해 정부기관의 움직임에 민감해야 하며 입법기관에도 적극적인 대처가 필요하다.

③ 지역사회 이용 : 지역사회에의 홍보를 위해 유예자원의 기능을 담당하는 주요 인사들과의 긴밀한 관계 유지, 강연회 개최, 지역 봉사활동 등이 있다.

• 종교단체, 시민단체, 전문인 협회 등과의 관계 유지도 중요하다.

19. 의료관광 에이전시와 의료기관 간의 업무

의료관광 에이전시는 외국인 환자 유치 기획부터 의료관광 전반에 대한 사항에 참여하지만 외국인 환자에 대한 진료 및 치료는 의료기관의 영역이다.

1) 의료관광 에이전시와 의료기관 간의 협약

의료관광 에이전시와 의료기관 간의 협약은 일반적으로 두 가지 방식으로 이루어진다.

① 1단계는 병원에서 먼저 에이전시를 수소문해 자료를 요청하고 선별하여 협약을 맺는 방식이며, 에이전시가 병원에 연락해 와서 선별 협약이 맺어진다.

② 2단계는 자료를 요청한다.

• 에이전시의 소개서(투자규모 등)
• 유치업자등록증(1억원 보증보험 가입)
• 최근의 유치실적
• 유치가능 환자 수
• 수수료. 일반적으로 10~20[%] 정도의 수수료를 에이전시가 요구하는데, 일부 에이전시는 그 이상을 요구하는 경우도 있다.

③ 의료관광 에이전시와 의료기관 간의 협약이 맺어지는 과정의 흐름도는 [그림 5-5]과 같다.

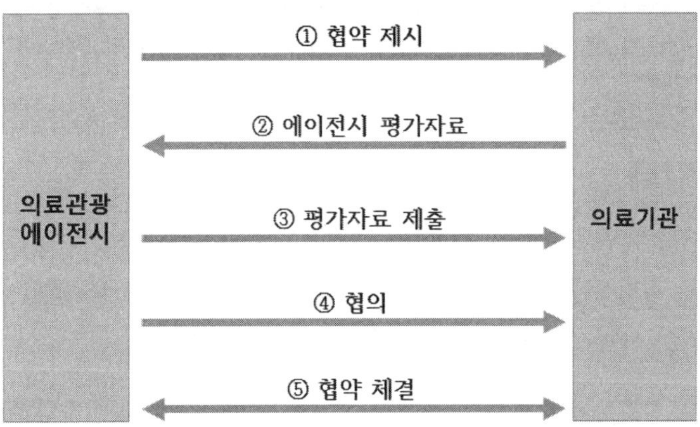

[그림 5-5] 의료관광 에이전시와 의료기관 간의 협약과정(출처 : 진기남)

2) 의료관광 에이전시와 의료기관의 업무 과정

① 의료관광 에이전시에서 고객의 건강 상태와 서비스 욕구에 대한 정보를 여러 나라의 의료기관에 보낸다.
② 의료기관이 치료 관련 견적서를 의료관광 에이전시에 회신한다.
③ 에이전시는 적절한 의료기관을 선정하여 통보한다.
④ 의료기관이 환자의 진료계획을 짜고 예약을 한다.
⑤ 환자가 의료기관을 방문하여 의료서비스를 받고 난 후, 의료기관은 의료관광 에이전시에 수수료를 지급한다.

20. 의료관광 에이전시와의 비즈니스 커뮤니케이션

1) 환자 기본정보 수집

정확하고 신속한 상담 및 견적서 작성을 위하여 필수적인 환자의 기본적인 정보를 수집하고, 필수정보에는 환자의 개인정보(이름, 생년월일, 성별, 사회경제적 정보), 진료기록(기왕력, 현지에서 진행한 검사 결과 및 영상 의학적 검사, 현지 의사의견) 등이 있으며, 환자의 희망 진료내용을 파악하도록 한다.

2) 치료계획 수립

치료계획을 근거로 하여 한국 내 체류 일정 및 재원 일수, 예상 진료비, 제공가능한 서비스 등의 진료과정 및 절차를 설계하여 치료비용 견적서, 서비스 비용견적서를 제공하고, 진료과 선택은 반드시 해당 진료진과 함께 결정한다.

- 환자와 보호자의 원활한 입국과 편안한 진료를 위해 입국을 위한 질문서를 사전에 받도록 하며 질문서에는 비자와 초청장 필요 유무, 보호자 동행 여부와 보호자 숙소, 보험 가입 유무, 입국예정일, 사용언어와 통역 필요 유무 등에 관한 내용을 포함한다.

3) 치료비용 안내

진료비는 환자가 의료기관을 선택하는 가장 큰 요인이며 예상 진료비를 정확하게 산출하는 것은 외국인 환자 유치를 위한 핵심 과정이고, 차후에 불만을 최소화할 수 있는 과정이다. 치료비용 견적서 제공시 고려할 사항이다.

① 치료비용 견적서에는 환자의 상태가 양호함을 기준으로 작성하였으므로 질병의 진행 정도와 의사의 소견에 따라 달라질 수 있음을 반드시 공지한다.

② 진료비는 평균 진료비를 기준으로 최소에서 최대까지 비용을 사전에 알려주어 환자가 여유 있게 준비할 수 있도록 하고, 진료비는 타깃 국가와 경쟁 국가의 수가를 조사하여 경쟁력 있는 가격을 제시한다.

③ 국내 동일급(3차 기관) 병원끼리 가격 차이가 큰 것이 외국인 환자들의 불만으로 사전 조사가 필요하고, 서비스 비용 산출을 위한 옵션 체크리스트를 송부한다. 서비스 비용에는 입원실, 식사 선택, 노트북 대여, 위성 방송, 공항 픽업 서비스, 부가 서비스 등을 포함하며, 진료비 산출을 위하여 수가를 담당하는 부서와 긴밀한 업무협조를 통하여 누락 가능한 항목이나 추가항목을 미리 점검한다.

〈표 5-12〉 비용견적서 양식(영문)

<table>
<tr><td colspan="3">Cost Estimate for Hospitalization of □MR. □MRS. □Miss
Name of Patient :</td></tr>
<tr><td colspan="3">Referen Number</td></tr>
<tr><td colspan="3">Oraganization</td></tr>
<tr><td colspan="2">To be completed by the hospital and/or physician
Name, address, Tel/Fax#of hospital
Name of Contact Person :</td><td>Name,
address,
Tel/Fax#of physician</td></tr>
<tr><td colspan="3">Diagnosis or Reason For Admission</td></tr>
<tr><td colspan="3">Treatment/Intervention</td></tr>
<tr><td colspan="3">Medical report on the illness/Treatment □Yes □No</td></tr>
<tr><td colspan="3">Expected Date of Admission (mm/dd/yyyy)</td></tr>
<tr><td colspan="3">Expected Date of Discharge (mm/dd/yyyy)</td></tr>
<tr><td colspan="3">Expected Costs of the hospitalization</td></tr>
<tr><td>Option A</td><td>Room : Private
Semi-Privare
Ward
Surgical/invasive procedure
Other Hospital Expenses
Doctor's Fee</td><td>Price = ______/Day
Price = ______/Day
Price = ______/Day
Price = ______
Price = ______
Price = ______/Dayce=</td></tr>
<tr><td>Option B</td><td>ALL-IN</td><td></td></tr>
<tr><td colspan="2">Total =</td><td></td></tr>
<tr><td colspan="3">should a letter of guarantee be sent to the above mentioned hospital? □ Yes □ No</td></tr>
<tr><td colspan="2">Date and signature</td><td>stamp of Hospital/Physician</td></tr>
<tr><td colspan="3">Notice
1) The duration of Hospitalization and cost will be changed depending on the condition of the client and doctor's commendation.
2) All information subject to medical sacrecy may be sent for the attention of our medical adviser in a sealed envelope.
3) Diagnosis and medical reports should be legible and without abbreviations.</td></tr>
</table>

비용견적서 양식(영문번역 한글)

<table>
<tr><td colspan="2">입원비용 견적
환자 성명 :</td></tr>
<tr><td colspan="2">참조번호</td></tr>
<tr><td colspan="2">조직</td></tr>
<tr><td>병원 또는 담당 의사가 작성 요함.
이름, 주소, 병원 전화/팩스 번호
담당자 이름 :</td><td>이름,
주소,
의사 전화/팩스번호</td></tr>
<tr><td colspan="2">진단 또는 입원 이유</td></tr>
<tr><td colspan="2">처치 및 개입 명</td></tr>
<tr><td colspan="2">질병/치료에 대한 의료 보고서 □네 □아니오</td></tr>
<tr><td colspan="2">입원 예정일 (mm/dd/yyyy)</td></tr>
<tr><td colspan="2">퇴원 예정일 (mm/dd/yyyy)</td></tr>
<tr><td colspan="2">예상 입원 비용
<table>
<tr><td>선택 A</td><td>방 : 개인실, (준개인실)2인 병실, 공동병실
외과적/침습적 절차
기타 병원비
진료비</td><td>가격= 처치*일수</td></tr>
<tr><td>선택 B</td><td>모두(통합)</td><td></td></tr>
<tr><td colspan="2">총계</td><td></td></tr>
</table>
위에 언급된 병원에 보증서를 보내야 하나요? □ 네 □ 아니오</td></tr>
<tr><td>날짜 및 서명</td><td>병원 날인</td></tr>
<tr><td colspan="2">고지(공지)
1) 입원기간 및 비용은 의뢰인의 상태 및 의사의 소견에 따라 변동될 수 있습니다.
2) 의료적 비밀대상이 되는 모든 정보는 밀봉된 봉투에 넣어 보낼 수 있습니다.(의료적 신성함의 대상이 되는 모든 정보는 밀봉된 봉투에 넣어 의료 고문의 주의를 끌 수 있도록 보낼 수 있습니다.)
3) 진단 및 의료 보고서는 읽기 쉽고 약어가 없어야 합니다.</td></tr>
</table>

④ 환자에게 단순히 진료비의 총액만을 알려주기보다는 항목별 내역서를 작성해서 진료비가 합리적으로 산정된 것이라는 인상을 주고 포함된 항목(식비, 병실료 등)에 대해서 정확한 정보를 줄 수 있도록 하고, 선택진료비, 진료비 수납 후 검사 시행, 식대료 등과 같이 병원 입원료에 포함되지 않는 부분은 미리 통지한다(표 5-12).

4) 답 변

신속하고 정확하게 제공하며 회신시 전담 코디네이터의 연락처가 기재된 병원 이용 안내서를 함께 발송하여 고객 또는 잠재고객으로 확보한다.

5) 병원진료 예약

① 의료진의 진료 스케줄과 외래 환자 예약 스케줄을 고려하여 확정한다(표 5-13).

〈표 5-13〉 병원예약 확인 체크리스트

구 분	항목	비고
전화예약	친절한 목소리로 신뢰를 줄 수 있는 대화	자동 녹음 기능이상 여부 확인
	고객에게 녹취에 대한 인내를 정확히 공지	
	고객에게 기본 예약 정보를 제공하고 예약현황을 전달	
	고객에게 기본 예약정보를 제공하고 예약현황을 전달	
	고객에게 전체 예약사항을 재확인 후 확답	
팩스예약	수신된 예약 내용을 정확히 확인(정확한 번역 필수)	발신, 수신 서류관리 철저
	고객이 선택한 상품에 대해 정확한 설계	
	예약확인서 및 기타정보와 함께 감사인사를 전송	
	예약 관련 발신 수신된 모든 서류의 관리	
	발신 후 해당 담당자와 수신 여부를 확인	
단체예약	친절하고 정중한 태도로 고객에게 응대	인솔자 및 대표자 인적 확인
	단체 예약정보를 접수하고 예약현황을 확인	
	단체 고객의 인솔자에게 전체 예약사항을 재확인	
인터넷예약	전수된 예약 내용을 확인하고 해당부서에 정확히 전달	정확한 통역과 번역
	고객이 설계에 필요한 정보를 충분히 제공 · 확보	
	고객의 유선(전화)통화를 위한 연락처 정보를 요청	
	사전, 사후자료 관리	
병실현황관리	정확한 병실 현황을 확인하여 유지	병실현황 관리철저
	예약변경 및 취소사항을 확인하고 관련 부서에 공지	
	현재 적정 예약률을 유지	
	청소, 위생 상태 및 관리담당자와는 항상 연락이 가능	
예약변경	예약 변경이 요청된 고객의 기존 예약사항을 확인	변경 내용 상호공지 확인
	예약 변경 사항 및 병실 이용 가능 여부를 고객에게 알리는가?	
	변경된 예약정보를 확인하고 추가정보를 제공	
	예약 변경에 따른 기록 정정과 관련 부서공지	
예약취소	기존 예약정보를 확인	취소 내역 확인 및 사후 관리
	예약취소 사항을 접수하고 예약취소 사유를 확인	
	고객에게 예약취소 여부를 확인하고 처리결과를 통보	
	예약 파일 삭제 및 예약현황을 정정	

② 환자가 병원진료를 예약할 경우 모두 기록 또는 녹취되고 있다는 내용을 반드시 공지한다. 한국관광공사의 의료관광 실무 매뉴얼 경쟁국 진료 국가 및 서비스 실태조사에서 제시한 의료관광 초기 컨택포인트의 체크 항목은 〈표 5-14〉와 같다.

〈표 5-14〉 Initial Contactpoint를 위한 체크항목

구 분	체크항목
접수	외국인 환자 첫 대면 시 원내 분위기
	점수 처리 과정에서 외국인 환자 전용 응대 여부
	예약 고객 외국인 환자에 대한 접수절차와 진료 관련 안내
	통역 요원 적절한 배치
	통역 요원의 자질(정확성, 전문성)
대기	외국인 환자에 대한 예진 실시 여부
	외국어(국가별)로 된 안내문 구비
	대기 고객 서비스(차, 음료 제공, 병원안내문 제공)
	전담 코디네이터가 대기에서 진료까지 정해진 프로세스에 맞춰 응대
진료	환자의 상태를 정확히 알고 있는지 여부
	환자가 이해할 수 있도록 설명
	예진표 등의 활용을 통한 추가적인 시술 내용 및 상담 제공
	추후 진료계획에 대한 설명
상담	진료에 관한 추가 질문 사항이나 설명이 환자에게 충분히 이해되고 적절하였는지 여부
	고객의 이해를 도울 수 있는 상담 카드, 치료 프로그램 매뉴얼, 증례 사진 등 신뢰성에 도움을 주는 정보를 활용
	상담시 시술에 대한 설명, 시술을 선택에 대한 참여 격려. 효율성
	추후 절차에 대한 설명(보험 관련, 자가 간호, 결과지 수령)
프로세스	진료카드, 예진표 등 양식 구비(국가별 언어)
	설명 시 국가별 차이를 (문화적 고려) 고려하여 실행
	안내문, 홍보물, 유의사항, 지시사항 등의 서식을 국가별로 구비

21. 진료 및 검사시 Care

외국인 환자의 정확한 진단과 시술 및 수술 스케줄을 확정하기 전에 방사선 검사, 혈액 검사를 포함한 여러 가지 검사를 실시한다. 검사에 대한 사전 조사로 문진표를 작성하고, 검사에 대한 안내를 하는 과정이 필수적으로 검사결과와 함께 구두(통역)와 문서(타깃 국가 언

어로 번역)를 병행하여 시술이나 수술동의서를 받고 외국인 환자 또는 보호자의 서명날인을 득한다(표 5-15).

〈표 5-15〉 [PET/CT(양전자방출 단층촬영) 검사 안내]

• 검사날짜(시간 엄수) - 포도당 유도체에 방사선의약품을 합성하여 정맥주사 한 후 40~50분간 약이 온몸에 골고루 퍼지게 안정을 취한 후 PET-CT 장비로 촬영을 하는 최첨단 영상기법 - 한번 검사로 전신의 암진단 가능 · 암의 조기 발전과 암 치료 후 경과 예후 확인 가능 - 암 진단은 물론 암의 위치까지 파악이 가능 · 치매의 조기진단에 유용 • 주의사항 - 검사예약 후 사전 또는 당일 갑작 스런 장비 에러 발생으로 검사를 하지 못 할 경우 다시 예약 - PET 검사 당일 핵의학과에 예약 시간보다 늦게 도착 하여(교통 지연 등) 검사를 할 수 없을경우 및 검사 - 취소나 변경을 원할경우 반드시 검사 전날 오후 5시까지 취소나 변경을 하지 않으면 신청된 방사성의약품 (PDG-18) /40만원 약값은 지불하고, 혈당수치 150 이상이면 상의 후 검사 - PET 검사예약 시 대장 또는 위장 반사선검사를 한 경우 미리 알림 • 준비사항 - 최소 6시간 금식(껌, 사탕 등 절대 안 됨) · 금식 기간동안 생수는 가능하며 당뇨약, 인슐린 복용과 사용을 금하며, 혈압약은 섭취 가능 - PET 검사 전날 및 당일 심한 운동 금지 • 검사순서 - 종합검진센터(5층)에서 예약 확인 및 접수(○시 ○분까지 도착한다) - 탈의 후 검진 가운 착용, 핵의학과(지하 2층)로 이동 - 혈당검사, 몸무게 측정 및 담당 간호사의 간단한 설명(약 10분) - 물 500[mL](2개) 섭취하고 약품 정맥주사 후 안정 취하며 대기(약1시간) - PET 검사(약40분 소요)

〈표 5-16〉 건강검진

1. 건강검진을 받고자 하는 이유?
   직장검진 등 검진할 시기가 되어서 (   ), 특별한 증상이 있어서 (   ) 기타 (   )
2. 사고 등으로 외상을 입은 적이 있거나 후유증은?
3. 이전에 수술을 받은적은?
4. 다음에 해당하는 약을 복용 하고 있는가?(약 종류)
   ① 아스피린 ② 항응고제 ③ 그 밖에 피를 묽게 해주는 약 (종류 :   )
5. 귀하의 결혼 상태? 미혼 / 기혼 / 별거 혹은 이혼 / 사별 / 기타 (   )
6. 귀하의 학력은? 초등학교 졸업 / 중학교 졸업 / 고등학교 졸업 / 대학교 졸업 이상
7. 귀하는 현재 어떤 일에 종사? 생산직 / 사무직 / 군인 / 주부/ 무직 / 기타 (   )

▶ 남성분들만 응답해 주세요.

8. 소변과 관련된 증상들에 있어서 귀하에게 해당되는 번호를 골라 표시.

증상	전혀 없다	5회 중 1회 이하	2회 중 1회 이하	절반 정도	절반 이상	거의 항상
최근 한 달 동안 배뇨 후 시원치 않고 소변이 남아 있는 느낌이 얼마나 자주 있는가?						
최근 한 달 동안 배뇨 후 2시간 이내에 다시 소변을 보는 경우가 얼마나 자주 있는가?						
최근 한달동안 한번 소변볼 때마다 소변 줄기가 여러번 끊어진 경우가 얼마나 자주 있는가?						
최근 한 달 동안 소변이 마려울 때 참기 어려운 경우가 얼마나 자주 있는가?						
최근 한 달 동안 소변 줄기가 약하다고 느낀 경우가 얼마나 자주 있는가?						
최근 한 달 동안 소변을 볼 때 금방 나오지 않아 힘을 주어야 하는 경우가 얼마나 자주 있는가?						
최근 한 달 동안 밤에 잠을 자다가 소변을 보기 위해 몇 번이나 일어나는가?						

▶ 여성분들만 응답.

9. 현재 임신 혹은 수유중? ① 예(임신 중/수유 중) ② 아니오
10. 폐경인가요? (이유 : 자연 폐경(나이가 들어서) 수술(자궁/난소 적출술) 기타(   )
11. 폐경 이후 여성호르몬 약의 사용 여부와 사용하신 경우에는 사용 기간을 표시. 폐경 이후 여성 호르몬제 사용 여부   사용 기간 • 예,   지금도 복용 중, • 예,   지금은 복용하지 않는다. • 아니오.

〈표 5-17〉 의식하 진정(수면)대장 내시경 검사 안내

검사예정일

대장내시경 검사는

- 직장 및 대장 내부에 내시경 호스를 삽입하여 병변을 직접 눈으로 관찰하고, 병변 발견 시 조직검사를 시행하여 이상 유무를 확인하는 검사
- 정확한 진단을 위하여 대장 내부에 남아 있는 대변을 깨끗이 비우고, 대장 정결제를 설명에 따라 복용

약물복용에 따른 안내

- 심장질환, 고혈압 약을 복용하는 분
  검사 당일 대장약(코리트)을 모두 먹고, 약 1시간 후에 약을 복용하고 내원
- 당뇨환자 중 인슐린 주사 및 혈당강하제를 복용하는 분
  검사 당일 중단하고, 만약 저혈당 증상이 있으면 사탕 등을 녹여 먹는다.
- 항응고제(아스피린계, 와파린, 플라빅스)를 복용하는 분
  담당 진료 의사와 상의 후 복용 어부를 건사 전에 말한다.
- 임신 여부, 약물 과다 여부, 기타 출혈성 질환 등을 담당 의사에게 말한다.

검사 3일 전부터의 식사 안내

정확한 검사를 위하여 검사 3일 전부터 다음 사항을 준수
- 흑미, 현미 등의 잡곡이 포함된 음식은 금식
- 깨, 고추 및 씨 있는 과일(포도, 수박, 참외, 메론, 키위, 딸기 등)은 금식
- 해조류(김, 미역, 다시마) 및 섬유질이 많은 음식(김치, 나물, 채소류)는 금하시고, 만약 드실 때에는 잘게 썰어 섭취

대장 정결제 복용방법

- 대장내시경검사는 장이 충분히 비워진 상태에서 시행하여야 정확한 검사가 이루어지므로 다음 사항을 반드시 준수하여 대장 정결제를 모두 복용한다.
- 약 복용을 제대로 하지 않으면 장이 충분히 비워지지 않아 검사가 되지 않을 수도 있으며, 이에 따른 재검사를 받으실 수도 있다.

검사 전일	• 점심 식사는 흰죽 또는 미음(소금, 간장)으로 하고 이후부터는 금식. • 오후 5시~6시부터 용기에 1포의 분말을 넣고, 적당량의 물을 가하여 용해.
검사 당일	• 아침 6시경부터 남아 있는 3포를 같은 방법으로 용해 시켜 10분마다 신속하게 250[mL] 마신 뒤에 장을 비우고 병원에 온다.

- 오후에 대장내시경 하시는 분
  ※ 관장 후에는 채변하기 어려우므로 대장 정결제를 먹기 전에 대변을 받아 서늘한 곳에 보관한다.
  ※ 복용 시작 후 1~2시간쯤부터 대변을 보기 시작하며, 3~4시간 후 맑은 물과 같은 변을 본다.

기타 안내

- 검사 당일에는 자가 운전 및 기계조작을 삼가하고, 충분한 휴식
- 수면내시경을 시행하는 경우에는 반드시 보호자와 동반하여 귀가
- 검사 중 환자의 상태에 따라 조직검사 등의 추가검사가 발생할 시 비용이 추가
- 검사시 공기에 의하여 배가 부르지만 가스를 배출하면 자연히 좋아지므로 안심
- 조직검사를 한 경우 대변에 약간의 피가 섞여 나올 수 있으나 보통은 곧 멈춘다. 그러나 심한 통증, 출혈, 구토, 고열, 호흡곤란 등 증상이 나타나는 경우 담당 의사나 간호사에게 알린다.

22. 시술 및 수술시 Care

시술 및 수술환자의 커뮤니케이션은 매우 중요하다. 보호자 없이 시술 또는 수술을 위해 국환 환자의 경우 유일한 소통의 통로인 의료전문 통역의 역할은 절박한 상황에 처하게 된 환자에게 보호자보다 중요한 위치이다.

- 수술 담당 의사가 해당 외국어를 구사하지 못할경우 의료진 또한 심한 스트레스를 받게 된다.
- 실력과 매너를 갖춘 의료전문 통역의 역할은 의료진과 환자 양쪽에게 심리적 안정과 신뢰를 주게 되므로 시술 또는 수술 과정에 큰 영향을 미친다.
- 시술 및 수술과정에게 구두설명, 고지, 문서동의를 확보하고, 외국인 환자에게 부담을 최소화하도록 신뢰와 심리적 편안함을 줄 수 있어야 한다. 의료전문 통역은 환자와 평소 지속적으로 대화하고, 불편한 신체 부위 또는 병명을 숙지하고 전문 의료용어를 잘 알고 있어야 한다.

23. 입원시 Care

1) 환자 도착과 대기(Arrivnd and Waiting)

의료기관은 외국인 환자의 불편을 최소화하기 위해 외국인 환자 전용 창구(국제진료 상담 데스크 등)를 별도로 마련하여 외국인 환자가 도착시 대기시간의 지연과 의사소통 장애로 인한 불편함을 최소화하도록 한다.

- 국제진료 코디네이터를 배정하여 환자 입원부터 퇴원까지 전 과정을 조정할 수 있도록 배려한다.
  - 대기 장소에는 여러 국가의 TV 시청이 가능하도록 하고, 영문을 포함한 다수 방문환자 국가의 잡지를 배치하여 외국인 환자에게 최대한 친숙한 환경을 마련하고, 가능한 외국인 전담 의사와 의료진을 배치하여 대기시간과 이동 동선을 최소화한다.
  - 동양인은 동양식의 이름, 서양인은 서양식의 이름을 사용할 것이라는 고정관념을 탈피하고 개방적 사고방식을 가짐으로써 실수를 최소화하고, 이용 가능한 통역 서비스를 안내하고 제공한다.
  - 진료일정표를 제공함으로써 환자에게 진료가 순조롭게 진행되고 있음을 알려주고 진료 과정에 환자와 보호자가 참여할 수 있게 한다.

2) 인원 수속 및 접수(원무과, 입 · 퇴원업무부서)

환자가 입원할 경우 국제진료 코디네이터는 원무과에서 환자 · 보호자가 입원 약정서를 작성하도록 행정서비스를 지원해 주며, 입원 절차와 입원시 준수해야 하는 사항을 설명한다.

- 환자 병실에서 환자가 선택한 병실 행태(특실, 1인실, 다인실 등)이며 입원 물품이 모두 준비되어 있음을 확인시키고 양식으로도 작성한다.

① 입원 담당 부서에서는 입원결정서를 받아 해당 병동의 입원가능성을 확인하고 입원 수속을 진행한다.

> • 입원 담당부서 사무직원은 환자와 가족으로부터 환자의 주소, 직장, 보험 유형, 기타 정보를 기록양식에 맞게 작성하도록 돕고 확인하고, 자료는 퇴원 후 기록 보관 및 비용 산정에 이용된다.

② 입원이 결정되어 의뢰된 환자일 경우 준비된 병실 확인 후 병실로 안내하고 외래진료 후 입원이 결정된 경우는 병실 확인 후 가급적 환자가 원하는 병실에 입원할 수 있도록 한다.

③ 불안정하거나 통증을 호소하는 환자의 경우 원무과의 입원 행정절차를 거치지 않고 바로 병동으로 이송한다.

> • 가족이 대신해서 입원 절차를 밟도록 하거나 원무과 직원이나 국제진료 코디네이터가 환자에게 찾아가 필요한 정보를 수집하고, 입원 기간 중에는 정기적으로 환자를 방문하여(3-2회/일) 환자의 요구사항을 파악하고 진료 진행사항도 수시로 확인하여 예상보다 재원 일수가 지연되지 않도록 한다.

3) 입원시 간호

① 병실 준비 : 침상과 환의를 준비하고 병실의 청소상태를 점검

② 침상 준비 : 상두대, 베개, 환의, 침대보, 환자 이름표

③ 준비물품 : 입원 물품(휴지, 슬리퍼, 물병, 컵, 볼펜, 메모지, 세면도구, 타월 등), 만약 의료기관에서 입원 물품을 제공하지 않을 시 환자와 보호자에게 사전에 통보하여 사전 예약을 통하여 입원한 경우라면 입원 물품을 준비

④ 환자의 상태에 따라 변기, 가습기, 절대안정과 금식 팻말(환자의 언어를 고려하여 준비), 곡반 및 기타 의료 장비(의약품주입기, 모니터링 장치 등)를 준비하고, 격리 환자일 경우 격리지침에 따라 물품을 준비하고 산소 투여장비나 의약품 주입기 등 치료를 위해 초기에 필요한 물품을 점검

⑤ 환자에게 general precaution이 적용되므로 각 병실마다 일회용 장갑(disposable glove)과 손소독제, 비누를 비치하고, 의료진이 환자와 접촉 전·후로 사용 가능 병실, 화장실, 개인 사물함, 환자용 옷장, 샤워실, 세면대, 냉장고, 병실 바닥 등의 시설과 비품의 청소상태가 양호한지 확인

⑥ 취침 등, 간호사 호출장치, 보호자용 침대, 전화, 중앙식 의료장치, 방충망, 병상 간 커튼 등의 병실 편의 수준을 점검하여 환자 이용시 불편함이 없도록 준비함

- 침상부착용, 병실 문 앞 부착용 [※주의 : 환자의 Fupp Name(성과 이름)을 표기하지 않는다], 환자 팔찌와 환자 이름표를 준비한다.

4) 입원 도착시 환영

입원 과정에서 가장 중요한 단계는 환자가 환영 받는다는 느낌을 갖게 하는 것이다.

- 환자가 병동에 도착하면 모든 의료진과 병동 인력은 따뜻한 환영의 미소로 맞이한다.
- 담당 간호사는 환자에게 자신을 소개하고 병동 간호직원 및 기타 인력들을 소개한다.
- 배정된 병실로 안내하고 다 인실인 경우에는 함께 방을 사용할 환자도 소개한다.

① 국제진료 코디네이터가 병동과 병실로 직접 안내하고, 입원 생활 안내 및 입원 중 진료 진행에 대해 주치의와 상의해서 환자에게 미리 일정을 설명한다.

② 정중한 태도로 환자를 대하여 환자나 보호자가 불쾌감을 느끼지 않도록 한다.

- 환자가 처음에 불쾌감을 느끼면 병동에 대한 첫인상을 좋지 않게 오래 갖는 경향이 있다.
  예 환자의 호칭은 Mr./Miss/Mrs. 000으로 사용하고 할머니나 할아버지 등의 일반적인 호칭은 사용하지 않는다.

5) 입원 관련 간호업무

환자의 사생활이 최대한으로 보장된 병실 환경을 유지하며 환의로 갈아입도록 하고, 환자가 편안함을 느끼게 할 수 있는 병실 환경을 조성한다(적절한조명, 소음차단 등).

① 환자의 이름, 생년월일, 등록번호 등 2가지 이상의 방법으로 환자를 확인할 수 있도록 해당 병원 규정에서 제시한 환자 확인사항이 표시된 팔찌를 착용시키고, 팔찌 착용의 목적과 입원 기간 내내 환자가 착용해야 함을 안내하고, 입원 물품을 제공하고 설명한다.

② 입원 병실 물품(침대, side rail, TV등)과 시설물 사용법(간호사 호출기, 의료물품 등)을 설명한다.

- 간호사 호출기를 환자의 손닿는 범위 내에 위치하도록 하여 필요시 사용하는 데 불편함이 없도록 한다.

③ 환자의 일반정보수집 및 기본적인 신체 사정을 실시하고 사정된 내용은 Admission Assessment Form에 기록한다.

④ 담당 간호사는 정해진 담당 의사를 확인하고 환자의 입원, 병실 및 환자의 상태를 알리고 담당 의사는 환자 입원 후 24시간 이내에 환자의 초기사정을 수행한다. 의사 보고 시 포함할 내용으로는 환자의 활력징후, 검사 결과, 현재까지 처방된 의사 지시, 현재까

지 제공된 의료 처치 및 환자 반응, 현재 환자 상태 등이다.

⑤ 원하는 식사 또는 처방식 이를 확인하여 식사제공이 지연되지 않도록 하고, 필요시 투약, 검사물 채취 및 각종 검사를 시행한다.

6) 입원 생활 안내

새로운 환경에 잘 적응하도록 돕고 입원 생활을 편안하게 도와준다.

- 생활안내 게시판, 유인물 또는 입원 안내 책자를 활용하여 설명하고 환자나 보호자의 확인 서명을 받는다.

① 환자 권리 존중 및 보호 그리고 책임에 관하여 환자에게 설명하고, 입원 시 간호 및 교육상태 확인표에 의해 병동 및 병실 소개와 편의, 휴게시설을 설명한 후 환자나 보호자에게 확인 서명을 받는다.

② 입원 생활 안내를 포함한 병원안내와 입원 기간 동안 불편이 있을경우에 이용 가능한 고충처리 체계에 대하여 책자나 유인물을 이용하여 설명하고, 귀중품 관리와 도난 주의(옷과 귀중품 보관), 음식물 반입, 자가 투약약품 관리에 대하여 안내한다.

③ 귀중품은 가족에게 집으로 가져가도록 하며, 도난시 병원에서 책임질 수 없음을 안내하고 Patient's Valuables Record를 작성한다.

- 환자 · 보호자가 환자 개인물품을 병원에서 보관하도록 요청시 도난의 위험성을 설명하고, 병원 안전요원을 통하여 안전한 곳에 보관하고 퇴원 시 찾아가도록 하며, 입원 전 처방약 및 자가 투약의약품은 환자에게 받아서 주치의에게 알리고 계속 투여 여부를 결정한다.
- 약품은 약국에 보내서 약품명과 용량을 확인한 후 사용하도록 한다.

④ 식수 준비, 린넨 및 환의 교환 등과 함께 매일 행하는 간호에 대하여 설명하고, 병실을 옮기고자 하는 경우 혹은 기타 궁금한 사항은 담당 간호사에게 문의하도록 한다. 동반한 가족이 있으면 가족을 위한 병원 내 프로그램 (영화 상영, 음악회, 종교실 등)의 정보를 제공하고 필요시 관광업체 등을 소개한다.

⑤ 환자의 문화에 맞추기 위해 변기 및 확인 띠 부착, 자국 방송 시청, 언어별 컴퓨터 키보드 제공 등의 서비스를 제공하고, 입원 기간 동안 국제진료 코디네이터 또는 담당의사와의 연락 방법에 대한 정보를 제공한다.

⑥ 기타 입원 생활 안내에 포함해야 할 항목

㉠ 환자 권리의 존중 및 보호에 관한 지침, 불만 및 고충 처리 체계(민원 접수 방법)

㉡ 전화 및 인터넷 사용 안내(컴퓨터 대여 안내), 병원 내 편의시설 안내(㉮ 은행, 수퍼, 매점, 의료용품점, 식당 등), 주차(병원 주차장의 규모, 이용 시간 및 이용료 등에

대한 정보)

㉢ 귀중품 관리(도난 방지체계 설명), 음식물 반입 및 자가 투약약품 관리

㉣ 낙상 예방, 휴대폰사용금지, 침상 이동 제한, 금연 정책, 간호사 호출기 사용법

㉤ 담당 의사 회진 시간 및 연락 방법, 면회 시간, 식사 시간

⑦ 외출시 절차

㉠ 배선실(탕비실), 샤워실 사용 안내, 린넨 서비스(침대보, 베게 커버 및 환의 교환 시간)

㉡ 소방 안전체계는 가스 전열기구 사용금지, 화재시 대처요령, 비상시 대피방법 및 대피 경로 안내 표지판

㉢ 병원, 병동 내 휴게시설, 간병인 서비스 이용방법, 가정간호 서비스 체계는 가정간호 서비스 이용방법, 의료사회 복지서비스 체계는 의료사회 사업 상담방법

㉣ 진단서 발급 및 개인의료정보 제공 체계, 퇴원 안내, 진료/입원비용 지불방법

㉤ 이송 수단(앰뷸런스, 공항 픽업서비스, 리무진서비스 등), 외래진료 예약

㉥ 각 종교 원목실 및 종교 서비스(종교시설 및 이용 안내), 국제진료 코디네이터 및 연락방법

7) 초기입원 사정

환자 입원 후 24시간 이내에 간호사와 의사에 의해 수행하고 사정된 내용은 일정 양식에 기록한다(간호사 기록 : 입원 사정, 의사 기록 : History and Physical). 초기 입원 사정을 수행할 때 환자의 사생활이 보호될 수 있는 적절한 환경을 조성하고 신체적 노출은 최소한으로 하며, 면담이나 신체 검진에서 얻은 자료는 치료목적 외에는 사용되지 않음을 알려주어 의료기관이 환자의 사생활 유지나 정보의 비밀 유지에 노력하고 있음을 보여준다.

24. 면담과 관찰을 통한 건강력

① 면담과 관찰을 통하여 건강력을 수집한다. 면담시 고려할 점은 면담을 하는 공간은 가능한 한 편안한 곳이 좋으며 다른 사람에 의해 방해받지 않고 환자의 사생활이 보호되어야 한다.

- 환자와의 거리는 1.2~1.5[m] 정도를 유지하며 편안하게 앉아 시선을 맞추고 적절한 높이에서 대화를 한다.
- 면담 중 손목시계를 보지 않고도 시간을 알 수 있도록 환자의 의자 뒤편에 시계를 배치하고 의료진이 대상자의 문제에 집중하고 있다는 확신을 주도록 한다.
- 기록으로 인해 환자를 방해하지 않도록 기록하는 것은 최소한으로 하고 환자에게 집중한다.

② 건강력 : 환자 개인정보, 주 호소 증상, 현병력, 과거력, 가족력, 개인력 및 사회력, 계통별 검토로 구성한다.

㉠ 환자 개인정보 : 대상자의 이름, 주소, 전화번호, 나이, 생년월일, 출생지, 성별, 결혼상태, 교육 정도, 직업, 종교, 연락처(응급상황 시 연락할 사람) 등을 포함하며, 정보의 출처(대상자, 가족 등), 자료의 신뢰도에 대한 사항도 포함한다.

㉡ 주 호소 : 환자의 자각증상 중 가장 중요한 것은 환자가 의료기관을 찾은 이유에 관한 짧은 설명이다.

- 환자가 표현한 증상을 그대로 기록하며 진단명이나 막연한 어구, 부정확한 용어는 사용하지 않는다.

㉢ 현 병력 : 주 호소에 대하여 명확하게 시간 순서에 따라 구체화하는 것으로 발병 시기, 부위, 기간, 빈도, 증상의 심한 정도, 특성, 완화요인, 관련 증상, 증상 완화를 위해 사용한 치료 및 효과 등과 같은 요소들을 파악한다.

㉣ 과거력 : 환자의 현 병력을 평가하는 데 중요하며 심한 질환 또는 만성 질환, 아동기 질환, 산부인과력, 정신과 질환, 외상, 수술, 알레르기 및 반응, 입원, 수혈, 예방접종, 현재 투약상태 등이다.

㉤ 가족력 : 부모, 조부모, 형제, 자녀, 등 식계가족의 나이와 건강 상태 또는 사망한 가족의 경우는 사망 시의 건강 상태와 사망원인, 사망 나이 등을 파악하고, 유전성 질환이 의심 되면 조부모 이상까지 포함시킨다. 가족 중 심장병, 고혈압, 암, 결핵, 뇌졸중, 발작장애, 당뇨병, 신장질환 등을 앓고 있거나 과거에 앓은 적이 있었는지에 대해서도 알아보고, 가능하면 가계도를 표시하고 환자를 기준으로 3대를 조사하는 것을 원칙으로 한다.

㉥ 개인력 및 사회력 : 환자의 신체적 · 정신적 건강에 영향을 주거나 이를 반영하는 정보에 대해 파악하기 위해 조사하며 직업, 학력, 주거상태와 관련된 주요한 상황들, 영양 및 식이, 수면, 운동 등의 규칙성과 경향, 운동량 및 유형, 카페인 섭취량, 흡연력, 음주력(음주력과 흡연력 은 수치로 정확하게 기술)을 확인한다.

㉦ 계통별 검토 : 주 호소와는 직접 관계는 없으나 환자의 건강 문제를 파악하는 데 참고가 될 수 있도록 자세하게 대상자의 각 신체 계통 에 대한 과거와 현재의 증상을 파악하는 것이다.

- 질문의 범위는 전신 증상, 피부, 두경부(눈, 코, 귀, 구강 및 목), 호흡기계, 심혈관계, 유방, 위장관계, 비뇨기계, 근골격계, 신경계, 정신계, 혈액계, 내분비계 생식기계를 포함한다.

③ 신체 검진 : 다음의 내용을 포함한 신체 검진을 실시한다.

㉠ 전반적 상태를 관찰하고 활력징후, 체중과 키를 측정하고, 환자의 상태에 따라 필요시 내분비계, 생식기계, 면역계 사정

- 피부 : 전반적 피부 상태, 욕창이나 상처, 발진, 물집, 흉터, 반점, 발한, 건조, 소양감, 창백, 홍조, 청색증, 및 황달 유무 등
- 머리, 눈, 귀, 코, 목 : 환자의 상태에 따라 필요시 사정
- 호흡기계 : 호흡음, 호흡 양상, 호흡수, 기침, 가래, 객혈, 호흡곤란 및 부속 근육 사용 유무 등
- 심혈관계 : 심음, 심박동 수, 심 잡음, 맥박의 양상, 모세혈관 재충전(capillary refill), 부종, 심계항진, 흉통, 부정맥 유무 등
- 위장관계 : 장음, 복부 형태, 배변 양상, 복부팽창 유무, 장루, 연하곤란, 오심, 구토, 토혈, 소화장애, 및 복부 통증 유무 등
- 신경계 : 의식상태, 동공크기와 대칭성, 빛 반사, 근력 등 사정
- 근골격계 : 보행, ROM, 근력, 근위축, 마비 및 허약감 유무 등
- 비뇨기계 : 소변양상, 카테터 유무 부종, 및 실금 유무 등

④ 기타 사정 항목 : 통증, 낙상 발생위험, 욕창 발생위험, 영양 상태를 사정하고, 보조기구 사용 유무, 아동, 여성, 노인과 장애인 학대와 폭력(성폭력 포함) 징후가 있는지 사정하고 징후가 있으면 의료기관별 규정에 따라 신고한다.

㉎ 식사, 화장실 사용, 목욕, 옷 입기, 이동, 보행, 위생 등의 기능적 신체활동 능력, 언어적 의사소통 장애나 기억력 장애

- 문화적 · 영적 요구 : 종교, 종교적 지도자의 방문을 원하는지 유무, 사용언어, 한국어를 말하고, 읽고 쓰는데 어려움이 있는지, 통역의 필요성 유무
- 정신적 · 정서적 요구 : 불안, 비협조적 태도, 우울 등
- 교육 요구 : 활동, 약물, 질병 진행과정, 치료 등
- 교육에 대한 장벽 : 신체적, 인지능력, 동기, 언어, 종교 · 문화 등
- 퇴원계획

25. 입원 동의서(Admission Documents)

환자 입원시 입원동의서에 환자, 보호자 또는 법적 대리인의 서명을 받도록 하고, 의료기관은 서명을 받기 전 서명을 하는 사람이 법적으로 적절한 사람인지를 확인하는 것이 매우 중요하다.

- 국가별 법적 성인의 기준이나 의료서비스 관련 양식에 서명을 할 수 있는 자격 기준이 다르므로 의료기관은 외국인 환자 본국의 성인 법적 기준과 양식에 서명을 할 수 있는 자격 기준에 대한 정보를 갖추고 있어야 하며, 환자가

충분히 이 양식을 이해할 수 있는 능력이 되고 법적으로 문제가 되지 않는다면 환자가 직접 서명을 하도록 하고 환자가 양식을 이해할 능력이 없고 법적 대리인이 없는 경우는 환자의 본 국법에 의거하여 의사결정을 내릴 수 있는 대리인 에게 서명을 받도록 한다.

① 환자, 보호자 또는 법적 대리인에게 환자의 이름, 주소, 전화번호 등의 개인정보와 보험정보를 확인하고, 병원 서비스 이용과 관련된 비용을 지불할 책임이 있음을 설명한 후 이러한 내용을 포함한 입원동의서 양식에 서명을 받는다.

- 보험정보는 환자 입원 전 원무과 또는 입원 관련부서에 의해 확인한다.

② 입원 동의서에 포함해야 할 내용

- 환자는 병원 규정과 규칙, 의료진의 권고, 의료진 결정에 따른 치료계획을 따르는 책임
- 환자는 병원 방문, 입원, 검사, 수술 등으로 인해 발생한 치료비용과 입원료를 지불할 책임
- 환자가 치료비용과 입원료를 지불할 수 없을 경우 보호사 노는 보증인이 지불할 책임
- 의료기관이 사전예치금 지불을 요청할 경우 환자는 지불할 책임(사전예치금(deposit)을 받을 경우에는 환자와 보호자에게 사전예치금에 관한 내용을 사전에 알려주고, 비용지불이 연체될 경우에는 이자부여에 관한 내용을 명시하고 설명)
- 병원은 환자나 보호자의 귀중품에 대한 책임이 없음을 명시하고 설명
- 태만(negligence)이나 의료과실(malpra ctice)에 의해 발생한 환자의 손상에 대하여는 의료기관이나 의료진의 책임이 없음을 명시하고 설명하고, 의료소송은 한국에서 한국법에 의거하여 진행됨을 명시하고 설명

1) 재정 법적 대리인 또는 재정보증인

입원동의서와 함께 의료기관은 환자의 입원과 관련하여 발생하는 비용을 지불할 책임을 지는 재정 법적 대리인의 정보를 확인하고 양식에 기록 후 서명을 받도록 한다.

2) 사전지시서(Advance Directives)와 심폐소생술 금지(Do Not Resuscitate)

필요시 Order의 내용에 포함되어야 할 내용은 다음과 같다.

DO NOT RESUSCITATE FORM(영어)

I, request limited emergency care as here in described.
I understand DNR means that if my heart stops beating or if I stop breathing, no medical procedure to restart breathing or heart functioning will be instituted.
I understand this decision will no prevent me from obtaining other emergency medical care by prehospital emergency medical care personnel and/or medical care directed by a physician prior to my death.

I understand that I may revoke this directive at anytime by destroying this form or by clearly indicating that I have changed my mind.
I give permission for this information to e give to the hospital, emergency care personnel, doctors, murses or other health personnel as necessary to implement this directive.
I hereby agree to the "Do Not Resuscitate" order.
Name of Patient : Signature of Patient :
Date :   Time :
Address :
I affirm that this patient/surrogate is making an informed decision and that this directive is th expressed wish of the patient/surrogate. A copy of this form is in the patient' s medical record.
Name of Physician : Signature of Physician :
Date : Time :
Address :

DO NOT RESUSCITATE FORM
소생술 금지 양식

본인은 여기에 설명한 대로 응급 치료를 제한할 것을 요청합니다.
본인은 DNR이 심장 박동이 멈추거나 호흡이 멈추면 호흡이나 심장 기능을 재개하기 위한 의료 절차가 시행되지 않음을 의미한다는 것을 이해합니다.
본인은 이 결정으로 인해 병원 전 응급 의료 인력이 제공하는 다른 응급 의료 또는 본인이 사망하기 전에 의사가 지시한 의료서비스를 받는 데 거절하지 않을 것임을 이해합니다.
본인은 이 양식을 파기하거나 마음이 바뀌었음을 명확히 표시함으로써 언제든지 이 지시를 철회할 수 있음을 이해합니다.
본인은 이 지침을 이행하는 데 필요한 경우 이 정보를 병원, 응급 치료 요원, 의사, 간호사 또는 기타 의료 인력에게 제공하는 것을 승인합니다.
본인은 "소생술 금지" 명령에 동의합니다.
환자 이름 : 환자 서명 :
날짜 시간 :
주소 :
본인은 이 환자/대리인이 정보에 입각한 결정을 내리고 있으며 이 지시가 환자/대리인의 의사를 표명했음을 확인합니다. 이 양식의 사본은 환자의 의료 기록에 있습니다.
의사 이름 : 의사 서명 :
날짜 시간 :
주소 :

3) Order for Guardianship of the Person(필요시)

환자 스스로가 본인의 치료에 대한결정을 내릴 능력이 없거나 동의서에 서명을 할 수 있는 자격조건은 갖추지 않을 경우, 환자를 대신하여 이러한 권한을 법적으로 부여받은 사람에 대한 문서이다.

• 외국인 환자 입원시 의료기관은 환자의 본 국법에 명시된 의료 치료 결정이나 동의서에 서명을 할 수 있는 환자 기준 및 법적 대리인 자격조건과 이와 관련된 법적 효력을 지닌 양식에 대하여 확인한다.

26. 퇴원시 Care

1) 퇴원계획

적절한 시기에 환자의 퇴원 후 요구를 예상하여 지속적인 치료가 가능하도록 적절한 지역 사회 자원을 조정함으로써 환자의 치료결과를 더욱 증진시키는 과정이다.

• 효과적인 퇴원계획은 입원 기간을 단축시키고 입원비용을 감소시키며, 재입원의 필요성을 감소시킬 뿐만 아니라 가정으로의 복귀나 다음 단계의 시설로의 이동을 편하게 느낄 수 있도록 한다.
• 외국인 환자의 경우 퇴원 후 한국에서의 추후 관리가 어려우므로 의료기관은 퇴원계획을 입원 시부터 수립하여 퇴원 과정이 원활히 진행될 수 있도록 노력한다.

2) 퇴원계획 수립시 주의해야 할 환자

• 75세 이상, 복합적, 만성적, 말기 건강문제, 인지장애, 동기문제, 혼돈
• 자가 간호 수행능력 저하, 독립적 생활과 관련된 안전문제나 보호자가 느끼게 되는 부담
• 복잡한 약물, 식이 관리, 복잡한 의료장비를 포함하는 치료방법, 응급실에서 여러 차례 치료를 받은 경우

3) 퇴원시 간호

퇴원 환자와 보호자에게 퇴원 전 개별적 퇴원 교육 및 관련 정보를 제공하고, 환자의 개별적인 퇴원 요구를 파악하고 환자의 이해를 최대화할 수 있는 적합한 퇴원 교육 자료를 이용하여 환자에게 퇴원교육을 실시한다.

㉠ 퇴원교육 내용은 자가 투약법, 드레싱 교환법, 배액 관리 등이 포함된다. 또한 교육자료로는 서면, 구두, 영상, 직접 시범 등 활용할 수 있다.

• 퇴원을 담당한 간호사와 국제진료 코디네이터는 퇴원 전 과정 동안 환자와 보호자와 효과적인 의사소통과 조정을 수행하고, 퇴원 과정에서 퇴원약과 관련된 정보(복용방법, 주의사항, 부작용, 약물 간 및 약물과 음식 간 상호작용 등), 추후 관리 안내(본국에 귀국 후 외래방문일시, 담당 의사, 연락처 등), 퇴원 후 지속 간호 정보(가정간호, 재활간호 등) 의사에게 보고해야 할 증상과 징후, 응급상황 시 대처 방법, 식이, 운동, 일상 생활 활동(운전, 목욕 등)에 대하여 확인하고 환자와 보호자에게 교육과 정보를 제공한다.
• 퇴원 후 환자나 보호자가 입원 관련 의문 사항이 있을 경우 연락할 수 있는 담당자와 연락처 정보를 제공하고, 퇴원을 담당한 간호사는 퇴원 전 환자의 활력징후, 심전도, 산소포화도 등 전반적인 신체적 상태를 확인하며, 심전도의

변화, 불안전한 활력징후, 호흡곤란 등 의학적으로 고려되는 점을 발견 하였을 때에는 반드시 의사에게 보고하고 퇴원 절차 진행 여부를 확인한다.
- 퇴원 시 만약 환자가 드레싱, 배액관, 인공 기관절개관, 유치 도뇨관 등을 유지하고 있으면 상태를 확인하고, 장기간 여행 가능 여부 및 퇴원에 필요한 모든 사항(이송 수단. 필요시 의료 장비나 의료 인력 등)이 준비되었는지를 확인한다.

4) 퇴원 준비

일반적으로 환자의 퇴원 준비는 지속적인 치료와 일반적인 생활방법, 즉 치료나 수술 혹은 신체적인 상태에 따른 생활 방법에 대한 교육을 포함하는 것이다.

- 환자가 집에서 복용할 약을 알고 있으며, 자가 간호시 필요한 기구가 가정에 준비되어 있고, 정확히 간호를 수행하는지 여부를 확인하고, 귀국 후 추후 관리를 담당할 의사와 연락 및 외래 진료 예약 유무를 확인한다.
- 퇴원 기록지를 이용하여 퇴원약 복용법, 식이, 활동 범위, 자가 간호, 추후 검진 등에 대해 퇴원 교육을 시행하고 퇴원 기록지에 포함된 내용을 환자와 보고자가 정확하게 이해하였는지 확인하여 환자 또는 보호자에게 확인 서명을 받는다. 환자 퇴원 기록지가 의사에 의해 완성되면 복사본은 환자나 보호자에게 제공하고 원본은 환자 의무기록에 보관한다.
- 사용 중인 병원물품의 반납 여부를 확인한다.
- 입원기간 동안 행해진 모든 처치, 검사 투약 및 그에 소요 되는 진료재료, 소모품 등의 전반적인 수가 관리를 확인한다.

5) 퇴원 절차

퇴원 관련 부서에 통보하여 퇴원을 위한 행정절차가 원활히 진행되도록 하고, 환자와 보호자에게 퇴원일과 퇴실 예정시간(원하는 시간 조정)을 알리고 퇴원 가능여부를 확인 후 퇴원 수속 절차를 안내한다.

① 환자와 보호자에게 퇴원금액을 알려주고 수납하도록 안내하고, 퇴원약 처방을 확인한다.

- 환자가 본국으로 돌아갔을 시 구입이 가능한 약 인지 여부를 확인한다.

② 약국에서 온 퇴원 약을 처방과 확인하고 퇴원 수속 완료 여부를 확인하고, 퇴원약의 약제별 효능 및 복용법과 복용 시 주의사항, 퇴원 후 주의사항, 외래진료 예약에 대하여 설명한다. 정확한 통역을 통하여 퇴원약에 대한 교육을 제공하고 처방전과 투약법을 해당 국가의 언어로 별도로 작성하여 문서로 알려주어 투약과 관련된 오류발생을 예방한다.

③ 퇴원에 필요한 절차가 마무리되면, 간호사는 환자의 소지품을 챙기는 것을 돕고 교통수단을 확인한 후 퇴원을 하도록 돕는다.

- 소지품 확인 : 주사바늘 및 환자 팔찌를 제거하고, 병원에 두고 가는 개인 소지품이 없도록 소지품 정리를 돕는다.
- 환자 요청 서류 확인 : 환자가 요청한 경우, 퇴원시 가져갈 서류(예진단서, 의무기록 사본, 필름 등)를 준비하여 제공한다.
- 이동 수단 확인 : 간호사는 퇴원시 이동방법(앰뷸런스, 택시, 자가용 등), 이동 수단, 퇴원후 목적지 등을 확인한다.

④ 퇴원기록에 퇴원시간, 퇴원시 환자 상태, 퇴원방법, 보호자 동행 여부 등을 기록한 후 미비된 환자 의무기록을 확인, 정리하여 24시간 이내에 의무기록실로 반납한다.

6) 의사가 검토할 사항

의사는 퇴원약을 처방하기 전 환자의 상태, 건강 사정결과, 기록된 자가 복용약물 목록과 약물, 투약 기록지를 검토하여 어떠한 약물을 지속하고 중단할 것인지를 결정한다.

- 퇴원약과 관련되는 약물 복용방법(투여량, 투여 경로, 투여 횟수, 투약 기간)을 반드시 기재한다.
- 퇴원약을 처방할 때에는 처방된 약물이 외국인 환자의 국가에서도 구입 가능한 약물인지를 반드시 확인 하고, 환자가 타 의료기관으로 이송 될 경우에도 이러한 절차는 적용된다.

7) 배웅서비스 제공

새로 입원하는 환자보다 퇴원을 하는 환자에게 더 관심을 쏟는 것이 환자의 만족도와 구전효과에 좋다는 것을 인식하고 그 동안 과정을 담당했던 의료진 또는 코디네이터가 배웅한다.

- 거동이 불편해서 휠체어를 타야 하거나 앰뷸런스를 타야 하는 경우면 퇴원 전 미리 준비해 두도록 하고, 전반적인 진료 프로세스가 종결되었다 하더라도 외국인 환자의 욕구나 요구사항을 수용할 시스템이 갖추어져야 한다.

8) 사후관리

환자가 퇴원 후 환자의 상태와 제공된 퇴원 지시사항에 대한 수행 정도를 확인하기 위해서 의료기관에서는 추후 관리전화(follow up call)를 시행한다.

- 현재 국내의료기관에서도 국내 환자를 대상으로 follow up call 또는 happy call 서비스 제도 등을 도입하여 지속적인 환자 관리 프로그램을 활용하고 있다.
- 서비스는 환자의 만족도를 향상 시키는 한편 환자의 퇴원 지시사항 수행 여부를 확인하여 퇴원시 제공된 교육 및 정보 중 불충분하였거나 환자와 보호자가 이해하지 못했던 내용에 대하여 추가적인 교육 및 정보를 제공 할 수 있는 기회가 된다.
- 환자로 하여금 퇴원 지시사항 수행의 중요성을 재확인시켜 이를 성실히 지킬 수 있도록 동기를 부여하여 재입원이나 환자 상태의 악화를 예방할 수 있도록 도와준다.

02 병원서식 양식

1. 수술 견적서

〈표 5-18〉 수술 견적서

ESTIMATED CHARGE FOR AN OPERATION

Patient ID :
Name :
Length of Stay :

Title of Operation	Division	Estimated Cost
	Medical Treatment & Operation Test Material Anesthesia Room (Single Room / A Day)	\ \ \ \
	Total Amount	\
Notice	The duration of hospitalization and charges will be changed depending upon the condition of the patient and recommendation of doctor.	
Place of Presentation		

이메일 의뢰 시 진행

From : ______________________ 〈 @ 〉

Date : Subject : Pricing : MRI scan of the knee : Mr / Ms ______________

To : _______ @ _______Greetings from _______________Hospital.

Regarding your inquiry about an MRI scan of the Knee, please be informed as the following;
An MRI scan of the Knee costs around _____________ won as an outpatient basis.
Please note that since there are many kinds of Knee scans, in order to get the appropriate orders according to your condition, we would like to ask you to see our specialist in person for an initial consultation.

For Consultation :
An Initial Consultation Doctor Fee is around ______________ won.
This price excludes fees of any medicine prescribed, medical supplies (if used), OPD facility charges and any tests.

These prices are for planning purposes only, in order to assist the patient in understanding the possible range of costs. Actual estimates for care cannot be accurately provided until the patient has been examined by the physician.

The cost ranges provided are based upon our best understanding of patient's condition at the time of contact, and do not represent a minimum or maximum potential cost.

Note : Price is subject to change without notice.

Further information such as required lab test, examination, length of stay in Korea, ect, will be provided during your initial visit as it may vary based on the patient's condition.
In the case of a medical accident, procedures according to the Korean medical law will carried out
If you have any other questions or concerns, please do not hesitate to contact us.

수술 견적서(영문번역 한글)

수술에 대한 예상 비용

환자 ID :
이름 :
입원 기간 :

수술명	구분	예상 비용
	의학적 처치 / 수술 시험 재료 마취 병실 (싱글 / 1박)	\ \ \ \
	총 금액	\
고지	입원기간 및 비용은 환자의 상태 및 의사의 권고에 따라 변동될 수 있습니다.	
장소		

이메일 의뢰 시 진행

발신 : ______________________ 〈 @ 〉

날짜 : 대상 : 금액 : MRI : Mr / Ms ______________

수신 : ____________@____________ 인사드립니다 ______________ 병원으로부터.

무릎 MRI 검사 문의는 다음과 같이 해주시기 바랍니다. ;
무릎 스캔은 종류가 많기 때문에 고객님의 상태에 따라 적절한 처방을 받으시기 위해 전문의를 직접 만나 1차 상담을 받으시기 바랍니다.

상담을 위하여 :
초진 의사 상담 비용은 약 ______________ 원 입니다.
이 가격은 처방약 비용, 의료용품(사용한 경우), OPD 시설 비용 및 모든 검사 비용이 제외된 금액입니다.

이 가격은 환자가 가능한 비용 범위를 이해하는 데 도움을 주기 위한 목적으로만 사용되는 예시입니다. 치료에 대한 실제 견적은 의사가 환자를 검사할 때까지 정확하게 제공될 수 없습니다.

제공된 비용 범위는 연락 당시 환자 상태에 대한 본 기관의 이해를 기반으로 하며 최소 또는 최대 예상 비용을 나타내지 않습니다.

참고: 가격은 사전 통보 없이 변경될 수 있습니다.

필요한 실험실 테스트, 검사, 한국 체류 기간 등과 같은 추가 정보는 환자의 상태에 따라 다를 수 있으므로 초기 방문 시 제공됩니다.
의료사고의 경우 대한민국 의료법에 따른 절차를 진행하며, 기타 궁금하신 사항이나 문의 사항이 있으시면 언제든지 연락 주시기 바랍니다.

1) 방문계획 설문지

〈표 5-19〉 방문계획 설문지

Questionnaire for Visit Plan

Personal Information (Patient)

Name		Date of Birth	
Sex		Passport No	
Address			
Tel		Mobile No	

1. Do you need a visa for visiting Korea? YES / NO
   - ▸ If yes, you need the invitation letter? YES / NO
2. Will you visit to Korea with family or friends? YES / NO
   - ▸ If yes, how many people will come to Korea with you? ________
   - ▸ Will your companion need a visa for visiting Korea? YES / NO
   - ▸ If yes, please fill in below

Name		Date of Birth	
Sex		Passport No	
Address			
Tel		Mobile No	
Name		Date of Birth	
Sex		Passport No	
Address			
Tel		Mobile No	
Name		Date of Birth	
Sex		Passport No	
Address			
Tel		Mobile No	
Name		Date of Birth	
Sex		Passport No	
Address			
Tel		Mobile No	

Please send the copies of passport for each person. (Including the patient)

- ▸ Does your friend need to reserve a hotel? YES / NO
- ▸ Do you need a helper? YES / NO

3. Do you have the private insurance? YES / NO
   - ▸ Are you going to use your insurance this time? YES / NO
   - ▸ If yes, please fill in below for guarantee of your treatment.
     - a. The name of company ______________________________
     - b. Insurance No.______________________________
     - c. Contact of the company______________________________

4. When do you expect to visit Korea?
   (Day) / ____________(Month) /______________(Year)
5. Which language do you speak?_________________________________
   (We can provide English, Chinese, and Russian interpreters)
   ▸ Do you need an interpreter? YES / NO
   ▸ If yes, what kind of language interpreter do you want? _________

6. Would you like airport pickup service from the airport to the hospital? YES / NO
   ▸ If yes, what kind of vehicles do you want?
   a. Ambulance b. Van c. Automobile
   ▸ After booking the flight, please inform us the details such as flight number or arrival time by e-mail or fax written below.
7. Others.
   ____
   ____
   ____

After filling in this form, please send it to an e-mail address below
마케터 또는 코디네이터 이메일 주소 or to fax (+83-00-000-0000)
Thank you for your cooperation.

방문계획 설문지(영문번역 한글)

방문 계획 설문지

개인정보 (환자)

이름		생년월일	
성별		여권번호	
주소			
전화번호		휴대전화	

1. 한국 방문을 위해 비자가 필요합니까? 예 / 아니오
   ► 예를 선택하셨다면, 초대장이 필요합니까? 예 / 아니오
2. 한국에 가족이나 친구와 방문할 예정입니까? 예 / 아니오
   ► 예를 선택하셨다면, 본인 외 몇 명이 방문합니까? ________
   ► 당신의 동료는 비자가 필요합니까? 예 / 아니오
   ► 예를 선택하셨다면 아래 표를 작성해 주십시오.

이름		생년월일	
성별		여권번호	
주소			
전화번호		휴대전화	

이름		생년월일	
성별		여권번호	
주소			
전화번호		휴대전화	
이름		생년월일	
성별		여권번호	
주소			
전화번호		휴대전화	
이름		생년월일	
성별		여권번호	
주소			
전화번호		휴대전화	

각 인원의 여권 사본을 첨부하십시오. (환자 포함)

► 방문자의 호텔 예약이 필요합니까? 예 / 아니오

► 도우미가 필요합니까? 예 / 아니오

3. 개인 보험이 있습니까? 예 / 아니오
   - ► 해당 보험을 이번에 사용합니까? 예 / 아니오
   - ► 예를 선택하셨다면, 해당 보험의 정보를 입력하십시오.
     - a. 보험사 ______________________
     - b. 보험 번호.______________________
     - c. 보험사 연락처______________________
4. 한국 예상 방문 일자는 언제입니까?
   (일) / ____________(월) /____________(년)
5. 어떤 언어를 사용하십니까?______________________
   (우리 병원은 영어, 중국어, 러시아 통역 제공이 가능합니다.)
   - ► 통역이 필요합니까? YES / NO
   - ► 예를 선택하셨다면 어떤 언어로 통역이 필요합니까? __________
6. 공항에서 병원까지 픽업 서비스를 원하시나요? 예 / 아니오
   - ► 예를 선택하였다면 어떤 종류의 차량을 원하십니까?
     a. 구급차 b. 밴 c. 자동차
   - ► 항공편 예약 후 아래에 기재된 이메일 또는 팩스로 항공편 또는 도착 시간 등의 세부 정보를 알려주시기 바랍니다.
7. 기타사항

____

____

____

이 양식을 작성하신 후 아래 이메일 주소로 보내주십시오.
마케터 또는 코디네이터 이메일 주소 or to fax (+83-00-000-0000)
협조 감사합니다.

2) 병원 선택 체크 리스트

〈표 5-20〉 병원 선택 체크 리스트

Hospital option check list

Hospital registration number :
Patient's name :
Nationality :
Month/Date/Year :
Medical Department :

Items		Check	Price (10,000 won)		Remarks
Hospital Room (Meals not included)	Deluxe Room		44		Accommodations
	Private Room		22		
	2 people Room		17		
	3 people Room		13		
	Large Room(5 people)		5		
	Large Room (6 people)		6		
Meals	Types of meals	Breakfast	Lunch	Dinner	
	Korean style meal				15,000 won
	Western meal				15,000 won

※ NOTE
1. You may stay in the room you desire unless the doctor decides otherwise.
2. Korean food is provided by hospital kitchen but if you prefer other, please look at the menu and other in advance.
3. You may select any of the other options any time during your hospitalization.
Contact the Nurse station for information on prices and details.

병원 선택 체크 리스트(영문번역 한글)

Hospital option check list

병원 번호 :
환자명 :
국적 :
년, 월, 일 :
담당 부서 :

항목		표시	금액(만원)		추가사항
방 구분 (식대 불포함)	디럭스 룸		44		
	개인실		22		
	2인실		17		
	3인실		13		
	5인실		5		
	6인실		6		
식사	식사 유형	아침	점심	저녁	
	한식				15,000
	양식				15,000

※ 메모
1. 의사가 달리 결정하지 않는 한 원하는 방에 머물 수 있습니다.
2. 한식은 병원 주방에서 제공하나 다른 음식을 원하실 경우 미리 메뉴 및 기타 사항을 확인하시기 바랍니다.
3. 입원 중 언제든지 다른 옵션을 선택할 수 있습니다.
가격 및 자세한 내용은 간호사에게 문의하십시오.

3) 예약 단계

(1) 초대장

〈표 5-21〉 초대장 양식

Application Form of Invitation Letter

Name :	Nationality :
Date of Birth :	Phone No. :
Present Address :	
Sending Address :	
Desired Period of Hospital Stay :	
Name of Bank : HANA BANK Account Number : 123-456789-12345 Account Name : ______ Hospital Swift Code : HNBNKRSE Address : Korea Tel : Fax :	Officer only Required deposit :

By submitting this Application form, I agree that

1. Any dispute or claim (including injury claims) related to health care services that I receive from ____________ Hospital that is not resolved by mutual agreement is subject to Korea law and the exclusive jurisdiction of the appropriate court in Korea.
2. The information or any related detail including an estimated price is intended only for you and cannot be claimed or referred to by other people.
3. The medical information and any estimated costs supplied are subject to change without notice due to a change of medical condition or unforeseen factors.

As mentioned above, I request issuing the invitation letter to _____ Hospital in order to visit for medical treatment at _______ Hospital

Date : / /
Applicant : (Signature)
Representative : (Signature)

초대장 양식(영문번역 한글)

Application Form of Invitation Letter

이름 :	국적 :
생년월일 :	연락처 :
현재 주소 :	
보내는 주소 :	
희망하는 병원 입원일 수 :	
은행이름 : 계좌번호 : 123-456789-12345 계좌명 : 코드번호 : HNBNKRSE 주소 : 전화번호 : 팩스번호 :	직원전용 보증금 :

이 신청서를 제출함으로써 본인은 다음 사항에 동의합니다.

1. 본인이 병원으로부터 받은 의료서비스와 관련하여 상호 합의에 의해 해결되지 않은 모든 분쟁 또는 청구(상해 청구 포함)는 한국 법률 및 한국 법원의 배타적 관할권에 따릅니다.
2. 예상 가격을 포함한 정보 또는 관련 세부 사항은 귀하만을 위한 것이며 다른 사람이 주장하거나 참조할 수 없습니다.
3. 제공되는 의료 정보 및 예상 비용은 건강 상태의 변경 또는 예측할 수 없는 요인으로 인해 예고 없이 변경될 수 있습니다.

위에서 언급한 바와 같이 병원 진료를 위해 병원을 방문하기 위해 병원에 초청장 발급을 요청합니다.

날짜 : / /

신청인 : (서명)

대표자 : (서명)

(2) 예약증 작성 및 발송

〈표 5-22〉 (외래 환자를 위한) 예약 확인 서신

Confirmation Letter of Reservation(For Outpatient only)

Patient's Details			
Surname		Given Name	
Age		Date of Birth	
Sex		______ Hosp. ID	
Outpatient Clinic			
Physician			
Department No			
Date of outpatient Clinic			
List of Examination			

I am pleased to announce that your reservation on 00 : 00 dd/mm/2025 at ____hospital International Patients Care Center is confirmed. If there are any changes or questions in the above reservation, please do not hesitate to contact ________ as below.

Hospital / Tel : +82 00 000 0000

Website : www.
HIPCC / Tel : +82 00 000 0000

(외래 환자를 위한) 예약 확인 서신(영문번역 한글)

예약확인서(외래환자)

환자 상세 정보			
성		이름	
나이		생년월일	
성별		병원번호	
외래 진료			
의사			
부서 번호			
외래 일자			
검사 내역			

2025년 00:00 일/월 병원 국제환자 케어센터
예약이 확정되었음을 알려드리게 되어 기쁘게 생각합니다.

병원/전화 : +82 00 000 0000
홈페이지 : www.

〈표 5-23〉 (입원 환자를 위한)예약 확인 서신

Confirmation Letter of Reservation(For Inpatient only)

Patient's Details			
Surname		Given Name	
Age		Date of Birth	
Sex		______. Hosp. ID	

Detail of Hospitalization	
Physician	
Department No	
Date of Hospitalization	
Room No.	
Date of Operation	

I am pleased to announce that your reservation on 00 : 00 dd/mm/2025 at_____ Hospital International Patients Care Center is confirmed. If there are any changes or questions in the above reservation, please do not hesitate to contact _______ as below.

Hospital / Tel : +82 00 000 0000
Website : www.
HIPCC / Tel : +82 00 000 0000

(입원 환자를 위한)예약 확인 서신(영문번역 한글)

Confirmation Letter of Reservation(입원 전용)

환자 정보			
성		이름	
나이		생년월일	
성별		병원 번호	

입원내용	
의사	
부서번호	
입원일	
방 번호	
수술일	

2025년 00:00 일, 월에 국제환자케어센터 예약이 확정되었음을 알려드리게 되어 기쁩니다.
위 예약에 변경사항이나 문의사항이 있으시면 아래로 연락주시기 바랍니다.

병원 번호 :
사이트 주소 :

〈표 5-24〉 (건강검사를 위한) 예약 확인 서신

Confirmation Letter of Reservation(For Health Check-up only)

Client Information			
Surname		Given Name	
Age		Date of Birth	
Sex		_______. Hosp. ID	
Health Promotion Center			
Date of Check-up			
Notice			

I am pleased to announce that your reservation on 00 : 00 dd/mm/2025 at _____Hospital International Patients Care Center is confirmed. If there are any changes or questions in the above reservation, please do not hesitate to contact _______as below.

Hospital / Tel : +82 00 000 0000
Website : www.
HIPCC / Tel : +82 00 000 0000

(건강검사를 위한) 예약 확인 서신(영문번역 한글)

Confirmation Letter of Reservation(건강 검진 전용)

환자 정보			
성		이름	
나이		생년월일	
성별		병원번호	
특이사항			
공지			

2025년 00:00 일, 월에 국제환자케어센터 예약이 확정되었음을 알려드리게 되어 기쁩니다.
위 예약에 변경사항이나 문의사항이 있으시면 아래로 연락주시기 바랍니다.

병원 번호 :
사이트 주소 :

〈표 5-25〉 예약 확인

APPOINTMENT CONFIRMATION

No. 2025-081
Date : October 6, 2025

Patient Name :
Date of Birth :
Nationality :
Passport No. :
Sex :
This is to confirm that Mr.______ has been scheduled for an outpatient appointment at _______________Hospital in South Korea.

This document confirms that _________Hospital has received a reservation for treatment details of which are described above.
Park M.D
Hospital President, _______________

예약 확인(영문번역 한글)

APPOINTMENT CONFIRMATION

No. 2025-081
Date : October 6, 2025

환자명 :
생년월일 :
국적 :
여권번호 :
성별 :
이것은 00가 00병원에 외래진료 예약이 예정되어 있음을 확인하기 위한 것입니다.

이 문서는 병원이 위에서 설명한 치료 세부 사항에 대한 예약을 받았음을 확인합니다.
박00 M.D
병원장 _______________

〈표 5-26〉 예약 확인

APPOINTMENT CONFIRMATION

No. 2025-080
Date : April 20, 2025

Patient Name :	Guardian name :
Date of Birth :	Date of birth :
Sex :	Sex :
Nationality :	Nationality :
Passport No :	Passport No :

This is to confirm that Ms.______ has been scheduled for an outpatient appointment at ___Hospital in South Korea as follows.

Department : ENT (Ear, Nose and Throat)
Physician : Dr. Kim

The patient might need to have surgery therefore the guardian accompanies the patient.

This document confirms that ______ Hospital has received a reservation for treatment details of which are described above.

Park M.D.
President, __________ Hospital

예약 확인(영문번역 한글)

APPOINTMENT CONFIRMATION

No. 2025 - 080
Date : April 20, 2025

환자명 :	보호자 :
생년월일 :	생년월일 :
성별	성별
국적	국적
여권번호	여권번호

00가 다음과 같이 한국의 병원에 외래 예약을 했음을 확인합니다.

진료과 : ENT(이비인후과)
의사: Dr. 김00

환자가 수술을 받아야 하는 경우가 있으므로 보호자가 환자를 동반합니다.

이 문서는 병원이 위에서 설명한 치료 세부 사항에 대한 예약을 받았음을 확인합니다.

박00 M.D.
병원장 ____________________

(3) 비자

〈표 5-27〉 사증발급 인정신청서

사증발급 인정신청서
APPLICATION FOR CONFIRMATION OF VISA ISSUANCE

신청번호(APPLICATION No.) : 제 호

○ 피초청자(INVITEE)

<table>
<tr><td rowspan="4">사진
PHOTO
3.5*4.5cm</td><td>성명
NAME IN FULL</td><td colspan="3"></td><td>환자성명
患者姓名</td><td></td></tr>
<tr><td>성별
GEN-DER</td><td></td><td>생년월일
DATE OF BIRTH</td><td></td><td>국적
NATIONALTY</td><td>□□□</td></tr>
<tr><td>직장 및 직위 PLACE &
POSITION OF EMPLOYMENT</td><td colspan="5"></td></tr>
<tr><td>주소 ADDRESS</td><td colspan="3"></td><td>전화번호(TEL)</td><td></td></tr>
</table>

○ 초청자(INVITER)

<table>
<tr><td>성명
NAME IN FULL</td><td></td><td>생년월일
DATE OF BIRTH</td><td></td></tr>
<tr><td>성별
GENDER</td><td></td><td>주민등록(외국인등록)번호
REGISTRATION No.</td><td></td></tr>
<tr><td>직장 및 직위PLACE &
POSITION OF EMPLOYMENT</td><td colspan="3"></td></tr>
<tr><td rowspan="3">주소
ADDRESS</td><td rowspan="3"></td><td>전화번호(TEL)</td><td></td></tr>
<tr><td>휴대전화(CELL PHONE)</td><td></td></tr>
<tr><td>이메일(E-MAIL)</td><td></td></tr>
<tr><td colspan="4">행정정보 공동이용 동의(Consent for sharing off administrative information)
본인은 이 건 업무처리와 관련된 첨부서류는 전자정부법 제21조제1항에 따른 행정정보의 공도이용을 통하여 담당공무원이 확인하는 것에 동의합니다.
I, the undersigned, hereby consent to allow all documents and information required of the processing of this application to be viewed by the public servant in charge. As specified under E-government Law, section 21, article 1, application to be viewed by the public servant in charge. As specified under E-government Law, section 21, article 1.
□ 동의합니다 □ 동의하지 않습니다.
이 건 업무처리와 관련하여 첨부서류를 본인이 직접 제출하겠습니다.
(I agree) (I disagree. I will present all relate documents myself)
신청인 Applicant (서명 또는 인) (sign/seal) 대리인 deputy of applicant (서명 또는 인) (sign/seal</td></tr>
</table>

○ 초청사유(REASON FOR INVITATION) : □□□

○ 초청기간(DESIRED PERIOD OF INVITATION

○ 예정 근무처(WORK AT) : □□□

출입국관리법 시행규칙 제17조제2항에 따라 사증발급인정을 신청합니다.

I hereby apply for confirmation of visa issuance, pursuant to Paragraph 2. Article 17 of the provisions for enforcement of the Immigration Law.

신청일 : 2025. . . 신청인 서명(SIGNATURE)

(DATE OF APPLICATION)

공용란 FOR OFFICIAL USE ONLY

<table>
<tr><td colspan="2">인정사항</td></tr>
<tr><td>인정번호</td><td></td></tr>
<tr><td>사증종류</td><td>단수, 복수</td></tr>
<tr><td>체류자격</td><td></td></tr>
<tr><td>체류기간</td><td></td></tr>
<tr><td>참고사항</td><td></td></tr>
</table>

<table>
<tr><td>접수번호</td><td></td><td rowspan="2">결제</td><td></td></tr>
<tr><td>접수일시</td><td></td><td></td></tr>
<tr><td>담 당 자</td><td></td><td colspan="2">가·부</td></tr>
</table>

- 화 일
- 입국규제 :
- 범법사실
- 출입국사실 :

(4) 접수 단계

〈표 5-28〉 등 록

REGISTRATION

Registration Date : ______ (dd) _______(mm) 2009   Hospital Reference No.

<table>
<tr><td>Name (姓名)</td><td colspan="3">Family(姓) :   Given(名) :   Middle :</td></tr>
<tr><td>Alien Card ID No.
(外國人登錄證番號)</td><td colspan="2">–</td><td rowspan="2">Sex : M/男 ( ) F/女 ( )</td></tr>
<tr><td>Date of Birth(生年月日)</td><td colspan="2">(dd/日) (mm/月) (yy/年)</td></tr>
<tr><td>Nationality(國籍)</td><td colspan="3">Foreign Alien(外國人)( ) Overseas Korean(外國國賊同胞)( )
· Country of Nationality(國籍) :</td></tr>
<tr><td>Purpose of Entry to Korea
(入國目的)</td><td colspan="3">Business (事業) ( ) Travel (旅行) ( ) Studying (學業) ( )
Medical treatment/治療 ( ) Other/其他 ( )</td></tr>
<tr><td>Address(Korea)
住所(韓國)</td><td colspan="3"></td></tr>
<tr><td rowspan="2">Telephone
(電話番號)</td><td>(Home/家)</td><td>(Office/事務室)</td><td>(Cell/携帶電話)</td></tr>
<tr><td></td><td></td><td></td></tr>
<tr><td>E - mail (電子便)</td><td colspan="3"></td></tr>
<tr><td>Permanent Address
(Outside Korea)
居住(本國)</td><td colspan="3"></td></tr>
<tr><td>Employer or Affiliated
company or Embassy</td><td colspan="3"></td></tr>
<tr><td colspan="4">Do you have a Korean National Insurance? Yes ( )
No ( )</td></tr>
<tr><td>Payment(支佛主體)</td><td colspan="3">• Self-pay ( )
• By company or Embassy Contracted with Hospital( )
- Name of Company or Embassy ( )</td></tr>
</table>

Notice
Please be reminded that your bill may be associated with extra fees, depending on your selected physician. These additional fees, assigned by the Ministry of Health, Welfare and Family Affairs, are structured in accordance to the level and experience of your physician.
Physician eligible for the application of extra fees are those who have been practicing in their specialties for 10 or more years or have the status of an associate professor at a _____ hospital.
For your convenience, our clinic dose its best to refer our patients to the best English-speaking physicians, which may possibly lead to addition of such fees mentioned above.
If you have any concerns about the fees, please ask the staff what alternatives are available.
I hereby have assigned the physician as my attending doctor and have approved the Dr.'s fee which may be added to the medical charge.

Signed ______________________________

등록(영문번역 한글)

REGISTRATION

등록일 : ______ (일) ________(월) 2009 병원번호

이름	성 이름 가운데 성		
외국인등록번호	-	성별: 남, 여	
생년월일			
국적			
한국 방문 목적	업무 여행 학업 의료관광		
한국 주소			
연락처	집	직장	이동전화
이메일			
국외 주소			
회사			
한국 보험이 있습니까? 예 아니오			
지불	자가 회사 국가		

고지*

귀하의 청구서는 귀하의 상황에 따라 추가 요금이 있을 수 있습니다

담당 의사, 보건복지가족부에서 지정하는 이러한 추가 요금은 담당 의사의 수준과 경험에 따라 구성됩니다.

가산금 적용대상 의사는 해당 전문분야에서 10년 이상 종사한 자 또는 해당 병원의 부교수 자격을 가진 자 입니다.

귀하의 편의를 위해 저희 클리닉은 환자를 최고의 영어를 구사하는 의사에게 추천하기 위해 최선을 다하고 있으며, 이로 인해 위에서 언급한 비용이 추가될 수 있습니다.

수수료에 대해 궁금한 점이 있으면 직원에게 어떤 대안이 있는지 문의하십시오.

본인은 의사를 주치의로 지정하고 의료비에 추가될 수 있는 00의 비용을 승인했습니다.

서명______________________________

〈표 5-29〉 건강정보 공개를 위한 승인

AUTHORIZATION FOR RELEASE OF HEALTH INFORMATION

All items on this authorization must be completed or request will not be honored. Use "N/A" if not applicable.

Patient Name :	(first)	(m. initial)	(last)
Address :	(street address)		
	(city)	(state)	(zip code)
Medical Record # :		Birth Date :	

or this authorization "My Health Information" means :

______Abstract (discharge summary, operative notes, clinic notes, diagnostic testing)
______Billing Record ______Discussion with Healthcare Provider
______Discharge Summary ______Outpatient Record
______Mental Health Records ______Diagnostic Test/Results (lab, X-rays and other test results)
______Operative Report ______Drug & Alcohol Treatment Record
______Admission History & Physical ______Pathology Report
______Immunization Record ______Emergency Room Record
Other : ______________________________

For the date(s) of service from : ______________ to : ______________
[inset date(s) of service requested]

I do ☐ do not ☐ want records received from other healthcare providers that are a part of my ………………….
records included in this request. (if neither box is checked those records will be provided if there quest is for all records.)
lauthorize______________________________

[insert entity]
To provide My Health Information ☐ to me ☐ to another person or entity
__________for______________________________.
[insert name of other person or entity, of applicable] [insert purpose]
My Health Information should be sent to : ______________
[insert contact name at entity, if applicable] ______________
[insert street address] ______________
[insert city, state and zip code]

page 1 of 2

I understand there may be a charge for copying and handling my request. I understand. By signing this authorization, I agree to pay these fees at the time this request is made. I understand that :

- This authorization is voluntary. My treatment will not be impacted, no matter if I sign this authorization or not.
- If I do not sign this authorization, Hospital will not disclose My Health Information as requested.
- I will receive a copy of this authorization upon signature
- This authorization is valid for one year from date signed, unless I revoke this authorization or unless an earlier date is specified here : • I may revoke this authorization by mailing or faxing my written request along with a copy of the original authorization to the clinic or department where my authorization was made or given.
- The medical information released may contain information related to HIV status, AIDS, sexually transmitted diseases, mental health, drug and alcohol abuse, etc.

Signature of patient only ______________ Date : ______________
(Required)
If you are NOT the patient but are signing on behalf of the patient complete the following :
I,______________________________,
(print your name)
confirm that I am the legally appointed representative for the patient and I have CIRCLED my relationship to the patient below

- Parent with Parental Rights
- Court Appointed Guardian
- Registered Kinship Care Relative
- Other ( )

Representative's
Signature : ______________ Date : ______________
Address : ______________ Phone : ______________

You must attach proof of your authority to act on behalf of the patient as circled above (other than parent).

page 2 of 2

건강정보 공개를 위한 승인(영문번역 한글)

AUTHORIZATION FOR RELEASE OF HEALTH INFORMATION

이 승인의 모든 항목을 작성해야 합니다. 그렇지 않으면 요청이 받아들여지지 않습니다. 해당되지 않는 경우 "N/A"를 사용하십시오.

환자명	성 이름
주소	
	도시 주 우편번호
의료번호	생년월일

또는 이 승인 "나의 건강 정보"는 다음을 의미합니다.

초록(퇴원요약서, 수술노트, 임상노트, 진단검사)
의료서비스 제공자와의 청구 기록 논의
퇴원 요약 외래 기록
정신 건강 기록 진단 테스트/결과(실험실, X-레이 및 기타 테스트 결과)
수술 보고서 약물 및 알코올 치료 기록
입학 이력 및 신체 병리 보고서
예방접종 기록 응급실 기록

기타:
[서비스 날짜]
본인은 본인의 일부인 다른 의료서비스 제공자로부터 받은 기록을 원하지 □ 원하지 않습니다. □
(두 항목 모두 선택하지 않은 경우 모든 기록이 있는 경우 해당 기록이 제공됩니다.)
승인
내 건강 정보를 □ 나에게 □ 다른 사람이나 단체에 제공하기 위해
[해당하는 다른 개인 또는 단체의 이름] [목적]
내 건강 관련 정보를 다음 주소로 전송합니다.
[해당되는 경우 연락처 이름]
[거리 주소]
[도시, 주 및 우편번호]

page 1 of 2

내 요청을 복사하고 처리하는 데 요금이 부과될 수 있음을 이해합니다. 이 승인에 서명함으로써 본인은 이 요청이 이루어진 시점에 수수료를 지불하는 데 동의합니다.

- 이 승인은 자발적입니다. 이 승인서에 서명하지 않아도 치료는 영향을 받지 않습니다.
- 본인이 이 승인에 서명하지 않으면 병원은 요청한 대로 내 건강 정보를 공개하지 않을 것입니다.
- 본인은 서명 시 이 허가서 사본을 받겠습니다.
- 이 승인은 본인이 이 승인을 취소하거나 날짜를 지정하지 않는 한 서명한 날짜로부터 1년 동안 유효합니다. 본인은 본인의 승인이 이루어졌거나 제공된 진료소 또는 부서에 원본 승인 사본과 함께 서면 요청을 우편 또는 팩스로 보내 이 승인을 취소할 수 있습니다.
- 공개된 의료 정보에는 HIV 상태, 에이즈, 성병, 정신 건강, 약물 및 알코올 남용 등과 관련된 정보가 포함될 수 있습니다.

환자 서명 ______________________ **날짜 :**

(필수정보)
귀하가 환자가 아니지만 환자를 대신하여 서명하는 경우 다음을 작성하십시오.
나, (이름)
본인이 환자의 법적 대리인임을 확인하고 환자와의 관계를 아래에 동그라미로 표시하십시오.

- 친권을 가진 부모 • 등록된 친족
- 법원 지정 후견인 • 기타 ( )

대표자
서명 날짜:
주소 : 전화 :
위에 표시된 대로 환자를 대신하여 행동할 수 있는 권한에 대한 증빙을 첨부해야 합니다(부모 제외).

page 2 of 2

(5) 진료/입원/검사 단계

〈표 5-30〉 의학적 치료 동의서

Selected Medical Treatment Application

Patient ID		Department	
Patient Name		E-mail Address	
Passport No		Date of Birth	
Contact Address			
Cellular Phone No			
Contact Number in Korea			
Name of Selected Doctor			

■ According to cause 46, Article 1 of medical law 2, and 'selected medical treatment which is regulation of 2nd article or the rule, I am applying 'selected medical treatment' as like above.

■ In agreement, doctor who is selected by patient can appoint to specifying 'medical treatment department' and 'selected medical doctor' and refer patient for treatment. Related treatment such as examination, radiologic exam (Dr. Name), treatment, surgery, anesthesia (Dr. Name) and so on of fee will be charged by 'schedule of selected medical fee' to patient.

■ By the 6th article of regulation of 'selected medical treatment', extra schedule of fee and item will be defined and noticed by head of selected medical institute.

Date : / /
Patient Name : (Signature)
Contractor : (Signature)
(Relationship with the Patient :)

의학적 치료 동의서(영문번역 한글)

Selected Medical Treatment Application

환자 아이디		부서	
환자명		이메일 주소	
여권번호		생년월일	
주소			
휴대전화			
한국 내 연락가능한 번호			
주치의			

■ 의료법 제2조 제1항의 사유 제46조 및 제2조의 규정인 '선택 진료' 또는 규칙에 따라 위와 같이 '선택 진료'를 적용합니다.

■ 환자가 선택한 의사는 합의에 따라 '진료과목'과 '지정의사'를 지정하여 진료를 의뢰할 수 있다. 검사, 방사선 검사(의사명), 치료, 수술, 마취(의사명) 등 관련 진료비는 '선택 진료비 일정'에 따라 환자에게 청구합니다.

■ '선택진료' 규정 제6조에 의거 진료비 및 항목의 추가일정을 정하여 선정된 의료기관의 장이 고시합니다.

날짜 : / /
환자 이름 : (서명)
계약자 : (서명)
(환자와의 관계 :)

〈표 5-31〉 입원 동의서

Hospitalization Agreement

Registration No The Type of Insurance

□ Korea National Health Insurance □ Other Benefit Plan □ None

Name		Residence Registration No.	
Address			
Occupation		E-mail	
Home		Mobile	

▣ Premium Ward Application

Ward No.	Content	Desired Ward	Applicant
	The margin will be paid by the patient		(sign)

Term of Agreement

1. Patient agrees to abide by the general rules provided by the hospital, to adapt to reasonable guidance of doctors or nurses (or employees) and to follow the decision of discharge from the hospital of the doctors aligned from medical judgment.
2. The medical bill will be paid within the payment due date enlisted by the hospital by the patient or a guarantor in collective responsibility and in case of overdue without any just reason, this is to confirm that the patient will post no opposition towards legal provisions for ensuring liabilities. In presentation of lawsuits related to this, the patient agrees to make the authorized legal institution as a court.
3. In case of loss or damage on furniture or equipment by mistake or with intention, the patient agrees to make payment for the damages.
4. For problems caused during medical treatment or general problems caused during or after the operation, the patient will not pose any legal action against the hospital with the exception of medical errors by the hospital. (In case of conflict, the arbitration may be registered to Medical Judgment Arbitration Committee under the provision Article 54, Item 2 of Medical Law.) Any and all disputed and court actions will be only under Korea jurisdiction.
5. General medical fees (medical conduct, medical supplies, medical materials, medical equipment, etc.) which are exempt from the payment of health insurance will be paid by the patient and collective guarantor.

Month Day Year Contractor (sign)

(Relationship with the Patient :)

▣ Certified Payment Collective Guarantor

Name	(sign)	Residence Registration No.		
Address				
Home		Relations		Mobile	
Work (Occupation)		Work No.		

입원 동의서(영문번역 한글)

Hospitalization Agreement

등록번호 보험종류

☐ 건강보험 ☐ 기타 사보험 ☐ 없음

이름		등록번호	
주소			
직업		이메일	
집전화		핸드폰	

▣ 특실신청

실 번호	내용	지원 병동	지원
	비용은 환자가 지불함		(서명)

계약 내용

1. 환자는 병원에서 제공하는 일반적인 규칙을 준수하고 의사 또는 간호사(또는 직원)의 합리적인 지도에 적응하며 의학적 판단에 따라 의사의 퇴원 결정을 따르는 데 동의합니다.
2. 진료비는 환자 또는 연대보증인이 병원이 지정한 납부기한 내에 납부하며, 정당한 사유 없이 연체하는 경우에는 환자가 법률 조항에 이의를 제기하지 않음을 확인합니다. 책임을 보장하기 위해. 이와 관련된 소송을 제기함에 있어 환자는 공인된 법률기관을 법원으로 하는 데 동의합니다.
3. 실수나 고의로 가구나 장비를 고장 또는 훼손한 경우 환자는 손해배상에 동의합니다.
4. 진료 중 발생한 문제나 수술 중 또는 수술 후 발생한 일반적인 문제에 대해 환자는 병원의 의료 과실이 있는 경우를 제외하고는 병원을 상대로 어떠한 법적 조치도 취하지 않습니다. (이견이 있는 경우 의료법 제54조 제2항의 규정에 의거 의료심판중재위원회에 중재를 등록할 수 있습니다.) 모든 분쟁 및 법원의 조치는 한국의 관할입니다.
5. 건강보험료 납부가 면제되는 일반의료비(의료행위, 의료용품, 의료재료, 의료기기 등)는 환자 본인 및 집단보증인이 부담한다.

월 일 연도 계약자(서명)

(환자와의 관계 :)

▣ 공인된 지급 보증인

이름	(서명)	등록번호			
주소					
집주소		관계		연락처	
직업		회사번호			

〈표 5-32〉 입원 동의서

Hospitalization Agreement

Registration No **The Type of Insurance**

☐ Korea National Health Insurance ☐ Other Benefit Plan ☐ None

Name		Residence Registration No.	
Address			
Occupation		E-mail	
Home		Mobile	

▣ **Premium Ward Application**

Ward No.	Content	Desired Ward	Applicant
	The margin will be paid by the patient		(sign)

Term of Agreement

1. Patient agrees to abide by the general rules provided by the hospital, to adapt to reasonable guidance of doctors or nurses (or employees) and to follow the decision of discharge from the hospital of the doctors aligned from medical judgment.
2. The medical bill will be paid within the payment due date enlisted by the hospital by the patient or a guarantor in collective responsibility and in case of overdue without any just reason, this is to confirm that the patient will post no opposition towards legal provisions for ensuring liabilities. In presentation of lawsuits related to this, the patient agrees to make the authorized legal institution as a court.
3. In case of loss or damage on furniture or equipment by mistake or with intention, the patient agree to make payment for reimbursement
4. For problems caused during medical treatment or general problems caused during or after the operation, the patient will not pose responsibilities in legal court against the hospital with the exception of medical errors by the hospital. (In case of conflict, the arbitration may be registered to Medical Judgment Arbitration Committee under the provision Article 54, Item 2 of Medical Law.)
5. Any and all disputed and court actions will be only under Korea jurisdiction.

Month Day Year Contractor (sign)

(Relationship with the Patient :)

▣ Certified Payment Collective Guarantor

Name	(sign)	Residence Registration No.			
Address					
Home		Relations		Mobile	
Work (Occupation)		Work No.			

입원 동의서(영문번역 한글)

Hospitalization Agreement

등록번호 보험종류

□ 건강보험 □ 기타 사보험 □ 없음

이름		등록번호	
주소			
직업		이메일	
집전화		핸드폰	

▣ 특실신청

실 번호	내용	지원 병동	지원
	비용은 환자가 지불함		(서명)

계약 내용

1. 환자는 병원에서 제공하는 일반적인 규칙을 준수하고 의사 또는 간호사(또는 직원)의 합리적인 지도에 적응하며 의학적 판단에 따라 의사의 퇴원 결정을 따르는 데 동의합니다.
2. 진료비는 환자 또는 연대보증인이 병원이 지정한 납부기한 내에 납부하며, 정당한 사유 없이 연체하는 경우에는 환자가 법률 조항에 이의를 제기하지 않음을 확인합니다. 책임을 보장하기 위해. 이와 관련된 소송을 제기함에 있어 환자는 공인된 법률기관을 법원으로 하는 데 동의합니다.
3. 실수나 고의로 가구나 장비를 고장 또는 훼손한 경우 환자는 손해배상에 동의합니다.
4. 진료 중 발생한 문제나 수술 중 또는 수술 후 발생한 일반적인 문제에 대해 환자는 병원의 의료 과실이 있는 경우를 제외하고는 병원을 상대로 어떠한 법적 조치도 취하지 않습니다. (이견이 있는 경우 의료법 제54조 제2항의 규정에 의거 의료심판중재위원회에 중재를 등록할 수 있습니다.) 모든 분쟁 및 법원의 조치는 한국의 관할입니다.
5. 건강보험료 납부가 면제되는 일반의료비(의료행위, 의료용품, 의료재료, 의료기기 등)는 환자 본인 및 집단보증인이 부담한다.

월 일 연도 계약자(서명)

(환자와의 관계 :)

▣ 공인된 지급 보증인

이름	(서명)	등록번호			
주소					
집주소		관계		연락처	
직업		회사번호			

〈표 5-33〉 검사, 수술

( ) 처 방 전							
Type of insurance :						Hospital :	
Number			Hospital info	Hospital name	______Hospital		
Patient info	Name			TEL			
	Registration No			FAX			
				E mail			
Diagnosis		Doctor's name				Title	
						License no	
Name of medication Brand name(generic name) of medication		Dose per one time	Frequency per day	Total day	Total amount	Method	
injection prescription (inside of the hospital □ outside hospital □)						remarks	
This prescription is valid for( )							
의약품조제내역							
Details of preparation medication	Name of pharmacy						
	pharmacist	Name	(signature)				
	Amount of preparation						
	Date of preparation						

검사, 수술(영문번역 한글)

( ) 처 방 전							
보험 종류 :						병원 :	
번호			병원정보	병원이름			
환자정보	이름			전화번호			
	등록번호			팩스			
				이메일			
진단명		의사이름				제목	
						면허번호	
약의 이름 의약품의 상품명(일반명)		1회 복용량	하루 투여횟수	총 일수	총량	방법	
주사처방 (병원내 □ 병원외 □)						추가	
이 처방전은 ( )에 유효합니다.							
의약품조제내역							
세부내용	약국명						
	약사	이름	(서명)				
	조제량						
	조제일						

(6) 치료 동의서

〈표 5-34〉 MRI 사용 유무에 따른 차이점 인지 여부 동의서

INFORMED CONSENT FOR MRI WITH OR WITHOUT CONTRAST INJECTION

PATIENT NAME : ______________________________

I, the undersigned, being either the patient named above or legally authorized representative of the patient named above, do hereby consent to the performance of medical diagnostic and imaging procedures at Envision Imaging of Allen, on the terms and conditions more fully set out below. I understand that I have the right to be informed about the diagnostic imaging procedure being used so that I may make the decision whether or not to undergo the procedure.

1. Consent to Imaging Procedure : Your attending physician believes it beneficial for you to undergo a diagnostic imaging procedure known as magnetic resonance imaging (MRI) to obtain additional information that may aid in diagnosing and treating your medical condition.
   It has been explained to me that MRI does not use x-rays or radiation. Instead a magnetic field and radio waves are used to create an image of internal body structures. MRI is a painless procedure that only requires that you lie quietly on a padded table that gently glides you into the magnet. While the scanner is performing your scan, you will hear some humming and thumping sounds. These are normal and should not worry you. In some cases, a contrast agent may be injected into your vein in order to give a clearer image of the area being examined. The MRI study may be conducted without the injection of contrast, but the images may not be as helpful to the radiologist and your physician. Inform the technologist if you wish to refuse the contrast injection.
2. Because of the magnetic field and radio frequencies, people with a heart pacemaker, brain aneurysm clips, and some implanted metallic or electrical devices should not have an MRI. It is important that you inform the technologist if you have any of these metallic appliances. Please inform the technologist if you are pregnant or think that you may be pregnant.
3. Potential Risks : Anytime an injection is given there is the potential for bruising or swelling at the injection site. Occasionally, minor allergic reactions occur in the form of itching, sneezing, hives, swelling of the eyes, wheezing or nausea.
   These symptoms may require treatment with medication we have at hand. Rarely, a more serious reaction will occur. A radiologist will evaluate the situation and determine if additional medical treatment is necessary. Even though it is rare, medical statistics indicated that a fatality might occur from the injection of contrast. If you have had a reaction to a sickle cell anemia or kidney disorder, are pregnant or breast feeding, you MUST inform the technologist.
4. The benefit of this exam is to assist your physician with making a diagnosis. There may be other imaging alternatives, however your physician believes the MRI to be the best diagnostic test for you, after evaluating your symptoms and medical condition.
   By my signature below, I hereby certify that I have fully read this consent, had it explained to me or have had it read to me. I have been given an opportunity to ask questions about my condition, alternative forms of treatment, and the procedures to be used, and the risks and hazards involved. I understand its contents and have sufficient information to give this informed consent.

______________________________ DATE : __________ TIME : ________

Patient/Parent/Legal Guardian Signature

______________________________ DATE : __________ TIME : ________

Witness Signature

MRI 사용 유무에 따른 차이점 인지 여부 동의서(영문번역 한글)

INFORMED CONSENT FOR MRI WITH OR WITHOUT CONTRAST INJECTION

환자명 : ____

아래에 서명한 본인은 위에 명시된 환자 또는 위에 명시된 환자의 법적 대리인으로서 00에서 의료 진단 및 이미징 절차를 수행하는 데 아래에 자세히 설명된 약관에 동의합니다. 본인은 시술을 받을지 여부를 결정할 수 있도록 사용되는 진단 영상 시술에 대해 알 권리가 있음을 이해합니다.

1. 촬영 절차에 대한 동의 : 귀하의 주치의는 귀하의 건강 상태를 진단하고 치료하는 데 도움이 될 수 있는 추가 정보를 얻기 위해 자기 공명 영상(MRI)으로 알려진 진단 영상 절차를 받는 것이 유익하다고 판단합니다. MRI는 엑스레이나 방사선을 사용하지 않습니다 대신 자기장과 전파를 사용하여 내부 신체 구조의 이미지를 생성합니다. MRI는 당신을 자석 속으로 부드럽게 밀어주는 패딩 처리된 테이블 위에 조용히 누워 있기만 하면 되는 고통 없는 설차입니다. 스캐니기 스캔을 수행하는 동안 윙윙거리거나 쿵쿵거리는 소리가 들립니다. 이는 정상이며 걱정할 필요가 없습니다. 어떤 경우에는 검사 중인 부위의 더 선명한 이미지를 제공하기 위해 조영제를 정맥에 주입할 수 있습니다. MRI 연구는 조영제 주입 없이 수행될 수 있지만 이미지는 방사선 전문의와 의사에게 그다지 도움이 되지 않을 수 있습니다. 조영제 주입을 거부하려면 기술자에게 알리십시오.
2. 자기장과 무선 주파수 때문에 심장박동조율기, 뇌동맥류 클립, 일부 금속 또는 전기 장치를 이식한 사람은 MRI를 촬영하면 안 됩니다. 이러한 금속 기구가 있으면 기술자에게 알리는 것이 중요합니다. 임신 중이거나 임신 가능성이 있다고 생각되면 기술자에게 알려주십시오.
3. 잠재적 위험 : 주사를 맞을 때마다 주사 부위에 멍이 들거나 부어오를 가능성이 있습니다. 때때로 가려움증, 재채기, 두드러기, 눈의 부기, 천명 또는 메스꺼움의 형태로 경미한 알레르기 반응이 발생합니다. 이러한 증상은 우리가 가지고 있는 약물 치료가 필요할 수 있습니다. 드물게 더 심각한 반응이 발생합니다. 방사선 전문의는 상황을 평가하고 추가 치료가 필요한지 결정할 것입니다. 드물긴 하지만 의료 통계에 따르면 조영제 주입으로 인해 사망에 이를 수도 있습니다. 겸상적혈구빈혈 또는 신장 장애에 대한 반응이 있거나 임신 중이거나 모유 수유 중이라면 반드시 기술자에게 알려야 합니다.
4. 이 검사의 이점은 의사가 진단을 내리는 데 도움이 됩니다. 다른 영상 대안이 있을 수 있지만 담당 의사는 증상과 의학적 상태를 평가한 후 MRI가 최선의 진단 테스트라고 판단합니다. 본인은 아래에 서명함으로써 본인이 이 동의서를 완전히 읽었으며 설명을 받았음을 확인합니다. 나는 내 상태, 대체 치료 형태, 사용할 절차, 관련된 위험과 위험에 대해 질문할 기회가 주어졌습니다.
   나는 그 내용을 이해하고 이 정보에 입각한 동의를 할 수 있는 충분한 정보를 가지고 있습니다.

______________________________ 날짜 시간 :_______

환자/부모/법적 보호자 서명

______________________________ 날짜 시간 :_______

증인 서명

〈표 5-35〉 조영제 사용에 대한 동의서

Application for (CT/MRI) Using Contrast Media

Registration #		Date of birth	
Name		Gender / Age	
Ward		Dept	
Examination location		Reservation Date	

This is a medical test by injecting a medical contrast media into the blood vessels.
In sprit of a preliminary assessment for adverse reaction by physician side effects such as skin rash, nausea, vomiting may occur due to the patient's physical condition. In most cases, these symptoms can be treated by doctor without difficulty. Nevertheless, there is still the risk of side effects such as, hyperventilation, shock, and others.
Although these are very rare.

1. A patient with hyperthyroidism may not use a contrast media.
2. We discourage pregnant ladies, or those who may be pregnant to undergo this type of study.
3. Have you ever done CT test using media contrast before? (☐ Yes ☐ No)
4. Did you have any side effects from using a contrast media? (☐ Yes ☐ No)
5. Do you have a special physical condition? (Allergic Rhinitis, Bronchial Asthma, Skin Rash, side effect from different drugs) (☐ Yes ☐ No)
6. Are you suffering from any of the following diseases?
   (Hypertension, Hypotension, Heart Disease, Liver disease, Kidney disease)
   (☐ Yes ☐ No)
7. Please write down any other disease you are afflicted with.
   ( )

- I agree to take this examination for the sake of an accurate diagnosis -

( )

Day/ Month/ Year

Patient : signature

Guardian : signature (Relation to the patient :)

조영제 사용에 대한 동의서(영문번역 한글)

Application for (CT/MRI) Using Contrast Media

등록번호		생년월일	
이름		성별/나이	
병동		부서	
수술 부위		예약일	

의료용 조영제를 혈관에 주사하는 메디컬 테스트입니다.

주치의의 이상 반응에 대한 사전평가 정신으로 피부발진, 오심, 구토 등의 부작용이 환자의 건강상태에 따라 나타날 수 있습니다. 대부분의 경우 이러한 증상은 의사가 어려움 없이 치료할 수 있습니다. 그럼에도 불구하고 과호흡, 쇼크 등과 같은 부작용의 위험은 여전히 존재 합니다.

이들은 매우 드물지만.

1. 갑상선기능항진증 환자는 조영제를 사용할 수 없습니다.
2. 임신한 여성 또는 임신 가능성이 있는 사람이 이러한 유형의 연구를 받는 것을 권장하지 않습니다.
3. 이전에 매체 조영제를 이용한 CT 검사를 해본 적이 있습니까? (□ 예 □ 아니오)
4. 조영제 사용으로 인한 부작용은 없었습니까? (□ 예 □ 아니오)
5. 특별한 신체 조건이 있습니까? (알레르기성 비염, 기관지천식, 피부발진, 약제별 부작용) (□ 예 □ 아니오)
6. 귀하는 다음 질병(고혈압, 저혈압, 심장질환, 간질환, 신장질환) 중 어느 하나라도 앓고 있습니까?(□ 예 □ 아니오)
7. 기타 앓고 있는 질병이 있으면 적어 주십시오.( )

- 정확한 진단을 위해 본 검사에 동의합니다 -

( )

일 / 월 / 년

환자 : 서명

보호자 : 서명 (환자와의 관계 :)

〈표 5-36〉 수술, 마취, 수혈에 대한 동의서

Application for Operation [Procedure, Test], Anesthesia and Blood Transfusion
(including selective consultation)

Patient Unit No : Name : / Age
Citizen/Foreign Registration No :
Diagnosis : ___________Oper\ation [Procedure, Test] to be performed : Laparoscopy-assisted Vaginal Hysterectomy
Attending physician/Operating Physician :
Date (YY/MM/DD/Time) : ____________________________

I (☐ Patient or ☐ Guardian : _________________), as an adult aged over 20 and conscious, am fully informed of the following(Please check in ☐, if applicable) :

☐ [Common]
I understand the necessity and purpose of the operation [procedure, test], possible alternative treatment methods, dangers and possible complications due to the operation [procedure, test].
· Possible complications are listed on the back of this application---------------I confirmed

☐ [Consent for Operation/Procedure/Test]
I am fully aware that mental, physical change and/or accidents can result from the operation [procedure, test] process. I consent that all medical treatment decisions can be made by the attending physician during the operation process and treatment. As such, I will not place responsibility on the medical staff for any unforeseen accident(s) that may occur. I would like to apply for selective consultation for this operation from the attending physician.
· Possible complications are listed on the back of this application---------------I confirmed

☐ [Consent for Anesthesia]
I understand that the most appropriate anesthesia method will be selected during the operation process, considering my physical condition, operation method and safety. If the anesthesia taken is not perfect, any alternative anesthesia method can be either applied or changed. I agree to have anesthesia and follow-up pain treatment. For the result of the treatment, I will not place responsibility on the hospital or the attending physician. All medical decisions will be made by anesthesiologist and I would like to apply for selective consultation.
· Possible complications are listed on the back of this application---------------I confirmed

☐ [Consent for Blood Transfusion]
I fully acknowledge that possible side effects can be caused by the blood transfusion during the operation/procedure/test. If the attending physician decides to carry out blood transfusion for my treatment, I will respect the physician's decision and will not place any responsibility on the medical staff for possible accident(s)/side effects that may occur.
· Possible complications are listed on the back of this application-------------I confirmed
· Past History (*To be checked by the person consenting*)

☐ None ☐ Hypotension/Hypertension ☐ Heart Disease
☐ Diabetes Mellitus ☐ Allergy ☐ Diathesis or Medication error
☐ Bleeding Tendency ☐ Others (specify) :

Name and Signature of Patient (Date) Name and Signature of Guardian(Date)

Citizen/Foreigner Registration Number Telephone/Cellular Phone

Address

Counseling Physician (Date) Confirming R.N. (Date)

수술, 마취, 수혈에 대한 동의서(영문번역 한글)

Application for Operation [Procedure, Test], Anesthesia and Blood Transfusion (선택 상담 포함)

병동 번호 : 이름 : / 나이
시민/외국인 등록번호 :
진단 : ______ 수행할 [시술, 검사] 수술 : 복강경을 이용한 질 자궁적출술
주치의/ :
날짜(년월일시간) : ______

본인(□ 환자 또는 □ 보호자 : ______)은 20세 이상이며 의식이 있는 성인으로서 다음 사항을 충분히 숙지했습니다(해당되는 경우 □에 체크하십시오).

□ [공통]
본인은 수술[시술, 검사]의 필요성과 목적, 가능한 대체 치료 방법, 수술[시술, 검사]로 인한 위험 및 합병증을 이해합니다.
• 가능한 합병증은 이 신청서 뒷면에 기재되어 있습니다----------------확인했습니다

□ [작동/절차/시험 동의서]
나는 작업[절차, 시험] 과정에서 정신적, 신체적 변화 및/또는 사고가 발생할 수 있음을 잘 알고 있습니다. 본인은 수술 및 치료 과정에서 모든 진료 결정이 주치의에 의해 이루어질 수 있음에 동의합니다. 따라서 혹시 모를 불의의 사고에 대해서도 의료진에게 책임을 묻지 않겠습니다. 주치의에게 이 수술에 대한 선택적 상담을 신청하고 싶습니다.
• 가능한 합병증은 이 신청서 뒷면에 기재되어 있습니다----------------확인했습니다

□ [마취동의서]
본인은 본인의 신체 상태, 수술 방법 및 안전을 고려하여 수술 과정에서 가장 적합한 마취 방법을 선택하게 됨을 이해합니다. 취한 마취가 완벽하지 않은 경우 대체 마취 방법을 적용하거나 변경할 수 있습니다. 마취 및 후속 통증 치료에 동의합니다. 치료 결과에 대해서는 병원이나 주치의에게 책임을 전가하지 않습니다. 모든 의학적 결정은 마취과 의사에 의해 이루어지며 선택적 상담을 신청할 수 있습니다.
• 가능한 합병증은 이 신청서 뒷면에 기재되어 있습니다 ----------------확인했습니다

□ [수혈 동의서]
본인은 수술/시술/검사 시 수혈로 인한 부작용이 발생할 수 있음을 충분히 인정합니다. 주치의가 나의 치료를 위해 수혈을 하기로 결정한 경우, 나는 의사의 결정을 존중할 것이며 발생할 수 있는 사고/부작용에 대해 의료진에게 어떠한 책임도 지지 않을 것입니다.
• 가능한 합병증은 이 신청서 뒷면에 기재되어 있습니다 --------------확인했습니다
• 과거력(동의자 본인 확인)

□ 없음	□ 저혈압/고혈압	□ 심장병
□ 당뇨병	□ 알레르기	□ 체질 또는 투약 오류
□ 출혈 경향	□ 기타(구체적으로) :	

______ ______
환자 이름 및 서명(날짜) 보호자 이름 및 서명(날짜)

______ ______
내국인/외국인등록번호 전화/휴대폰

______
주소

______ ______
상담 의사(날짜) 확인 (날짜)

(7) 지시사항

〈표 5-37〉 합병증에 관련된 사항

Possible complications

The consulting doctor should mark O for the complications listed below as they apply to the patient. Addition complications can be noted at "other"

- Neurologic System : Sensory Disorder(Facial, Upper/Lower Limb), Mental change, Cerebroneurologic Disorder(Facial Nerve Palsy, Dysphagia, Visual Disorder, Acoustic Disorder, Olfactory Disorder) Movement Disorder(Hemiplegia, Upper/ Lower Limb Plegia),Epilepsy, Cerebral Infarction, Cerebral Edema, CVA, CSF leakage, Pituitary Insufficiency, Hydrocephalus, Headache, Tinnitus, Hematoma, Diabetes Insidious, Dischezia, Dysuria, CNS Dysfunction, etc
- Cardiologic System : Arrhythmia, Myocardial Infarction, Cardioplegia, Heart Failure, Cardiac Temponade, Embolism, Shock, Bleeding, Vesospasm, Vascular Injury, Hematoma, Thrombus, Hemodynamic Disturbance, Cardiac Dysfunction, etc
- Pulmonary System : Throat injury, Sore Throat, Traceal/ Bronchial Injury (Perforation, Fistula), Cough, Pneumothorax, Hemoptysis, Ateletasis, Pulmonary Embolism, **Pneumonia**, Pulmonary Edema, Dyspnea, Pleural Effusion, Hemoyhorax, Empyema, Chest-pain, Pulmonary dysfunction, etc
- Gastrointestinal System : Ulcer, Peritonitis, Malnutrition, Fistula, Perforation, Ileus, Pancreatitis, Bleeding, Jaundice, Dyshepatia, Gastrointestinal Disfunction, Bowel Movement Dysfunction, etc
- Musculoskelectal System : Tetany, Stiffiness, Arthragia, Myalgia, Backache, Osteomyelitis, Fracture, Bleeding, Malunion, Delayed Union, Hypomotility, Atrophy, Adherence Defects, Spasm, Phantom pain, Nerve Injury, Musculoskeletal Dysfunction, etc
- Urogenital System : Bladder Irritate Symptom (Urinary Frequency, Urgency urea) **Urinary Fistula** (Skin, Bladder, Vagina, Neocortex Fistula), Urinary Track Infection (Urethra, Bladder, Renal Pelvis, Kidney) Perforation (Ureter, Urethra, Bladder, Intestine) Urinary Incontinence, Hematuria, Stenosis (Ureter, Urethra) Infertility, Sexual Dysfunction, Renal Dysfunction, Nephrectomy, etc
- Skin : Keloid, Edema, Skin Graft, Tissue Necrosis, Pigmentation, Atrophodermia, Scar, Burn, etc
- Infection : Wound Infection, Wound Dehiscence, Sepsis, etc
- Teeth Injury
- Blood Transfusion Reactions : Hemolysis, Fever, Chilling Allergy, Acute lung Injury, Anxiety, Nausea, Vomiting, Hot flush, Dyspnea, Wheezing, Chest pain Oligouria, Hypotension, Blood Volume overload, Hypothermia, Electrolyte Toxicity, Cardiac/Hepatic/Endocrine System Dysfunction due to Iron Overload, Hepatitis B/C, AIDS etc
- Drug and contrast media Hypersensitivity
- Death
- Other :

합병증에 관련된 사항(영문번역 한글)

가능한 합병증

상담 의사는 환자에게 적용되는 아래 나열된 합병증에 대해 O 표시를 해야 합니다.
추가 합병증은 "기타"에서 확인할 수 있습니다.

- 신경계 : 감각장애(안면, 상지/하지), 정신 변화, 뇌신경장애(안면신경마비, 삼킴곤란, 시각장애, 청각장애, 후각장애) 운동장애(편마비, 상지/하지마비), 간질, 뇌경색, 뇌부종, 누출, 뇌하수체 기능 부전, 뇌수종, 두통, 이명, 혈종, 잠행성 당뇨병, 배변 장애, 배뇨 장애, 중추신경계 기능 장애 등
- 심장계 : 부정맥, 심근경색, 심정지, 심부전, 심장박동, 색전증, 쇼크, 출혈, 혈관경련, 혈관손상, 혈종, 혈전, 혈역학 장애, 심장기능 장애 등
- 폐기계 : 인후상, 인후통, 흔적/기관지상(천공, 누공), 기침, 기흉, 객혈, 무기폐, 폐색전증, 폐렴, 폐부종, 호흡곤란, 흉막삼출, 혈흉, 농흉, 흉통, 폐 기능 장애 등
- 소화기 계통 : 궤양, 복막염, 영양실조, 누공, 천공, 장폐색증, 췌장염, 출혈, 황달, 간질환, 위장장애, 배변애 등
- 근골격계 : 경직, 경직, 관절통, 근육통, 요통, 골수염, 골절, 출혈, 부정유합, 지연유합, 운동저하, 위축, 부착결함, 경련, 환상통, 신경손상, 근골격계 기능장애 등
- 비뇨생식계 : 방광자극 증상(빈뇨, 요절박) 요루(피부, 방광, 질, 신피질 누공), 요로김염(요도, 방광, 신우, 신장) 천공(요관, 요도, 방광, 장) 요실금, 혈뇨, 협착증(요관, 요도) 불임, 성기능장애, 신기능 장애, 신장절제술 등
- 피부 : 켈로이드, 부종, 피부이식, 조직괴사, 색소침착, 위축, 흉터, 화상 등
- 감염 : 창상 감염, 창상 열개, 패혈증 등
- 치아 손상
- 수혈반응 : 용혈, 발열, 오한, 급성폐 손상, 불안, 메스꺼움, 구토, 안면홍조, 호흡곤란, 천명, 흉통 핍뇨, 저혈압, 혈액량 과부하, 저체온증, 전해질 독성, 심장/간/내분비계 철분 과부하, B형 간염, AIDS 등으로 인한 기능 장애
- 약물 및 조영제 과민증
- 죽음
- 기타 :

〈표 5-38〉 수면검사 지시사항

Instruction for Sleep Study

1. Take no nap during the day.
2. No coffee or tea.
3. No drink or contrastimulant(any substance that is stimulant).
4. Take shower before you come for sleep study.
5. Use no hair spray or skin lotion.
6. Take dinner before you come for sleep study.
7. Bring your comfortable pajamas or any comfortable uniform.
8. You can bring your own pillow or slipper, shaving utensil.

- When you arrive sleep study room, doctor will attach sleep study devices on your body such as sensor, belt and etc. Specialist will check your condition while you are awake.
- Doctor will monitor your snoring, breathing, heart palpitation, movement of your eyes, muscle stress degree, oxygen in your blood and etc.

D Medical Center 012) 343-6789 DSN : 700-0000

☞ Please take me to the sleep study room

수면검사 지시사항(영문번역 한글)

Instruction for Sleep Study

1. 낮에는 낮잠을 자지 않는다.
2. 커피나 차를 금지한다.
3. 음료나 조영제(각성제)를 마시지 않습니다.
4. 수면 연구를 위해 오기전에 샤워를 하십시오.
5. 헤어스프레이나 스킨로션을 사용하지 마십시오.
6. 수면 연구를 위해 오기 전에 저녁을 드세요.
7. 편안한 잠옷이나 편안한 유니폼을 가져오십시오.
8. 베개나 슬리퍼, 면도기 등은 개인 지참 가능합니다.

- 수면 스터디룸에 도착하면 의사가 센서, 벨트 등의 수면 스터디 장치를 몸에 부착합니다. 전문의는 환자가 깨어 있는 동안 상태를 확인합니다.
- 의사는 코골이, 호흡, 심계 항진, 눈의 움직임, 근육 스트레스 정도, 혈중 산소 등을 모니터링 합니다.

D 의료원 012) 343-6789 DSN : 700-0000

☞ 수면 다원 검사실로 데려다주세요.

〈표 5-39〉 단층촬영 동의서

PET Appointment Slip

Hospital No : Consulting Dept :
Name : Sex :
Date and Time of Appointment :
Name of Test :

○ Nothing by mouth (including cigarette and coffee) except water for 6 hours prior to test.
- If the test is scheduled in the morning, please come without breakfast.
- If the test is scheduled in the afternoon, please take light breakfast before 7 : 30 in the morning.
○ Drink sufficiently pure water (about 1 lt) 2 or 3 hours prior to test. Do not drink any beverage containing sugar content such as barley teat or orange juice.
○ Those who have been taking glucose injection should be changed to normal saline such as physiological saline without any glucose in it one day prior to the test.
○ In case of high or low blood sugar level, the appointment date may be changed.
○ Avoid strenuous exercise and do not run to meet an appointment time for the test, even if it is late.
○ Test will be conducted after you get intravenous injection of radiation medicine (F-18 FDG) and wait for about an hour until the injection is permeated into your whole body. The test will take about 30 to 40 minutes.
○ In case of you had taken upper GI series or CT can using contrast, you should wait at least a few days before you take PET.
○ Test will be scheduled through an appointment for the preparation of radiation medicine. Please call PET center at least two days prior to the test, if you want to cancel or change your appointment.

PET Center
간단한 진료이거나 매 진료 마다 코디네이터가 동행할 수 없을경우, 진료 안내서(Where to go after consultation)를 통해 이동 경로를 알려주는 것도 환자를 위한 배려가 될 수 있다.

단층촬영 동의서(영문번역 한글)

PET Appointment Slip

병원 번호 : 상담부서 :
이름 : 성별 :
임명 날짜 및 시간 :
시험명 :
○ 검사 전 6시간 동안 물 이외의 입(담배, 커피 포함) 금지
- 오전에 검사가 예정되어있는 경우 아침 식사 없이 오시기 바랍니다.
- 시험이 오후에 예정되어있는 경우 오전 7시 30분 이전에 가벼운 아침식사를 해주시기 바랍니다.
○ 검사 2~3시간 전에 깨끗한 물(약 1리터)을 충분히 마십니다. 오렌지 주스와 같이 설탕이 함유된 음료를 마시지 마십시오.
○ 당뇨 주사제를 복용하고 있는 사람은 검사 하루 전에 포도당이 들어있지 않은 생리식염수로 갈아주어야 합니다.
○ 혈당이 높거나 낮은 경우 진료 일자가 변경될 수 있습니다.
○ 과격한 운동을 피하고 시험시간에 늦더라도 뛰지 않는다.
○ 방사선치료제(F-18 FDG)를 정맥주사하고 전신에 주사될 때까지 1시간 정도 기다린 후 검사를 시행합니다. 검사는 약 30~40분 정도 소요됩니다.
○ 조영제를 사용하여 상부 GI 시리즈 또는 CT 캔을 촬영한 경우 PET를 촬영하기 전에 최소 며칠 기다려야 합니다.
○ 방사선의학 준비를 위해 예약을 통해 검사 일정을 잡습니다. 예약을 취소하거나 변경하려면 검사 최소 2일 전에 PET 센터에 전화하십시오.

PET Center
간단한 진료이거나 매 진료마다 코디네이터가 동행할 수 없을경우, 진료 안내서를 통해 이동 경로를 알려주는 것도 환자를 위한 배려가 될 수 있다.

〈표 5-40〉 컨설팅 후 지향해야 할 방향

Where to go after consultation

<table>
<tr><td colspan="2">Registration No</td><td></td><td>Name</td><td></td></tr>
<tr><td colspan="2">Dept.</td><td></td><td>Dept Tel No</td><td></td></tr>
<tr><td colspan="2">Name of Doctor</td><td></td><td>Date</td><td></td></tr>
<tr><td rowspan="7">1Floor</td><td colspan="4">(　　) Cashier (Out patient department)</td></tr>
<tr><td colspan="2" rowspan="3">Collection Room
(Blood/Urine)
NPO required?
Yes (　　)
No (　　)</td><td colspan="2">(　　) Today</td></tr>
<tr><td colspan="2">(　　) days before next appointment date</td></tr>
<tr><td colspan="2">(　　) An hour before the consultation</td></tr>
<tr><td colspan="2">Oral Medication</td><td colspan="2">(　　) Print out your prescription</td></tr>
<tr><td colspan="4">Please go to the hospital pharmacy</td></tr>
<tr><td colspan="4">Please go to the injection room</td></tr>
<tr><td>2floor</td><td>Cardiovascular Center</td><td colspan="3">(　　) ECG
(　　) Other tests</td></tr>
<tr><td rowspan="2">B1</td><td>Radiology Dept.</td><td colspan="3">(　　) Chest X-ray
(　　) Abdomen X-ray
(　　) Scheduled for IVP,U/S,CT,MRI</td></tr>
<tr><td>Nuclear Medicine</td><td colspan="3">(　　) Today
(　　) Scheduled for test</td></tr>
</table>

컨설팅 후 지향해야 할 방향(영문번역 한글)

Where to go after consultation

<table>
<tr><td colspan="2">등록번호</td><td></td><td>이름</td><td></td></tr>
<tr><td colspan="2">부서</td><td></td><td>부서번호</td><td></td></tr>
<tr><td colspan="2">주치의</td><td></td><td>일자</td><td></td></tr>
<tr><td rowspan="7">1Floor</td><td colspan="4">(　　) 계산</td></tr>
<tr><td colspan="2" rowspan="3">수집실
(혈액/소변)
NPO가 필요합니까?
예 (　　)
아니요 (　　)</td><td colspan="2">(　　) 오늘</td></tr>
<tr><td colspan="2">(　　) 다음 예약일로부터 00일 전</td></tr>
<tr><td colspan="2">(　　) 상담 00시간 전</td></tr>
<tr><td colspan="2">구강 투여 약</td><td colspan="2">(　　) 처방전 인쇄</td></tr>
<tr><td colspan="4">약국으로 가십시오</td></tr>
<tr><td colspan="4">주사실로 가십시오</td></tr>
<tr><td>2floor</td><td>심혈관센터</td><td colspan="3">(　　) 심전도
(　　) 기타 테스트</td></tr>
<tr><td rowspan="2">B1</td><td>방사선과</td><td colspan="3">(　　) 흉부 엑스레이
(　　) 복부 엑스레이
(　　) IVP, U/S, CT, MRI 예정</td></tr>
<tr><td>핵의학과</td><td colspan="3">(　　) 당일
(　　) 시험일</td></tr>
</table>

(8) 퇴원 단계

〈표 5-41〉 (입원 환자를 위한) 퇴원 공지

DISCHARGE NOTICE (For Inpatient only)

Patient's Details			
Surname		Given Name	
Age		Date of Birth	
Sex		______. Hosp. ID	
Detail of Hospitalization			
Physician		Department	
Discharge Date			
Room No.			

Dear Patient :
Your doctor and the hospital have determined that you are no longer required care in this hospital and will be ready for discharge. If you agree with this decision, you will be discharged. Be sure you have already received your written discharge plan which describes the arrangements for any future health care you may need.

I have received this notice on behalf of myself as the patient or the representative of the patient :

______________________ ______________________ ______________________
Signature Relationship Date

Hospital / Tel : +82 456 123 0000
Website : www. Tel : +82 456 123

(입원 환자를 위한) 퇴원 공지(영문번역 한글)

DISCHARGE NOTICE (입원 전용)

환자			
성		이름	
나이		생년월일	
성별		병원 번호	
상세내용			
의사		부서	
퇴원일			
호실 번호			

귀하의 의사와 병원은 귀하가 더 이상 이 병원 에서 진료를 받을 필요가 없으며 퇴원할 준비가 되었다고 결정했습니다. 이 결정에 동의하면 퇴원 됩니다. 귀하에게 필요할 수 있는 향후 의료서비스에 대한 준비를 설명하는 서면 퇴원계획을 이미 받았는지 확인하십시오.

본인은 환자 또는 환자의 대리인으로서 본인을 대신하여 이 통지를 받았습니다.

서명　　　환자와의 관계　　　일자

병원/전화 : +82 456 123 0000
홈페이지 : www. 전화 : +82 456 123

부록

1. 관광 관련 약어와 해설
2. 관광 · 여행 관련 용어와 해설
3. 호텔 · 숙박 관련 용어와 해설
4. 호텔 · 카지노 관련 용어와 해설
5. 항공 · 운송 관련 용어와 해설
6. 식음료 관련 용어와 해설

1. 관광 관련 약어와 해설

	약어(용어)	해 설
A	ABC(World Airways Guide)	정기 항공시간표를 알려주는 정기 간행물이다.
	ABC(Asiana Bonus Card)	아시아나항공 상용고객 우대제도이다.
	AFT(Actual Flying Time)	실제 비행시간이다.
	AD(Agent Discounted Fare)	대리점 할인 운임 : 여행대리점의 사원이 연수를 목적으로 항공여행을 할 때 각 항공사가 IATA인가 대리점의 한 점포에 대하여 연간 2회에 걸쳐서 통상운임의 75[%]를 할인한 항공권을 발행해 주고 있으며, 발행된 항공권의 유효기간은 3개월이다.
	Add-on	다른 상품의 구매로 여행이나 크루즈, 항공요금 등에 부과되는 비용이다.
	ADT Fare(Adult Fare)	성인, 만 12세 이상일 경우 전 부문에 걸쳐 성인 요금적용(만 12세 이상 관광자에게 적용되는 항공요금)한다.
	Agency Commision	대리점이 판매한 관광자의 항공권이나 화물의 판매에 대하여 지불되는 IATA 소정의 수수료이다.
	AUTH(Authorization)	티켓 발행시 항공사에서 조건을 승인한 것이다.
	Agent	여행업계에서는 일반적으로 여행업자(Travel Agent) 또는 IATA 공인대리점(Approval Agent) 의미로 사용되고 있으며, 한편 이러한 대리점들이 항공권을 판매한 대가로 항공사로부터 지불받은 수수료가 Agent Commission이다.
	Airline Code	IATA에서 지정된 각 항공사별 Two Letter Alphabet Code 항공회사를 나타내는 문자이다.
	Airline Sticker	항공예약을 변경할 경우에 항공권에 변경내용의 새로운 사항을 기재하여 첨부하는 딱지표이다.
	Airport Code	전세계 공항명을 알파벳 세글자로 약호화한 것이다.
	Air Tax(Airport Tax)	국가에 따라서는 Airport Embarkation Tax, Airport Service Charge라고도 한다.
	American Breakfast	미국식 아침식사(유럽식 식사+계란 추가)이다.
	AP(American Plan)	호텔숙박요금 형식의 일종인데, 숙박료에 매일 2식이 포함되는 경우이다. 식사는 통상적으로 Tableof Hotel 또는 Full Pension이다.
	APEX Fare (Advanced Purchased Fare)	사전구입 회유운임 : 이 운임은 해외에서 체제일수가 보통 25일에서 45일까지(항공사 차이가 있음) 사이에 이르는 비교적 장기간 해외여행을 하는 개인여객에게 판매되는 할인운임으로서 보통운임보다 약 35[%] 정도 저렴한 수준의 항공운임이다.
	ATM(Automated Ticket Machine)	자동발권기이다.

약어(용어)		해 설
A	ATR(Air Ticket Request)	대리점 : 여객 대리점 중 담보능력의 부족으로 항공권을 자체적으로 보유하지 못하고, 승객으로부터 요청받은 항공권을 해당 항공사 발권 Counter에서 구입하는 대리점이다.
	Attendant	동반자이다.
	Auth	여행사 카운터나 영업부 직원이 항공사 직원에게 항공요금 승인을 받는 경우이다.
B	B&B(Bed and Breakfast)	객실료와 영국식 또는 콘티넨탈 아침식사(English or Continental Breakfast)를 제공하여 호텔숙박료를 계산하는 제도로, 이는 영국과 유럽 전역에서 통용되고 있다.
	Baggage Check	항공권의 일부로서 여객이 예탁수하물의 운송을 약속하고, 그 여객의 수하물에 대하여 항공회사가 발행하는 수하물증이다.
	Bsiness Class	퍼스트 바로 뒤에 위치한 우등석이다.
	Belt	짐을 찾는 곳을 표시한다.
	Baggage Claim Tag	짐에 부치는 항공경로가 표시된 표, 짐분실 시 신고하는 표, 짐을 부친 영수증 수탁수하물의 식별은 용이하게 하기 위해 항공회사가 발행하는 증표로 수하물에 붙어 있는 물표와 교환하도록 만든 꼬리표이다.
	Block	여행사가 자리를 미리 항공사로부터 받아놓은 것, 호텔의 객실과 항공기의 좌석 등을 한꺼번에 예약하여 확보해 두는 것이다.
	Boarding Pass	탑승권, 비행기 좌석이 표시된다. 공항에서 탑승수속 시 항공권과 교환하여 관광자에게 주는 탑승표로써 비행기편명, 관광자성명, 좌석번호, 목적지, 탑승시간, 탑승게이트 등이 적혀 있다.
	Boarding Time	비행기 탑승하는 시간, 출발시간이 아니다. 항공기 출발시간 전 승객이 기내에 탑승할 수 있는 시간으로 항공편 예약승객은 이 시간 이전까지 각 항공사 카운터에서 항공권을 탑승권과 교체 후 CIQ를 통과하여야 한다.
	Brochure	인쇄홍보물이다.
	BSP(Bank Settlement Plan)	항공사와 여객 대리점 간의 업무 간편화를 위해 도입된 제도로 다수의 항공사와 다수의 대리점 사이에 은행이 개입하여 중립적인 항공권 양식 배포, 판매대금 및 판매수수료의 결제 등의 업무를 담당하는 제도이다.
C	Cabotage	한 국가영토(연안) 내의 상업적인 운송규제이며, 원칙적으로 타국 항공사는 타국가 내에서의 국내구간에서만의 운송이 금지되고 있다.
	Cancellation Charge	취소료는 항공사에 예약된 좌석을 이용하지 않거나 또는 호텔의 예약된 객실을 예정대로 고객이 사용하지 않는 것에 대하여 부과는 요금이다.
	Carrier	항공회사이다.
	Charter Tour	전세여행이다.
	CHD Fare(Child Fare)	소아운임 : 만 2세 이상 12세 미만의 여행자에게 적용되는 항공요금으로서 성인요금(Adult Fare)의 50[%] 수준이다.

약어(용어)		해 설
C	Child	만 2세~만 12세 미만이다.
	City Code	전세계 각국 도시를 알파벳 3자로 약호화한 것이다.
	C.I.Q(Customs Immigration Quarantine)	세관, 출입국 심사, 이민국, 검역 : 출국 또는 입국시에 공항에서 관할 관서가 행하는 제반 수속절차이다.
	CNCL(Cancel)	이미 예약된 항공좌석과 호텔객실 등을 취소할 때 사용된다.
	Coach	항공기의 여행자 클래스(할인된 요금)를 의미하고 전세버스를 지칭한다.
	Cabin Crew	승무원이다.
	Code-Sharing Agreement	특별한 항공기에 동일한 이름과 Carrier Code를 사용하도록 한 두 항공사 사이의 협약이다.
	Combination Fare	합성운임 : 항공운임이 항상 단일구간에 대한 운임으로 표시되어 있지 않으므로 해서 복수이상의 운임을 결합하여 작성하는 운임이다.
	COMM(Commission)	여행상품을 타 여행사가 판매한 판매액에 대해 일정률의 금액을 지불하는 것이며, 이 금액은 판매대상에 따라 상이할 뿐만 아니라 적용률도 변동적이다.
	COMP(Complimentary)	무료로 제공되는 호텔객실 등이다.
	Complaint	판매한 여행상품에 대해 불편하거나 일정상에 차질이 생겨 손님이 회사에 항의하는 행위이다.
	Conducted Tour (Escorted Tour)	단체여행으로 출발부터 도착까지 Tour Leader가 함께 숙박하며 안내하는 여행이다.
	Confirmation Slip	호텔이나 지상수배에 대한 예약확인서이다.
	Connection Traffic	한 항공기편으로부터 여정이나 노선상의 중간지점에서 내려 동일 항공사나 타 항공사의 다른 항공기편으로 갈아타고 계속 여행하는 여객이나 운송되는 화물이다.
	Connection Time	어떠한 지점에 도착한 항공기에서 연결 항공편으로 갈아타는 데 필요한 시간이다.
	Continental Breakfast	유럽식 아침식사(커피, 빵, 우유 등 간단한 식사)이다.
	Convetion Tour	국제회의 시작 전이나 회의가 끝난 후에 실시하는 각종 회의참석자들에 의한 여행이다.
	CPN(Coupon)	① Agent Coupon : 여행사 보관용 ② Flight Coupon : Boarding Pass와 바꾸는 TKT ③ Passenger Coupon : 승객의 영수증명
	CCCF(Credit Card Charge Form)	지불수단이 발권 항공회사가 인정하는 Credit Sales에 의하여 발권하는 경우에 사용된다.
	CRT(Cathode Ray Tube)	컴퓨터에 연결되어 있는 전산장비의 일종으로 TV와 같은 화면과 타자판으로 구성되어 있으며, Main Computer에 저장되어 있는 정보를 즉시 디스플레이해 보거나 필요시 In-put도 할 수 있다.

약어(용어)		해 설
C	Cruise	정기노선을 가지고 있지 않은 선박회사나 여행업자가 포괄요금으로 여행자들을 모집하여 운항하는 호화스러운 여객선인데, 카리브해를 중심으로 매우 번창하고 있다.
	Charter	여객인원이 늘어남에 따라서 비행기를 추가로 늘리는 비정규 노선이다.
	Check In	탑승수속 일부 중에 하나로서 짐을 부치고, 탑승권을 받는 것이다.
	Check In Counter	Check In하는 장소이다.
D	DATO(Do All Possible)	항공좌석의 확보가 어려울 때 여행사가 항공사에 최선의 노력을 다해서 좌석을 확보해 달라고 요청할 때 사용된다.
	DEBIT	항공권 발권을 잘못하였을 경우 해당 항공사에서 여행사로 ADM(Agent Debit Memo)을 발송한다.
	Declare Custom	세관신고서이다.
	Delation Of Indemnity (Letter Of Indemnity)	동반자 없는 소아 관광자, 환자, 기타 면책사항에 관한 항공회사에 만일의 경우에도 책임을 묻지 않는다는 요지를 기입한 보증서이다.
	Deposit	공탁금, 예치금 : 항공사가 여행사에 항공권을 배포하는 경우에는 매상금지연납입과 같은 문제에 미리 대비하기 위하여 일정금액을 보증금으로서 예치하도록 요청하고 있다.
	Destination	목적지 : 관광여행의 최종목적지가 되거나 또는 관광여행의 완료지점으로서 왕복 또는 순회 여행인 경우에는 목적지와 출발지는 동일한 지점이다.
	Deposit Reservation	호텔예약시 객실사용일 수에 구분없이 적어도 하루 객실요금을 미리 받아두는 예약제도로서 이때는 고객이 늦게 도착하더라도 1일 사용분의 객실은 남겨 놓아야 한다.
	Domestic Travel	모두 국내 · 외 2개 지점간에 걸쳐서 여행을 하는 것으로 출발지, 도착지 그리고 경유지가 모두 동일한 국내에 한하는 여행이며, 이는 여행의 국내구간은 국내여행의 부문이다(=Domestic Tour : 내국인에 의한 국내여행이다).
	Dom	Domestic의 약자이다.
	Duty Free	해당 나라에서 생산되지 않는 물건에 세금을 부과하지 않는 것이다.
	Double Booking	이중예약 : 동일한 여객이 동일노선 1회의 여행에 대하여 두 번 이상 중복하여 예약을 하거나 또는 동일한 투숙객이 객실을 2회 이상 동일한 호텔에 대하여 예약을 하는 경우에 해당되는 용어이다.
	DSR(Daily Sales Report)	항공권 판매에 관한 일일 판매보고서이다.
	DUPE(Duplicated Booking)	동일한 여객이 특정한 항공편에 2중으로 예약되어 있거나 또는 상이한 항공편에 각각 동일한 여객의 이름이 예약되어 있을 때 사용된다.
E	E/D Card(Embarkation Disembarkation)	출입국 신고서, 해외여행자가 출입국시에 자신의 신분에 대하여 자세히 기입한 후 이를 공항이나 항구에 소재한 출입국 관리사무소에 제출하는 출입국 신고서이다.
	Endorsement	항공회사 간에 항공권의 권리를 양도하기 위한 것으로서 항공권의 지정된 탑승구간을 다른 항공사로 옮기는 것이다.

	약어(용어)	해 설
E	Entry Visa	입국사증 · 보통 비자라고 하는 이것은 나라에 따라서는 출국사증(Exit Visa)의 취득을 요청하는 경우도 있으므로 이를 구분하기 위하여 입국사증이라는 용어가 사용된다.
	Escort	Tour Guide 또는 Tour Conductor라고 한다. 관광그룹에게 여행과 이용시설을 지원하기 위해 동행하는 사람이다.
	ETA(Estimated Time of Arrival)	도착 예정시간이다.
	ETD(Estimated Time of Departure)	출발 예정시간 : 운송기관이 발행하는 시간표(time table)에 표시되어 있는 출발시각은 모두 ETD로 표시되어 있으며, 도착시각도 ETA(Estimated Time of Arrival)에 의거하여 기록되어 있다. 실제 항공기의 출발시각을 ATD(Actual Time of Departure)라고 하며, 실제의 도착시각은 ATA(Actual Time of Arrival)라고 한다.
	Eurail Pass	지정된 기간 동안 Eurail Trains으로 무제한의 철도여행을 할 수 있는 표이다.
	Economy Class	일반석 좌석이다.
	EP(European Plan)	숙박요금제도의 하나로서 식사가 따르지 않는 객실료만 계산하는 제도이다.
	Excess Baggage	초과 수하물 : 이는 무료 수하물 허용량(Free Baggage Allowance)을 초과하는 수하물을 지칭할 때 사용되며, 초과된 수에 대해 여객이 운송기관에 지불하는 요금을 초과 수하물운임이다.
	Excursion Fare	보통의 항공운임보다 저렴한 조건에서 항공여행을 할 수 있는 방법으로 개발된 항공운임인데, 여기에는 항공권의 유효기간과 행선지 등이 한정되는 조건이 많이 따른다. 이 항공권은 항공권의 유효기간을 단기간으로 제한하고, 또 일정한 구간의 여정으로 한정하는 대신에 아주 저렴한 운임으로 고객에게 제시하는 판매촉진용 운임의 일종이다.
	Extra Section / Flight	정기적으로 운항되지 않고 필요 시마다 설정, 운항되는 부정기 항로편이다.
F	Fam Tour (Familiarization Tour)	여행전문가들이나 대리점의 관계자들에게 판매인의 상품과 서비스를 친숙하게 하고, 판매를 증진시키기 위해 제공하는 패키지 여행이다.
	Family Plan	어린이를 동반한 부부손님에 대하여 추가요금을 적용하지 않는 특별객실요금이다.
	Flight Ticket	비행기표이다.
	First Class	비행기 좌석에서 가장 앞쪽에 위치한 특등석(퍼스트가 없는 비행기도 많이 있다)이다.
	Ferry Flight	항공기를 운용하기 위해서 또는 기체를 정비기지로부터 이동하기 위해 기지로 항공기를 회항시키기 위한 비행편이다.
	FIT(Foreign Independent Travel)	항공요금과 숙박시설과 같이 두 개 또는 그 이상의 요소들이 포함된 패키지 여행이다. 본래는 외국을 혼자 여행하는 것이다(9인 이하의 개별여행이다).
	FOC(Free Of Charge)	무료이다.
	FTBS(Frequent Traveller Bonus System)	대한항공 상용고객 우대제도이다.

약어(용어)		해 설
G	Gastronomia	식 여행 : 각지의 포도주를 마셔가며 식사를 즐기는 식도락 여행이다.
	GIT(Group Inclusive Tour)	단체 포괄여행(10인 이상의 단체여행)이다.
	Go Show	예약을 하지 않았거나 또는 예약이 확인되지 않은 여행자가 여행출발 당일에 직접 공항에 나가서 대기 중 예약이 확약된 고객이 여행예정을 변경해서 출발 시까지 예약을 취소하거나 또는 출발시간이 되어도 탑승수속을 하지 않는 노쇼우 여행자가 발생하여 이때 남는 좌석을 배정받아 항공여행을 하는 것이며, 이때 공항에서 대기하는 여행자를 Go Show Passenger 또는 Standby Passenger라고 한다.
	Grand Tour	16세기 중기부터 1670년경 사이에 영국의 귀족계급이나 왕족의 자녀들이 교육목적을 위해 유럽대륙으로 여행한 것이다. 후에 문인도 대거 참여하였고 유럽의 해외여행의 출발지이며, 유럽의 귀족－시인－문호들이 지식과 견문을 넓히기 위하여 유럽의 여러 나라를 순방하는 것이다.
	GSA(General Sales Agent)	총판매대리점 : 항공사가 해외의 항공시장에서 지점이나 영업소를 개설하여 판매활동을 적극적으로 전개하기 힘들다고 판단될 때, 다른 항공회사나 여행사 등과 같은 기업들을 총판매대리점으로 지정하여 해당 국가 또는 해당 지역 내에서 대리점을 감독하고 홍보 및 선전활동을 전개하는 한편, 당해국 정부와의 교섭창구로 활용하는 경우이다.
	GTO(Government Tourist Office)	정부관광기구이다.
	GATE	항공기가 대기하고 있는 장소이다.
	GMT	영국 그리니치 표준시간, 영국이 세계표준시간이다.
	GTR(Government Transportation Request)	정부 및 산하단체가 항공사와 특별계약을 맺어 특별요금을 적용시키는 것으로 이때 여행사는 끼어들 수 없다.
	GV-GIT(Group Inclusive Tour)	운임을 적용하는 경우에 항공권면에 표시하는 코드인데, 만약 GV25라고 한다면 이는 25명을 최대 필요인원으로 하는 GIT 운임이다.
H	Hand Carry Baggage	출국수속시 부치지 않고 기내에 여행객이 가지고 탑승할 수 있는 수하물 제한이 있으므로 반드시 탑승수속시 카운터 직원에게 문의한다.
	Hat rack	선반이다.
	Holding(HLDG)	현 상태를 진전없이 그대로 유지할 때이다.
I	I.C.T(Inclusive Conducted Tour)	안내원이 인솔하는 포괄여행 또는 Escort가 여행의 전 여정에 따라 다니며 여객의 안내, 기타 필요한 서비스를 공유하는 포괄여행 형태이다.
	I.I.T(Inclusive Independent Tour)	개인 포괄여행이라 하며, 관광지에서 안내원이 서비스만을 행하고 그 외에는 관광객 단독으로 즐기는 관광이다. 일명 Local Guide System이라고도 한다.
	Immigration	법무부 : 여행자의 출입국 관리를 총괄적으로 담당하는 정부기관이다.
	Iata	국제항공운송연합회이다.
	Inbound	외국인의 국내여행을 알선하는 것을 의미한다. 반대로 한국인의 해외여행을 맡아보는 일을 Outbound라고 한다.

약어(용어)		해 설
I	Incentive Group Charter	챠터 계약자가 보상여행과 판매촉진을 위하여 챠터의 케이스로 이때에는 One Use Charter의 형태를 갖는다.
	Incentive Travel	회사가 성과에 대한 격려의 의미로 직원에게 제공하는 패키지 여행이다.
	Inclusive Tour	청부여행 : 여행 알선업자에게 필요한 총경비를 전액 지불하고 여행안내를 청부하는 것이다.
	Infant	유아 만 2세 이하, 자리배정을 받지 못한다.
	Int	International의 약자이다.
	Infant Fare	유아운임 : IATA 규정에는 2세 미만의 유아에게 적용되는 운임으로 성인요금의 10[%] 수준에서 결정한다.
	Inteline Tour	항공회사가 가맹 Agent를 초대하여 실시하는 여행이다.
	IT(Inclusive Tour)	포괄여행 : 여행자가 항공여행수배, 지상 수배를 일괄해서 행하고, 일반대중에게 팜플렛 등에 의해 선전 · 모집 · 판매하는 여행형태이다.
	ITN(Internet Travel Network)	인터넷 여행망이다.
L	Land Arrangement	관광여행자들이 외국의 여행목적지에 도착하여 그 나라를 떠날 때까지 Tour operator에 의해서 제공되는 모든 서비스를 의미한다.
	Land Operator	일반적으로 현지 제반수배사항을 대행하는 여행사이며, Out-Bound 입장에서 현지 여행사를 바라본 입장이며, 일부는 국내인이 현지 법인여행사 설립 후 국내 연락사무실을 개설 국내시장을 공략하는 경우가 많다.
	Late Cancellation	호텔이나 항공회사가 규정해 놓은 시간보다 늦게 이루어진 예약취소이다.
	Local Time	표준시(GMT)에 대한 현지지방의 시간으로 모든 운송기관, 즉 관광여행자의 운송에 참여한 교통기관이 발간하는 시간표에 게재되어 있는 출발시각과 도착시각은 모두 현지시간으로 기록되어 있다.
M	MCO(Miscellaneous Charges Order)	특별한 사람에게 교통편이나 여행서비스를 제공할 수 있도록 여행사 또는 유통업자에게 발행이 허용된 문서이다.
	MCT(Minimum Connecting Time)	연결 항공편 사이의 최소 허용시간이다.
	Meal Plan	하루에 한 번 또는 그 이상의 식사를 제공할 것인가에 대한 계획이다.
	Minimum Group Size	단체를 구성하는 최소한의 인원수이다.
	Monitor Tour	개발기관 또는 개발 주최회사가 특정의 관광지를 소비자에게 관람토록 하여 관광지개발에 도움이 되는 의견을 구하기 위한 목적으로 만들어지는 여행계획이다.
N	NTBA(Name To Be Axised)	예약시 명단을 주지 않았으나 추후에 명단을 통보하겠다는 의미이다.
	Non Endorsable	변경불가 : 항공사가 항공권을 발행할 때 항공권편이나 타 항공회사 항공편으로 변경불가, 즉 타 항공사 항공기로 탑승할 수 없도록 조치한 것이다. 이러한 제한이 가해지는 항공권을 할인이 된 경우이며, 만약 이를 허용하는 경우에는 발행항공사가 운송항공사에 해당 운항구간에 해당하는 정상요금분을 전액 지급하므로 큰 손실이 일어난다.

약어(용어)		해 설
N	NON REF (Non Refundable)	발권용어로는 환불을 금지하거나 제약하는 취지의 표시로서 항공권면의 Form of Payment 란에 이를 기입한다. 이는 주로 할부방식 등과 같이 환불을 하는 데, 제약이 있는 지불수단에 의해서 항공권이 발행되거나 운임 자체가 대폭 할인되어 있어 환불을 금지하고 있는 경우에 사용된다.
	Non Stop	무착륙 또는 도중 기항하지 않는 항공운항이다. 즉 목적지까지 중간 기항지 없이 비행하는 것이다. 이와 같은 운항 스케줄을 가진 특정한 항공편은 특히 비즈니스 여행자가 즐겨 이용하는 경향이 있는데, 이는 시간절약적인 면에서 장점이 있다.
	NOREC(No Record)	항공권상에는 예약 필이라고 기입되어 있으나 탑승지 운송지점에서는 그 여객에 관한 예약기록이 없는 상태이다.
	Normal Fare	보통운임 : 1년간 유효한 운임으로서 특별운임(Special Fare)에 부수되는 제반 제한적인 조건이 일체 적용되지 않는 운임이다.
	No-Show	손님이 공항에 나오지 않은 상태, 항공좌석을 사전에 예약했다가 예약취소 통보 없이 탑승하지 않은 상황이다.
	NSST(No-Smoking Seat)	금연석에 앉아 항공여행을 하려할 때 사용한다(반대는 Smoking Seat : SMST).
	NTO(National Tourist Office)	국가관광기관이다.
O	OAG(Official Airline Guide)	모든 항공사의 리스트를 포함하고 있는 비행스케줄의 메인 가이드이다.
	Off Season Fare	비수기 운임 : 여행비수기에 관광사업체들이 여행자를 확보하기 위해 제공하는 할인운임이다.
	OP(Operator)	수배담당자이다.
	Open	항공권 발권상의 용어로 탑승구간만 정해져 있을 뿐 탑승편과 일시에 관한 예약이 행하여져 있지 않은 상태이다.
	Open Ticket	예약이 되어 있지 않은 항공권이다.
	Operation	수배는 크게 항공수배와 지상수배로 나눌 수 있고, 일반적으로 지상수배를 의미하고, 지상수배에서 다루는 부분은 5가지가 있다. ① 현지 협력사 선정 ② 지상조건 확정(호텔, 식사, 가이드, 관광일정, 차량 등) ③ 행사요금 조정 ④ 행사진행시 안내원을 통한 현지의 행사준비 사항점검 및 원활한 행사진행 유도 ⑤ 행사종료 후 고객의 고충사항 처리 등
	Option Tour	선택관광 : 임의관광으로서 미리 정하지 않고 필요에 따라 정하는 관광이다.
	ORG(Official Railway Exchange)	세계의 철도시각표이다.

	약어(용어)	해 설
O	Organizer	숙박과 지상교통기관을 수배하고, 이들 여행부품에 대한 구입비를 사전에 지불함과 동시에 팜플렛 등을 통해서 여행을 선전해서 이를 보고 여행에 참가하려고 하는 고객을 모집하여 이 단체를 왕복 또는 주회 여행으로 기획하고 조직하는 개인(IATA 가맹회사 및 IATA 대리점을 포함)이다.
	Over Booking	호텔이나 항공회사가 예약상태가 이미 만원임에도 불구하고 다소 취소가 있을 것으로 예상하여 그 수용가능한 객실과 좌석수의 예약을 접수하거나 판매하는 것이다.
	Over Land Tour	통과 상륙여행 : 동일 국가 내의 어느 기항지로부터 타 기항지에 항해할 동안 통과 상륙의 허가를 얻어 행하는 15일 내에서의 여행이며, 동일 선박에 재승선할 때이다.
P	Package Tour	주체여행 : 교통편, 숙박시설 그리고 관광활동 등과 같은 요소들의 조합이 미리 결정된 여행이다.
	Passenger Coupon	국제선 항공권은 최종 백지페이지로서 여행종료 후 또는 교환발행의 경우에도 이것만은 항상 여객에게 남게 된다. 따라서 이것은 여행의 기록으로서도 사용될 수가 있으며, 또 여객의 운송계약의 증거서류로서도 이용될 수가 있다.
	Passport Control	여권검사대이다.
	Pocket a Tour	모험여행이다.
	Pata	아시아항공 운송연합회이다.
	PNR(Passenger Name Record)	항공예약상태를 나타내는 것으로 승객들의 예약 데이터가 저장된 기록이다.
	PTA(Prepaid Ticket Advice)	항공운임을 지불하는 사람과 실제로 탑승하는 여객이 지리적으로 떨어져 있는 경우에 지불인으로부터 항공요금을 영수한 항공회사가 탑승여객이 있는 지역의 항공회사에 다 항공권을 여객에게 넘겨주도록 의뢰하는 통지이다.
R	Reconfirmation	재확인 : 여행자가 항공여행 도중 어느 지점에서 72시간 이상 체류할 경우에는 늦어도 항공기 출발 72시간 전까지는 복편 또는 연속편에 대한 좌석예약을 재확인하여야 한다.
	Refund	환불 : 항공권 구입자에게 사용하지 않은 운송 또는 서비스에 대하여 전체나 부분의 운임, 요율 및 요금을 되돌려 주는 것이다.
	Reissue	재발행 : 적용운임상에 변경이 있을 경우 또는 여정변경, 항공사 변경, 좌석등급 변경 등의 사유로 차액을 징수하거나 차액을 지불하여 항공권을 재발행하여 주는 행위이다.
	REN(Refund Exchange Notice)	승객이 티켓을 반납하고 돈의 재지불 요구를 대비해서 준비해둔 문서이다.
	Retailer	여행 소매업자 : 여행 도매업자의 브랜드를 판매하기 위한 단순한 대리인 역할을 하는 업자이다.
	Reconfirm	다시 예약상황을 확인하는 것으로 각 항공사 규정에 따라서 반드시 해야 하는 항공사가 있다.

약어(용어)		해 설
R	Retailer	여행소매업자 : 여행도매업자의 브랜드를 판매하기 위한 단순한 대리인 역할을 하는 업자이다.
	RQST(Request)	항공좌석이나 호텔객실 그리고 투어예약을 신청할 때 이렇게 표현한다.
	Rooming List	누가 누구와 객실을 공유할 것이라는 것을 나타내는 호텔 고객리스트이다.
	Round Trip	한 곳의 단기 체류지를 가지는 왕복여행이다.
	Routing	노선의 두 지점간 항공사에 의해 인가된 노선상의 비행로이다.
S	Safety Box	호텔 내에 비치된 귀중품 보관금고이다.
	Sending Service	출입국 절차를 대행해주는 서비스이다.
	Series Tour	동일한 형, 목적, 기간, 코스로서 정기적으로 실시되는 Tour이다.
	Shore Excursion	기항지 상륙여행 : 선박 또는 항공기가 그 항구나 도시에 도착한 후 출발할 때까지의 기간을 이용하여 일시상륙의 허가를 얻은 여행객이 그 부근 도시와 명승지 등을 관광하는 여행으로 일명 일시 상륙여행이다.
	Str	지상교통기관이다.
	Stop Over	중간 경유지에 잠시 쉬었다 가는 것이다.
	Stand By	항공자리가 없어서 기다리고 있는 상태이다.
	Shuttle Service	예약을 접수하지 않고 근거리 지점간을 빈번하게 왕복하는 열차나 버스 서비스이다.
	S.I.T(Special Interest Tour)	특별 기획여행으로 단순한 관광여행이 아니라 손님의 관심을 끌기 위하여 특별한 테마를 갖고 기획, 운영되는 여행이다.
	Special Fare	항공운임 가운데 보통운임 이외의 것을 일반적으로 특별운임이라 하지만, 엄격한 의미에서 보면 보통운임과 할인운임 이외의 운임을 특별운임이라고 한다.
	Stopover	도중체류 : 여객이 항공사의 사전승인을 얻어 출발지와 도착지간의 한 지점에 상당기간(국내선 4시간, 국제선 24시간 이상)동안 의도적으로 여행을 중지하는 행위이다.
	STPC	당일 항공편 연결이 안될 때 주 노선 항공사가 승객의 숙식을 제공하는 것이다.
	Surface	항공일정 중에서 중간에 항공을 이용하지 않고 다른 교통수단을 이용하는 경우이다.
T	Tariff	공포된 항공요금 또는 항공요금이 포함된 책자이다.
	Transit Card	통과여객을 구분을 위한 카드이다.
	Through Check In	여행자가 항공기 운항 스케줄상으로 인해 한 항공편으로는 여정을 종료할 수 없이 여러 항공편을 이용하여야만 목적지에 도착할 수 있는 항공 스케줄에서는 공항에서 수하물 수속시에 여객이 자신의 수하물을 최종 목적지에서 찾을 수 있도록 요청할 수 있다. 이때 여객이 수하물을 최종 여행목적지까지 부치는 것을 쓰루 체크인이라고 한다.

	약어(용어)	해 설
T	Through Boarding	중간 경유지 탑승권을 처음 출발지에서 미리 받는 것으로 중간 경유지 체크인을 미리 마치는 것이다.
	TKTL(Ticketing Time Limit)	항공예약은 마쳤으나 항공권을 구입해야 할 시한을 설정할 때 사용한다.
	Transit Room	통과여객 대합실이다.
	Transfer	이동 : 주로 공항이나 역에서 호텔까지 가는 이동이며, PATA의 정의는 이를 여행업자가 어느 도시에 도착 또는 출발하는 경우에 제공되는 서비스, 즉 여행자를 공항터미널, 부두 또는 철도의 역으로부터 호텔까지의 교통편을 제공하는 등의 서비스를 규정하고 있다.
	Tax Free	그 나라에서 생산된 물건에 세금부과를 하지 않은 것이다.
	Transit	항공편에 있어 어느 출발지에서 특정 목적지로 이동 시 중간의 어느 지점을 경유하여 계속 여행 시 경유지에서 잠시 머물렀다 이동하는 상태이다.
	Transfer	비행기를 타고 가다 중간 경유지에서 다른 비행기로 바꿔서 타고 가는 것이다.
	Traveller's Check	여행자수표 : 해외여행 시에 많은 외화를 현금으로 소지하고 다니면 분실하거나 도난을 당할 우려가 많기 때문에 이러한 사고를 막기 위해 사용되는 일종의 수표이다.
	Transit	같은 비행기를 중간에 잠시 경유해서 가는데 그 곳에서의 업무절차이다.
	Turn Away	빈 객실이 없어 예약하지 않고 찾아온 손님을 거절하는 일로 Over Booking을 한 호텔에서 다른 호텔로 예약을 해주는 것이다.
	TWOV(Transit Without Visa)	여행객이 경유지국의 비자를 소지하지 않고 경유하려 할 때 적용된다.
U	Up Gracling	낮은 등급의 좌석에서 높은 등급의 좌석이용으로 옮겨져 좋은 서비스를 받도록 조치하는 것을 의미하는데, 이의 반대 경우가 Down Grade이다.
V	VAT(Value Added Tax)	몇몇 나라에서 상품과 서비스 구매에 적용하는 외국인 세금이다.
	Void	항공권이나 여권을 무효화시키는 경우이다.
	Voucher	여행사나 투어오퍼레이터가 숙박시설, 식사, 관광 또는 다른 여행상품에 대해 미리 지불하기 위해 발행하는 문서이다.
W	Waiting	항공자리나 예약상태를 나타내고 자리가 없어서 대기하거나, 예약확정을 받지 못한 상태에서 대기하는 것이다.
	Waiting Close	항공권 예약시 좌석상태가 이미 초과되어 더 이상의 예약이 불가한 상황이다.
	Whole-saler	여행도매업자 : 항공기, 버스, 선박, 호텔, 레스토랑, 가이드 등의 여행 구성요소를 효과적이고 생산적으로 수배 · 기획을 행하여 완제품으로서 대량으로 Tour를 설정하여 타 여행업자 또는 소매업자에 판매하는 업자이다.

2. 관광 · 여행 관련 용어와 해설

용 어	영문용어	해 설
가이드 할인요금	Discount of Guide Rate	고객과 동행하는 안내자 및 직원에 대해 숙박요금을 할인하는 제도이다. 일반적으로 여행사가 모집한 관광여행자들을 여행사 직원이 동반하여 여행할 때 그 여행사 직원에게 적용하는 할인 숙박료이다.
가족 할인요금	Family Plan	가족동반 할인요금이다.
가족호텔	Family Hotel	자녀들과 함께 여행하려는 사람들의 요구에 응하여 공간과 서비스 그리고 가족적인 분위기를 갖춘 상업 숙박시설이다.
간이식당	Diner	자동차나 기차여행을 하는 사람들을 위해서 고속도로변이나 기차 내 또는 역주위에 설치한 간단하고 값싼 음식을 파는 식당이다.
게이트	Gate	관문도시 : 일정지역을 방문하는 방문객에게 중요 입국경로의 역할을 하는 도시이다.
겨울철 휴양지	Winter Resort	겨울철의 휴양지이다.
결론의 비약	Jumping to Conclusion	소비자의 관광행동에 있어 개인이 지각을 왜곡시키도록 하는 요인 중 하나이며, 소비자들은 관련 자료를 모두 알아보지도 않은 채 나름대로의 결론을 내리는 경우를 지칭한다.
경유	Transit	통과, 경유, 여행의 목적지까지 가는 동안에 교통기관이 도중 들어가는 지점이다.
경치	Scene	풍경이다.
공동관광 선전기관	EATA(East Asia Travel Association)	일본국제관광진흥회의 제창에 의해서 1966년 동경에 설립되었다. 지역 내의 회원 각국간에 상호 협력함으로써 선전활동의 촉진과 시설의 충실을 기하여 관광사업을 진흥시키자는 데 그 목적이 있다. 홍콩, 일본, 한국, 마카오, 필리핀, 대만, 태국 등 7개국의 공적 관광기관을 회원으로 하는 공동관광 선전기관이며 사무국은 동경에 있다.
공장시찰 여행	Pant Tour	미국에서 사용하고 있는 Industrial Tourism으로 산업관광 또는 공장견학이다.
관광	Sightseeing	일정지역 내의 가벼운 형태의 여행이다.
	Tourism	관광, 관광사업, 관광산업, 관광왕래, 관광객이다.
관광루트	Off Beaten Track	관광객이 잘 이용하는 관광 루트(우리나라에서는 서울 / 경주와 같은 루트)에 대해 그다지 관광객이 잘 이용하지 않는 관광루트이다. Unbeaten Track이라고 한다.
관광객 등급	Tourist Class	1st Class에 대해서 통상 아래 클래스의 싼 운임등급이다. Tourist Class의 호텔이라고 하며, 격이 낮은 싸구려집(숙박소)과 같은 느낌이 있어 사용상 주의를 요한다.
관광객 안내소	Tourist Bureau	여행업자를 알려주고 관광지를 설명한다.

용 어	영문용어	해 설
관광객 종합	Tourist Complex	갖가지의 관광객용 시설을 종합적으로 묶어서 만들어 놓은 건물 또는 지역이다.
관광객 서비스	Tourist Service(s)	관광객의 대우 : 관광기업이 관광객에 대해서 제공되는 각종 서비스(숙박시설, 레스토랑, 토산품점, 환전소, 가이드, 여행업자, 투어, 각종의 할인 혹은 면세제도, 특별한 기획(잔치프로그램), 극장, 유형 · 무형의 모든 서비스)이다.
관광객수	Tourist Arrival	관광지에 있어서의 방문자수이다.
관광객용 시설	Visitor Plant	PATA의 정의에 의하면 모든 숙박시설, 열차, 버스, 공원 등 여행목적지에 있는 시설이다.
관광객용 전화 서비스	Tele-Tourist Service	관광객용 전화안내 서비스이다.
관광메뉴	Tourist Menu	어느 관광지를 찾아오는 고객을 위하여 그 지역의 독특한 요리를 맛볼 수 있게 하기 위한 메뉴 또는 관광객용으로 비교적 싼 요금으로 서비스용으로 만들어진 메뉴이다.
관광배경 요소	Background Tourism Elements	관광자원 분류에 있어 Basket 컨셉을 적용하여 바구니는 관광배경 요소를 바구니에 담긴 제품은 관광시설과 교통에 해당된다고 분류하고 있다.
관광버스	Motor Coach	관광버스이다.
관광산업	Tourist Industry	관광사업, 관광업계이다.
관광수입	Tourist Income	어느 나라가 타국의 관광객으로부터 얻는 외화수입으로 Tourist Receipts쪽이 더 잘 사용된다.
	Tourist Receipts	관광수입이다.
관광숙박소	Tourist Home	관광객에게 숙박시설을 제공하는 소형 개인소유 숙박소로서 호텔이나 모텔보다 요금이 저렴하며, 시설면에서 미비한 점이 많다. 가족적인 분위기를 즐길 수 있다. Guest House로서도 알려져 있다.
관광시장	Tourist Market	보통은 관광객을 송출하나 때로는 관광객 수입시장을 의미하는 수도 있다.
관광안내	Tourist Information	여행안내이다. Travel Information이라고도 한다.
관광안내원	Guide	관광안내원이다.
관광왕래	Tourist Flow	관광객의 유동이다.
관광용 선박	Cruise	① 관광용 선박 ② 비정기 노선의 선박을 이용한 유람형 여행이다.
관광지 선전업자	Destination Promoter	소비자가 해당 관광지를 선호하고 관광토록 유도하는 관련 업자를 지칭한다. 관광대리점, 여행사무소, 컨벤션 기관 등이 이것에 포함된다.
관광지출	Tourist Expenditures	관광지출, 관광객소비액 : 국민이 해외여행에 소비하는 금액 또는 어느 나라를 방문하는 관광객이 그 나라에서 숙박, 식사, 선물(토산품)구입, 구경(관광), 국내교통비 등에 소비하는 금액을 그 나라에서 보면 관광수입이 된다.

용 어	영문용어	해 설
관광호텔	Tourist Hotel	관광객의 숙박에 적합한 구조 및 설비를 갖추어 이를 이용하게 하고 음식을 제공하는 자동차, 여행자호텔, 청소년호텔, 해상관광호텔, 휴양 콘도미니엄 등의 숙박시설 등이 있다.
관광호텔 등급	Tourist Hotel Classification	유럽 여러 나라에서는 별로 호텔의 등급을 표시하는데, 별 5개의 호텔은 특급, 별개의 호텔은 일반용을 나타낸다. 우리나라에서는 관광사업법 제24조 및 령 제4조에 의거 관광호텔업의 등급을 특1급, 특2급 및 1급, 2급, 3급 등으로 나누고 문화체육관광부장관이 결정한다.
관광회사	Sightseeing Company	지방의 관광 또는 시내관광을 운영하고 있는 여행사이다.
광고모집여행	Advertised Tour	광고선전을 통한 모집여행 : 기획여행 상품판매에 있어 특히 광고에 의한 마케팅을 활용하는데 이를 Advertised Tour이라 한다.
국가관광기관	NTO(National Tourism Organization)	각국의 국가관광기관, 한 국가의 관광정책을 수행하는 국가기관으로서 국가들간에 폭넓게 관광정책들을 결정하고 실행하는 권한을 갖고 있다. 보통 대외관광 선전이라든가 외국인 관광객의 유치사업을 하고 있는 국가관광기관이다.
국내로의	Inbound	외국인의 국내여행이다.
국내 여행업자	Domestic Agent	국내 여행업자이다.
국내외 여행	Business Tourism	사업을 목적으로 한 관광을 포함하는 국내외 여행이다.
국립공원	National Park	국립공원이다.
국적	Nationality	국적이다.
국제관광기구	WTO(World Tourism Organization)	제2차 세계대전 후 국제관광사업의 급진적인 발전에 따라 1947년 영국여행휴가협회의 제창에 의해 파리회의에서 정식으로 발족된 국제관광기구이며, 이것은 세계 최초의 국제관광기구이다.
국제관광연맹	ITA(International Touring Alliance)	1898년에 International League of Touristic Associations의 명칭으로 설립된 세계에서 가장 오래된 관광관계 단체의 하나로 1919년에 ITA(International Touring Alliance)로 개칭하였다. 국제관광의 진흥을 목적으로 하고, 각국의 Touring Club, Automobile Club, Cycling Club, 수상 Club, 도보 Club, 여행대 Association을 회원으로 하고 있다.
국제관광연맹센터	IFTC(International Federation of Tourist Centers)	1948년 모나코에 설립한 유럽의 관광기관, 관광안내소장의 연결기관 주 목적은 정보교환, 연결협조를 도모하는 데 있다. 회원수는 9개국, 본부는 프랑스의 리옹에 두고 있다(Federation Internationale de Centres Touristiques : FICT).
국제 여행업자	International Agent	해외관광과 관련한 제반업무를 처리할 수 있는 여행업자이다.
국제여행 제한규정	Exit Restrictions	국외여행 억제를 위한 제한규정이다.
스테킹	Stacking	카지노게임 Roulette의 기본동작으로 흐트러진 Chips를 세우는 동작이다.
스페인국철	RENFE	스페인국철 : Reseau National des Chemins de Fer Espagols이다.

용 어	영문용어	해 설
슬롯머신	Slot Machine	슬롯머신은 투입구에 동전을 넣고 투기의 수단으로 관광호텔에서 오락을 하는 것이다. 세계 최초의 슬롯머신의 이름은 '리버티 벨'로 1805년 미국의 Chals Pay가 만들었다. 이것은 모방이 아니라 구술을 사용하는 구술치기의 일종이다.
승객	Passenger	여행 · 승객 · 운송기관의 승객이며, 여행업계에서는 고객(여행자)을 가지고도 Passenger라고 한다.
시내관광	City Excursion	시내관광이다.
시차	Time Difference	시차이다.
시찰여행	Fam Tour	여행 관련자를 초청하여 관광지, 관광시설, 관광코스 등을 시찰하게 하는 여행이다.
식당차	Dining Car	열차의 식당차이다.
신분증	ID Card	Identification Card의 약자이다.
싱글챠타	Single Charter	ITC라든가 TGC와 같이 백 투 백(Back to Back)으로 일정기간 계속적으로 운항하는 챠타에 대해서 단발적으로 운항하는 챠타이다.
세계일주	RTW	Round The World의 약자이다.
공인여행상담원	CTC	Certified Travel Counselor의 약자이다.
안내브로셔	Confidential Tariff	일반적으로 매년 1회 발행되는 여행중개업자용 판매 안내브로셔이다.
안내소	Information	관광안내소이다.
알씨아이	RCI(Resort Condominium International)	미국 인디아나 폴리스에 본사를 둔 세계적인 휴양지 시설교환업무를 대행해 주는 전문적인 콘도미니엄 조직회사이다.
왕복여행	RT	Round Trip의 약자이다.
어랜징	Arranging	카지노게임 Roulette의 기본동작으로 금액 및 Setting Stack의 Color별 정리 Pay Off이다.
에소닉관광	Ethnic Tourism	색다른 문화와 인종 · 생활방식 등을 관광하는 이국적 관광이다.
여행인솔자	Escort	관광안내를 하는 Guide와 구분된다.
에약수행부서	Reservation Department	고객의 예약상황을 신속하고 정확한 응답기능을 수행하는 부서로서 새로운 예약을 위한 정확한 데이터를 수집하고 보존하여 원활한 예약을 수행한다.
에어텔	Airtel	항공편과 호텔숙박만을 결합한 여행상품이다.
여행대리점 할인	AD	Agent Discount의 약자이다.
에이프런	Apron	카지노게임 Roulette의 기본동작으로 딜러가 Chips를 Sweeping한 다음 Chpping하는 장소 또는 Helper가 있는 곳이다.
에프씨티	FCT	해외여행 인솔자가 포함된 해외여행으로 Foreign Conducted Tour의 약자이다.
개인여행자	FIT	Foreign Independent Tour의 약자이다.

용 어	영문용어	해 설
엘르센트릭	Allocentric	모험적이고 진취적인 관광자의 성격유형이다.
엠아이피	MIP	Most Important Person의 약자로 VIP(Very Important Person)보다 한 단계 중요한 고객이다.
여정 플레이트	Routing Plate	여정을 미리 각인하여 발권할 때에 임프린터(Imprinter)의 좌측에 설치시키고 인자하기 위해서의 플라스틱 플레이트로 단체여객의 경우와 같이 동일여정의 대량 발권에 편리하다.
여정안	Suggested Itinerary	여정안이다.
여정의 변경	Rerouting	여정의 변경이다.
여행그룹 챠타	TGC(Travel Group Charter)	1972년 미국에서 탄생한 챠타로 불특정 다수 시장을 대상으로 한다.
여행기간	Duration	여행기간이다.
여행담	Travelogue	최근에는 슬라이드나 영화 등을 사용하여 여행지의 소개나 경험담을 하여 집객을 도모하는 일이 잘 행해지고 있다.
여행도매업자	Educational Tour	항공사, 여행도매업자, 각국 관광청 등이 여행업자를 위해 실시하는 연수여행이다.
여행보험	Travel Insurance	여행중에 일어날 수 있는 사고를 위해 안전장치이다.
여행비용	Travel(ing) Cost	여행중에 필요에 의해서 쓰는 경비이다.
여행사 경영자	Agent Manager	여행업자이며 여행의 운영자이다.
여행사 외상매출 계정	Agent Account	여행사가 지불을 보증하는 외상매출계정이다.
여행사 원장	Agency Ledger Adjustment	여행사와의 거래를 별도로 취급하는 미수금 원장 중의 하나이다.
여행산업	Travel Trade	여행업계이다.
여행성향	Travel Attitude	일반사람들의 여행에 대한 생각 및 일반적으로 여행을 하는 습관이 있는 사람들의 경향이다.
여행수입	Travel Expenditure	여행자가 여행에 지출한 금액으로 일반적으로는 수지표상의 용어이다.
여행수지차	Travel Gap	여행수지의 언밸런스 : 미국의 여행수지가 대폭적인 적자가 되고 있어 그것이 미국의 국제수지의 악화와 더불어 커다란 문제로서 취급되게 되었다.
여행시설	Travel Plant	Tourist Plant를 사용하는 수도 있는 관광시설이다.
여행시장	Travel Market	통상은 여행자를 대량으로 송출하는 시장이다. 북미와 유럽이 세계의 2대 여행시장이며, 우리나라로서는 일본도 가장 비중이 무거운 큰 시장으로서 주목되어 왔었다.
여행 신분증명서	Travel Documents	여행상의 필요서류로 일반적으로는 여권 또는 신분증명서이다. Yellow Book(예방접종증명) 기타 물품 등의 수입증명서(또는 허가서) 등도 포함된다.

용 어	영문용어	해 설
여행안내책자	Guide Book	여행안내책자이다.
여행업자	Travel Agency	여행업자이다.
여행일정표	Itinerary	여행일정표이다.
여행자금대부	Traveloan	할부여행이다.
여행자보호 시스템	Default Protection Plan	공급자의 채무불이행 시 여행객과 여행업자를 보호하기 위한 시스템이다.
여행자 송출국	Travel Plant Country	여행자를 해외로 내보내는 것이다.
여행자 수입국	Travel-Receiving Country	여행자가 관광지에 들어가는 나라이다.
여행자수표	Traveler's Check(T/C)	여행자가 가지고 다니면서 쓰는 자기앞수표와 같은 것이다. 여행자가 직접 현금을 지참하여 심적 위협을 느끼지 않도록 현금과 같이 사용할 수 있도록 했으며, 이것은 하나의 수표로서 현금을 주고 매입할 때 서명을 해서 쓰기 때문에 제3자는 사용이나 위조를 할 수가 없게 되어 있다. 따라서 두 번 서명하지 않는 것은 분실이나 도난 시에 타인이 사용할 수가 없다. 즉 여행자수표는 회사 및 은행에 의하여 발행되며, 보험에 가입한 특수수표이다.
여행장애	Travel Barriers	일반적으로 전염병이라든가 음료수, 근대적이고도 쾌적한 교통수단의 결여, 자연적 · 신체적인 위험보다도 정치분쟁에 의한 여행제한이나 비싼 운임, 공항세, 출국세, 언어장벽, 사회적 · 경제적 불안 등의 인위적인 장애이다.
여행 프로그램	Vacation Program	여행업자 등이 휴가여행자를 표적으로 삼고 조직하는 Tour Program이다.
염가여행	Budget Tour	일반적인 요금보다 저렴한 여행이다.
영국관광청	BTA(British Travel Authority)	1969년 정부명령에 의해 영국 여행휴가협회가 해산되고, 대신하여 BTA 및 English Tourist Board, Scottish Tourist Board, Wales Tourist Board 잉글랜드, 스코틀랜드, 웨일즈 관광위원회가 설립되었다. 같은 청의 주된 업무는 전 협회가 수행해 온 외객유치와 국내관광의 장려 및 국내의 숙박시설, 관광시설의 개선촉진에 있다.
영국여행업자협회	ABTA	Association of British Travel Agent의 약자이다.
예약업무	Arrangement	숙박 · 항공 · 교통 · 식사 · 관광 등에 관한 예약업무이다.
예정표	Schedule	표, 시간표 : 여행업계에서는 특히 일정표이다.
오그나이즈	Organizer	특별히 작성된 여정에 참가하는 단체여행자를 조직하는 자 : 사전에 금액지불이 끝나고 팜플렛 등으로 선전되고 숙박 · 지상교통기관이 수배되어 IATA 가맹 항공회사의 편을 사용하며, 단체의 왕복 또는 Circle Tour를 기획 · 조직하는 게임(IATA 가맹회사 및 IATA 대리점을 포함)이다.
오더 포 크레딧	Order for Credit	Gaming, Chips, Coin, Plague 등을 Gaming Table로부터 Banker로 옮기기 위해 카지노 계장이 작성하는 Manual Credit System의 서식이다.

용 어	영문용어	해 설
오리엔테이션	Orientation	여행출발 전이라든가 최초의 목적지에 있어서 여행업자가 여행자를 위해하는 설명출발도시와 목적도시 : 항공권면상의 Origin, Destination 난에 출발도시와 최종 목적도시명을 기입한다.
오버라이딩 커미션	Overriding Commission	특수한 판매노력을 필요로 하는 투어에 대해서 통상의 대리점수수료에 덧붙여서 지불되는 추가수수료이다.
오버랜드 패스	Overland Pass	그 나라의 출입국관리법에 기본을 두고서 배로 그 나라를 방문하는 외국인에 대해 그 배가 그 나라의 다른 항에서부터 출발할 때까지의 사이에 관광을 위하여 육로를 여행할 것을 희망하는 경우에, 신청에 의하여 발부되는 통과상륙허가증으로 사증을 취득하고 있지 않더라도 일정기간의 체재가 허가된다. 단, 그 배는 입국관리당국으로부터 사전에 관광선의 지정을 받는 것이 통례이다. 기항지상륙 허가서하고는 다르다.
오버랜드 패신저	Overland Passenger	Overland Pass의 발부를 받고 입국한 외국인관광객이며 '통과관광객'이라 역하고 있다. 사증을 필요로 하는 '통과객'과 혼동하지 않도록 할 필요가 있다.
오토캠프	Autocamp	야외에서 숙박하는 일이나 또는 그 장소이다.
오픈죠 트립	Open-Jaw Trip	여객형태의 하나로 그냥 '오픈죠'라고 한다. 주유(周遊) 또는 왕복여행으로 출발지가 같고, 목적지에 있어서 항공기를 쓰지 않고서 2지점간을 이동하는 여행, 또는 출발지와 도착지가 다른 여행으로 각기 왕복운임을 쓸 수 있는 여행이다.
선택관광	Optional Tour	현지의 소어행 : 미리(애당초부터) 여정에 짜여 넣어져 있지 않고, 여행자가 현지에서 자유로 선택할 수 있는 투어이다. 유료이고 최근에는 자유여동형의 투어가 증가, IT 챠타(ITC) 등의 운항에 따라 옵셔날 투어의 중요성이 재인식되고 있다. 임의관광이다.
국외여행	Outbound	외국으로 나가는 경우의 해외여행 및 그에 관계하는 업무이다.
외국인 관광객	Incoming Tourist	특히 해외에서 입국한 외국인관광객이다.
외국인등록증	Alien Registration Card	외국인등록증이다.
워터 클로젯	Water Closet	화장실이다.
유료 화장실	Pay Toilet	유료 화장실이다.
인센티브 여행	Incentive Tour	보상여행 또는 포상여행이다.
인포메이션 클럭	Information Clerk	호텔 방문객 및 투숙객에게 여행정보를 제공하는 직원이다.
일반여행업 대리점	Sub Agent	일반여행업자의 대리점이다.
일본관광협회	JNTO	Japan National Tourist Association의 약자이다.
일본여행자협회	JATA	Japan Association of Travel Agents의 약자이다.
일시방문객	Temporary Visitor	관광객에 대해서는 각국이 모두 사 중의 면세 혹은 각종 세금의 면세 등 우대조치를 청구하고 있는 것이 보통이나, 정의를 정하는 혹은 국제적으로 통일하는 일이 몹시 곤란하므로 여행자를 그 체재일수로 장기

용 어	영문용어	해 설
일시방문객	Temporary Visitor	체재자와 단기 체재자(90일 정도로 하자는 안이 있다)로 나누어 단기 체재자에 대해서는 갖가지의 편의를 주려고 하는 생각에서 Temporary Visitor 사용되게 되었다.
일시방문자	Excursionist	한 국가나 지방에 1일을 숙박하지 않고 24시간 미만의 여행을 하는 일시방문객이다.
일용품	Personal Effects	신 일용품 : 여행자가 여행 중에 개인적으로 사용하는 옷(의류) · 화장품 등의 물건(물품)으로 각국이 모두 면세수입을 이전하는 것이 보통이나 국제적 통일기준을 만들 필요성에 따라 1954년에 Convention Concerning Customs Facilities for Touring이 작성되어 많은 나라가 이 조약에 가맹하고 있다.
입장료	Admission Fee	입장료이다.
	Entrance Fee	공연, 경기를 구경하기 위하여 장내에 들어가기 위해 내는 돈이다.
자연자원	Natural Resource	관광자원의 하나로서, 그 보호에 대해서 각국의 관광기관 · 관계단체는 갖가지의 노력을 기울이고 있다.
장거리전화	Long Distance Call	장거리전화이다.
재환전	Reconvert	재환전이다.
재환전	Re-Exchange(Reconversion)	비거주자가 입국하여 외국환을 원화로 환전한 후 사용하고 남은 원화 잔액을 출국 시 다시 외화로 환전하는 것이다.
저관여 전략	Low-Involvement Strategy	소비자의 제품에 대한 관광수준이 낮을 때 이를 높은 관여전략으로 전환시키는 전략이다.
전망대	Observation Platform(Tower)	전망대이다.
전망차	Observation Car	전망차이다.
	Vista Car	2층식 전차, 버스 등의 전망차이다.
접근성	Accessibility	관광의 세분화된 시장에 접근하여 활동할 수 있는 정도이다.
정기관광	City Tour	한 도시의 시내관광을 위한 정기관광 프로그램이다.
정킷	Junket	여행경비를 여행자 본인이 부담치 않는 시찰 · 답사 등의 여행이다.
정회원	Active Member	단체의 정회원이다. 준회원은 Allied Member라 한다.
제3차 산업	Territory	관광사업을 포함하는 제3차 산업이다.
제비용포함 여행	All Expense Tour	포괄여행의 일종으로 식사, 관광, 세금, 기타 비용 등이 모두 포함된 여행이다.
조운트	Jaunt	하이킹 등 비교적 기간이 짧고 가벼운 형태의 여행이다.
조직여행	Organized Tour	여행사가 아닌 제3자가 기획하여 조직한 여행으로 통상은 단체여행이다.
좀비	Zombie	칵테일 이름으로 남태평양제도에서 Don이라는 백인에 의해 만들어졌으며, 그 뜻은 마법으로 죽은 사람을 되살아나게 한다는 초자연의 힘이나 그렇게 되살아난 사람을 의미한다.

용 어	영문용어	해 설
종일관광	Wholeday Tour	전일(終日)관광 : 여행일정상 사용한다.
종일여행	Full Day Excursion	종일여행이다.
주회여행	Circle Trip	1개 이상의 여행목적지를 포함한 출발지로 다시 돌아오는 여행형태이다.
준비품	Outfit	준비품, 여행용품, 여행단체, (여행)준비(비)이다.
지브이	GV	단체여행객에게 적용되는 요금산정 시 최소인원을 표기하는 코드이다.
지아이티	GIT	단체여행자이다.
지상수배부분	Land	지상수배부분이다.
지상수배업자	Ground Operator	여행지에서의 운송 · 관광 · 숙박 등의 수배를 담당하는 현지여행업자이다.
직책수당	Position Allowance	Post Convention Tour 회의 후 여행 : 회의의 종료 후 회의 참가자를 위해서 계획되고 만들어진 Organized Tour로 회의의 주최자 등 미리 계획을 세워 놓고 실시하는 관광이다.
짧은 여행	Trip	짧은 기간의 회유형 여행이다.
최종 일정표	Final Itinerary	출발 전에 확정된 최종석인 여행일징표이디.
최혜약관	Best Available	관광고객에게 제공가능한 최선의 숙박시설과 서비스를 제공한다는 업자의 사전약속이다.
카운팅	Counting	카지노게임 Roulette의 기본동작으로 각 Zone Bet의 배수, 수치읽기이다.
컬러 칩스	Color Chips	카지노게임 Roulette의 기본동작으로 Play할 수 있는 Chips이다.
타이디 벳	Tidy Bet	카지노게임 Roulette의 기본동작으로 어수선하다고 느껴져 딜러가 인위적으로 단정하게 만든 것이다.
타이사이	Tai-Sai	Tai-Sai는 주사위 3개를 이용하여 고대부터 유명한 중국의 게임으로서 유리용기에 있는 3개의 주사위를 딜러는 3회 또는 4회를 진동시킨 후 뚜껑을 벗겨 3개의 주사위가 표시한 각각의 숫자 또는 구성되어 있는 거는 장소에 여러 종류의 Chips를 올려놓고 맞히는 게임이다.
탐사여행	Expedition	탐사 · 조사 등 특정한 목적을 가지고 하는 여행이다.
태국정부관관청	TAT	Tourism Authority of Thailand의 약자이다.
태평양 관광협회	PATA-Pacific Area Travel Association	태평양 지역 각국이 세계 최대의 여행시장인 미국에서의 관광객 유치 및 지역 내 각국의 관광왕래의 촉진을 목적으로 하는 공동선전실시를 위하여 1951년 태평양 잠정여행협회로서 호놀룰루(Honolulu)에 설립하였고, 1953년 현재의 명칭으로 바꾸어 오늘에 이르고 있다. 출판물로서 Pacific Travel News(월간), 태평양 호텔 · 여행가이드(연간) 등을 발간하고 있다. 본부는 샌프란시스코에 있으며 회원은 57개국의 정부관광기관, 교통기관, 여행업자, 호텔 등이 가맹하고 있다.
태평양 지구관광협회	Pacific ASIA Travel Association	1951년에 설립된 태평양지역의 정부 관광기관, 항공회사, 여행업자, 호텔 등이 가맹하고 있는 공동관광선전기관이다. 회원은 1,000을 넘는다. 보통 PATA라고 한다.

용 어	영문용어	해 설
태평양 항공운임	Trans Pacific Fare	태평양 항공운임이다.
테이블 게임 윈, 로스	Table Game Win or Loss	게임에서 고객에게 이겨서 얻은 Cash Plague, Gaming Chips 등의 총액에서 고객에게 Loss한 Cash, Gaming Chips Plague 등의 총액을 제한 것이다.
테이블 게임드롭	Table Game Drop	Drop Box에서 Collect한 통화의 총액이다.
테이블 고객양식	Table Inventory Slip	Gaming Table에서 Game Chip Coin, Plague 등의 재고를 기록하는 데 사용하는 양식이다.
테크니컬 방문	TV(Technical Visit)	① 관광 이외의 목적, 즉 시찰을 목적으로 하여 상대방을 방문하는 것이다. ② 시찰을 목적으로 한 투어이다.
테크니투어	Technitour	Technical Visit와 같다.
텔레투어리스트 서비스	Tele-Tourist Service	관광객용 전화안내 서비스로 Automatic Service라고도 한다.
토마스 쿡	Thomas Cook	세계에서 가장 오랜 여행업자이며, American Express와 함께 세계 최대의 여행업자의 하나이다.
토마스 쿡 철도시간표	Thomas Cook Continental Timetable	토마스 쿡사에서 발행하고 있는 유럽을 중심으로 한 철도시간표이다.
통역	Interpreter	통역이다.
동행안내	TC(Tour Conductor)	동행안내 T/C라고도 한다. 여행에 동행해서 현지에 있어서의 투어운영에 필요한 일절의 업무를 행하는 자이다.
동행안내요금	Tour Conductor's Fare	Tour Guide Fare라고도 한다. 항공운임의 경우는 보통 10명 이상의 단체의 인솔자에 대해서 적용되는 할인운임으로 10명 이상 14명 미만의 단체의 경우는 11명째의 사람의 운임이 50[%] 할인이 되며, 재차 15명 이상인 단체의 경우는 16명째의 운임이 100[%] 할인이 된다. 단, 단체가 특수운임으로 여행하는 경우, 그 적용이 없는 경우 혹은 필요구성인원 수가 다른 경우가 있다.
투어 가이드	Tour Guide	일반적으로는 소위 가이드이며, Tour Conductor, Tour Escort를 의미하는 경우 또는 가이드가 일을 겸해서 동행하는 경우가 있다. 우리나라에서는 가이드를 전업 적으로 일하고 있는 사람의 특징은 여행업자의 전속으로 되어 있는 경우가 많아 Tour Conductor 혹은 Tour Escort의 일을 하기도 한다.
투어 리더	Tour Leader	Tour Conductor이다.
투어 매니저	Tour Manager	Tour Conductor와 같으며, 여행업자나 항공업자에게 Tour의 기획·판매·운영을 관리자로서의 주의를 기울이고 또한 수익상의 견지에서 컨트롤하고 지시하는 책임자를 두는 일도 있다.

용 어	영문용어	해 설
투어 오그나이즈	Tour Organizer	PATA에서는 "특별하게 작성된 여정에 참가할 단체여행자를 조직하는 자"이다. 투어 오퍼레이터하고의 구별은 Tour Organizer가 반드시 운임동맹의 지정을 받을 필요는 없으며, 또한 "여행업자에게 커미션은 지불할 필요도 없는 점이다"라고 정의를 내리고 있다.
투어 오퍼레이트	Tour Operator	우리나라에서 제각기의 목적지에 대해서 관광 버스, 레스토랑, 방문기업 등을 전문적으로 수배하는 업자이다. 현지의 일정과 정확하고 새로운 여행정보를 가지고 있다.
투어 호스트	Tour Host	Tour Conductor이다.
트렁크 룸	Trunk Room	큰 가방이나 짐을 넣는 장기체류자의 수하물을 보관하는 방이다.
국외여행인솔자	TC	① Tour Conductor ② Traffic Conference ③ Traveler's Check 등의 약자이다.
티아이엠	TIM	Travel Information Manual의 약자 각국의 출입국수속(CIQ)에 최신의 규칙을 모아 놓은 것이다.
티지	TG	Tour Guide이다.
티피아이	TPI	Travel Press International의 약자로 국제여행업계전문지협회이다. 미국 · 영국 · 프랑스 · 일본(Travel Journal) 등의 대표지가 가맹이다.
판매원조물품	Sales Aid	Tour나 Destination을 판매함에 있어서 소용되는 물건으로 팜플렛은 물론 슬라이드, 영화, 포스터, 기타 Give-away(경품, 무료제공품)까지도 포함한다.
패이아웃	Payout	게임 테이블이나 Slot Machine에서 고객이 Win한 금액을 지급하는 것이다.
패키지	Package	여행에 필요한 교통 · 숙박 · 식사 · 팁 · 관광 등 일체의 경비를 포함하는 요금으로 여행구매자의 숫자에 의거 할인요금으로 판매된다.
패키지 투어	Package Tour	항공운임에 호텔요금 · 관광요금 · 식사요금(일부만의 경우도 있다) 등의 비용을 포함한 투어이다.
패티션	Petition	청원서 : 사증(visa)의 신청에 필요한 서류로서 요구받는 수가 있다.
포괄단독여행	Inclusive Independent Tour	포괄단독여행이다.
포괄여행	All Inclusive Tour	숙박, 식사, 관광, 교통 등 여행의 제반 경비가 모두 포함된 여행이다.
포괄여행	Inclusive Tour	항공 · 관광 · 숙박 · 식사 등을 일괄 포함한 여행이다.
포괄전세여행	Inclusive Tour Charter	전세항공편에 의한 수송이 포함된 관광이다.
푸싱	Pushing	카지노게임 Roulette의 기본동작으로 40, 50, 60, 70, 80, 100, 120, 141개 등의 숫자로 Chips를 Rack에서 꺼내서 Set하여 Player에게 밀어주는 동작이다.

용 어	영문용어	해 설
풀 서비스 트레블 에이전시	Full Service Travel Agency	해외 · 국내 등 여행과 관련한 종합적인 서비스를 제공하는 여행사이다.
풍경의	Scenic	풍경의, 경치가 좋은의 뜻이다.
프레쥬어 트레벌러	Pleasure Traveler	Business Traveler와 대비시키는 경우의 관광객이다.
프린시펄	Principal	여행업계에서 대리자로서의 여행업자에 대한 본인의 의미로 항공회사, 선박회사, 철도회사, 버스회사, 호텔 등이다.
플라이 드라이브 패키지	Fly Drive Package	항공과 렌트카를 포함한 패키지 유형이다.
플랜트	Plant	시설의 의미로 잘 사용된다. Tourist Plant 등이다.
피크	Peak	산꼭대기를 두고 하는 말이나 여행업계에서는 Peak Season을 줄여 Peak라고 말하는 일이 많다.
핀쿠션	Pin Cushion	바늘겨레 : 여행자의 편의를 위해서 바늘 · 실 · 단추 등을 준비하고 있다.
필리핀관광협회	PTTA	Philippine Travel and Tourism Association의 약자이다.
학생할인	SD(Student Discount)	학생할인 : 적용조건은 특례를 제외한다. ① 연간 수업을 행하는 학교의 12세 이상 26세 미만의 학생일 것이다. ② TC 3내, 또 TC 2의 여행에 한할 것이다. ③ 도중 항기(降機)는 인정하지 않는 등 보통운임의 25[%]할인, 신청은 항공회사 소정의 신청서에 학교장의 직인을 요한다.
한국관광공사	KNTO-Korea National Tourism Organization	한국의 관광산업발전 및 외화획득, 관광 서비스 개선 등을 목적으로 1962년 4월 24일 국제 관광공사법이 제정되고, 그 해 6월 26일에 국제관광공사가 창립하여 운영되어 오다가 1982년에 12월 27일 한국관광공사로 그 명칭을 바꾸어 오늘에 이르고 있다. 1960년대에는 산하에 호텔, 여행사, 운수업체 등을 가진 영업체제였으나, 1974년 진흥체제로 전환하여 업체를 불하하고 현재까지 진흥 · 개발 · 교육훈련 업무에 주력하고 있다.
해피코트	Happi-Coat	외국인에 대한 Reception 등에 선물로서 제공되는 부인의 사교용 웃옷이다.
헬스관광	Health Tourism	온천 및 휴양지와 연계한 건강증진 목적의 관광이다.
현지시간	Local Time	현지시간이다.
현지여행업자	Local Agent	현지여행업자이다.
현지지상수배	Land Arrangement	해외여행에 따른 현지 지상수배로 Land Operator에 의해 제공된다.
현지지상수배업자	Land Operator	현지관광의 지상수배를 전문으로 하는 여행업자이다.
홈 스테이	Home Stay	여행시 현지의 가정을 방문하여 체재하는 것으로 체류지역에 대한 생활문화를 습득할 수 있어서 새로운 여행영역으로 자리잡고 있다. 최근 국내에서도 이러한 홈스테이 상품이 개발 · 판매되고 있다.

용 어	영문용어	해 설
환경관광	Environmental Tourism	자연적 경관이나 자원을 관광하는 환경적 관광이다.
회의 전 여행	Pre Convention Tour	회의 전 여행 : 회의의 개최 이전에 가까이에 있는 관광지 또는 제법 먼 곳에 있는 관광지를 몇 곳 구경하고 회의개최지에 도착하도록 계획되어 만들어진 Organized Tour이다.
후광효과	Halo Effect	소비자 관광행동에 있어 일반적인 인상이 다른 자극의 해석에까지 영향을 미치는 경우이다.
휠	Wheel	카지노게임 Roulette의 기본동작으로 Layout과 똑같은 번호가 있는 Ball이 돌아갈 수 있게 한 기계이다.
휴가별장	Vacation Home	특별한 계절 동안에 비교적 단기간 사용되는 2차적인 거주지이다.
휴가여행객	Holiday Maker	휴가여행객이다.
휴가의 조정	Staggering of Holiday	휴가의 조정 : 유럽에서는 여름철에 사람들이 휴가를 모두가 한꺼번(일시)에 받아서 여행을 떠나기 때문에 그 혼잡완화가 커다란 문제로 되고 있다. 이와 같이 휴가여행자가 일시기에 집중하는 것을 조금이라도 방지하기 위해서 학교 · 공장 · 회사 등의 휴가를 계획적으로 변경 · 조정해서 받아 가도록 하자는 것으로서 유럽의 각국 정부에 있어서는 중요한 선책(旋策)중 하나로 되어 있다.
휴양/레크리에이션	R/R(Rest and Recreation)	주로 미국 군인들의 휴가여행이다.
휴양지	Resort	주로 바닷가(해변)나 산 등 경치가 좋은 곳이다.

3. 호텔 · 숙박 관련 용어와 해설

용 어	영문용어	해 설
3교대 근무	Graveyard Shift	3교대 근무이다.
4인용 객실	Quad(Quadruple, Twin Double)	호텔의 객실형태로 4인이 이용할 수 있는 객실이다.
가니	Garni	식당이 없는 호텔이다.
가든파티	Garden Party	호텔의 레스토랑에서 개최하는 각종 축하연회를 호텔 또는 가정의 정원에서 개최하는 연회형식이다. 입식형식의 파티로서 돌아다니면서 음식을 먹는 것으로 연회장 중앙이나 한 쪽에 테이블을 놓고 그 위에 요리를 준비해 자기 식성대로 선택하여 먹도록 한다.
가스트하우스	Gast Haus	독일이나 프랑스의 여관이다.
국가용 객실상황	Room Inventory	객실조사라고 하는 것은 현재의 상황 점검하여 재실, 숙박연장, 객실변동, 고장난 객실, 가용객실 등을 하우스키핑, 예약, 영선실과 상호 연결시켜서 프론트 오피스(Front Office)에서 객실을 판매하는 데 있어서 아무 지장이 없도록 도와주는 것이다.

용 어	영문용어	해 설
개런티	Guarantee	서비스를 받게 될 사람의 수를 나타내는 것으로, 적어도 연회의 24시간 전에 연회기획 담당자가 계산해 산출한 고객의 숫자이다.
개인욕실	Private Bath	개개의 객실에 달려 있는 욕실이다.
룸 메이드	Room Maid	객실에서 여러 가지 서비스를 담당하는 자로 객실의 청소 · 정비 · 정돈 등이 주된 업무이다. Room Attendant라고도 한다.
룸 서비스	Room Service	호텔의 객실에 손님의 요망으로 음료나 식사 등을 갖다 주는 것은 담당하는 계원 또는 그렇게 해서 호텔의 방에서 하는 식사이다. 통상 메뉴의 요금보다 10[%] 내지 15[%] 정도 비싼 요금으로 되어 있다.
객실 지배인	Room Manager	객실부분 담당의 지배인이다.
객실관리	Housekeeping	고객이 사용할 호텔, 모텔 등 숙박업소의 객실을 관리하는 작업으로서 객실의 정리정돈 및 비품을 관리하여 객실을 상품의 가치가 있도록 만드는 작업 또는 관리한다.
객실료	Room Rate	객실료이다.
객실배정	Blocking Room	당일 도착할 고객의 객실을 사전에 배정하는 것이다.
객실배정	Room Assignment	객실배정은 개개의 예약에 대해 객실을 할당하는 것이며, 당일 예약된 고객이 도착하기 사전에 객실을 준비하여 도착 시 객실배정에 따른 시간을 단축시킴으로써 효율적인 업무를 수행함에 있다. 또 일정한 방법과 순서에 의하여 실시해야 하며, 주의사항을 숙지하여 차질이 없도록 하여야 한다.
객실번호	Room Number	호텔의 객실번호
객실변경	Change Room	고객이나 호텔의 사정에 의하여 객실을 변경하는 것이다.
객실예약원	Reservation Clerk	호텔 투숙객의 객실사용에 관한 예약업무를 담당하는 객실담당직원으로 대형 호텔의 경우는 룸클럭에서 독립되어 있으나, 작은 호텔은 룸클럭이 예약업무를 맡고 있다.
객실의 칸 수	Number of Rooms Unit	① 객실의 칸 수, 즉 객실의 단위수에 의해 계산되는 객실 수이다. 물론 여기에는 호텔의 임원, 숙소나 창고 등으로 사용되는 House Use Room까지도 포함되는 객실 수인 것이다. ② 호텔기업이 보유하고 있는 객실 수를 대외적으로 공표하는 경우, 즉 호텔을 정부기관에 등록하거나 호텔의 판매촉진을 위한 선전과 광고 등에 있어서 유니트 객실 수를 공표하게 된다. 호텔의 객실 수가 호텔의 규모를 평가하는 기준이 되기 때문이다.
객실이용	Occupancy	객실이용률 : 숙박시설의 경영에 있어서 시설의 가동상태를 가르키는 객실이용률의 지표이다. 산출방법은 실제로 사용된 객실 수를 그 호텔의 총객실수로 나눈 값을 퍼센트로 나타낸다. 이것은 Room Occupancy이고, 베드를 단위로 나타내는 경우는 Bed Occupancy라고 한다.
객실이용인원	Number of Guests	객실이용인원 및 정원가동률을 계상한다.
객실점검자	Room Inspection Report	객실점검자(Room Inspector)에 의해 준비되는 객실상태의 점검기록장이다.

용 어	영문용어	해 설
객실정비원	Room Inspection	객실정비원(Room Attendance, Room Rnaid)의 객실청소, 정리 · 정돈 후 고객에게 객실을 판매하기 전에 최후로 객실을 점검하는 것이다. 객실을 점검하는 직원을 Room Inspector이라 한다.
객실종류	Room Type	호텔 객실의 종류는 침대의 수와 크기에 따라 기본적인 4가지로 분류된다. ① Single Bed Room : 1인용 객실 또는 싱글 침대가 있는 1인실이다. 침대의 표준규격은 길이 195[cm]×너비 90[cm] 이상이고, 담요규격은 길이 230[cm]×너비 170[cm] 이상이어야 한다. 또한 기준면적이 13[cm^2] 이상이다. ② Double Bed Room : 더블 침대가 있는 객실로 두 사람이 사용할 수 있는 넓은 형태의 객실이다. 이 침대의 폭은 보통 싱글 침대의 1.5배이다.
객실청소담당	Maid	객실 청소 및 정리담당자이다.
갤러리	Gallery	화랑이다.
게스트 레저	Guest Ledger	숙박고객에 대한 인적사항을 기록한 숙박부이다.
경비	Security	절도와 파괴행위로부터 종사원이 고객을 안전하게 보호하는 업무이다.
고객수	Guest Count	투숙고객수, 즉 등록된 고객의 수이다.
고객숙력 카드	Guest History Card	고객이 과거에 여러 번 방문한 숙력기록을 보존하는 카드로 고객의 방문회수, 사용객실, 사용기간, 특별한 선호 등을 기록하여 기존 고객을 보다 효과적으로 관리하기 위해 사용된다.
고객일일숙박	Guest Night	고객이 한 호텔이나 모텔 기다 숙박업소에 당일 숙박을 한 후 익일당 숙박업소에서 정한 일일숙박 기준에 의하여 체크아웃된 고객이다.
고우 쇼우	Go Show	빈 객실을 기다리는 손님이다.
공표요금	Tariff	① 공표요금을 일반적으로 호텔이나 여관에서 공표한 정규요금을 지정하고 있으며, 호텔 브로셔에 있는 요금표를 태리프(Tariff)라 한다. ② 각종 운임 · 요금표, 관세표, 세율표 등을 두고 말한다. 통상 태리프라고 하면 항공회사의 그것을 말할 때가 가장 많다. 여행비용을 계산하기 위하여 가장 중요한 자료이다.
공항호텔	Airport Hotel	공항 근처에 건설되는 호텔이며, 이 종류의 호텔은 현재 세계 각국의 유행처럼 되어 항공사업의 발전과 함께 세계적인 경쟁사업의 하나로 확대 일로에 있다.
관광객 숙박소	Tourist Cabin	초기의 자동차 여행자를 위한 숙박소이다.
균일요금	Flat Rate	단체가 호텔에 숙박하는 경우 실료가 다른 객실을 사용하는 일도 있지만 그것을 균일화하게 한 요금이다.
그랜드 마스터 키	Grand Master Key	호텔의 전 객실을 다 열 수 있는 공통의 열쇠로 보통 당직 지배인이 보관하고 있으며, 안에서 잠그어 두는 것(Double Lock)은 예외이다.
금연지역	Non-Smoking Area	호텔의 로비, 레스토랑, 기타 부대시설에서 담배를 피우지 말 것을 위해 지정해 놓은 장소이다.

용 어	영문용어	해 설
금일예약	Today's Reservation	(Daily Pick-Up Reservation) 당일에 예약을 통하여 호텔에 투숙을 원하는 고객은 일반적으로 예약부서에 통제하는 것이 아니라 프론트에서 가능한 한 객실에 한하여 예약을 받는 것이다.
기본요금	Rack Rate	호텔경영진에 의해 책정된 호텔객실당 기본요금이다.
나이트 까운	Night Clothes	잠옷(Night Dress, Night Wear, Night Gown), 즉 잠을 잘 때 입는 옷이다.
나이트 스프레드	Night Spread	담요를 보호하고 각 고객에게 청결한 커버를 제공하기 위해 밤에 침대에 사용하는 가벼운 덮개이다.
나이트 캡	Nihgt Cap	여자들이 머리에 쓰고 잘 수 있도록 제공되는 위생적인 모자이다.
나이트 테이블	Night Table	객실의 침대 머리쪽에 있는 작은 테이블로 전화나 전기스탠드, 재떨이 등이 놓여 있고, 취침 시에 침대에 누워서 손이 닿는 범위에 라디오, 전기스위치, 보이(Boy)나 메이드(Maid)를 부르는 버튼 등이 설치되어 있다.
난방시스템	Heating System	호텔의 난방은 에너지를 사용하며, 이것은 건물 전체를 통하여 각 객실에 더운 열을 공급하는 하나의 난방시스템이 된다. 이러한 시스템은 공기를 덥게 하는 데 사용되며, 찬 공기를 더운 공기로 바꿀 수 있는 온도조절장치로 되어 있다.
노 쇼우	No-Show	고객이 예약을 해놓고도 예약날짜에 아무 연락도 없이 나타나지 않는 무단취소 고객이다.
노벨티	Novelty	노벨티는 호텔 이용객에게 제공하는 호텔측의 선물인 동시에 호텔 광고를 목적으로 한 판촉물이다. 호텔 이용객에게 제공하는 노벨티의 종류로는 볼펜 · 메모지 · 재떨이 · 달력 · 수첩 · 전화번호부 · 우편엽서 · 편지 봉투를 이용한 것이 있다.
뉴메틱 튜브	Pneumatic Tube	① 호텔 내의 각 영업장에서 발행하는 모든 전표 또는 청구서를 Front Cashier에다 신속히 보내주는 기계로서 운송기이다. ② 영업현장 부문과 Front Cashier 사이의 업무연락 수단으로 고객이 서명한 계산서를 원통에 넣으면 공기압축에 의해 신속히 전달되는 장치이다.
뉴스레터	News Letter	호텔에서 주별 · 월별 · 계절별 등으로 발간하는 호텔의 사업홍보와 광고, 사내 뉴스를 내용으로 하는 책자이다. 호텔사업에 있어서 뉴스레터는 전문성을 지니고 있으며, 그 내용이 정보제공의 역할을 하여야 하며, 기존고객과 잠재고객을 끌여들일 수 있는 마케팅 도구로서 널리 이용되고 있다. 특히 호텔의 부대시설과 새로운 모델상품 소개에 널리 이용된다.
다이렉트 빌	Direct Bill	영업장에서 손님이 계산할 때 후불로 처리한 계산서이다.

4. 호텔 · 카지노 관련 용어와 해설

용 어	영문용어	해 설
메이킹	Marking	카지노게임 Roulette의 기본동작으로 플라스틱 또는 금속으로 된 Marker로 표시하는 동작이다.
모빌 홈	Mobile Home	일반 가정의 모든 시설, 장비가 갖추어져 있어 여행에 편리하며 또한 일상 거주형태로 비교적 쉽게 이동할 수 있는 이동식 주거형태이다.
모빌리지	Movillage	자동차(Mobile)와 마을(Village)을 하나로 묶은 신조어로 자동차 이용 여행자를 위해 계획된 캠프장이며, 그의 목적을 위해 특별히 설치된 시설을 오토캠핑장(Autocamping)이라고 한다.
목적지	Destination	목적지이다.
몬틸라	Montilla	Montilla는 Jerez에서 내륙으로 약 100마일쯤 들어가 Cordoba 근처에 위치한다. Sherry Wine에 눌려 빛을 못 보던 지역이지만 좋은 와인이 나오는 알코올 도수 16도까지 천연적으로 되며 강화 시키지 않고 출고시킨다.
무사증통과	TWOV(Transit Without Visa)	나라에 따라서 다르나, 일성한 기간 내로 관광 등의 목적이면 사증 불요(不要)로 하고 있다.
무사증통과	TRWOV	Transit Without Visa의 약자이다.
무형 관광자원	Invisible Tourism Resource	무형 관광자원이다.
미국 상무성 관광국	USTS	United States Travel Service의 약자이다.
미국 소매여행업자협회	ARTA	Association of Retail Travel Agents의 약자이다.
미국 여행기관협회	NATO	National Association of Travel Organizations의 약자이다. 국내관광 사업의 진흥, 외국에서 미국으로의 관광 왕래 증대를 위하여 1941년 워싱턴에 설립, 본 협회는 미국 내의 각종 운수업자, 호텔 · 모텔업자, 레스토랑, 출판사 등 여행에 관계있는 업자를 회원으로 하고 있다.
미국 여행작가협회	SATW	Society of American Travel Writers의 약자이다.
미국의 택시	Yellow Car	Yellow Cap이라고도 하며, 전체를 노랗게(황색으로) 칠하고 있다.
미드 센트릭	Medcentric	관광자의 성격 중 Allocentric과 Psychocentric의 중간 형태의 성격으로 모험적이지도 보수적이지도 않은 중간형태의 성격이다.
미상의원 관광협의회	STC	관광에 관한 법률을 제정하는 과정에서 자문역할을 하기 위한 미국 상원의 연합체이다. Senate Tourism Caucus의 약자이다.
미주여행업협회	ASTA	American Society of Travel Agents의 약자이다.
미팅	Meeting	입국여행자를 마중하는 것이다.

용 어	영문용어	해 설
버스 보이	Bus Boy	손님에게 직접 서비스를 하지 않는 종업원이다.
번호통화	Station(-to-Station) Call	번호통화이다.
보이지	Voyage	장기간 형태의 여행이다.
보통열차	Way Train	각 역 정차의 열차이다.
보통전보	OT(Ordinary Telegram)	보통전보이다.
보험증서	Policy	여행업자에 있어서는 정책이다.
복수비자	Multiple Visa	해당 국가에 일정기간 내 자유롭게 입출국할 수 있는 비자이다.
볼거리	Point of Interest	관광의 볼만한 것(곳)이다.
봄베	Botanical Garden	식물원으로 주요 관광자원으로 활용되고 있다.
부두	Pier	방파제이다.
부적절한 자극	Irrelevant Cues	소비자 관광행동에 있어 지각적 판단이 어려울 경우 부적절한 자극을 따르는 경우를 칭한다. 기능보다 색 · 외형 등을 따르는 경우이다.
비수기요금	Off Season Fare	비수기에 적용되는 할인운임이다.
빌라	Villa	부호나 유한계급의 별장에서 유래된 피서, 피한, 휴양, 야외 레크리에이션 활동 등을 위한 휴양지의 숙박시설이다.
사적	Landmark	유적이다.
사증	Visa	여행자를 받아들이는 나라가 여행자에게 주는 입국 인정서로 영사에 의해 발행된다.
사증신청	Visa Application	재한국 외국대사관, 영사관에 신청을 하는 것이다.
사증신청서	Visa Application Form	각국이나 도항목적에 따라서 신청서의 양식이 다르다.
사파리	Safari	수렵, 사냥 : 근간 동아프리카를 중심으로 하여 수렵여행(카메라 사파리를 포함)이 성행하고 있다.
산업관광	Industrial Tourism	산업현장 및 관련 대상물 관광을 주요 목적으로 하는 관광이다.
	Technical Tourism	산업관광이다.
상용 여행업자	Commercial Agent	기업체의 상용거래를 취급하는 여행업자이다.
상해보험	Accident Insurance	최근에는 보험사의 고객서비스 강화에 따라 Insurance를 Assistance로 사용하기도 한다. 즉 보험금의 보상에 한정한 서비스가 아닌 각종의 부가서비스를 강화하여 종합적인 고객서비스를 제공하는 보험들이 많이 만들어지고 있다.

용 어	영문용어	해 설
설명변수	Explanatory Variables	관광수요예측과 관련한 설명변수이다.
성수기	High Season	수요가 급증하는 시기로 각종의 원가가 높게 책정되며, 여행을 위해서는 사전 예약이 필요한 시기이기도 하다.
세계 레저 레크리에이션 협회	WLRA(World Leisure and Recreation Association)	관광레저 레크리에이션의 연구, 교육, 홍보를 통해 국민생활의 질적 향상을 기하고 관광부문에 대한 자문 및 국가간의 협력 증진을 도모하며 관광전문지를 발간하고 있다. 1956년 필라델피아에서 국제 레크리에이션 협회(International Recreation Association)로서 설립되어 1973년에 현재의 명칭으로 변경됐다. 회원은 미국 · 영국 · 일본 등 80개국의 개인과 120개국의 관계단체로 구성되며, 본부는 뉴욕에 있고, 주네브에 지부가 있다.
세계관광 자동차협회	WTAO(World Touring and Automobile Organization)	1947년에 국제관광연맹(ITA : International Touring Alliance, AIT : Alliance International de Tourism)과 국제자동차연맹(IAF : International Automobile Federation, FIA : Federationale de i'Automobile)에 의해 1950년 설립되있다. 이 협회의 목적은 양기관의 조정적 역할을 수행하는 데 있으며, 양 기관의 공동이익을 수호하고 자동차 교통, 국제적 난체이다.
세계관광기구	WTO(World Tourism Organization)	관광분야에 있어서 중심적인 역할의 수행을 목적으로 한 국제기관이다. 전신은 관설 관광기관 국제동맹(IUOTO)이지만 1970년의 IUOTO 멕시코 총회에서 구성 및 조직의 개정안이 채택되어 1975년 1월에 설립됐다. 경제적 발전, 국제간의 이해, 평화와 번영에 기여하기 위하여 관광을 진흥 · 발전시키는 일에 목적을 두고 있다. 조직은 가맹국, 준가맹국 및 찬조가맹원으로 구성되어 세계 102개국의 정부가 가맹, 2보호령이 준 가맹하고 있다.
세계관광수입	Global Tourist Earnings	세계관광수입이다.
세계여행업자 협회	WATA(World Association of Travel Agencies)	여행업자로 구성된 민간관광기구이다. 회원업자의 권익 보호, 여행거래질서의 확립, 여행요금 산출방법의 개선, 여행자 보호에 관한 공동대책의 수립 및 협의를 주된 업무로 하고, 세계의 관광왕래촉진을 목적으로 하여 1949년 설립되었다. 제네바에 본부가 있으며, 1도시 1여행업자가 가맹하고 있고, 회원은 100여개국 이상에 걸쳐 있다. 세계 각국의 여행사 · 호텔에 관한 현황, 요금, 자료를 수집한《Moster Key》(연보)를 매년 발간하고 있다.
소더스트 조인트	Sawdust Joint	규모가 작고, 품위없는 Gambling 시설로 이용자 형태를 적은 금액으로 Play하는 고객을 유치, 그들이 단골로 애호하는 Gaming Style로 시설투자 및 여러 경비부담을 경감하는 효과가 있으나 삼류라는 이미지를 벗어나기 힘들다.
소매여행업자	Retail Travel Agent	호올셀러가 만든 여행상품(패키지 투어)을 일반객에게 판매하는 것을 주된 영업내용으로 하고 있는 여행업자이다.
손님접대	Hospitality	손님을 친절하게 접대하는 것이다.
수상보트	Hovercraft	수상보트이다.

5. 항공 · 운송 관련 용어와 해설

용 어	영문용어	해 설
2등 항실	Second Cabin	2등 항실이다.
간선	Trunk Line	교통량이 많은 주요 노선이다.
간소화	Simplification	출입국 수속의 간소화이다.
경유하여	Via	'~경유' 한다는 의미이다.
계기	Instrument	항공기의 계기이다.
공시운임	Public Fare	운임표에 공시되어 있는 운임이다.
공시운임의 우선	Precedence of Published Fare	발권상의 용어로 여행출발지와 목적지의 두 지점 간에 여객운임이 직행운임(Through Fare)으로서 공시되어 있는 경우에는 비록 도중의 구간운임의 합산액이 이 공시운임을 밑도는 경우라도 이 싼 합산요금(운임)을 적용할 수 없으며, 공시 직행운임을 사용하지 않으면 안 된다. 즉 A→B→C라고 여행할 때 AB+BC의 운임은 적용할 수 없다.
공유지역	Public Area(Public Space)	공유지역, 공공장소이다.
공항세	Airport Tax	공항출국시 징수되는 세금으로 공항의 유지 · 보수 또는 세수 확보, 해외여행억제 등 여러 목적을 가지고 징수되는 목적세의 성격을 가지고 있다.
공항코드	Airport Code	세계 각 도시의 공항을 구분하기 위하여 사용되는 3자리 문자이다. 1개 도시에 2개의 공항이 있는 경우도 있어 항공예약시에 주의한다.
구간거리	Sector Mileage	국제선의 항공운임을 계산 함에 있어서 마일리지 계산상 이 구간거리를 합계하여 Maximum Permitted Mileage와 비교한다.
구두신고	Oral Declaration	세관검사시에 서면으로 휴대품 등에 대해서 신고하는 일이 없이 세관직원의 물음(질문)에 구두로 답하는 것만으로 끝내는 검사제도이다. 세관의 간단화 · 신속화를 의해 각국에서 채택하고 있다.
구명보트	Life Boat	구명보트이다.
구명조끼	Life Jacket	구명조끼이다.
국내 운송항공사	Domestic Airline	국내 운송항공사이다.
국내의	Inland	'국내의~' 의미이다.
국영항공사	Flag Carrier	국가를 대표하는 항공사, 국영항공사이다.
국영항공회사	National(flag) Carrier	각국의 국제항공회사 : 국영항공 회사라고 택하는 경우도 있으나, 반드시 완전한 국영(만)은 아니고, 민간자본이 들어가 있는 경우도 있다. 한 국가를 대표하는 항공회사 이다.
국제민간항공 운송기구	ICAO	International Civil Aviation Organization의 약자이다.
국제민간항공 운송기구 알파벳	ICAO Phonetic Alphabet	국제 민간항공운송기구에서 유선통신시 정확한 알파벳 문자를 전달하기 위해 발음상 확실히 구분되는 단어를 지정 · 사용하도록 한 유선 통화용 알파벳이다. 항공 예약 시 승객의 이름, 예약 관련 단어 등 다양한 분야에 쓰이고 있다.

용 어	영문용어	해 설
국제철도연맹	UIC	Union of International des Chemins de Fer의 약자이다.
국제특급열차	TEE(Trans-Europe-Express)	구주제국이 공동운항하고 있는 국제 특급열차이다.
국제항공운송협회	IATA	International Air Transport Association의 약자이다.
금연석	Non-Smoking Seat	항공기의 좌석 중 금연석이다.
금연차	Non-Smoking Car	구미에서는 끽(흡) 연차와 구별되고 있다.
기내 방송	Cabin Announcement	기내 방송이다.
기내 서비스	Inflight Service	항공기 탑승객에게 제공되는 유 · 무형의 기내 서비스이다.
기내 서비스 프로그램	Inflight Entertainment	영화 · 음악 등의 오락용 기내 서비스 프로그램이다.
기내식	Inflight Meal	기내식이다.
기내의	Inflight	비행 중의의 뜻이다.
기내 잡지	Inflight Magazine	기내 잡지이다.
기장	Pilot in Command	항공기의 기장으로 Captain이라고 표기한다.
기항지	Shore Pass	상륙허가서이다.
기항지 상륙	Shore Excursion	선박의 승객 : 승무원이 그들이 타고 있는 배가 항구에 정박(碇泊)하고 있는 동안에 상륙해서 구경(관광)을 하는 것이며, 일반적으로는 사증없이도 선박 등의 장이 일괄해서 교부 · 신청하는 Shore Pass로 상륙할 수 있다. 일정기간 이내의 상륙이 인정되고 있으나 행동범위에 대해서는 제한이 있다.
나사	NASA	National Aeronautics and Space Administration의 약자이다. 1958년 10월 1일에 발족한 미국의 각종 우주개발 계획의 주요 기관이다.
난기류	Turbulence	대기의 난기류이다.
평양 경유운임	South Pacific Fare	IATA 제1지구와 남서 태평양에서 태평양 경유의 모든 운임이다.
네덜란드 국철	NS	네덜란드 국철이다.
노르웨이 국철	NSB	노르웨이 국철이다.
노선 간의	Interline	'~노선 간의' 의미이다.
니어 미스	Near Miss	항공기끼리 공중 충돌할 번하는 등 위험한 상태이다.
단일주체 특허장	Single Entity Charter	단일의 단체, 회사 또는 개인이 일 절의 비용을 부담 하고 행하는 특허장이다. 우수 세일즈맨의 보상 초대 여행이라든가 스포츠 선수 수송, 선원의 일괄수송 등에 이용되고 있다. Own Use Charter와 같다.
대기여객	Stand By Passenger	공항에서 취소되는 빈 자리를 기다리고 있는 대기여객이다.
대합실	Transit Room	통과객의 대합실이다.
더블부킹	Double Booking	이중예약 : 동일 고객이 동일 노선에 대하여 중복예약을 한 경우이다.
델리버리	Delivery	배달이다.

용 어	영문용어	해 설
도로표식	Road Sigh	도로표식이다.
도움 카	Dome Car	천장이 유리로 되어 있는 전망용 차량이다.
동양항공회사 협회	OAA	Orient Airlines Association의 약자로 이 협회의 전신은 1967년에 설립된 OARB로서 1970년 10월에 OAA로 개칭되었다. 동양에서 본거지를 갖는 지역 항공회사가 가맹하고 있는 역내 항공 운송사의 제문제의 협의를 위한 기구이다.
동체착륙	Belly Landing	항공기의 동체착륙이다.

6. 식음료 관련 용어와 해설

용 어	영문용어	해 설
가루얼음	Shaved Ice	가루얼음, 깍아낸 얼음, 간 얼음, 즉 빙수용으로 쓰는 얼음과 같이 눈처럼 곱게 빻은 가루얼음이다.
가르반죠	Garbanzo	병아리콩 : 건조시켰거나 통조림으로 가공한 것을 구입 할 수 있다.
가리비	Scallop	조개의 일종으로 껍질은 넓으며, 뚜껑이 되는 부분은 붉고 평평하나 반대쪽은 움푹하다.
가부르	Garbure	스프의 일종으로 스튜를 오븐에 넣어 조리하든가 걸쭉한 양배추나 잔 돼지고기를 넣은 것이다.
가블리트	Goblet	글라스의 일종으로 Stem이 달린 Tumbler라고 한다. 물, 맥주, Soft Drinks나 Curshed Ice를 듬북 사용하는 Cocktail 등에 사용된다.
가우다 치즈	Gouda Cheese	네덜란드 남부에 위치한 가우다 근교에서 200여년 전부터 만들어진 것으로 Edam Cheese와 유사하나 지방함량이 높으며, 외피는 적색으로 염색한다. 치즈는 살균시키지 않은 우유를 가지고 만든 Sweet Curd Cheese로서 Semi-Soft에서 Hard Cheese까지 있다.
가토	G teau	케이크 과자이다.
가프롱	Gaperon	프랑스산 연질치즈로 압착 하여 만든다. 지방함량은 30[%]이고, 소형의 돔형이며 원료는 버터밀크나 탈지유, 마늘향이 있다.
간식	Callation	간식이다.
갈릭 브레드	Garlic Bread	프렌치 브레드를 두께 1[cm] 정도로 얇게 자른 다음, 버터에다 마늘을 찧어 넣고, 실파 등을 썰어 만든 것을 발라서 오븐에 파삭파삭하게 구운 빵이다.
갈비등심 스테이크	Prime Rib of Beef	갈비등심 스테이크이다.
거르긴	Gherkin	달콤하거나 시큼한 작은 오이피클이다.
건강식 아침식사	Healthy Breakfast	비만증과 각종 성인병을 염려하는 고객을 위해 각종 미네랄과 비타민이 풍부하고 고단백, 저지방인 식품으로 구성한 것으로 생과일쥬스, 플레인요구르트와 과일, 빵, 커피로 구성된다.
검 페이스트	Gum Paste	슈거 파우다와 코스타치에 물을 붓고 반죽한 후 아라빅 검, 즉 건조 고무를 녹여 반죽한 것으로 검이 없을 때는 젤라틴을 녹여 넣는다.

용 어	영문용어	해 설
검보	Gumbo	닭고기 국물, 양파, 샐러리, 녹색고추, 오크라, 토마토, 쌀로 이루어진 쿠레올 형태의 걸쭉한 수프이다.
게이트웨이 시티	Gateway City	조식용 과자로 Waffle이다.
게임	Game	사냥하여 잡은 짐승이나 야생조류 혹은 그 고기이다.
게토스트	Gjetost	노르웨이산 경질치즈, 웨이를 부드러운 덩어리가 될 때까지 바짝 졸여서 만든다. 그동안에 유당이 카라멜화하므로 색깔은 갈색이 되고 맛이 달라진다. 원료유는 우유에 크림과 우유의 10[%] 이상의 염소젖을 섞은 것이다. 지방함량은 38[%] 정도이다.
게필러 피시	Gefullter Fisch	인기있는 유태인의 앙트레로 생선 필렛살에 같은 생선혼합물을 채우고 데친 것이다.
경식	Collation	간단한 식사나 간식이다.
계피	Cinnamon	중국, 인도네시아, 인도차이나가 원산지로 상록수 잡목과 비슷하며 높이는 9[m] 정도이다. 가장 얇은 외피를 가진 것이 우수품종이며, 두께가 굵어질수록 상품가치가 떨어진다. 이 껍질의 향은 아카시아나무 보다 순하며 붉은 색을 띠고 있다.
고르곤졸라 치즈	Gorgonzola Cheese	Roquefort Type의 Blue Cheese에 대한 이탈리아 명칭이다. 세계에서 가장 오랜 이름으로 알려진 치즈는 이탈리아의 알프스 산맥 기슭에 위치한 Gorgonzola 마을 이름에서 유래되었다. 푸른곰팡이 치즈로 중이형의 원주형이다. 지방함량은 50[%] 정도이고 속은 부드럽고 크림 모양이다.
고프레	Gaufr	조식용 얇은 과자로 Waffle이라고도 한다.
과일 케익	Fruit Cake	과일을 사용하여 만든 케익이나 파이 종류이다.
굴	Huitre	굴이다.
굴라시	Gourlash	Hungarian Goulash라고도 하는 파프리카 고추로 진하게 양념하여 매콤한 맛이 특징인 헝가리식 쇠고기와 야채의 스튜(Stew)이다.
그레이프 후루츠	Grape Fruit	자몽이라 하며, 아열대 지방에서 자라는 밀감과의 과일이다.
그린 빈스	Green Beans	일명 줄 콩으로, Hot Vegetables에 사용된다.
그린 치즈	Green Cheese	가염 처리한 생치즈이다.
그린 캐비지	Green Cabbage	양배추의 한 종류로, 잎들은 초록색이고 매우 꼬불꼬불하고 엉켜있다.
그린 피스	Green Peas	둥글고 작은 초록색의 완두콩의 일종으로 Soup, Hot vegetables에 사용된다.
그릿츠	Grits	거칠게 갈아서 구운 옥수수이다.
극피동물	Sea Cucumber	해삼류에 속하는 극피동물 : 몸길이는 40[cm] 가량, 몸은 보통 밤색과 갈색이 서로 엇갈리어 얼룩얼룩한 무늬를 이룬다. 입둘레에는 많은 촉수가 있고, 무르고 연한 외피 속에는 자디잔 골편이 있다. 살은 식용하는 데 맛이 좋고 영양가도 좋다.
글라세	Glac	아주 진한 스톡(Stock)이다.
글라세 드 비아얀드	Glac De Viande	고기스톡을 졸인 진한 고기육즙이다.

용 어	영문용어	해 설
글라스	Glace	설탕을 졸여 글라스 형태로 투명하게 보일 수 있도록 하는 것이다.
글라스러 치즈	Glassler Cheese	치즈공 대신에 치즈 덩어리에 틈새가 생긴 경우와 조직이 유연하지 못하여 틈새가 생긴 치즈이다.
글라시 치즈	Glassy Cheese	Glassler Cheese이다.
글루타메이트	Glutamate	단백질에서 추출한 글루탄산의 나트륨염으로 음식의 맛을 향상 시키는 조미료이다.
까망베르 치즈	Camembert Cheese	Soft Cheese의 일종으로 프랑스의 Normandy 지방의 Vimoutiers 근교의 Camembert 마을에서 처음 만들어졌다. 먹을 때 외피를 벗겨 먹는 것이 보통인데 자극적인 냄새가 너무 강하고, 과숙한 경우에는 Ammonia 냄새도 나기 때문이다.
깻잎	Sesame Leaf	참깨과에 속하는 1년생 식물로 밭에 심어 가꾸는 농작물이다. 인도 또는 아프리카가 원산이라 하는데 우리나라, 중국, 북미, 미얀마, 터키, 일본 등지에서 자란다. 씨는 참깨라 하여 볶아서 깨소금을 만들어 양념에 쓰이며, 기름으로도 짜서 요리에 쓰고, 어린잎은 식용으로 쓴다.
꼬냑	Cognac	프랑스의 꼬냑 지방의 포도주가 맛이 빨리 변하기 때문에 오래 저장할 수가 없어서 증류했던 것이 오늘의 우수한 브랜디로 평가받는 꼬냑이 된 것이다. 프랑스에서는 국법으로 꼬냑지방에서 만든 브랜디만을 꼬냑이라고 하고 다른 지방 것은 그냥 브랜디라고 한다.
꼬뜨 뒤 론느	C tes du Rhone	Vinne에서 Avignon까지 Rhne 강을 따라 이어지는 포도밭으로 약 200km의 길이로 길게 북에서 남으로 포도밭이 있어 기후와 토질이 남부와 북부가 조금 달라 재배되는 포도 품종도 12~13가지 종류나 된다. Red, Rose, White Wine을 다 생산하는데 주로 Red Wine을 생산한다.
꽃상추	Endive Witloof	꽃상추로서 샐러드 등에 쓰인다.
나바린	Navarin	당근과 순무를 곁들인 갈색 양고기스튜이다.
나폴레옹	Napoleons	퍼프페이스트의 층을 크림 퐁당으로 분리하고, 퐁당 아이싱을 씌운 프랑스의 패스트리이다.
나폴레옹 꼬냑	Napoleon Cognac	꼬냑 브랜디는 나폴레옹 1세가 가장 즐겨 마신 술로서 100년 이상 저장 · 숙성시킨 코냑 제품에 대한 별칭으로서 나폴레옹이란 이름이 붙여지고 있다. 그러나 나폴레옹이란 명칭이 붙은 것은 전부 100년 이상 된 것인지는 확실하지 않다. Napoleon이라고 표시 되어 있는 것은 그 제조회사에서 생산되는 제품 중 최상품이다.
날계란	Plain Eggs	생계란(Raw Eggs), 날계란이다.
냉각음료수	Chilled Water	냉각된 음료수이다.
너트메그	Nutmeg	인도네시아 몰루카스섬이 원산지이고, 서인도제도 반다섬과 파푸아에서 재배된다. 평균 높이가 9~10[cm], 열매는 복숭아와 비슷하며 속살이 많고 껍질과 핵 사이에 불그스레한 황색으로 덮여 있다. 육두구는 그 열매의 핵이나 씨이다. 또한 Aspic 파이, 스프, 야채, Chicken Fricassee, 송아지이다.

▪ 참고문헌 ▪

01. 광광상품론, 신도길 · 박성규 · 노윤구, 남두도서, 2012년
02. 국제 의료관광 코디네이터, 박문각, 2013년
03. 의료관광 구조와 실제, 범문에듀케이션, 2013년
04. 호텔관광서비스 마케팅실무, 신형섭, 남두도서, 2013년
05. 의료관광구조와실제, 진기남, 범문에듀케이션, 2013년
06. 호텔실무경영론, 이호길 · 김미경 · 김형섭, 남두도서, 2011년
07. 현대 기초의학 및 의공학, 나승권, 도서출판 상학당, 2009년
08. 현대 의용전자공학, 나승권, 도서출판 상학당, 2009년
09. 현대 의료기기, 나승권, 도서출판 상학당, 2009년
10. 현대 의용기계공학, 나승권, 도서출판 상학당, 2009년
11. 현대 의료안전 · 법규및정보, 나승권, 도서출판 상학당, 2009년
12. U Health 및 전자의료기기 나승권, 최병철 메디저널, 2011년
13. 생리해부학 및 생체물성학, 나승권, 도서출판 상학당, 2013년
14. 재활 · 피부의료기기, 나승권, 도서출판 상학당, 2014년
15. 진찰 · 진단의료기기, 나승권, 도서출판 상학당, 2014년
16. 치료의료기기, 나승권, 도서출판 상학당, 2014년
17. 영상 · 응급의료기기, 나승권, 도서출판 상학당, 2015년
18. 수술 · 임상 · 검사 의료기기, 나승권, 도서출판 상학당, 2015년
19. 병원의료설비 · 의료용품 · 안과 · 치과 · 한방 의료기기 나승권, 도서출판 상학당, 2018년
20. 의료기기 기술 분석 및 의료정보, 나승권, 도서출판 상학당, 2018년
21. 국제 의료관광 코디네이터, 의학용어 및 질환의이해, 나승권, 도서출판 상학당, 2013년
22. 국제 의료관광 코디네이터, 보건의료 관광행정, 나승권, 도서출판 상학당, 2016년
23. 국제 의료관광 코디네이터, 보건의료 서비스 지원관리, 나승권, 도서출판 상학당,2016년
24. 국제 의료관광 코디네이터, 관광 서비스 지원관리, 나승권, 도서출판 상학당, 2017년
25. 국제 의료관광 코디네이터, 보건의료 관광마케팅, 나승권, 도서출판 상학당, 2017년
26. 국제 의료관광 코디네이터, 보건의료 관광실무, 나승권, 도서출판 상학당, 2020년
27. 병원진료과 임상분류 및 의료기기, 나승권, 도서출판 상학당, 2021년
28. 의료기기 개론, 나승권, 도서출판 상학당, 2021년
29. 의료리스크관리 및 의료 · 관광법규, 나승권, 도서출판 상학당, 2023년
30. 의료커뮤니케이션과 고객관리, 나승권, 도서출판 상학당, 2023년
31. 의료관광 마케팅 및 시장분석, 나승권, 도서출판 상학당, 2023년
32. 건강질병관리 및 및 병원행정관리, 나승권, 도서출판 상학당, 2025년
33. 의료기기 안전 및 법과제도, 나승권, 도서출판 상학당, 2024년

■ 찾아보기 ■

저자약력

■ 나 승 권

- 한국폴리텍대학교 원주캠퍼스 의료공학과 교수(현)
- 서울청량초교, 경희중, 한양공업고등학교 졸업
- 한국폴리텍대학 동부산캠퍼스 전기, 전자과 2년 수료
- 한국폴리텍대학 인천캠퍼스 전기과 기능장 과정 졸업
- 세명대학교 대학원 전기전자학과 졸업(의공학 및 전력전자응용전공, 공학박사)
- 삼육부산병원 의공기사, 한국수자원공사 전기기사 근무
- 의공기사, 의공산업기사, 병원코디네이터(Hospital Coordinator)사, 의료정보관리사
- ISO13485:2016심사원, ISO9001:2015국제심사원, 의료기기상품기획사
- 전기·전자기술지도사, 전기기기기능장, 전기공사기능장, 산업안전기사
- 한국전력기술인특급기술자, 한국전력기술인특급감리사, 전기공사특급기술자
- 한국전력기술인설계사면허, 전자산업기사 외 20개의 자격증과 면허취득
- 한국산업인력공단 의공(산업)기사, 의료전자기능사 이론, 실기(출제, 검토, 채점)위원(현)
- 강원특별자치도 교육청 인정도서심의회 심의위원장(현)
- 강원특별자치도 인적자원개발위원회 자문위원 및 평가위원(현)
- 대한석탄공사, 한국보훈복지의료공단 감사자문위원 및 안전평가위원(현)
- 식품의약품안전처 의료기기자문위원 및 평가위원(현)
- (재)원주의료기기테크노밸리, (사)강원의료기기산업협회 의료기기 자문위원 및 평가위원(현)
- 한국산업단지공단 원주단지혁신클러스터추진단 기술과제 평가위원(현)
- 국가직무능력표준(NCS) 훈련과정편성 주강사, 직업능력심사평가원 개발훈련사업심사, 평가위원(현)
- 강원특별자치도 경제진흥원 강원지식재산 전문위원 및 평가위원(현)
- 강원테크노파크 기술개발사업선정(의료기기) 평가위원(현)
- 한국방송통신전파진흥원 강원본부 ICT산학동반성장협의회 자문위원(현)
- 강원일보, 원주투데이, 메디저널, 매월 의료기기기술 및 포럼기고 (현)
- ㈜메디아나, ㈜리스템, ㈜씨유메디칼시스템, ㈜태연메디칼, ㈜미라클헬스케어, ㈜네오닥터 ㈜조양디엠, ㈜메디코넷, 엔트리인증원 의료기술 자문위원(현)
- 대한의용생체공학회 교육이사, 한국모바일학회 총무부회장, 한국컴퓨터정보학회이사, 한국통신학회 학술이사, 대한의공협회 · 한국산업기술재단 · 한국산학기술학회 · 한국항행학회 회원

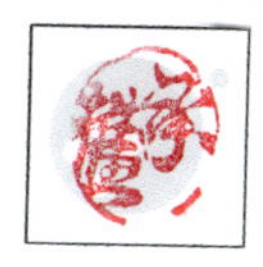

의료관광 마케팅 및 기획실무

2025년 10월 20일 1판 1쇄 발행

저 자 나 승 권
발행인 남 승 우

발행처 도서출판 상尙 학學 당堂
서울특별시 동작구 사당로9가길 6
TEL : 02) 595-1692~4
FAX : 02) 595-1394
E-mail : shdbooks@naver.com
신고 : 2-155호 (1968. 11. 29)

정가 35,000원

ISBN 978-89-6587-275-7 93510

〈디자인〉 편집 엄해숙 / 표지 토틀컴